全国中医药行业高等教育“十四五”规划教材
全国高等中医药院校规划教材（第十一版）

推 拿 学

（新世纪第五版）

（供中医学、针灸推拿学、中西医临床医学、康复治疗学等专业用）

主 编 房 敏 王金贵

中国中医药出版社
·北 京·

图书在版编目（CIP）数据

推拿学 / 房敏，王金贵主编 .—5 版 .—北京：
中国中医药出版社，2021.6（2025.7重印）
全国中医药行业高等教育“十四五”规划教材
ISBN 978-7-5132-6799-1

Ⅰ.①推…　Ⅱ.①房…　②王…　Ⅲ.①推拿—中医学院—教材　Ⅳ.① R244.1

中国版本图书馆 CIP 数据核字（2021）第 052712 号

融合出版数字化资源服务说明

全国中医药行业高等教育“十四五”规划教材为融合教材，各教材相关数字化资源（电子教材、PPT 课件、视频、复习思考题等）在全国中医药行业教育云平台“医开讲”发布。

资源访问说明

扫描右方二维码下载“医开讲 APP”或到“医开讲网站”（网址：www.e-lesson.cn）注册登录，输入封底“序列号”进行账号绑定后即可访问相关数字化资源（注意：序列号只可绑定一个账号，为避免不必要的损失，请您刮开序列号立即进行账号绑定激活）。

资源下载说明

本书有配套 PPT 课件，供教师下载使用，请到“医开讲网站”（网址：www.e-lesson.cn）认证教师身份后，搜索书名进入具体图书页面实现下载。

中国中医药出版社出版
北京经济技术开发区科创十三街 31 号院二区 8 号楼
邮政编码　100176
传真　010-64405721
河北省武强县画业有限责任公司印刷
各地新华书店经销

开本 889×1194　1/16　印张 20.5　字数 550 千字
2021 年 6 月第 5 版　2025 年 7 月第 7 次印刷
书号　ISBN 978-7-5132-6799-1

定价　89.00 元
网址　www.cptcm.com

服务热线　010-64405510　　微信服务号　zgzyycbs
购书热线　010-89535836　　微商城网址　https://kdt.im/LIdUGr
维权打假　010-64405753　　天猫旗舰店网址　https://zgzyycbs.tmall.com

如有印装质量问题请与本社出版部联系（010-64405510）

全国中医药行业高等教育“十四五”规划教材
全国高等中医药院校规划教材（第十一版）

《推拿学》
编 委 会

主　编

房　敏（上海中医药大学）　　王金贵（天津中医药大学）

副主编（以姓氏笔画为序）

王　强（山东第一医科大学）　　李铁浪（湖南中医药大学）
赵　焰（湖北中医药大学）　　唐宏亮（广西中医药大学）
彭德忠（成都中医药大学）　　薛明新（南京医科大学）

编　委（以姓氏笔画为序）

马惠昇（宁夏医科大学）　　王　斌（陕西中医药大学）
王先滨（黑龙江中医药大学）　　王晓东（浙江中医药大学）
王继红（广州中医药大学）　　牛　坤（海南医学院）
刘俊昌（新疆医科大学）　　严晓慧（河南中医药大学）
李　芳（江西中医药大学）　　李永平（青海大学）
李进龙（河北中医学院）　　吴兴全（长春中医药大学）
陈水金（福建中医药大学）　　郃先桃（云南中医药大学）
范宏元（贵州中医药大学）　　唐成林（重庆医科大学）
龚　利（上海中医药大学）　　翟　伟（天津中医药大学）
熊　英（南京中医药大学）　　薛卫国（北京中医药大学）

学术秘书

李建华（上海中医药大学）　　董　桦（天津中医药大学）

《推拿学》
融合出版数字化资源编创委员会

主　编

房　敏（上海中医药大学）　　王金贵（天津中医药大学）

副主编

龚　利（上海中医药大学）　　王　强（山东第一医科大学）
李铁浪（湖南中医药大学）　　赵　焰（湖北中医药大学）
唐宏亮（广西中医药大学）　　彭德忠（成都中医药大学）
薛明新（南京医科大学）　　李建华（上海中医药大学）

编　委（以姓氏笔画为序）

马惠昇（宁夏医科大学）　　王　斌（陕西中医药大学）
王先滨（黑龙江中医药大学）　　王晓东（浙江中医药大学）
王继红（广州中医药大学）　　牛　坤（海南医学院）
刘俊昌（新疆医科大学）　　严晓慧（河南中医药大学）
李　芳（江西中医药大学）　　李永平（青海大学）
李进龙（河北中医学院）　　吴兴全（长春中医药大学）
陈水金（福建中医药大学）　　邰先桃（云南中医药大学）
范宏元（贵州中医药大学）　　唐成林（重庆医科大学）
翟　伟（天津中医药大学）　　熊　英（南京中医药大学）
薛卫国（北京中医药大学）

学术秘书

李建华（上海中医药大学）（兼）　　董　桦（天津中医药大学）

专家指导委员会

董竞成（复旦大学中西医结合研究院院长）
韩晶岩（北京大学医学部基础医学院中西医结合教研室主任）
程海波（南京中医药大学校长）
鲁海文（内蒙古医科大学副校长）
翟理祥（广东药科大学校长）

秘书长（兼）

陆建伟（国家中医药管理局人事教育司司长）
侯卫伟（中国中医药出版社有限公司董事长）

办公室主任

周景玉（国家中医药管理局人事教育司副司长）
李秀明（中国中医药出版社有限公司总编辑）

办公室成员

陈令轩（国家中医药管理局人事教育司综合协调处处长）
李占永（中国中医药出版社有限公司副总编辑）
张峘宇（中国中医药出版社有限公司副总经理）
芮立新（中国中医药出版社有限公司副总编辑）
沈承玲（中国中医药出版社有限公司教材中心主任）

编审专家组

组　长

余艳红（国家卫生健康委员会党组成员，国家中医药管理局党组书记、局长）

副组长

张伯礼（天津中医药大学教授、中国工程院院士、国医大师）
秦怀金（国家中医药管理局副局长、党组成员）

组　员

陆建伟（国家中医药管理局人事教育司司长）
严世芸（上海中医药大学教授、国医大师）
吴勉华（南京中医药大学教授）
匡海学（黑龙江中医药大学教授）
刘红宁（江西中医药大学教授）
翟双庆（北京中医药大学教授）
胡鸿毅（上海中医药大学教授）
余曙光（成都中医药大学教授）
周桂桐（天津中医药大学教授）
石　岩（辽宁中医药大学教授）
黄必胜（湖北中医药大学教授）

前 言

为全面贯彻《中共中央 国务院关于促进中医药传承创新发展的意见》和全国中医药大会精神，落实《国务院办公厅关于加快医学教育创新发展的指导意见》《教育部 国家卫生健康委 国家中医药管理局关于深化医教协同进一步推动中医药教育改革与高质量发展的实施意见》，紧密对接新医科建设对中医药教育改革的新要求和中医药传承创新发展对人才培养的新需求，国家中医药管理局教材办公室（以下简称“教材办”）、中国中医药出版社在国家中医药管理局领导下，在教育部高等学校中医学类、中药学类、中西医结合类专业教学指导委员会及全国中医药行业高等教育规划教材专家指导委员会指导下，对全国中医药行业高等教育“十三五”规划教材进行综合评价，研究制定《全国中医药行业高等教育“十四五”规划教材建设方案》，并全面组织实施。鉴于全国中医药行业主管部门主持编写的全国高等中医药院校规划教材目前已出版十版，为体现其系统性和传承性，本套教材称为第十一版。

本套教材建设，坚持问题导向、目标导向、需求导向，结合“十三五”规划教材综合评价中发现的问题和收集的意见建议，对教材建设知识体系、结构安排等进行系统整体优化，进一步加强顶层设计和组织管理，坚持立德树人根本任务，力求构建适应中医药教育教学改革需求的教材体系，更好地服务院校人才培养和学科专业建设，促进中医药教育创新发展。

本套教材建设过程中，教材办聘请中医学、中药学、针灸推拿学三个专业的权威专家组成编审专家组，参与主编确定，提出指导意见，审查编写质量。特别是对核心示范教材建设加强了组织管理，成立了专门评价专家组，全程指导教材建设，确保教材质量。

本套教材具有以下特点：

1.坚持立德树人，融入课程思政内容

将党的二十大精神进教材，把立德树人贯穿教材建设全过程、各方面，体现课程思政建设新要求，发挥中医药文化育人优势，促进中医药人文教育与专业教育有机融合，指导学生树立正确世界观、人生观、价值观，帮助学生立大志、明大德、成大才、担大任，坚定信念信心，努力成为堪当民族复兴重任的时代新人。

2.优化知识结构，强化中医思维培养

在“十三五”规划教材知识架构基础上，进一步整合优化学科知识结构体系，减少不同学科教材间相同知识内容交叉重复，增强教材知识结构的系统性、完整性。强化中医思维培养，突出中医思维在教材编写中的主导作用，注重中医经典内容编写，在《内经》《伤寒论》等经典课程中更加突出重点，同时更加强化经典与临床的融合，增强中医经典的临床运用，帮助学生筑牢中医经典基础，逐步形成中医思维。

3.突出“三基五性”，注重内容严谨准确

坚持“以本为本”，更加突出教材的“三基五性”，即基本知识、基本理论、基本技能，思想性、科学性、先进性、启发性、适用性。注重名词术语统一，概念准确，表述科学严谨，知识点结合完备，内容精炼完整。教材编写综合考虑学科的分化、交叉，既充分体现不同学科自身特点，又注意各学科之间的有机衔接；注重理论与临床实践结合，与医师规范化培训、医师资格考试接轨。

4.强化精品意识，建设行业示范教材

遴选行业权威专家，吸纳一线优秀教师，组建经验丰富、专业精湛、治学严谨、作风扎实的高水平编写团队，将精品意识和质量意识贯穿教材建设始终，严格编审把关，确保教材编写质量。特别是对 32 门核心示范教材建设，更加强调知识体系架构建设，紧密结合国家精品课程、一流学科、一流专业建设，提高编写标准和要求，着力推出一批高质量的核心示范教材。

5.加强数字化建设，丰富拓展教材内容

为适应新型出版业态，充分借助现代信息技术，在纸质教材基础上，强化数字化教材开发建设，对全国中医药行业教育云平台“医开讲”进行了升级改造，融入了更多更实用的数字化教学素材，如精品视频、复习思考题、AR/VR 等，对纸质教材内容进行拓展和延伸，更好地服务教师线上教学和学生线下自主学习，满足中医药教育教学需要。

本套教材的建设，凝聚了全国中医药行业高等教育工作者的集体智慧，体现了中医药行业齐心协力、求真务实、精益求精的工作作风，谨此向有关单位和个人致以衷心的感谢！

尽管所有组织者与编写者竭尽心智，精益求精，本套教材仍有进一步提升空间，敬请广大师生提出宝贵意见和建议，以便不断修订完善。

国家中医药管理局教材办公室
中国中医药出版社有限公司
2023 年 6 月

编写说明

全国中医药行业高等教育“十四五”规划教材《推拿学》由全国26所高校联合编写，是为了全面贯彻落实《中共中央 国务院关于促进中医药传承创新发展的意见》和全国中医药大会精神，在国家中医药管理局宏观指导下，以全面提高中医药人才的培养质量、努力与住院医师规范化培训接轨、为临床提供共识性技能服务为目标，依据中医药行业人才培养规律和实际需求，由国家中医药管理局教材办公室、中国中医药出版社组织建设，旨在正本清源，突出中医思维，体现中医药学科的人文特色和“读经典，做临床”的实践特点。

本教材有效延续历次版本的合理内容，明确并突出目前推拿临床的指导理论，围绕手法、功法防治手段，以及临床疾病推拿治疗，传授推拿学的基本理论、基本知识、推拿临床的基本技能，融会目前的推拿学术动态与研究成果，使教材具有思想性、科学性、先进性、启发性、实用性。在“十三五”规划教材的基础上，于“推拿临床的指导理论”中增加了脏腑理论、生物力学理论、神经生物学理论等内容，将中医思维和科学思维培养贯穿教材编写的全过程。在全面、系统地反映推拿学科整体面貌的基础上，突出本专业的重要知识点，以提高推拿临床应用能力培养为目标，兼顾临床、科研基础知识，体现传统与现代、继承与发扬、局部与系统之间的有机融合。本教材融入课程思政内容，把中医药人文、专业知识与思政理论有机结合，体现教材为教学服务及立德树人的根本任务。

本教材分绪论、上篇（基础知识）、中篇（手法与功法）、下篇（临床治疗）、附篇（拓展阅读）五部分。绪论由房敏编写。上篇部分，第一章“推拿临床的指导理论”由严晓慧、王斌、王金贵、李进龙、彭德忠编写；第二章“推拿的作用原理和治疗原则”由王先滨、唐成林编写；第三章“推拿意外及其处理”由李芳编写；第四章“推拿临床常用运动解剖”由薛明新编写；第五章“推拿临床常用检查方法”由刘俊昌编写。中篇部分，第六章“推拿手法”由邰先桃、龚利、翟伟、熊英编写；第七章“推拿功法”由马惠昇编写。下篇部分，第八章“推拿治疗各论”由陈水金、王强、吴兴全、李永平、赵焰、邰先桃、范宏元编写。附篇部分，第九章“推拿主要流派介绍”由李铁浪编写；第十章“古代推拿著作简介及小儿推拿歌赋选”由薛卫国编写；第十一章“推拿现代研究概况”由王晓东、牛坤、唐宏亮编写；第十二章“世界主要徒手疗法简介”由王继红编写。编委龚利及学术秘书李建华和董桦在本次教材的编写过程中承担了大量的编务和校勘工作。

按照国家中医药管理局教材办公室和中国中医药出版社的要求，本教材进一步完善融合出版数字化资源，对编写提出了极高的要求，此项工作由龚利负责。

感谢各参编单位对本教材编写的大力支持。感谢各位编委的辛勤工作。感谢苏小杰等

研究生对本教材校勘等工作的辛勤付出。

全体编写人员为编写出高质量的教材做出了努力，若有不足之处，希望广大师生和读者提出宝贵的意见和建议，以便进一步修订完善，不断提高。

《推拿学》编委会
2021年6月

目 录

绪 论

扫一扫，查阅本章数字资源，含PPT、音视频、图片等

一、推拿与推拿学定义及特点

推拿属于中医外治法范畴，是中医学伟大宝库的重要组成部分。古称“按摩”“按跻”“乔摩”“挢引”“案扤”等，肇始于上古蛮荒时期，萌发于先祖辈们无意识自我抚慰，传承创新发展于漫长岁月中无数人的揣摩实践，终成于“术法套路”与“人文意识”的整合。推拿疗法讲究以人为体，施术者与受术者成为“共同体”；医者望闻问切，“手摸心会”患病之所在，明晓其苦，言必慰患之苦情，动之以双手沟通医患间“心会”神契，施术法于患之周身病处，展功法体姿开合于身挪步移中，或谈笑风生，或须臾静默间，经络疏通，气血调和，筋骨复衡；理筋整复，滑利关节，通条顺达，脏腑形体内外和合，患之疾苦已除。从“手摸心会”至“手到病除”，一气呵成，妙会心中；医者“见彼苦恼，若己有之”之感同身受，用双手在施术者与受术者之间搭建了沟通心灵的“彩虹之桥”。

推拿学是在中医学和现代科学理论指导下，阐述和研究运用手法和功法防治疾病的方法、规律和原理的一门医学学科。推拿疗法作为推拿学核心内容，具有以下几个特征。

（一）手法治疗和功法训练是推拿疗法的基本特征

以术者的手或肢体其他部位，或者借用一定的器具以达到手功能的延伸，在患者体表上做规范性的动作，来达到防治疾病目的的方法，称为手法。其具体的操作形式有很多种，包括用指、掌、腕、肘，以及肢体其他部位如头、足等，甚至运用桑枝棒直接在患者体表进行操作，通过功力作用于特定部位或经络腧穴而产生作用。手法治疗包含两个要素：①手法操作以医学理论为指导，以防治疾病为目的；②手法操作在患者体表进行，不需要进入人体内部，是一种无创的自然疗法。

功法训练有两重意义：一是推拿专业人员本人必须进行功法锻炼，有利于掌握手法技巧，增强体质，胜任长时间的手法操作和工作；二是指导和帮助患者进行功法训练，延伸推拿治疗效果。术者的功法锻炼有动功和静功之分，训练患者的功法锻炼是术者针对患者不同疾病的病机和症状，选择中国传统功法（如易筋经、五禽戏、太极拳等）相应的功法姿势，指导和帮助患者进行意念、呼吸、形体结合的功法锻炼。

（二）中医学和现代科学理论的紧密结合是推拿疗法的理论内涵

推拿是中医外治法之一，虽不同于药物，但其基本理论仍是以中医基础理论为依据，如阴阳五行、脏腑经络、气血津液等。推拿的临床治疗特点为手法在人体体表上的操作，以及运动人体

肢体的治疗方式。在基础理论应用方面，以经络腧穴为重。经络学是推拿学的重要理论基础，与经络学中的“皮部”和“经筋”密切相关。推拿学不但重视传统的腧穴，还运用一些在十四经穴以外具有自身特色的穴位，如呈线状穴、面状穴的天河水、三关、六腑、五经穴和板门等。

在临床治疗中，治疗不同系统疾病时应用的理论存在多元现象。如治疗内科、妇科疾病时，以中医脏腑学说、经络学说等理论为指导；治疗儿科疾病时，以小儿推拿特定穴、小儿推拿复式手法理论为原则；治疗运动系统疾病时，依据现代解剖学、生理学、病理学等理论。究其本质而言，推拿疗法以力为特征，所以为了正确地掌握运用推拿疗法，做到“手摸心会”，应重视现代生物力学、解剖学、生理学、病理学等理论学习和应用。

（三）广泛的适应证和严格的禁忌证是推拿疗法的临床特点

推拿治疗疾病的范围较广。由于手法能改善骨伤科、内科、妇科、神经科、儿科等疾病的某些病理变化，可缓解症状，对于运动、神经、消化、呼吸、循环及泌尿生殖系统等疾病都有一定的疗效，故而得到广泛运用。

手法所产生的治疗效果，是由手法的作用原理所决定的。当不同的疾病出现同一病理变化，手法作用能产生治疗效果时，临床症状就得以改善和消除。但是，当同一疾病在不同时期的某一病理阶段，手法无法产生作用时，治疗就无效。因此，手法的临床应用一定要根据不同疾病及不同的病理阶段，把握好手法能产生的主治、辅助，以及参与的不同作用，进行有针对性的治疗；对无效及可能发生的有害结果应该了解清楚，并加以避免。

（四）医者仁心施术推拿，止于“手到病除”

作为一名推拿医生，要有良好的心智，诚心学习推拿理论，明晰手法功法的应用规律，要以人为本，拥有高尚的医德，怀有正直仁爱之心。推拿医生临诊“手摸心会”，直接触及患体病位，“心会”病机，心无旁骛，尊重病人，施仁术以救人，施仁心以救魂，推己及人，感同身受。美国医生爱德华·特鲁多的墓志铭言：“有时去治愈，常常去帮助，总是去安慰。”因为人力终有穷尽时，但安慰的力量一直都在。裘法祖院士曾经说过：“我毕业从医已经六十五年了，常扪心自问，杏林行走六十五载，是否让每一个经过我诊治的病人感到温暖，是否做到了想病人之所想，急病人之所急，我深感自己做得还很不够。”我们要认识到，医者担负着“上以疗君亲之疾，下以救贫贱之厄，中以保身长全，以养其生”之重任，须“精”于高超推拿医术，“诚”于高尚推拿风范，胸怀慈悲同情之心，善具普救众患仁爱情怀，“上以治民，下以治身”，“手到”疗愈病患受损病痛，抚平病患痛苦伤情，“使百姓无病，上下和亲，德泽下流，子孙无忧”。

二、推拿学的发展源流

（一）从甲骨文看推拿起源——推拿源于人的本能

在古代殷墟甲骨文中，“疒”写为“[illegible]”，有学者研究后认为“[illegible]”表示人，“[illegible]”表示人腹部有病，“[illegible]”表示患者所卧之床，“[illegible]”表示手，“[illegible]”则表示古代人患腹部疾病，用手按摩进行治疗。由此说明古代人患病后，按摩治疗是一种重要的方法。

推拿可能萌芽于人类本能的自我防护反应。原始社会，当人类在繁重而艰苦的劳动生产过程中，经常发生损伤和病痛时，会不自觉地用手抚摸、拍打伤痛局部及其周围。当这种抚摸、拍打使疼痛减轻后，人类就会从中不断地积累经验，逐渐由自发的本能行为发展为自觉的医疗手段，

再经过不断地总结、提高，就成为一门古代的推拿医术。古代殷商地处中央，而《素问·异法方宜论》记载："中央者，其地平以湿，天地所以生万物也众，其民食杂而不劳，故其病多痿厥寒热，其治宜导引按跻。故导引按跻者，亦从中央出也。"故有学者认为按摩之法为殷人发明。

（二）先秦时期——推拿是治疗和养生保健的主要手段

从现有文献资料看，先秦时期常常将"导引"和"按摩"联系在一起相称。1973 年，长沙马王堆出土的帛画《导引图》描绘了 44 种导引姿势，其中有捶背、抚胸、按压等动作，并注明了各种动作所防治的疾病。这些动作就是自我按摩的方法。湖北省江陵县张家山出土的简书《引书》是一部导引术专著，其中描写了治疗颞下颌关节脱位的口内复位法、治疗落枕的仰卧位颈椎拔伸法、治疗肠澼（痢疾）的腰部踩踏法和腰部后伸扳法，以及治疗喉痹的颈椎后伸扳法等，将按摩方法用于骨伤科疾病及其他病症的诊治。

该时期的推拿还用于临床急救。《周礼注疏》一书中说："扁鹊治虢太子暴疾尸厥之病，使子明炊汤，子仪脉神，子术按摩。"描述了春秋战国时期，名医扁鹊运用按摩等方法成功地抢救尸厥患者一事。

（三）秦汉时期——推拿防治疾病的方法记载比较完整

据《汉书》记载，当时有推拿专著《黄帝岐伯按摩》十卷，是我国最早的推拿学专著，惜已佚失。《黄帝内经》是我国现存最早，且比较全面、系统阐述中医学理论体系的古典医学巨著，约成书于秦汉时期。该书概括了按摩具有行气、活血、舒筋、通络、镇静、止痛、退热等作用；记载了马膏膏摩治疗口眼㖞斜，以及按摩治疗痹证、痿证、胃痛等多种病症；描述了有关按摩工具"九针"中的"圆针"和"鍉针"；介绍了按摩治疗的适应证及禁忌证；提出了对按摩人员的选才与考核标准。

东汉张仲景的《金匮要略·杂疗方第二十三》载："……徐徐抱解，不得截绳，上下安被卧之。一人以脚踏其两肩，手少挽其发，常弦弦勿纵之。一人以手按据胸上，数动之。一人摩捋臂胫，屈伸之。若已僵，但渐渐强屈之，并按其腹。如此一炊顷，气从口出，呼吸眼开，而犹引按莫置，亦勿苦劳之。"阐述了推拿结合体外心脏按压"救自缢死"的方法。该书首次提出了"膏摩"一词，把药物外用与按摩手法相结合的外治方法称为"膏摩"，并将其与针灸、导引等法并列，用于预防保健。《金匮要略·中风历节病脉证并治第五》中载有"头风摩散"膏摩方治疗头痛，并把方寸匕用作按摩工具。《史记·扁鹊仓公列传》记载了汉代名医淳于意以寒水拊（摩）头，并结合针刺足阳明脉治疗头痛、身热、烦满等症。东汉末年著名医学家华佗，不仅以发明"麻沸散"和施行外科手术而闻名于世，而且还是按摩治疗与自我按摩导引的倡导者。《后汉书·方术传》记载华佗发明了五禽戏导引法。五禽戏的主要作用是："引挽腰体，动诸关节，以求难老"，"亦以除疾，并利蹄足"。说明这一导引法既可延年益寿，又可用来治疗骨伤科四肢关节等处的疾患。《三国志·华佗传》载有华佗将膏摩用于腹部外科手术后的康复。

（四）两晋南北朝时期——推拿用于急症抢救

葛洪在《肘后备急方·卷一》中记载治卒心痛方："闭气忍之数十度，并以手大指按心下宛宛中，取愈。"治卒腹痛方："使患者伏卧，一人跨上，两手抄举其腹，令患者自纵重轻举抄之，令去床三尺许，便放之，如此二七度止，拈取其脊骨皮，深取痛引之，从龟尾至顶乃止，未愈更为之。"治卒腹痛方所介绍的"拈取其脊骨皮，深取痛引之"的方法，可谓是最早的捏脊法。捏

脊法和抄腹法的出现，表明推拿手法逐渐从简单的按压、摩擦向手指相对用力且双手协同操作的成熟化方向发展。葛洪还非常重视膏摩的应用，《肘后备急方》首次对汉代以前的膏摩方做了系统总结，历代广为流传的“苍梧道士陈元膏”即出于此。《刘涓子鬼遗方》载有 14 首膏摩方，其中有 10 首专用于摩治外科病症。

（五）隋唐时期——推拿专业化

隋唐时期，推拿已发展成为一门专业的治疗方法，得到了政府的认可，在医学分科设置中，按摩科占据了重要位置。隋代设置的全国最高医学教育机构——太医署，就设有按摩博士的职务。唐承隋制，建有医科学校，由太医署管理，内分医师、针师、按摩师等；但对过于庞大的按摩科设置予以裁减，同时增加了“按摩工”这一职称。《新唐书·百官志·第三十八》记载：“按摩博士一人，按摩师四人，并从九品下；掌教按摩导引之法，以除疾病，损伤折跌者正之。”按摩科培养的按摩人才不仅承担临床医疗任务，还负有宫廷保健与指导导引养生的责任。《诸病源候论》《备急千金要方》《外台秘要》等著作中均包含了大量的推拿内容。

隋唐时期的推拿学术发展有如下特点。

1. 推拿已成为骨伤科疾病的普遍治疗方法，不仅适用于软组织损伤，而且也应用于骨折、脱位等。唐代蔺道人所著的《仙授理伤续断秘方》是我国现存最早的骨伤科专著，第一次系统地将手法运用于骨伤科治疗之中，提出治疗闭合性骨折的四大手法——揣摸、拔伸、撙捺、捺正。这对后世正骨推拿流派的形成和手法治疗在正骨科中重要地位的确立，具有深远的意义。

2. 推拿疗法渗透到内、外、儿等科。《唐六典》中载有按摩可除风、寒、暑、湿、饥、饱、劳、逸八疾，并说：“凡人肢节脏腑积而疾生，宜导而宣之，使内疾不留，外邪不入。”孙思邈的《备急千金要方》尤推崇按摩疗法治疗小儿疾病，如将按摩、膏摩应用于“鼻塞不通有涕出”“心腹热”“中客”“重舌”“新生儿不啼”等病症的治疗。

3. 推拿被广泛地应用于防病养生。隋代的《诸病源候论》，全书五十卷中几乎每卷都附有导引按摩法。唐代孙思邈将按摩用于小儿保健：“小儿虽无病，早起常以膏摩囟上及手足心，甚辟风寒。”其在《备急千金要方》中详细介绍的“婆罗门按摩法”和“老子按摩法”都是自我推拿、自我锻炼的方法。

4. 膏摩得到了进一步发展。《备急千金要方》载：“凡作膏常以破除日……病在外，火炙摩之；病在内，温酒服如枣核许。”孙氏首先指出了膏摩方的常规用法，即视病位的不同外摩或内服，并详述了膏摩方的制作方法。而《外台秘要》所载膏摩方主要用于外摩，不再是内服与外摩兼用。《备急千金要方》《外台秘要》中收录了大量的膏摩方，膏剂种类很多，有莽草膏、丹参膏、乌头膏、野葛膏、五物甘草生摩膏、苍梧道士陈元膏、木防己膏等，可根据不同的病情选择应用。

5. 对外交流比较活跃。推拿在唐代开始传到日本，日本文武天皇大宝二年（702 年）颁布的“大宝令”，其“按摩科”的编制就与我国唐代的编制完全相同。同时，国外的推拿方法也流入到我国，如《备急千金要方》中介绍的“婆罗门（古印度）按摩法”，说明印度很早就与我国有推拿学术交流活动。

（六）宋金元时期——推拿治病理论不断丰富

宋太医局取消了隋唐以来近 400 年的按摩科设置，推拿医学在经历了隋唐时期的高潮后暂时落入低谷。《宋史》载有按摩专著《按摩法》和《按摩要法》，可惜均佚而不传。尽管如此，我们

仍然可以在宋金元时期的一些医学著作中找到大量散在的推拿内容，推拿疗法的学术体系在发展中不断丰富和完善。这一时期对推拿的继承与发展做出较大贡献的有《太平圣惠方》《圣济总录》《古今医统大全》等。

宋代的《圣济总录》对推拿做了理论和应用上的发挥，是对《黄帝内经》以后推拿理论的一次全面总结整理，对推拿理论发展做出了较大的贡献。书中的“大补益摩膏”摩腰补肾，就是其推拿补虚理论的大胆实践。《圣济总录·卷四·治法》提出对按摩手法要进行具体分析，而后才能正确认识按摩的作用和临床应用。书中记载：“可按可摩，时兼而用，通谓之按摩。按之弗摩，摩之弗按。按止以手，摩或兼以药。曰按曰摩，适所用也。”“大抵按摩法，每以开达抑遏为义。开达，则壅蔽者以之发散；抑遏，则剽悍者有所归宿。”该书还把按摩用于养生保健，其载：“养生法，凡小有不安，必按摩挼捺，令百节通利，邪气得泄。”书中还指出，“凡坠堕颠仆，骨节闪脱，不得入臼，遂致蹉跌者”，用按摩手法复位；对骨折者“急须以手揣搦，复还枢纽”，最后“加以封裹膏摩”。《太平圣惠方》收集了大量的膏摩、药摩方，是对宋以前膏摩疗法的总结。摩膏的制备较唐代有了改进，膏摩应用向专病发展，而且其对膏摩的部位也有了新的认识。《太平圣惠方》首次载有摩腰方，后世的摩腰膏、摩腰丹都是在此基础上发展而来。摩顶膏治疗眼疾的具体膏摩法也被首次提及，书中出现的铁匙等膏摩工具，是对《金匮要略》以“匕”摩顶的进一步发展。元代名医危亦林所著的《世医得效方》记载了利用身体的重力牵引复位的各种方法，特别是髋关节脱位的倒吊复位法和脊椎骨折的悬吊复位法，以身体下坠力来替代拔伸手法。此外，宋代还运用按摩催产，如宋代名医庞安时用按摩法催产获得“十愈八九”的效果。金代攻下派代表张从正的《儒门事亲》发展了推拿理论，提出推拿属于“汗、下、吐”三法中的“汗法”范畴，此观点是对《黄帝内经》、张仲景、华佗及《圣济总录》等推拿理论的补充，首次提出了推拿具有发汗的作用。张氏认为推拿属于汗法范畴，但在其临床具体应用中，也应用推拿催吐、泻下，所以说，推拿实际上包含了张氏“汗、吐、下”三法的作用。

（七）明代——小儿推拿学术体系形成

明代的推拿学术发展有如下三个特点。

1. 国家最高医学教育及医疗机构——太医院中设立按摩科，使推拿成为医术十三科之一。《明史·卷七十四·太医院》记载：“太医院掌医疗之法，凡医术十三科，医官医师医士专科肄业，曰大方脉，曰小方脉，曰妇人，曰疮疡，曰针灸，曰眼，曰口齿，曰接骨，曰伤寒，曰咽喉，曰金镞，曰按摩，曰祝由。凡医家子弟，择师而教之，三年五年，一试、再试、三试，乃黜陟之。”

2. “按摩”之名开始有“推拿”之称，始见于明万历年间（1573～1620年）张四维所撰的《医门秘旨》（1576年）。其原因可能是原本用来专指小儿按摩的“推拿”一词，由于当时小儿推拿的蓬勃兴起而影响甚大，广泛地取代了按摩的概念。也可能是官方取缔了按摩科（明隆庆五年，即1571年），民间将“按摩”改称为“推拿”。

3. 此时期形成了小儿推拿的独特体系。小儿推拿不仅是推拿诊治方法在小儿疾病中的应用，而且在理论、手法、穴位上都有总结和提升，形成了小儿推拿特色，这一点不同于推拿诊治方法在其他临床各科中的应用。这一时期还有多部小儿推拿专著问世，如我国现存最早的小儿推拿专题文献《秘传看惊掐筋口授手法论》（约成书于1405年）；我国现存最早的推拿专著《小儿按摩经》（被收录于杨继洲的《针灸大成》一书中，作者仅说是“四明陈氏”）；龚云林撰著的《小儿推拿方脉活婴秘旨全书》（又名《小儿推拿秘旨》和《小儿推拿活婴全书》，1604年）；周于蕃撰

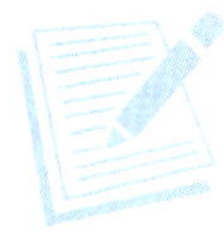

著的《小儿推拿秘诀》(又名《推拿仙术》,1605 年)等。

(八)清代——小儿推拿继续发展,正骨推拿形成体系

清代太医院无推拿专科,推拿学术在民间发展,主要表现在儿科杂病的小儿推拿和骨伤科疾病的正骨推拿的临床实践和理论总结。一是以儿科杂病为对象的小儿推拿在临床实践和理论总结上得到了一定的发展。17 世纪 70 年代(康熙年间),熊应雄编撰的《小儿推拿广意》,对前人的推拿论述与经验进行了比较全面的总结,在详细介绍推拿疗法的基础上,收录了不少小儿病症的内服方剂,具有较大的实用价值;张振鋆的《厘正按摩要术》在周于蕃的《小儿推拿秘诀》一书的基础上增补了一些新的内容,书中介绍的"胸腹按诊法"为其他医书所少见。此时期还有不少小儿推拿专著,如骆如龙的《幼科推拿秘书》、钱櫰邨的《小儿推拿直录》、夏云集的《保赤推拿法》等,都是小儿推拿实践和理论的总结。二是以骨伤科疾病为治疗对象的正骨推拿已形成其相对独立的学科体系。《医宗金鉴·正骨心法要旨》将正骨推拿手法总结出"摸、接、端、提、按、摩、推、拿"正骨八法;提出了手法操作要领;对于骨折、脱位、伤筋等病症的手法诊治,不仅有诊断、整复作用,还有康复作用,至今仍有重要的临床指导价值。此外,吴尚先的《理瀹骈文》(1864 年)为清代最有影响的专著,包含推拿、针灸、膏摩、刮痧等数十种外治法。

(九)民国时期——推拿学术流派初步形成

民国时期的国家卫生政策不重视中医,尤不重视操作型的医疗技术,推拿只能以分散的形式在民间存在和发展。植根于民间的推拿虽受一地之限并缺乏交流,但易顺应地域性流行病特点和民间要求,自然发展成为各具特色的推拿学术流派,如鲁东湘西的儿科推拿、北方的正骨推拿、江浙的一指禅推拿、山东的武功推拿、川蓉的经穴推拿等。上海等地区吸收了西方医学的解剖、生理等基础知识以充实自身的推拿学术发展,如上海的㨰法推拿就是在这种情况下发展起来的;曹泽普的《按摩术实用指南》注重解剖知识,手法中的叩打、震颤等法注重机械力的作用;杨华亭的《华氏按摩术》集古法秘本与现代医学之生理、病理、解剖、组织、电磁气学等于一体,以古法为经,新法为纬。

(十)新中国成立后——推拿学科专业建设逐步推进

新中国成立后,推拿的临床、教学、科研、推拿专业教材及著作的出版,以及推拿人才队伍的建设,都出现了空前的繁荣景象。推拿作为治疗方法源远流长,而作为临床医学学科则是新兴的。临床医学中相对独立学科的标志应该具有四个条件:一是学科体系的内涵和外延与其他学科有比较清晰的界限;二是有反映其特殊规律的理论;三是有独特的治疗技术;四是拥有代表性领军人才。理论及技术的统一才会形成相对独立的学科体系。推拿在明清时期,已经发展到了有特殊的穴位应用及特殊的手法操作,既有独特的诊断方法,也有自身的理论总结,并因此出现了不少推拿的专门著作,尤其是儿科推拿专著,可认为是推拿作为独立学科的萌芽。20 世纪 60 年代,推拿在骨伤科、内科、儿科、神经科、妇科等临床诸科应用广泛,这些临床学科的专业工作者,应用推拿疗法治疗疾病,而且以自身学科的理论和临床思维,指导推拿手法的具体应用。如骨科采用手法治疗腰椎间盘突出症,并以解剖学、病理学的概念指导手法应用,这无疑丰富了推拿疗法的理论。20 世纪 70 ~ 80 年代,对推拿的基础性研究也在不断探索之中,临床和基础理论的丰富和充实,以及应用手法时目的性和针对性的增强,标志着推拿疗法日趋形成一门独立的学科。

推拿学科的建立与建设有以下标志性内容：1956 年上海中医学院附属推拿学校成立，为新中国第一所推拿专科学校；1958 年上海建立了国内第一所中医推拿门诊部。通过设科办校，使推拿专业人才的培养除了“师带徒”的形式外，还有课堂集体教育的方式，培养了一大批推拿专业的后继人才，继承和整理了推拿的学术经验。20 世纪 60 年代整理出版了推拿专业教材和专著，开展了推拿的实验观察和文献研究，已开始出现推拿学科分化出亚学科趋势。1977 年，上海中医学院等高等中医药院校正式设置推拿专业，针灸推拿系招收针灸、推拿、伤科专业的本科生，培养五年制大学本科学生。1982 年，上海中医学院又招收五年制推拿专业本科生。1986 年，上海中医学院推拿系成立，并招收了全国第一批推拿硕士研究生。全国的医疗机构、康复（保健）机构普遍设立推拿（按摩）科，推拿被更为广泛地应用到临床各科。1987 年，成立了全国性的推拿学术团体——中华中医药学会推拿分会。1991 年，上海市中医药研究院推拿研究所成立，为当时国内唯一一家专业性推拿科研机构。全国多数中医药院校的推拿专业从专科教育发展到本科教育。1997 年，上海首次招收推拿学专业博士研究生。2000 年前后，南京、成都、长春等中医药院校陆续招收推拿学专业博士研究生，不断为推拿教学、临床、科研输送高素质的专业人才。2000 年以后，推拿学科已成为上海、南京、成都、长春等中医药院校及其附属医院的国家级或省市级重点学科（专科）。全国统编的推拿学分化教材（如《推拿学》《推拿手法学》《推拿功法学》《推拿治疗学》等）已呈现体系化。

当前，针对不同系统的疾病，推拿所运用的临床思维方法和诊断、治疗理论出现了多元现象。这种理论学说上的多元性，虽然容易催化学科的形成和发展，但是若多元现象长期不能整合，则说明学科的不成熟性，也面临着其他各学科的冲击。但可喜的是，目前推拿的独特医疗作用已经引起国内外医学界的重视。生物医学模式已转向生物 - 心理 - 社会医学模式，人们治疗疾病的方法不仅是手术和合成药物，而是随着疾病谱的变化，正在趋向自然疗法和非药物治疗。中国推拿与国外的交流日益广泛，一方面学者出国讲学、医疗，赢得了国外好评，另一方面许多国家和地区的推拿专业人员来中国学习中医推拿，并对推拿学开始进行研究。推拿具有的有效、安全、舒适、简便的独特医疗作用正被国内外医者日益重视，学科之间相互渗透，以及大家对推拿的认识越来越清晰，为推拿学的发展提供了新的机遇和空间，推拿学科发展将进入一个崭新的时期。

三、推拿学的基本内容和学习要求

推拿学所涵盖的基本内容由基础知识、推拿手法、推拿功法、推拿治疗等部分组成。学习推拿主要有两个环节：一是学习和掌握中医学基础理论和现代医学理论的相关知识；二是刻苦学习手法，进行功法习练，掌握手法和功法的基本技能和临床应用。推拿手法名称见之于文字的多达 400 多种，常用的有 100 余种，如今通常根据推拿手法的动作形态将其分为摆动类、摩擦类、挤压类、振动类、叩击类、运动关节类，要一一习之，了然其功效于心。推拿功法是推拿的重要组成部分，习练功法不仅能增强推拿医生上肢部、下肢部、腰腿部力量，提高手法技巧功力，还可助患者匡扶正气，强健身体，抗御病邪，“手到病除”。

推拿讲规矩，以尊师重道怜疾弱为规，以勤练苦学为矩，勤练得以熟识，苦学用以继承发扬。

推拿重过程，机触于外，巧生于内，手随心转，法从手出，此为推拿人苦练技巧，十指用力，刚柔相济，如汩汩暖流之抚慰、心手合一的过程；医者以手探明病痛，以手推拿按摩，期间施法者与受术者以手交互心灵，二者心意相通，患无需言语，医自知何如，手摸心会。

推拿求结果，患者来时疼痛不可俯仰，去时昂胸阔步眉颜舒展；患者求诊推拿，医者行推拿手法，患者习推拿功法，几番推拿，患者疾除归去，手到病除，此为推拿所求。

推拿展示的是“外治内应”，蕴含的是“协调统一”；推拿追求的是“法应自然”，察天地之变，取四时之象，辨证论治，应于自然；推拿治疗讲究行云流水的意境，是疗治病痛之手法、潜修心身之功法、医患施法受术同频共振三者的流畅与完美结合，如高山流水，有动有静，动静和参，以趋个人、社会、自然的平衡，完美于“天人合一”。

推拿手法要求用力技巧，其中技巧是关键，力量是基础，两者缺一不可；推拿功法习练的精髓是形、意与气的结合，没有意、气的结合，单纯形体动作无异于体操。作为一名推拿专业人员，不但要通过手法训练掌握手法技术，由“形似到神似”，同时要注意功法习练增强体质；经过系统的手法训练、练功和不断的临床实践，才能由生到熟，熟能生巧，乃至运用自如。

【思考题】

1. 什么是推拿？什么是推拿学？
2. 推拿学有哪些特点？如何成为一名优秀的推拿医生？
3. 《黄帝内经》对推拿有哪些贡献？
4. 宋金元时期推拿治病理论有哪些新进展？
5. 为什么说明代小儿推拿体系已经形成？

上篇

基础知识

第一章
推拿临床的指导理论

扫一扫，查阅本章数字资源，含PPT、音视频、图片等

第一节　经络学说

经络腧穴是推拿学的重要组成部分，推拿治疗无不与经络腧穴密切相关。经络是人体气血运行、联络脏腑及全身各部、沟通上下内外的通道。腧穴是脏腑经络气血输注于体表的部位，也是疾病的反应点和推拿的治疗点。

一、经络概论

经络系统由经脉和络脉组成，包括十二经脉、奇经八脉、十二经别、十二经筋、十二皮部、十五络脉，以及浮络和孙络。

十二经脉包括手太阴肺经、手少阴心经、手厥阴心包经、手阳明大肠经、手太阳小肠经、手少阳三焦经、足太阴脾经、足少阴肾经、足厥阴肝经、足阳明胃经、足太阳膀胱经、足少阳胆经。奇经八脉包括督脉、任脉、冲脉、带脉、阴维脉、阳维脉、阴跻脉、阳跻脉。奇经八脉中，督脉、任脉各有其腧穴，故常与十二经脉相提并论，合称为“十四经”。

经络的作用包括以下几个方面：一是沟通内外，网络全身。因此，推拿某一经脉或穴位，可以治疗全身或远端疾病。二是运行气血，协调阴阳。通过推拿经脉或腧穴可以协调阴阳，防病治病。三是抗御病邪，反映证候。通过推拿按诊，了解体表出现的压痛点、结节、条索、凹陷等推断相应脏腑器官病变。四是传导感应，调整虚实。推拿能防病治病，是基于经络具有传导感应和调整虚实的作用。推拿可激活经络本身的功能，达到“泻其有余，补其不足，平衡阴阳”的作用。

二、十四经脉

1. 十四经脉的分布规律及循行

（1）头面部经脉的分布特点　手三阳经止于头面，足三阳经起于头面。手足阳明经分布于面额部；手太阳小肠经分布于面颊部，足太阳膀胱经分布于头顶、头后部和枕项部；手足少阳经分布于耳颞部。另外，手少阴心经、足厥阴肝经均系目系，足厥阴肝经与督脉会于巅顶，足少阴肾经上抵舌根，足太阴脾经连舌本、散舌下。

（2）躯干部经脉的分布特点　手三阴经均从胸部行于腋下，手三阳经行于肩部和肩胛部，足三阴经均行于腹胸（胁）部，足三阳经则阳明分布在前（胸、腹部）、太阳行于后（背部）、少阳行于侧面。

（3）四肢部经脉的分布特点 阴经行于内侧面，阳经行于外侧面。上肢内侧的分布为手太阴在前、手厥阴在中、手少阴在后；上肢外侧为手阳明在前、手少阳在中、手太阳在后。下肢内侧，内踝尖上 8 寸以下为足厥阴在前、足太阴在中、足少阴在后，内踝尖上 8 寸以上为足太阴在前、足厥阴在中、足少阴在后；下肢外侧为足阳明在前、足少阳在中、足太阳在后。

（4）任督二脉的分布特点 同起于胞中，任脉行于胸腹部正中，上达颌部；督脉行于腰背正中，上抵头面。

2. 十二经脉表里属络关系 十二经脉表里属络关系与相应脏腑的表里属络关系一致，形成六组表里属络关系。手太阴肺经与手阳明大肠经、手少阴心经与手太阳小肠经、手厥阴心包经与手少阳三焦经、足太阴脾经与足阳明胃经、足少阴肾经与足太阳膀胱经、足厥阴肝经与足少阳胆经分别互为表里，阴经属脏为里，阳经属腑为表；阴经属脏络腑，阳经属腑络脏，如手太阴肺经属肺络大肠，手阳明大肠经属大肠络肺，依此类推。

3. 十二经脉的交接流注规律 手三阴经从胸走手，手三阳经从手走头，足三阳经从头走足，足三阴经从足走腹胸。十二经脉交接规律是相表里的阴经与阳经在手足末端交接；同名的阳经与阳经在头面部交接；相互衔接的阴经与阴经在胸中交接。

十二经脉的气血循环流注始于手太阴肺经，其后依次流注到手阳明大肠经、足阳明胃经、足太阴脾经、手少阴心经、手太阳小肠经、足太阳膀胱经、足少阴肾经、手厥阴心包经、手少阳三焦经、足少阳胆经、足厥阴肝经，复流注回肺经，如此阴阳相贯，周而复始，如环无端。

三、十二经筋

十二经筋，简称“经筋”，是十二经脉连属的筋之总称。最早见于《灵枢·经筋》；在《素问·厥论》和《灵枢·官针》里也有部分内容。《说文解字》曰：“筋为肉之力，腱为筋之本。”经筋与运动功能密切相关。

十二经筋位于十二经脉相应区域的皮部深层。每条经筋均由大小形状不一的“大筋、小筋、膜筋”等构成，一律呈向心性分布，即各起自四肢末端，结聚于关节和骨骼等部位，有的进入体腔，但并不直接连属脏腑，最后多终止于头面部。手、足三阳经的经筋，其性多刚，主要分布在肢体外侧和躯干背面；手、足三阴经的经筋，其性多柔，主要分布在肢体内侧和躯干前面。

经筋的主要功能是“连缀百骸，维络周身”，主司运动和保护内脏等，起到了“筋为刚，肉为墙”的作用。关节的屈伸、肢体的活动、各种姿势的形成和变换，以及对内脏的保护等，主要是依靠经筋的作用。又因“前阴者，宗筋之所聚”，前阴的功能与经筋是分不开的。经筋之所以能维持自己的固有结构和功能活动，是因为经络气血的濡润滋养，尤其是肝、脾的正常活动。所谓“肝者，罢极之本……其充在筋”，脾者“其充在肌”。

肌肉能舒缩，关节能屈伸。在阴阳处于平衡状态下，这种舒缩和屈伸是自如的。若阴阳失调，经筋发生异常改变时，则必然破坏了这种常态而导致肌肉抽痛或掣强、拘挛、瘈纵，或痿废、弛纵等运动障碍的病症。如“寒则反折筋急，热则筋弛纵不收”。十二经筋的理论对于运用手法和功法治疗肢体关节疾病有直接的指导意义。

四、十二皮部

十二皮部是十二经脉的功能活动反映于体表的部位，也是络脉之气散布之所在。十二皮部的分布主要是根据十二经脉在皮肤上的分属部位来划分，即十二皮部是十二经脉所属的皮肤分区。

《素问·皮部论》云：“皮者，脉之部也。邪客于皮则腠理开，开则邪入客于络脉，络脉满则

注于经脉，经脉满则入舍于腑脏也。”由此可见，脏腑的病变可由皮部病邪传入，而脏腑病变也可通过经络反映于皮部，正如《素问·皮部论》所云：“其色多青则痛，多黑则痹，黄赤则热，多白则寒。”十二皮部位于人体的最外层，又与经络气血相通，是机体的保护屏障，有保卫机体、抗御病邪和反映病症的作用，也是推拿治疗直接接触的部位。

五、常用推拿腧穴

1. 手太阴肺经（图 1–1）

（1）中府

定位：位于前胸外上方，平第 1 肋间隙，距胸正中线 6 寸。

主治：咳嗽气喘、胸中烦闷、肩背痛、呃逆、代谢病。

（2）尺泽

定位：位于肘横纹中，肱二头肌腱桡侧凹陷处。

主治：咽喉肿痛、咳嗽、肘臂挛痛、腰痛。

（3）孔最

定位：尺泽穴与太渊穴连线上，腕掌侧远端横纹上 7 寸处。

主治：咳嗽、气喘、咯血等肺系疾病，胃痛，肘臂挛痛。

（4）列缺

定位：桡骨茎突上方，腕横纹上 1.5 寸，当拇短伸肌腱与拇长展肌腱之间。

主治：咳嗽、气喘、咽喉肿痛等肺系疾病，头痛，颈项痛，小便不利。

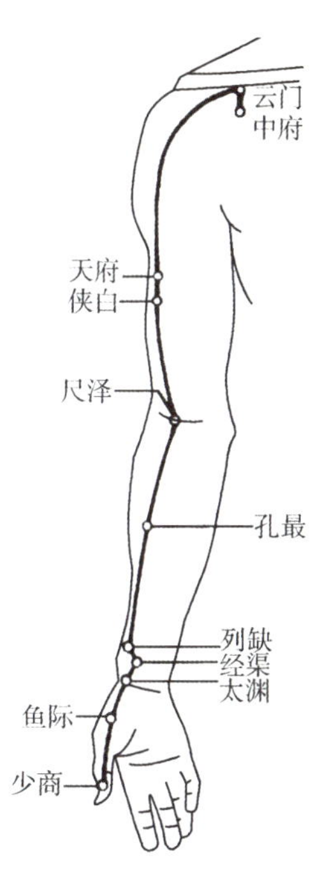

图 1–1　手太阴肺经

2. 手阳明大肠经（图 1–2）

（1）二间

定位：微握拳，当示指桡侧，第 2 掌指关节前凹陷中。

主治：热病、齿痛、手指活动不灵。

（2）三间

定位：微握拳，在示指桡侧，第 2 掌指关节后凹陷处。

主治：齿痛，咽喉肿痛，腹胀、肠鸣等肠腑病症，嗜睡。

（3）合谷

定位：在手背，第 1、2 掌骨间，平第 2 掌骨桡侧的中点处。

主治：头痛、齿痛、耳聋等头面五官诸疾，发热，恶寒，热病无汗或多汗，胃痛，糖尿病。

禁忌：孕妇禁用。

（4）手三里

定位：位于前臂背面桡侧，曲池下 2 寸。

主治：手臂麻疼、屈伸不利、腹胀、腰痛。

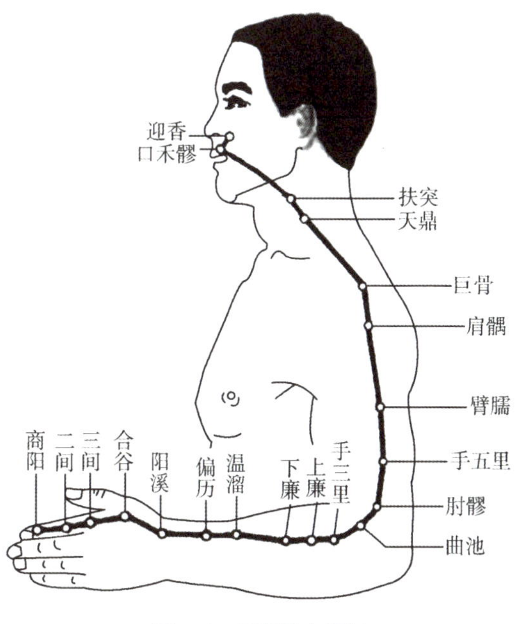

图 1–2　手阳明大肠经

（5）曲池

定位：屈肘成直角，在肘横纹外侧端与肱骨外上髁连线中点。

主治：手臂痹痛、上肢不遂等上肢病症，热病，糖尿病，高血压，腹痛、吐泻等肠胃病症，咽喉肿痛、齿痛、目赤肿痛等五官热性病症。

（6）肩髃

定位：肩峰端下缘，当肩峰与肱骨大结节之间，三角肌上部中央，臂外展或平举时，肩部出现两个凹陷，当肩峰前下方凹陷处。

主治：肩臂挛痛、上肢不遂、荨麻疹。

（7）迎香

定位：位于鼻翼外缘中点旁 0.5 寸，鼻唇沟中。

主治：鼻塞、鼻炎、口眼㖞斜、便秘。

3. 足阳明胃经（图 1–3）

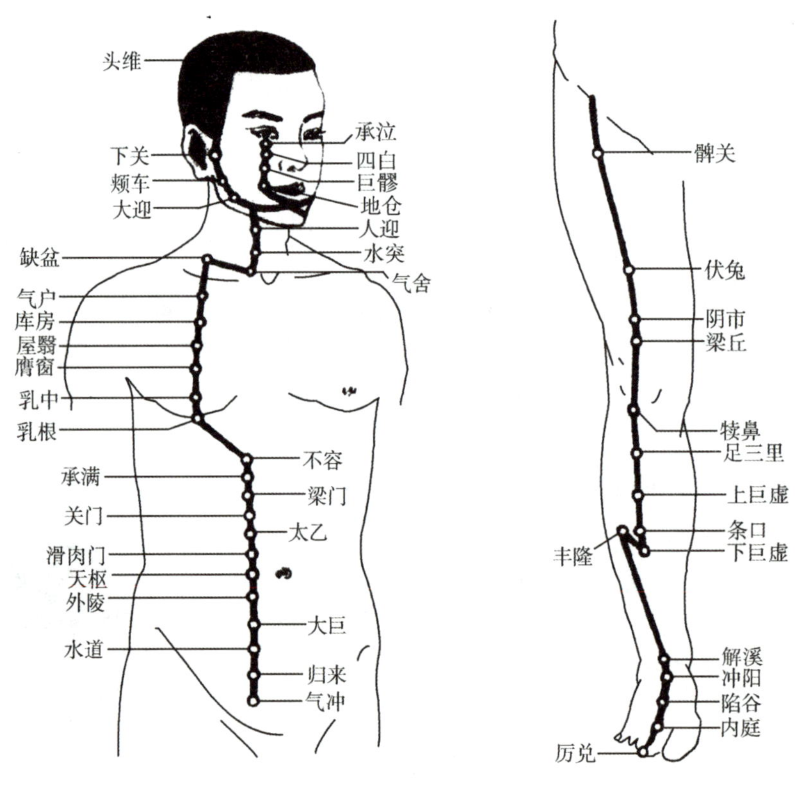

图 1–3　足阳明胃经

（1）下关

定位：在面部耳前方，颧弓下缘与下颌切迹所形成的凹陷中，合口有孔，开口即闭。

主治：齿痛、耳聋、下颌关节功能紊乱。

（2）头维

定位：在头侧部，额角发际上 0.5 寸。

主治：头痛目眩、眼痛、视物不清、小便不利。

（3）梁门

定位：脐中上 4 寸，前正中线旁开 2 寸。

主治：胃痛、纳少、呕吐等。

（4）滑肉门

定位：脐中上 1 寸，前正中线旁开 2 寸。

主治：胃痛、呕吐、肩痛、癫痫。

（5）天枢

定位：脐中旁开 2 寸。

主治：腹痛、腹胀、便秘、腹泻等胃肠疾病，月经不调，痛经，腰痛。

（6）外陵

定位：脐中下 1 寸，前正中线旁开 2 寸。

主治：腹痛、疝气、痛经、髋关节活动不利。

禁忌：孕妇禁用。

（7）大巨

定位：脐中下 2 寸，前正中线旁开 2 寸。

主治：中风、小腹胀满、小便不利、遗精、早泄。

禁忌：孕妇禁用。

（8）水道

定位：脐中下 3 寸，前正中线旁开 2 寸。

主治：小腹胀满、小便不利、痛经、不孕。

禁忌：孕妇禁用。

（9）归来

定位：脐中下 4 寸，前正中线旁开 2 寸。

主治：小腹痛、月经不调、带下、痛经。

禁忌：孕妇禁用。

（10）髀关

定位：在髂前上棘与髌底外侧端连线上，平臀横纹。

主治：下肢不遂、髋痛膝冷、腹痛。

（11）足三里

定位：在小腿外侧，距胫骨前缘一横指，犊鼻穴下 3 寸。

主治：腹胀、呕吐、胃痛、消化不良等消化系统疾病、高血压、体质虚弱。

（12）上巨虚

定位：在犊鼻穴下 6 寸，足三里穴下 3 寸。

主治：肠鸣、腹痛、腹泻、便秘等肠道病症，下肢痿痹。

（13）丰隆

定位：外踝尖上 8 寸，条口穴外 1 寸，胫骨前嵴外二横指处。

主治：头痛、眩晕、咳嗽痰多、下肢痿痹、高血压、肥胖、脂肪肝、癫痫。

（14）内庭

定位：足背第 2、3 趾间缝纹端。

主治：齿痛、咽喉肿痛、热病、吐酸、腹泻、便秘等肠胃病症，足背肿痛，跖趾关节痛。

4. 足太阴脾经（图 1–4）

（1）太白

定位：足内侧缘，第 1 跖骨小头后缘，赤白肉际凹陷处。

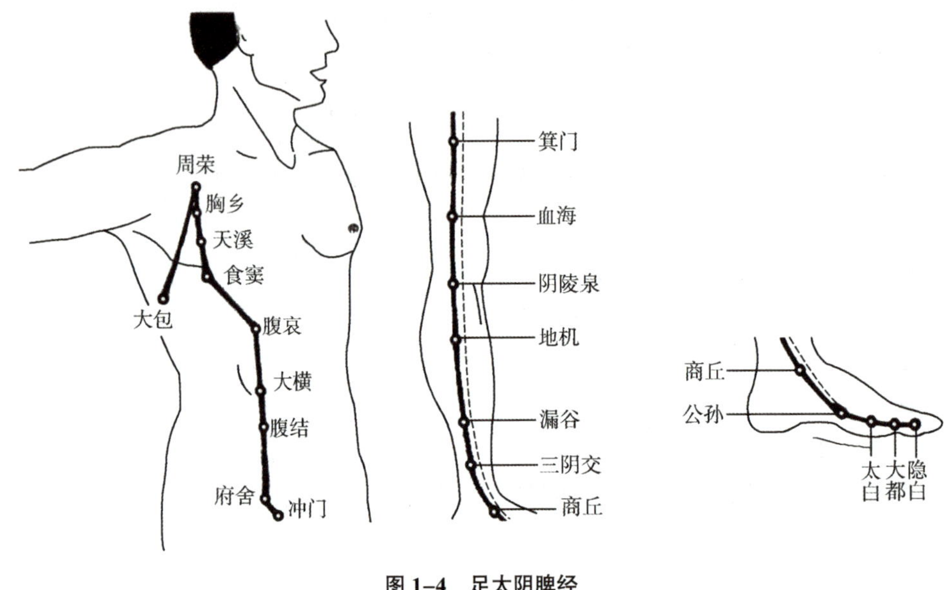

图 1-4　足太阴脾经

主治：腹胀、腹泻、胃痛、便秘等脾胃病症，全身骨痛。

（2）公孙

定位：足内侧缘，第 1 跖骨基底部的前下方，赤白肉际处。

主治：胃痛、呕吐、腹痛、腹泻等消化系统疾病，失眠，心痛，月经不调。

（3）三阴交

定位：在内踝高点上 3 寸，胫骨内侧缘后方。

主治：脾胃虚弱、消化不良、月经不调、失眠、遗尿、小便失禁。

（4）地机

定位：在内踝尖与阴陵泉穴的连线上，阴陵泉穴下 3 寸。

主治：痛经、崩漏、月经不调等妇科病症，腹痛，腹泻，腹部肿胀。

（5）阴陵泉

定位：胫骨内侧髁下方凹陷处。

主治：腹胀、腹泻、水肿、膝痛、周身困重。

（6）血海

定位：屈膝，在髌骨内上缘上 2 寸，当股四头肌内侧头的隆起处。

主治：月经不调、痛经、经闭等月经病，湿疹，荨麻疹。

（7）腹结

定位：脐下 1.3 寸，前正中线旁开 4 寸。

主治：腹痛、腹泻、便秘、食积。

禁忌：孕妇禁用。

（8）大包

定位：在侧胸部腋中线上，当第 6 肋间隙处。

主治：胸胁痛、全身疼痛、四肢无力、慢性疲劳综合征。

5. 手少阴心经（图 1–5）

（1）神门

定位：在尺侧腕屈肌腱的桡侧缘，腕掌侧远端横纹尺侧端。

主治：心悸、失眠、盗汗、耳鸣。

（2）少海

定位：屈肘，在肘横纹内侧端与肱骨内上髁连线的中点。

主治：心痛、癫痫、颈淋巴结肿大、甲状腺肿大。

（3）极泉

定位：在腋窝中央，腋动脉搏动处。

主治：上肢不遂、心痛。

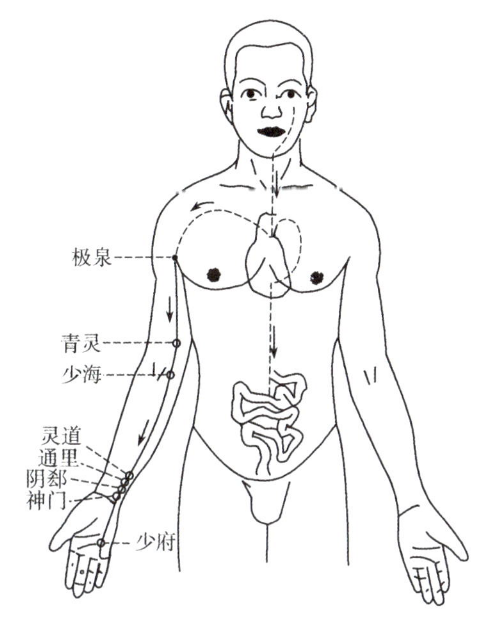

图 1–5　手少阴心经

6. 手太阳小肠经（图 1–6）

（1）阳谷

定位：腕背横纹尺侧端，当尺骨茎突与三角骨之间的凹陷处。

主治：颈痛、腕痛、头痛、耳鸣、颈淋巴结肿大、热病、癫狂痫。

（2）养老

定位：以手掌面向胸，当尺骨茎突桡侧凹陷中。

主治：目视不明、颈椎病、肩背痛。

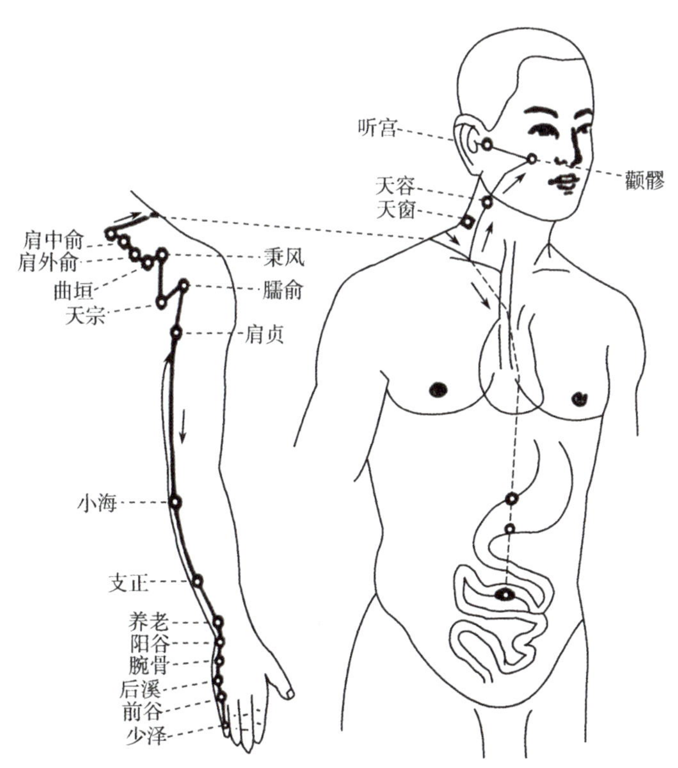

图 1–6　手太阳小肠经

（3）小海

定位：屈肘，当尺骨鹰嘴与肱骨内上髁之间凹陷处。

主治：肘臂疼痛、麻木、癫痫、颈部肿痛。

（4）肩中俞

定位：第 7 颈椎棘突下旁开 2 寸。

主治：颈椎病、肩背疼痛、咳嗽、气喘。

7. 足太阳膀胱经（图 1–7）

（1）睛明

定位：目内眦角稍上方凹陷处。

主治：腰痛、胃痛、咯血。

（2）攒竹

定位：在眉头陷中，眶上切迹处。

主治：头痛、失眠、腰痛、呃逆。

（3）大杼

定位：在背部第 1 胸椎棘突下旁开 1.5 寸。

主治：发热、咳嗽、项背强痛、牙痛、骨病。

（4）肺俞

定位：在背部第 3 胸椎棘突下旁开 1.5 寸。

主治：咳嗽气喘、胸满、皮肤病、精神抑郁。

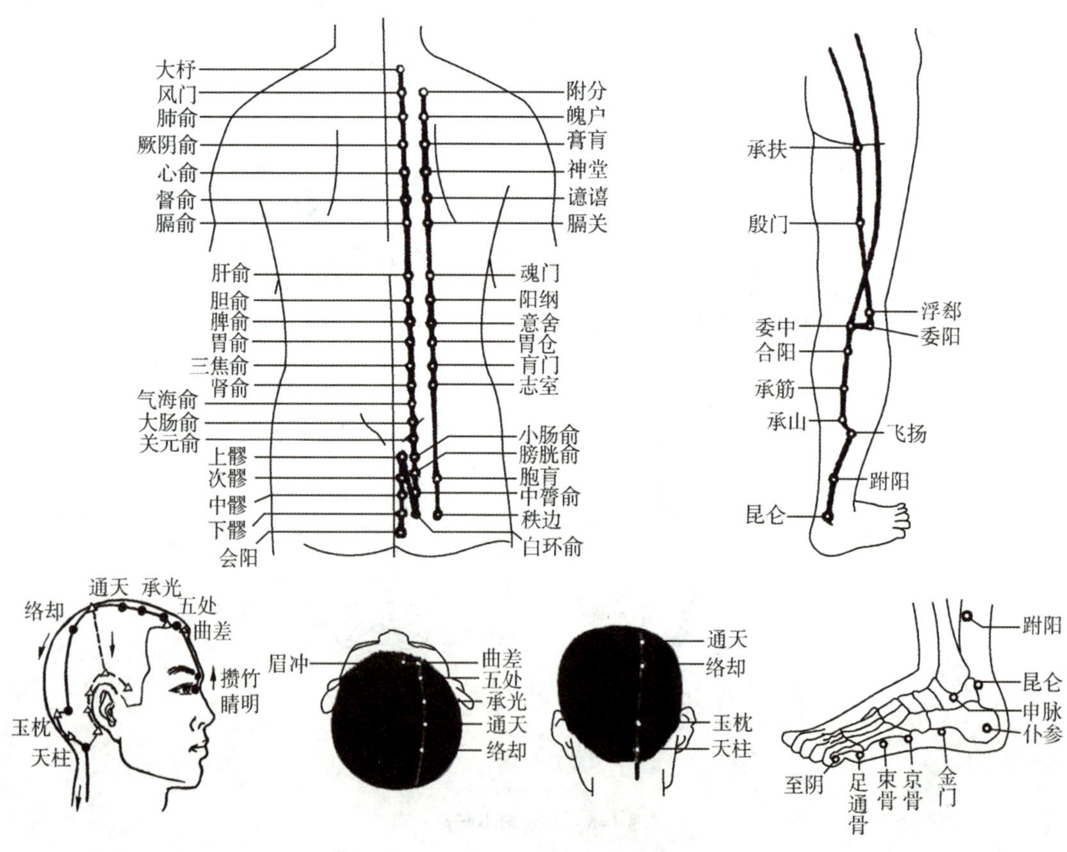

图 1–7 足太阳膀胱经

（5）厥阴俞

定位：第 4 胸椎棘突下，旁开 1.5 寸。

主治：心痛、心悸、失眠、癫痫。

（6）心俞

定位：在背部第 5 胸椎棘突下旁开 1.5 寸。

主治：失眠、心烦、心痛。

（7）督俞

定位：在背部第 6 胸椎棘突下旁开 1.5 寸。

主治：咳嗽、气喘、心痛、腹胀痛。

（8）膈俞

定位：在背部第 7 胸椎棘突下旁开 1.5 寸。

主治：血液病、胃脘痛、呃逆、关节肿痛。

（9）肝俞

定位：在背部第 9 胸椎棘突下旁开 1.5 寸。

主治：胁痛、目疾、精神抑郁、失眠、高血压。

（10）胆俞

定位：在背部第 10 胸椎棘突下旁开 1.5 寸。

主治：骨病、强迫症、消化不良。

（11）脾俞

定位：在背部第 11 胸椎棘突下旁开 1.5 寸。

主治：胃脘痛、呕吐、消化不良、贫血、周身困重。

（12）胃俞

定位：在背部第 12 胸椎棘突下旁开 1.5 寸。

主治：胃脘痛、呕吐、咳嗽、腰痛。

（13）三焦俞

定位：第 1 腰椎棘突下旁开 1.5 寸。

主治：腹胀、腹泻、小便不利、水肿、痛风、糖尿病、腰背强痛。

禁忌：孕妇禁用。

（14）肾俞

定位：第 2 腰椎棘突下旁开 1.5 寸。

主治：月经不调、不育、腰膝酸软、疼痛、骨病、耳鸣。

禁忌：孕妇禁用。

（15）大肠俞

定位：第 4 腰椎棘突下旁开 1.5 寸。

主治：腰椎间盘突出症，腰肌劳损，腹胀、便秘、腹泻等胃肠道疾病。

禁忌：孕妇禁用。

（16）小肠俞

定位：后正中线旁开 1.5 寸，约平第 1 骶后孔。

主治：遗精、遗尿、带下、腹泻、腰骶痛。

禁忌：孕妇禁用。

（17）膀胱俞

定位：后正中线旁开 1.5 寸，约平第 2 骶后孔。

主治：前列腺炎、遗尿、腰骶痛、四肢痉挛。

禁忌：孕妇禁用。

（18）承扶

定位：在大腿后面臀下横纹的中点。

主治：坐骨神经痛、大便难。

（19）殷门

定位：在大腿后面承扶与委中连线上，承扶下 6 寸。

主治：坐骨神经痛。

（20）委中

定位：在腘横纹中点。

主治：坐骨神经痛、膝关节屈伸不利、皮肤病。

（21）秩边

定位：在臀部骶正中嵴旁开 3 寸处，平第 4 骶后孔。

主治：前列腺炎、坐骨神经痛。

（22）承山

定位：在小腿后面正中，委中与昆仑穴之间，当伸直小腿或足跟上提时，腓肠肌肌腹下出现的尖角凹陷处。

主治：便秘、腰背疼痛、肿瘤疼痛、痔疾。

（23）昆仑

定位：在足部外踝后方的凹陷处。

主治：腰痛、头痛、颈椎病、难产。

禁忌：孕妇禁用。

（24）申脉

定位：外踝直下方凹陷中。

主治：头痛、头晕、失眠、坐骨神经痛、癫痫。

8. 足少阴肾经（图 1–8）

（1）涌泉

定位：在足底部，第 2、3 趾趾缝纹头端与足跟连线的前 1/3 处。

主治：头晕、头顶痛、失眠、抽筋、足心热。

（2）然谷

定位：内踝前下方，足舟骨粗隆下缘凹陷中。

主治：月经不调、遗精、阳痿、糖尿病、肾炎、痛风。

（3）太溪

定位：内踝高点与跟腱后缘连线的中点凹陷处。

主治：失眠、健忘、遗精、阳痿、咽喉肿痛、齿痛、耳鸣、咳嗽、气喘、消渴、便秘、小便频数、月经不调、腰脊痛。

（4）照海

定位：内踝高点正下缘凹陷处。

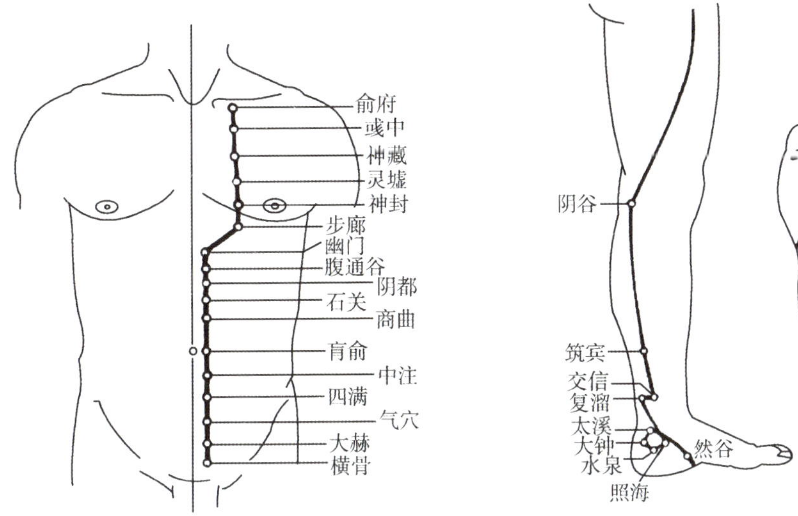

图 1–8　足少阴肾经

主治：失眠、焦虑、癫痫、咽喉干痛、月经不调、小便频数、尿潴留。

（5）四满

定位：脐下 2 寸，腹中线旁开 0.5 寸。

主治：月经不调、阳痿、腹痛、腰脊痛。

禁忌：孕妇禁用。

（6）阴都

定位：脐上 4 寸，前正中线旁开 0.5 寸。

主治：胃痛、腹胀、颈痛、面瘫。

（7）俞府

定位：锁骨下缘，前正中线旁开 2 寸。

主治：咳嗽、气喘、胸痛、心悸、腹痛、足心痛。

9. 手厥阴心包经（图 1–9）

（1）间使

定位：腕掌侧远端横纹上 3 寸，掌长肌腱与桡侧腕屈肌腱之间。

主治：心痛、心悸、甲亢、胃痛、疟疾、癫痫。

（2）内关

定位：腕掌侧远端横纹上 2 寸，掌长肌腱与桡侧腕屈肌腱之间。

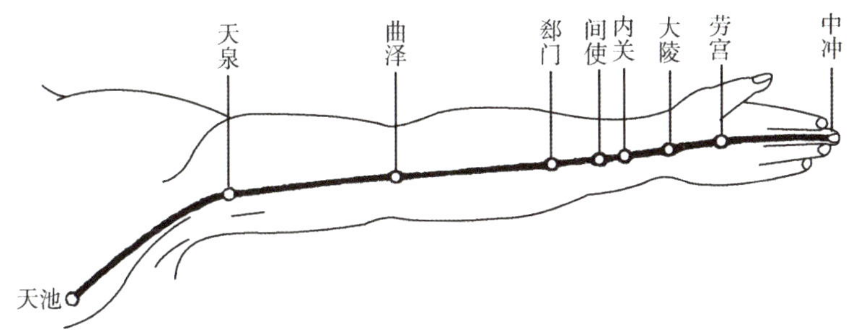

图 1–9　手厥阴心包经

主治：心痛、心动过速或过缓、胃痛、失眠、抑郁、头晕、颈痛。

（3）大陵

定位：在腕掌侧远端横纹的中点处。

主治：胃痛、心痛、口舌生疮、足跟痛。

（4）劳宫

定位：在第 2、3 掌骨之间偏于第 3 掌骨，掌心横纹中。

主治：胃痛、口臭、心痛、发热。

10. 手少阳三焦经（图 1–10）

（1）阳池

定位：腕背侧远端横纹中，指总伸肌腱尺侧缘凹陷中。

主治：痛风、耳聋、糖尿病、肩臂痛。

（2）外关

定位：尺骨与桡骨之间，腕背侧远端横纹上 2 寸。

主治：偏头痛、耳鸣、耳聋、抑郁症、焦虑症、强迫症、水肿、痛风。

（3）支沟

定位：腕背侧远端横纹上 3 寸，尺骨与桡骨正中间。

主治：便秘、耳鸣、耳聋、肋间神经痛、颈淋巴结肿大、甲亢。

（4）翳风

定位：乳突前下方与下颌角之间的凹陷中。

主治：偏头痛、牙痛、耳鸣、耳聋、面瘫、颈淋巴结肿大。

（5）颅息

定位：在头部，当角孙与翳风之间，沿耳轮连线的上、中 1/3 的交点处。

主治：偏头痛、耳鸣、感觉性失语。

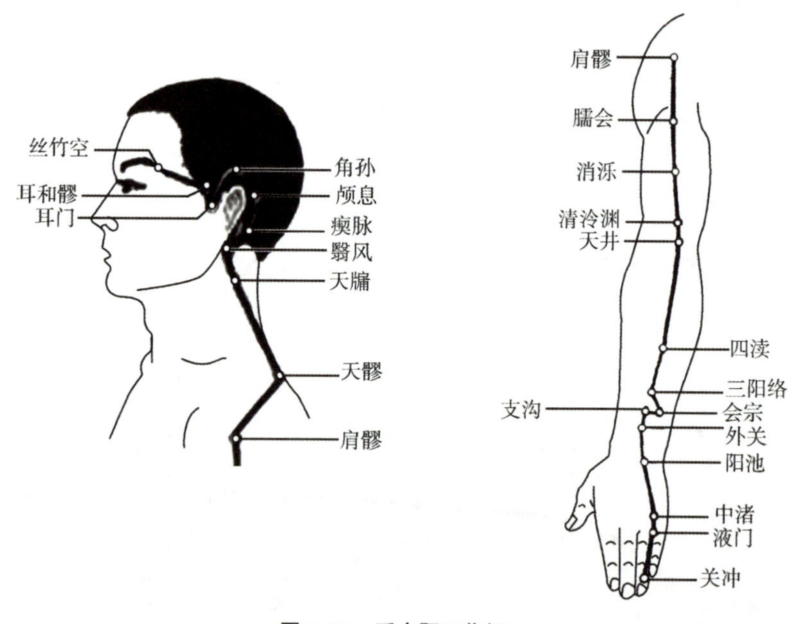

图 1–10　手少阳三焦经

11. 足少阳胆经（图 1–11）

（1）完骨

定位：耳后，乳突后下方凹陷处。

主治：头痛、颈项强痛、脑供血不足、癫痫。

（2）风池

定位：在枕骨之下，斜方肌上端与胸锁乳突肌之间凹陷中。

主治：头痛、眩晕、颈项强痛、中风、感冒。

（3）肩井

定位：在大椎与肩峰端连线的中点处。

主治：颈椎病、高血压、诸虚百损。

（4）日月

定位：乳头直下，第 7 肋间隙。

主治：胁肋疼痛、呕吐、反酸、呃逆、头痛、骨病。

（5）京门

定位：侧腰部，第 12 肋游离端下际处。

主治：小便不利、水肿、腹胀、腹泻、腰痛、胁痛、骨病。

（6）带脉

定位：侧腹部，第 11 肋骨游离端直下平脐处。

主治：月经不调、闭经、带下病、腰痛。

（7）环跳

定位：侧卧屈股，股骨大转子高点与骶管裂孔连线的外 1/3 与内 2/3 交点处。

主治：坐骨神经痛、下肢瘫痪、膝痛、荨麻疹。

（8）风市

定位：大腿外侧正中，腘横纹上 7 寸。

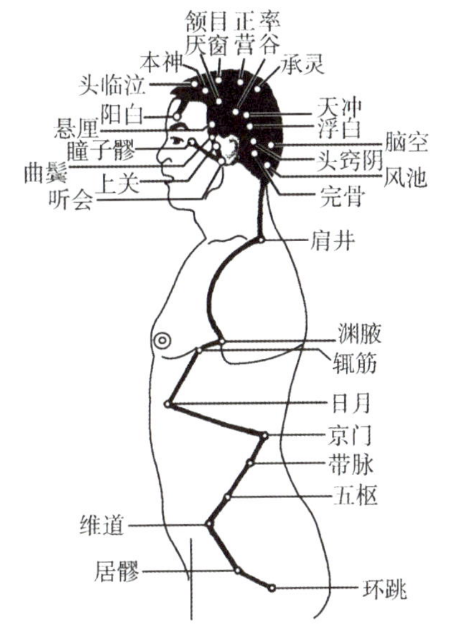

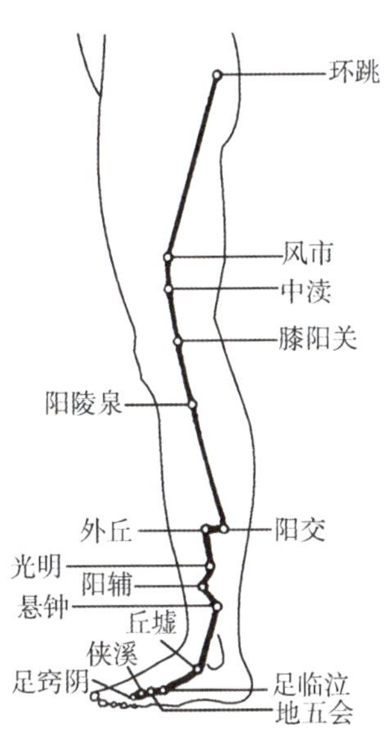

图 1–11　足少阳胆经

主治：下肢不遂、全身瘙痒、坐骨神经痛。

（9）阳陵泉

定位：腓骨小头前下方凹陷中。

主治：膝关节病、胁痛、全身骨痛、偏头痛、四肢麻木。

（10）光明

定位：外踝高点上 5 寸，腓骨前缘。

主治：视力障碍、下肢痹痛。

（11）悬钟

定位：外踝高点上 3 寸，腓骨前缘。

主治：痴呆、中风、头痛、颈项强痛、鼻炎、咳嗽。

（12）足临泣

定位：第 4 跖趾关节的后方，足小趾长伸肌腱的外侧凹陷中。

主治：偏头痛、肋间神经痛、抑郁症、强迫症、月经不调。

12. 足厥阴肝经（图 1–12）

（1）行间

定位：足背，当第 1、2 趾间的趾蹼缘上方纹头处。

主治：中风、头痛、高血压、月经不调、胸胁痛。

（2）太冲

定位：足背，第 1、2 跖骨结合部之前凹陷中。

主治：中风、头痛、眩晕、高血压、面瘫、月经不调、痛经、胃痛、遗尿。

（3）章门

定位：第 11 肋游离端下际。

主治：腹痛、腹胀、腹泻、内脏病、胁痛、腹部肿块、血液病。

（4）期门

定位：乳头直下，第 6 肋间隙，前正中线旁开 4 寸。

主治：肋间神经痛、气喘、抑郁症、呕吐、反酸。

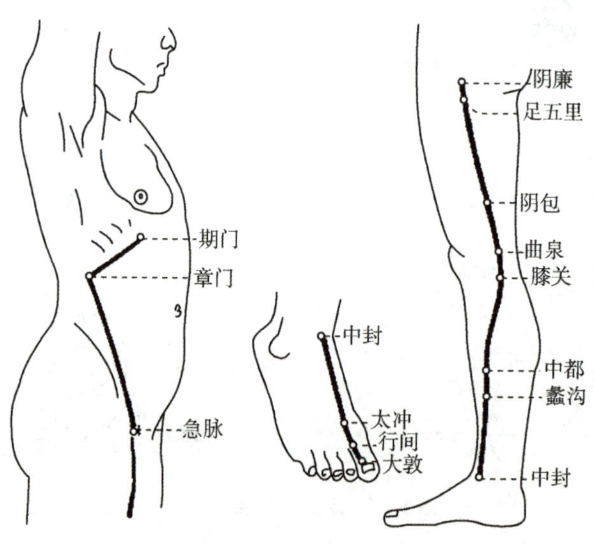

图 1–12　足厥阴肝经

13. 督脉（图 1–13）

（1）长强

定位：在尾骨端与肛门连线的中点处。

主治：头痛、便秘、腹泻、腰痛、癫痫、注意缺陷障碍（伴多动）。

（2）腰俞

定位：在骶部后正中线上，骶管裂孔处。

主治：腰椎管狭窄、月经不调、癫痫。

（3）腰阳关

定位：后正中线上，第 4 腰椎棘突下凹陷中，约与髂嵴相平。

主治：腰骶疼痛、月经不调、赤白带下、遗精、阳痿。

（4）命门

定位：在第 2 腰椎棘突下凹陷中。

主治：腰痛、怕冷、头晕、输液反应、体质衰弱。

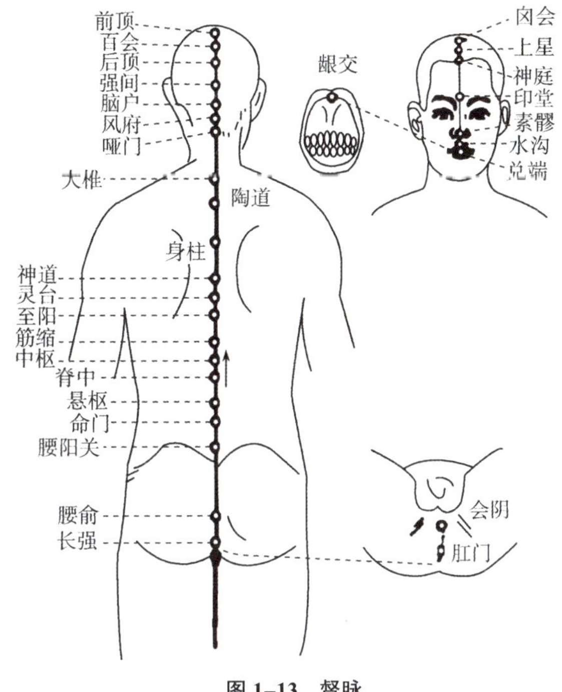

图 1–13　督脉

（5）脊中

定位：后正中线上，第 11 胸椎棘突下凹陷中。

主治：胃痛、腹泻、腰脊强痛、癫痫。

（6）至阳

定位：后正中线上，第 7 胸椎棘突下凹陷中。

主治：心绞痛、胆绞痛、腰背疼痛、咳嗽、气喘。

（7）大椎

定位：在第 7 颈椎棘突下凹陷处。

主治：颈椎病、妇科炎症、咽痛、中暑、癫痫、皮肤病。

（8）百会

定位：在前发际正中直上 5 寸，两耳尖连线与头正中线交点处。

主治：头痛、眩晕、健忘、失眠、中风、高血压。

（9）印堂

定位：在两眉头连线之中点。

主治：头晕、头痛、三叉神经痛、失眠、咳嗽、鼻炎。

14. 任脉（图 1–14）

（1）中极

定位：在脐下 4 寸，腹正中线上。

主治：月经不调、不育、阳痿、水肿。

禁忌：孕妇禁用。

（2）关元

定位：在脐中下 3 寸，腹正中线上。

主治：中风、虚脱、头晕、月经病、不育、阳痿、虚劳、糖尿病。

禁忌：孕妇禁用。

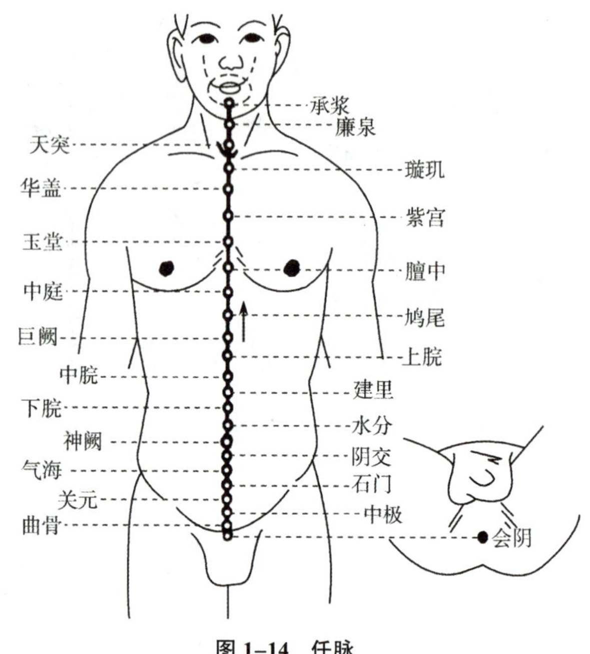

图 1-14 任脉

（3）气海

定位：在脐中下 1.5 寸，腹正中线上。

主治：中风、虚脱、头晕、月经病、不育、阳痿、虚劳、抑郁症。

禁忌：孕妇禁用。

（4）神阙

定位：在脐中央。

主治：中风虚脱、四肢厥冷、大小便失禁、癫痫、消化不良、泄泻。

禁忌：孕妇禁用。

（5）水分

定位：前正中线上，脐上 1 寸。

主治：水肿、小便不利、关节炎、腰痛、腹痛、腹泻。

（6）下脘

定位：前正中线上，脐上 2 寸。

主治：胃痛、呕吐、颈椎病、腹部肿块、消化不良。

（7）建里

定位：前正中线上，脐上 3 寸。

主治：胃痛、呕吐、精神抑郁、水肿、颈痛。

（8）中脘

定位：前正中线上，脐上 4 寸，或肚脐与胸剑联合连线的中点处。

主治：胃痛、呕吐、消化不良、面瘫、癫痫、哮喘。

（9）上脘

定位：前正中线上，脐上 5 寸。

主治：胃痛、呕吐、头痛、癫痫。

（10）膻中

定位：前正中线上，平第 4 肋间隙，或两乳头连线与前正中线的交点处。

主治：心绞痛、咳嗽、气喘、乳腺增生。

（11）华盖

定位：在胸部前正中线上，平第 1 肋间隙。

主治：咳嗽、气喘、胸胁痛。

（12）天突

定位：在胸骨上窝中央。

主治：咳嗽、哮喘、吞咽障碍、咽喉肿痛。

（13）廉泉

定位：微仰头，在喉结上方，当舌骨体上缘的中点处。

主治：中风失语、吞咽困难、咳嗽。

15. 常用推拿奇穴

（1）头项部奇穴（图 1–15）

①鱼腰

定位：眉毛中点直对瞳孔处。

主治：眉棱骨痛、口眼㖞斜、腰痛。

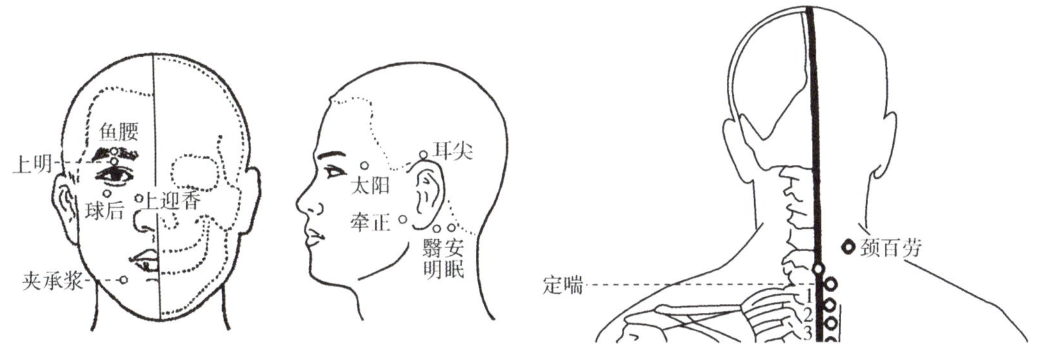

图 1–15　头项部奇穴

②太阳

定位：在颞部，当眉梢与目外眦间，向后约一横指凹陷处。

主治：偏头痛、目赤、牙痛、面瘫。

③安眠

定位：在项部，当翳风穴与风池穴连线的中点。

主治：失眠、头痛、眩晕、癫痫。

④颈百劳

定位：大椎穴直上 2 寸，后正中线旁开 1 寸。

主治：颈项强痛、咳嗽、气喘、虚劳、颈淋巴结肿大。

（2）腹部奇穴（图 1–16）

①子宫

定位：在下腹部，当脐中下 4 寸，中极旁开 3 寸。

主治：月经不调、痛经、子宫肌瘤、功能性子宫出血。

禁忌：孕妇禁用。

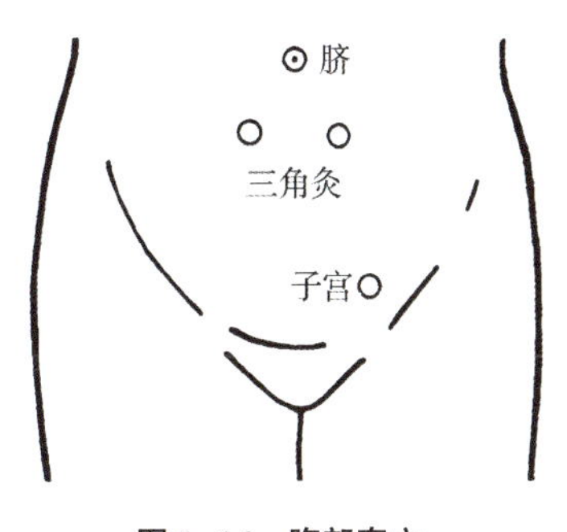

图 1–16　腹部奇穴

②三角灸

定位：以患者两口角之间的长度为一边，做等边三角形，将顶角置于患者脐心，底边呈水平线，两底角处是该穴。

主治：子宫肌瘤、不孕、不育、腹痛、月经过多。

禁忌：孕妇禁用。

（3）背部奇穴（图 1–17）

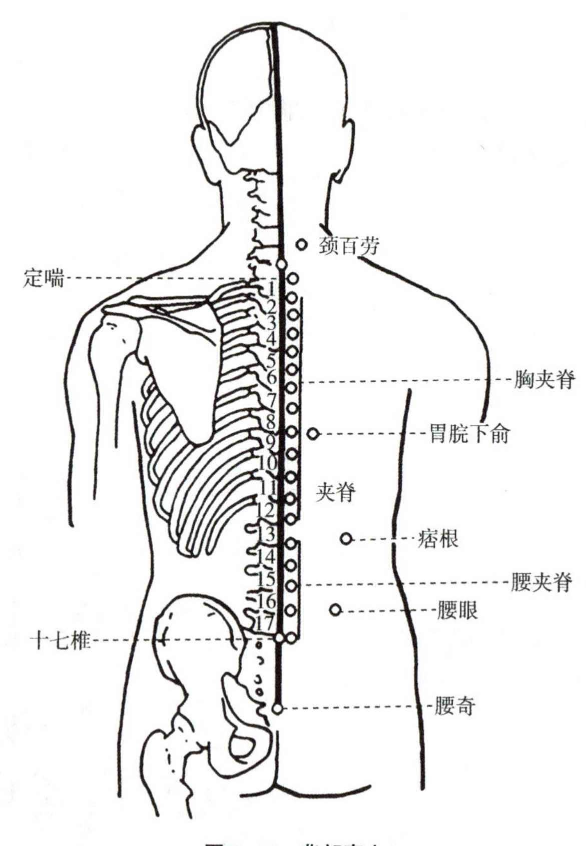

图 1–17 背部奇穴

痞根

定位：第 1 腰椎棘突下，旁开 3.5 寸。

主治：腰肌劳损、腹部肿瘤。

禁忌：孕妇禁用。

（4）上肢部奇穴（图 1–18）

①外劳宫

定位：在手背侧，第 2、3 掌骨间，掌指关节后约 0.5 寸处。

主治：胃痛、落枕、颈痛。

②腰痛点

定位：在手背，当第 2、3 及第 4、5 掌骨之间，腕背远端横纹与掌指关节的中点，一手两穴。

主治：急性腰扭伤、腰椎间盘突出症、

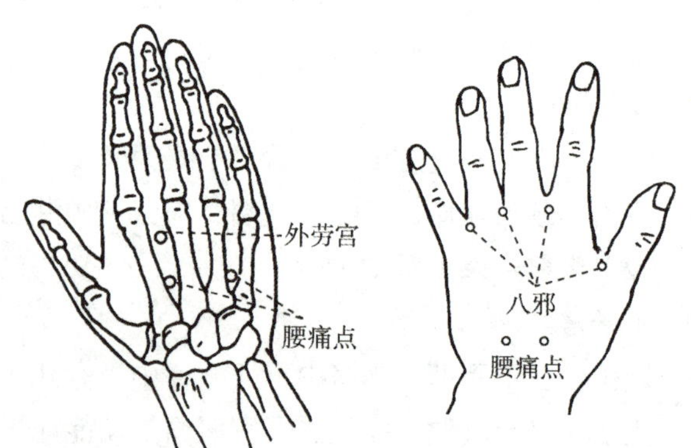

图 1–18 上肢部奇穴

腰肌劳损。

（5）下肢部奇穴（图 1–19）

①胆囊

定位：在小腿外侧上部，当腓骨小头前下方凹陷处（阳陵泉）直下 2 寸。

主治：急慢性胆囊炎、胆石症、胆道蛔虫病引起的胆绞痛。

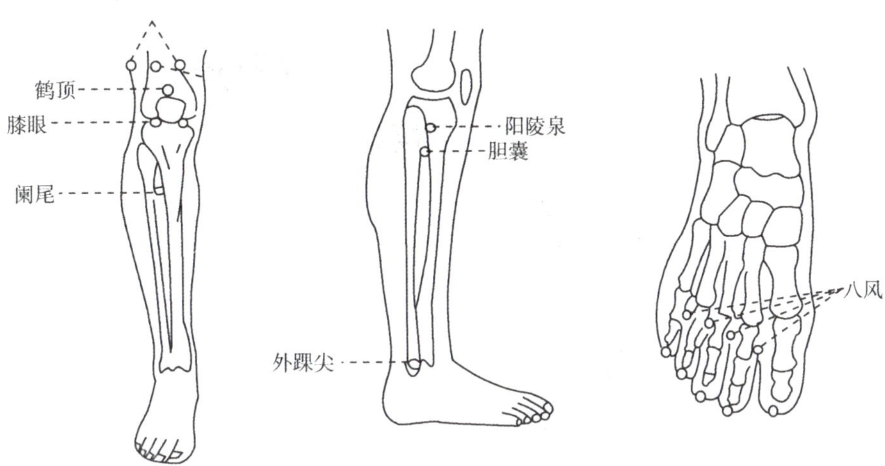

图 1–19　下肢部奇穴

②阑尾

定位：在小腿前侧上部，当犊鼻下 5 寸，胫骨前缘旁开一横指。

主治：急慢性阑尾炎、消化不良。

③外踝尖

定位：在外踝最高点处。

主治：齿痛、骨病、痛风、小腿麻痹。

16. 小儿特定穴　小儿特定穴是小儿推拿特有的穴位，这些穴位不仅有"点"状，还有"线"状及"面"状，且以两手居多，正所谓"小儿百脉汇于两掌"。为了便于学习及临床应用，其中"次数"一项，仅供 6 个月～1 足岁患儿临床应用时参考，临诊时尚要根据患儿年龄大小、身体强弱、病情轻重等情况而有所增减。上肢部穴位，一般不分男女，习惯于推拿左手（亦可推拿右手）。小儿推拿操作的顺序，一般是先头面，次上肢，再胸腹、腰背，最后是下肢。亦有根据病情轻重缓急或患儿体位而定先后顺序，可以灵活掌握。

（1）坎宫

定位：自眉头起沿眉向眉梢成一横线。

操作：两拇指自眉心向眉梢做分推，称推坎宫（图 1–20），又称推眉弓。推 30～50 次。

作用：疏风解表，醒脑明目，止头痛。

应用：常用于外感发热、头痛，多与推攒竹、揉太阳等合用；若用于治疗目赤肿痛，多与清肝经、掐揉小天心、揉肾纹、清天河水等合用。

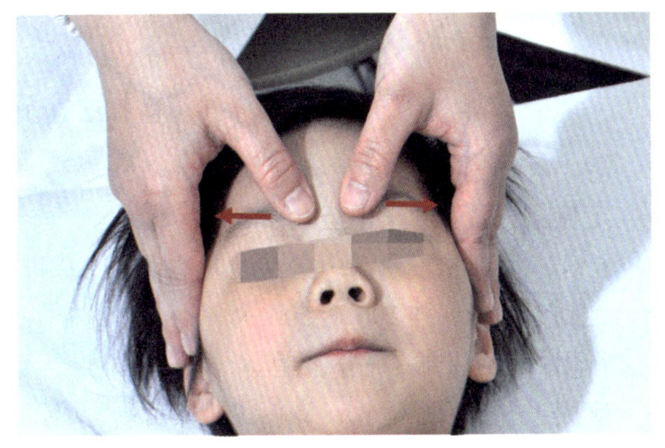

图 1–20　推坎宫

（2）天门（攒竹）

定位：两眉连线中点至前发际成一直线。

操作：两拇指自下而上交替直推，称开天门（图 1-21），又称推攒竹。推 30 ～ 50 次。

作用：发汗解表，镇静安神，开窍醒神。

应用：常用于风寒感冒，头痛、无汗、发热等症，多与推坎宫、揉太阳等合用；若惊惕不安，烦躁不宁，多与清肝经、捣小天心、掐揉五指节、清肝经、揉百会等合用。

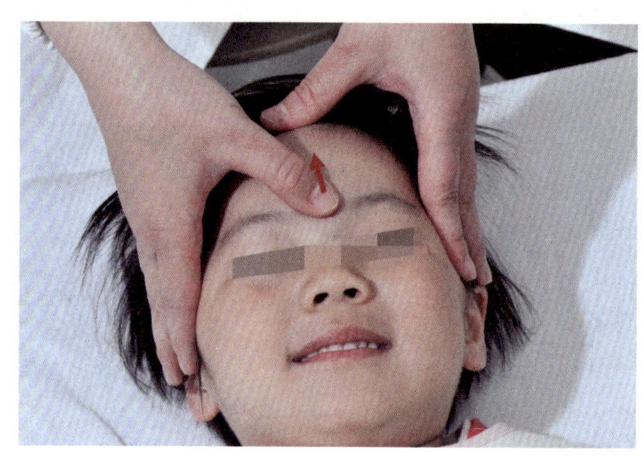

图 1-21 开天门

（3）耳后高骨

定位：耳后入发际高骨下凹陷中。

操作：两拇指或中指端揉，称揉耳后高骨（图 1-22）。推 30 ～ 50 次。

作用：疏风解表，安神除烦。

应用：治感冒头痛，多与推攒竹、推坎宫、揉太阳等合用；亦可治神昏烦躁等症。

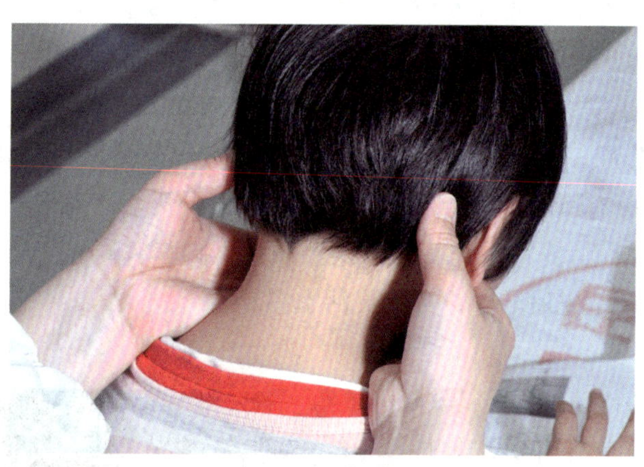

图 1-22 揉耳后高骨

（4）天柱骨

定位：颈后发际正中至大椎穴成一直线。

操作：用拇指或示、中指自上向下直推，称推天柱骨（图 1-23）；或用汤匙边蘸水自上向下刮，称刮天柱骨。推 100 ～ 500 次。

作用：降逆止呕，祛风散寒。

应用：主要治疗呕吐、恶心和外感发热、项强等症。治疗呕恶多与横纹推向板门、揉中脘等合用；治疗外感发热、颈项强痛等症多与拿风池、掐揉二扇门等同用。

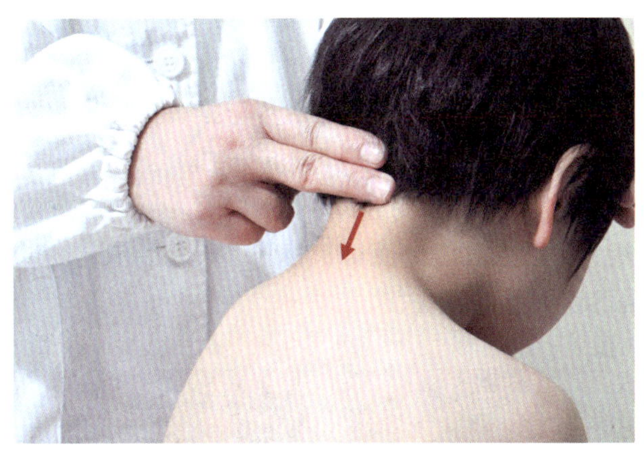

图 1–23　推天柱骨

（5）乳根

定位：乳头直下 2 分，当第 5 肋间隙，距前正中线 4 寸。

操作：中指端揉，称揉乳根。揉 20 ～ 50 次。

作用：宽胸理气，止咳化痰。

应用：主要治疗胸闷、咳嗽、痰鸣、呕吐等症。

（6）乳旁

定位：乳外旁开 2 分。

操作：中指端揉，称揉乳旁。揉 20 ～ 50 次。

作用：宽胸理气，止咳化痰。

应用：同乳根穴，临床上多与乳根穴配用，以示、中两指同时操作。

（7）胁肋

定位：从腋下两胁至天枢处。

操作：以两手掌从两胁腋下搓摩至天枢处，称搓摩胁肋（图 1–24），又称按弦走搓摩。搓摩 50 ～ 100 次。

作用：顺气化痰，除胸闷，开积聚。

应用：本穴性开而降，多用于小儿由于食积、痰壅、气逆所致的胸闷、腹胀等。若肝脾大，则需久久搓摩，非一日之功。此穴对中气下陷、肾不纳气者宜慎用。

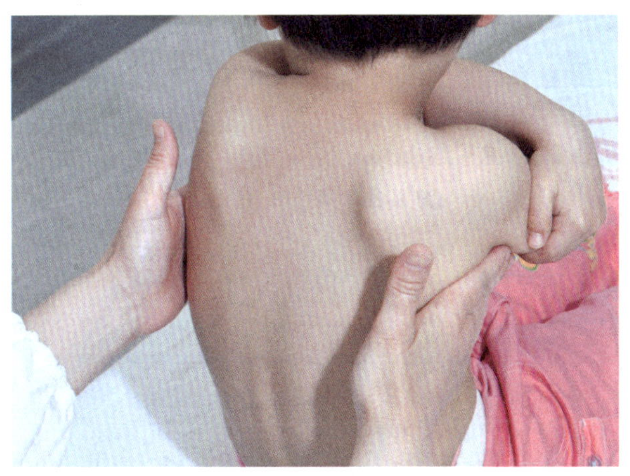

图 1–24　搓摩胁肋

（8）腹

定位：腹部。

操作：两手沿肋弓角边缘或自中脘至脐，向两旁分推，称分推腹阴阳（图 1–25a）；掌或四指摩称摩腹（图 1–25b）。分推 100 ～ 200 次；摩腹 5 分钟。

作用：健脾和胃，理气消食。

应用：对于小儿腹泻、呕吐、恶心、便秘、腹胀、厌食等消化功能紊乱效果较好，常与捏脊、按揉足三里合用，作为小儿保健手法。

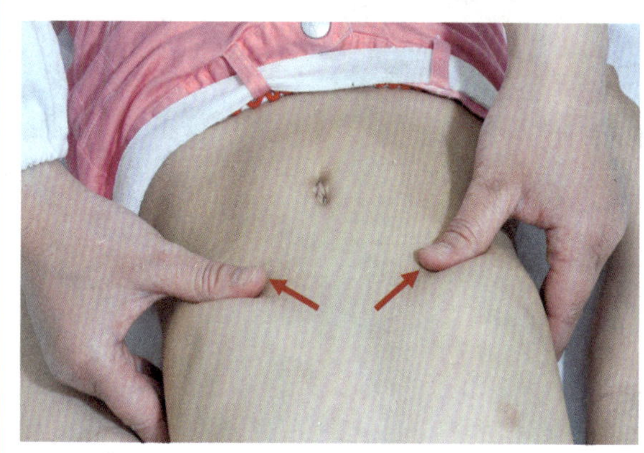

图 1–25a　分推腹阴阳

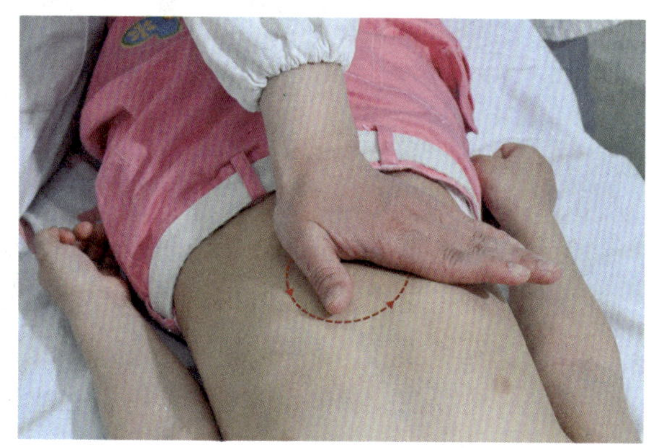

图 1–25b　摩腹

（9）丹田

定位：小腹部（脐下 2 寸与 3 寸之间）。

操作：或揉或摩，称揉丹田（图 1–26）或摩丹田。揉 50 ～ 100 次；摩 5 分钟。

作用：培肾固本，温补下元，分清别浊。

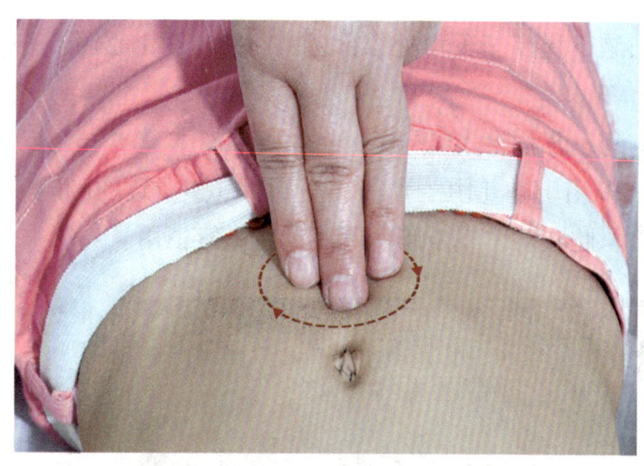

图 1–26　揉丹田

应用：多用于小儿先天不足、寒凝少腹，以及腹痛、疝气、遗尿、脱肛等症，常与补肾经、推三关、揉外劳宫等合用。揉丹田对尿潴留有一定效果，临床上常与推箕门、清小肠等合用。

（10）肚角

定位：脐下 2 寸（石门），旁开 2 寸的大筋。

操作：用拇、示、中三指做拿法，称拿肚角（图 1–27）；或用中指端按，称按肚角。按 3 ～ 5 次。

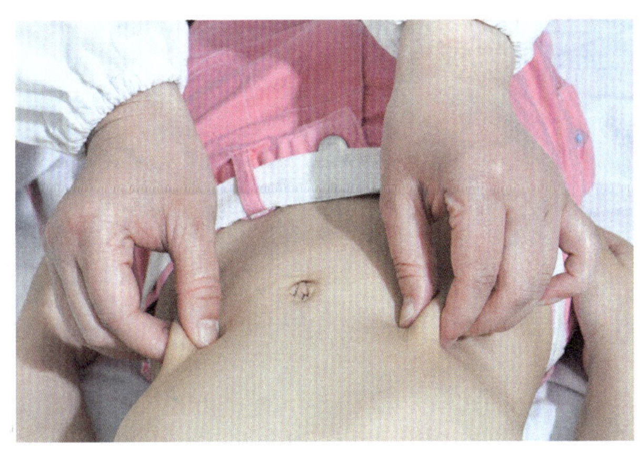

图 1–27　拿肚角

作用：止腹痛。

应用：对各种原因引起的腹痛均可应用，特别是对寒痛、伤食痛效果更好。本法刺激性较强，为防止患儿哭闹影响手法的进行，可在诸手法推毕，再拿此穴。

（11）脊柱

定位：大椎至长强成一直线。

操作：用示、中二指面自上而下做直推，称推脊（图 1–28）；用捏法自下而上称为捏脊。每捏三下再将脊背提一下，称为捏三提一法。推 100 ～ 300 次，捏 3 ～ 5 次。

作用：调阴阳，理气血，和脏腑，通经络，培元气，清热。

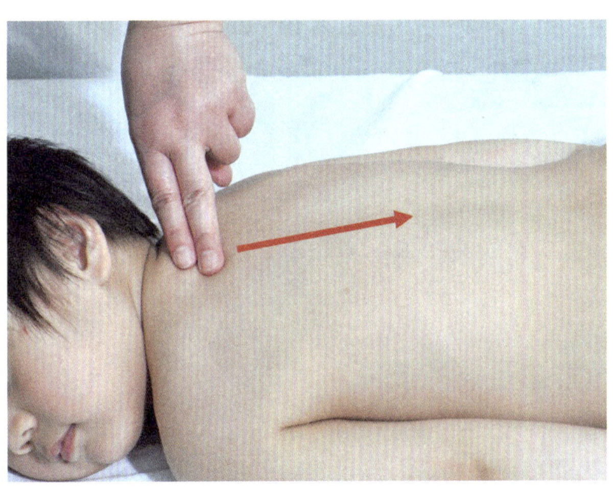

图 1–28　推脊

应用：捏脊法是小儿保健常用主要手法之一。临床上多与补脾经、补肾经、推三关、摩腹、按揉足三里等配合应用，治疗先、后天不足的一些慢性病症，均有一定的效果。本法单用名捏脊疗法，不仅常用于小儿疳积、腹泻等病症，还可应用于成人失眠、肠胃病、月经不调等病症。

推脊柱穴从上至下，能清热，多与清天河水、退六腑、推涌泉等合用。

（12）七节骨

定位：第 4 腰椎至尾椎骨端（长强）成一直线。

操作：用拇指桡侧面或示、中二指面自下向上或自上向下做直推，分别称为推上七节骨和推下七节骨（图 1–29）。推 100 ～ 300 次。

作用：温阳止泻，泄热通便。

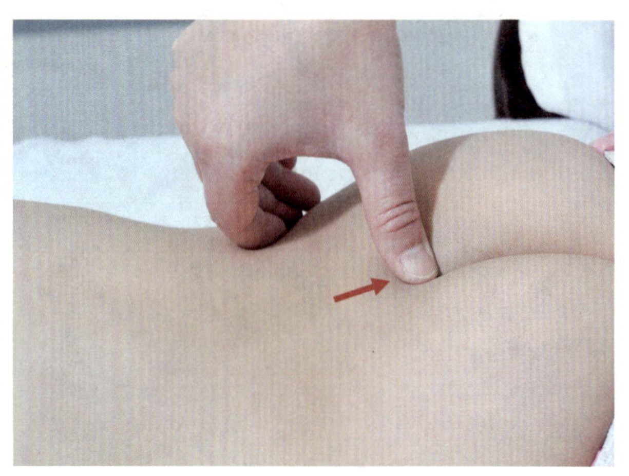

图 1-29　推七节骨

应用：推上七节骨能温阳止泻，多用于虚寒腹泻、久痢等症。临床上常与按揉百会、揉丹田等合用治疗气虚下陷的脱肛、遗尿等症。若属实热证，则不宜用本法，用后多令患儿腹胀或出现其他变症。

推下七节骨能泄热通便，多用于肠热便秘或痢疾等症。若腹泻属虚寒者，不可用本法，恐防滑泻。

（13）龟尾

定位：尾椎骨端。

操作：拇指端或中指端揉，称揉龟尾（图 1-30）。揉 100 ～ 300 次。

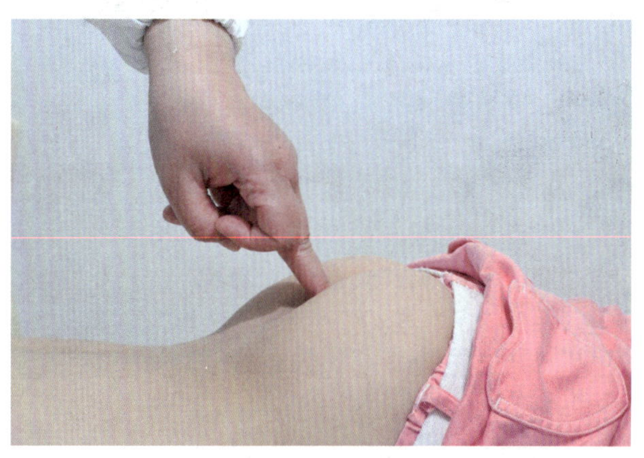

图 1-30　揉龟尾

作用：调理大肠。

应用：本穴即督脉之长强穴，揉之能通调督脉之经气。此穴性平和，能止泻，也能通便。多与揉脐、推七节骨配合应用，以治腹泻、便秘等症。

（14）脾经

定位：拇指末节螺纹面，另有说拇指桡侧缘一线。

操作：将患儿拇指屈曲，循拇指桡侧缘向指根方向直推为补，称补脾经（图 1-31）。由指根向指端方向直推为清，称清脾经（图 1-32）。补脾经、清脾经统称推脾经。推 100 ～ 500 次。

作用：补脾经可健脾胃，补气血；清脾经可清热利湿，化痰止呕。

应用：补脾经用于脾胃虚弱、气血不足而引起的食欲不振、肌肉消瘦、消化不良等症。

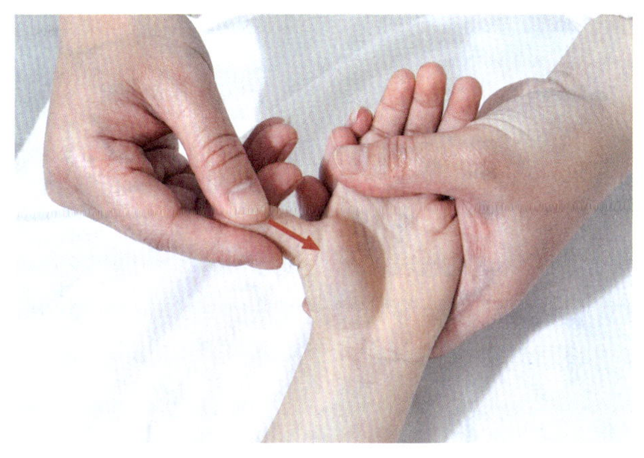
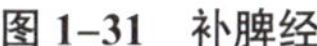

图 1–31　补脾经

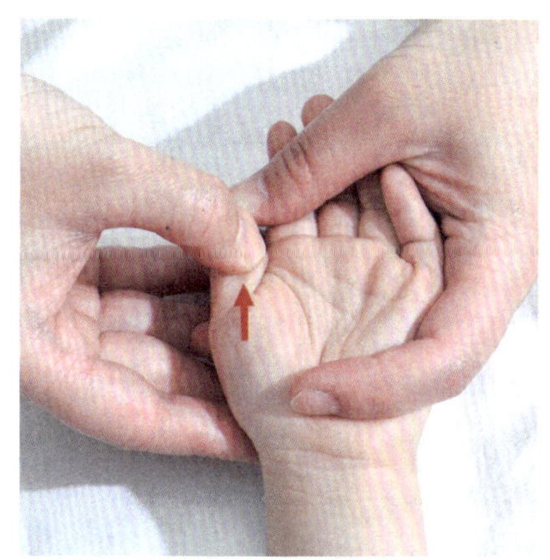

图 1–32　清脾经

清脾经用于湿热熏蒸、皮肤发黄、恶心呕吐、腹泻、痢疾等症。小儿脾胃薄弱，不宜攻伐太甚，在一般情况下，脾经穴多用补法，而体壮邪实者方能用清法。

小儿体虚，正气不足，患斑疹热病时，推补本穴，可使隐疹透出，但手法宜快，用力宜重。

（15）肝经

定位：示指末节螺纹面。

操作：自指尖向示指掌面末节指纹方向直推为补，称补肝经；自示指掌面末节指纹推向指尖为清，称清肝经（图 1–33）。补肝经和清肝经统称推肝经。推 100 ～ 500 次。

作用：平肝泻火，息风镇惊，解郁除烦。

应用：清肝经常用于惊风、抽搐、烦躁不安、五心烦热等症。

肝经宜清不宜补，若肝虚应补时则需补后加清，或以补肾经代之，称为滋肾养肝法。

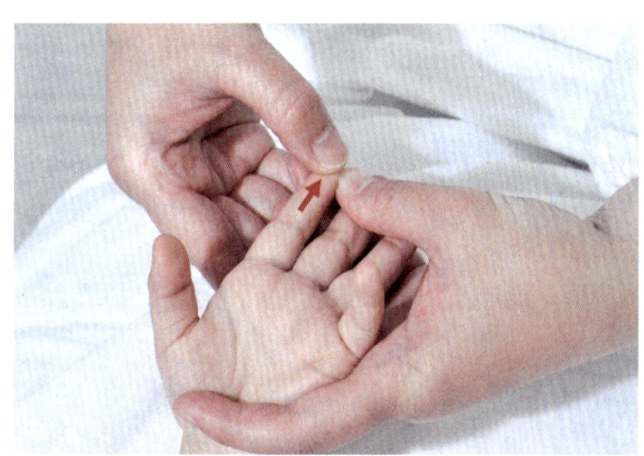

图 1–33　清肝经

（16）心经

定位：中指末节螺纹面。

操作：自指尖向中指掌面末节指纹方向直推为补，称补心经。自中指掌面末节指纹向指尖方向直推为清，称清心经。补心经和清心经统称推心经。推 100 ～ 500 次。

作用：清心经可清心泻火；补心经可养心安神。

应用：清心经常用于心火旺盛而引起的高热神昏、面赤口疮、小便短赤等，多与清天河水、清小肠等合用。

本穴宜用清法，不宜用补法，恐动心火之故。若气血不足而见心烦不安、睡卧露睛等症，需

用补法时，可补后加清，或以补脾经代之。

（17）肺经

定位：无名指末节螺纹面。

操作：自指尖向无名指掌面末节指纹方向直推为补，称补肺经；自无名指掌面末节指纹向指尖方向直推为清，称清肺经。补肺经和清肺经统称推肺经。推 100 ～ 500 次。

作用：补肺经可补益肺气；清肺经可宣肺清热、疏风解表，化痰止咳。

应用：补肺经用于肺气虚损，以及咳嗽气喘、虚汗怕冷等肺经虚寒证。

清肺经用于感冒发热及咳嗽、气喘、痰鸣等肺经实热证。

（18）肾经

定位：小指末节螺纹面。

操作：自指尖向指根方向直推为补，称补肾经；自小指指根向指尖方向直推为清，称清肾经。补肾经和清肾经统称为推肾经。推 100 ～ 500 次。

作用：补肾经可补肾益脑，温养下元；清肾经可清利下焦湿热。

应用：补肾经用于先天不足、久病体虚，以及肾虚久泻、多尿、遗尿、虚汗喘息等症。

清肾经用于膀胱蕴热，小便赤涩等症。临床上肾经穴一般多用补法，需用清法时，也多以清小肠代之。

（19）小肠

定位：小指尺侧边缘，自指尖到指根呈一直线。

操作：自指尖直推向指根为补，称补小肠（图 1–34）；反之为清，称清小肠。补小肠和清小肠统称为推小肠。推 100 ～ 300 次。

作用：清利下焦湿热。

应用：清小肠可泌清别浊，多用于小便短赤不利、尿闭、水泻等。若心经有热，移热于小肠，以本法配合清天河水，能加强清热利尿的作用。若属下焦虚寒，多尿、遗尿则宜用补小肠。

（20）大肠

定位：示指桡侧缘，自示指尖至虎口呈一直线。

操作：从示指尖直推向虎口为补，称补大肠（图 1–35）；反之为清，称清大肠。补大肠和清大肠统称推大肠。推 100 ～ 300 次。

作用：补大肠可涩肠固脱，温中止泻；清大肠可清利肠腑，除湿热，导积滞。

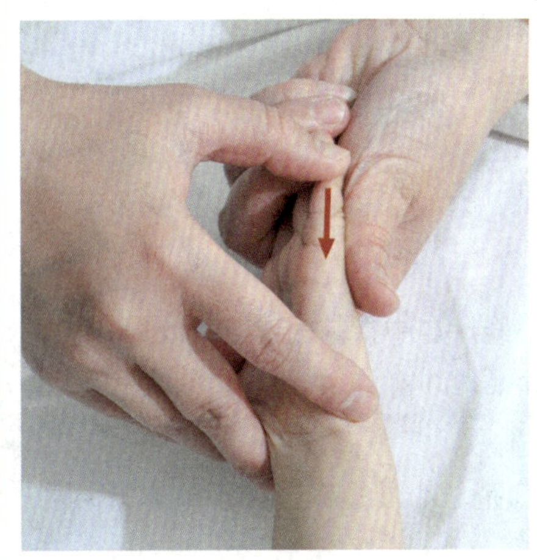

图 1–34　补小肠

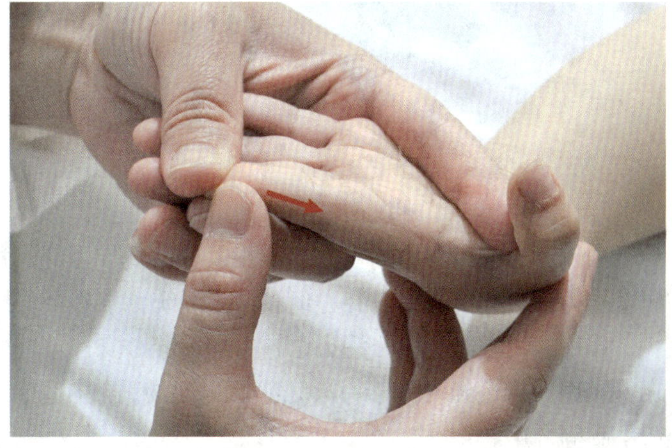

图 1–35　补大肠

应用：补大肠多用于虚寒腹泻、脱肛等病症。清大肠多用于湿热、积食滞留肠道，身热腹痛，痢下赤白，大便秘结等症。

本穴又称指三关，尚可用于诊断，详见《中医诊断学》。

（21）肾纹

定位：手掌面，小指第 2 指间关节横纹处。

操作：中指或拇指端按揉，称揉肾纹（图 1-36）。揉 100 ～ 500 次。

作用：祛风明目，散瘀结。

应用：揉肾纹主要用于目赤肿痛或热毒内陷、瘀结不散所致的高热、呼吸气凉、手足逆冷等症。

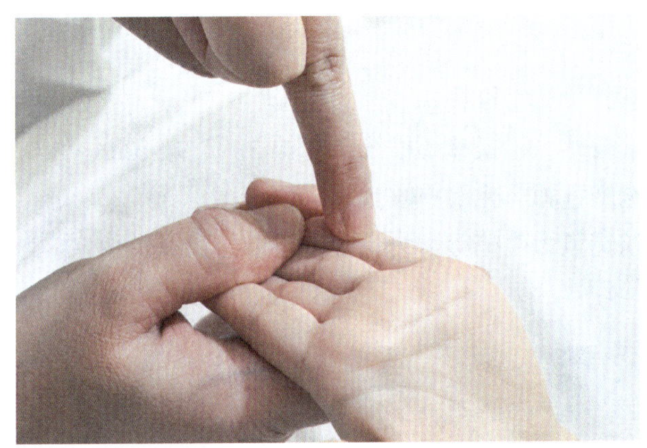

图 1-36　揉肾纹

（22）肾顶

定位：小指顶端。

操作：以中指或拇指端按揉，称揉肾顶（图 1-37）。揉 100 ～ 500 次。

作用：收敛元气，固表止汗。

应用：揉肾顶对自汗、盗汗或大汗淋漓不止等症均有一定的疗效。

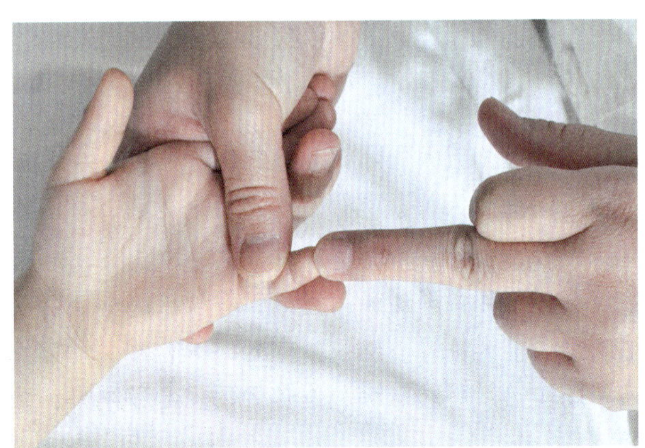

图 1-37　揉肾顶

（23）四横纹

定位：掌面示、中、无名、小指第 1 指间关节横纹处。

操作：拇指甲掐揉，称掐四横纹；四指并拢，用拇指从示指横纹处推向小指横纹处，称推四横纹。掐各 5 次；推 100 ～ 300 次。

作用：掐四横纹能退热除烦，散瘀结；推四横纹能调中行气，和气血，消胀满。

应用：临床上多用于疳积、腹胀、气血不和、消化不良等症，常与补脾经、揉中脘等合用。也可用毫针或三棱针点刺本穴出血以治疗疳积，效果也好。

（24）小横纹

定位：掌面示、中、无名、小指掌指关节横纹处。

操作：以拇指甲掐，称掐小横纹；用拇指桡侧从示指侧直推至小指侧，称推小横纹。掐各 5 次；推 100 ～ 300 次。

作用：退热，消胀，散结。

应用：推掐本穴主要用于脾胃热结、口唇溃烂，以及腹胀等症。临床上用推小横纹治疗肺部干性啰音，有一定疗效。

（25）掌小横纹

定位：掌面小指根下，尺侧掌纹头。

操作：中指或拇指端按揉，称揉掌小横纹（图 1–38）。揉 100 ～ 500 次。

作用：清热散结，宽胸宣肺，化痰止咳。

应用：主要用于喘咳、口舌生疮等，为治疗百日咳、肺炎的要穴。临床上用揉掌小横纹治疗肺部湿性啰音，有一定的疗效。

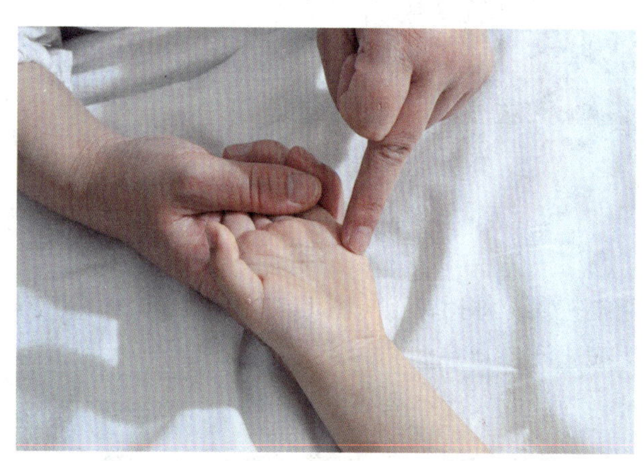

图 1–38　揉掌小横纹

（26）胃经

定位：拇指掌面近掌端第 1 节（或大鱼际桡侧赤白肉际处）。

操作：自拇指端向掌根方向直推为补，称补胃经；反之为清，称清胃经。补胃经和清胃经统称推胃经。推 100 ～ 500 次。

作用：清胃经可清中焦湿热，和胃降逆，泻胃火，除烦止渴；补胃经可健脾胃，助运化。

应用：清胃经多与清脾经、推天柱骨、横纹推向板门等合用，治疗脾胃湿热，或胃气不和所引起的上逆呕恶等症；若胃肠实热、脘腹胀满、发热烦渴、便秘纳呆，多与清大肠、退六腑、揉天枢、推下七节骨等合用。

补胃经多与补脾经、揉中脘、摩腹、按揉足三里等合用，治疗脾胃虚弱、消化不良、纳呆腹胀等症。

（27）板门

定位：手掌大鱼际平面。

操作：指端揉之，称揉板门或运板门（图 1–39）；用推法自指根推向腕横纹，称板门推向横纹（图 1-40），反之称横纹推向板门。推 100 ～ 300 次；揉 50 ～ 100 次。

作用：健脾和胃，消食化滞，止泻，止呕。

应用：揉板门多用于乳食停积、食欲不振或嗳气、腹胀、腹泻、呕吐等症。

板门推向横纹能止泻，横纹推向板门能止呕吐。

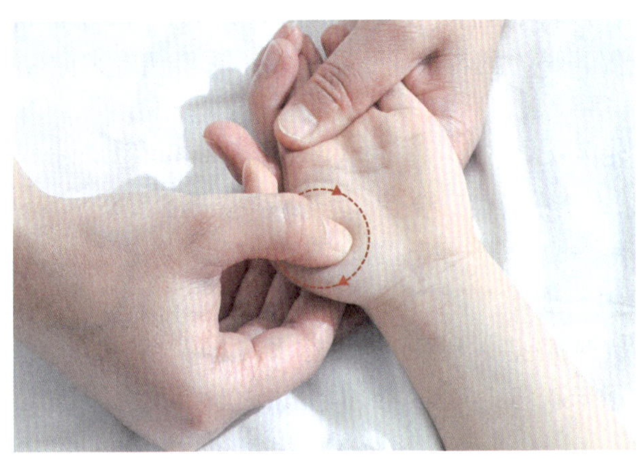

图 1-39 运板门

（28）内劳宫

定位：掌心中，屈指时中指、无名指指端之间的中点。

操作：中指端揉之，称揉内劳宫；自小指根掐运起，经掌小横纹、小天心至内劳宫，称运内劳宫（水底捞明月）。揉 100 ～ 300 次；运 10 ～ 30 次。

作用：清热除烦，清虚热。

应用：揉内劳宫用于心经有热而致的口舌生疮、发热、烦渴等症。

运内劳宫为运小横纹、揉小天心、运内劳宫的复合手法，对心、肾两经虚热最为适宜。

（29）小天心

定位：鱼际与小鱼际交接处凹陷中。

操作：中指端揉之，称揉小天心（图 1-41）；拇指甲掐之，称掐小天心；以中指端或屈曲的指间关节捣之，称捣小天心。揉 100 ～ 300 次；掐、捣 5 ～ 20 次。

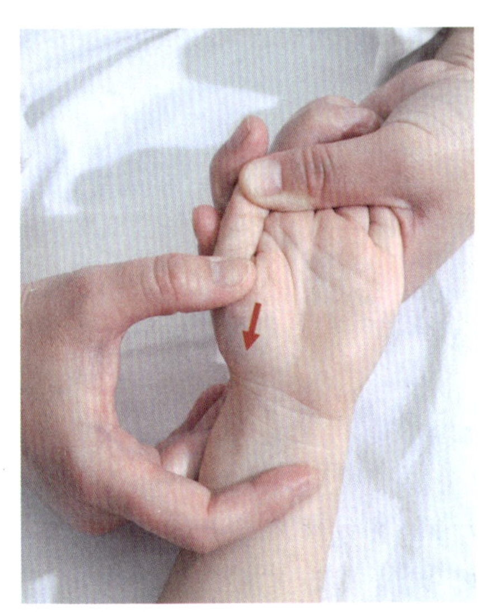

图 1-40 板门推向横纹

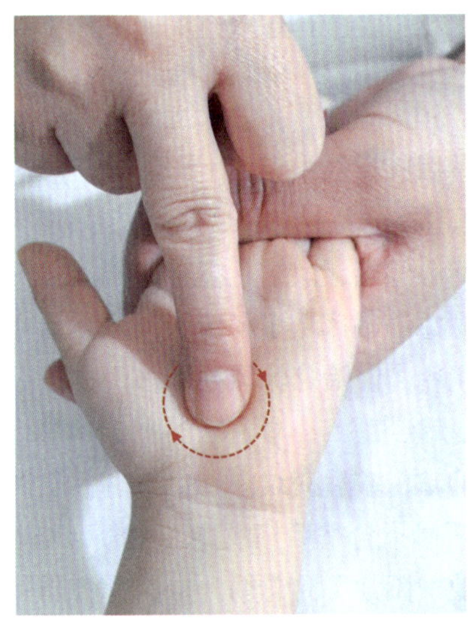

图 1-41 揉小天心

作用：清热，镇惊，利尿，明目。

应用：揉小天心主要用于心经有热而致的目赤肿痛、口舌生疮、惊惕不安或心经有热，移热于小肠而见小便短赤等症。此外对新生儿硬皮症、黄疸、遗尿、水肿、疮疖、痘疹欲出不透亦有效。

掐、捣小天心主要用于惊风抽搐、夜啼、惊惕不安等症。若见惊风眼翻、斜视，可配合掐老龙、掐人中、清肝经等。眼上翻者则向下掐、捣；右斜视者则向左掐、捣；左斜视者向右掐、捣。

（30）运水入土、运土入水

定位：手掌面，拇指根至小指根，沿手掌边缘一条弧形曲线。

操作：自拇指根沿手掌边缘，经小天心推运至小指根，称运土入水（图 1–42）；反之，称运水入土（图 1–43）。运 100 ～ 300 次。

作用：运土入水可清脾胃湿热，利尿止泻；运水入土可健脾助运，润燥通便。

应用：运土入水常用于新病、实证，如因湿热内蕴而见少腹胀满、小便赤涩、泄泻痢疾等症。

运水入土多用于因脾胃虚弱而见完谷不化、腹泻痢疾、疳积、便秘等症。

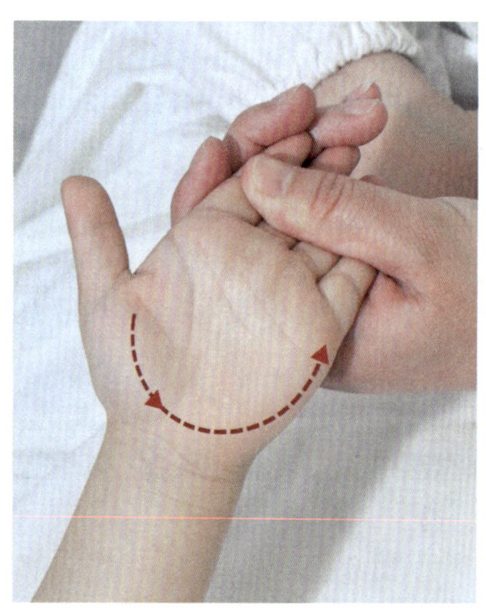

图 1–42 运土入水

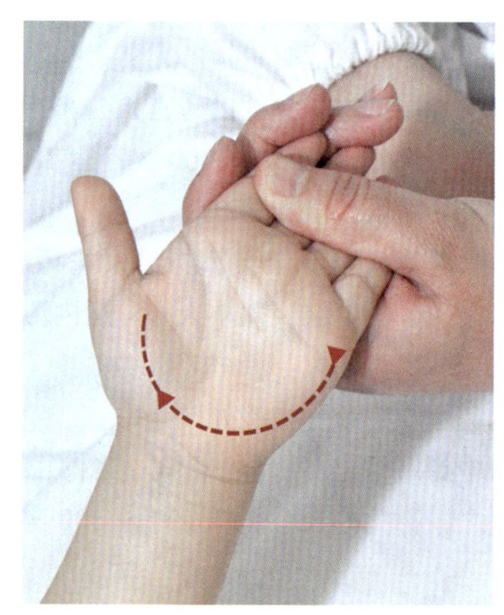

图 1–43 运水入土

（31）总筋

定位：掌后腕横纹中点。

操作：按揉本穴称揉总筋；用拇指甲掐称掐总筋（图 1–44）。揉 100 ～ 300 次；掐 3 ～ 5 次。

作用：清心经热，散结止痉，通调周身气机。

应用：揉总筋临床上多与清天河水、清心经配合，治疗口舌生疮、夜啼等实热证。操作时手法宜快，并稍用力。治疗惊风抽掣多用掐法。

（32）大横纹

定位：仰掌，掌后横纹。近拇指端称阳池，近小指端称阴池。

操作：两拇指自掌后横纹中（总筋）向两旁分推，称分推大横纹（图 1–45），又称分阴阳；自两旁（阴池、阳池）向总筋合推，称合阴阳。推 30 ～ 50 次。

作用：平衡阴阳，调和气血，行滞消食，行痰散结。

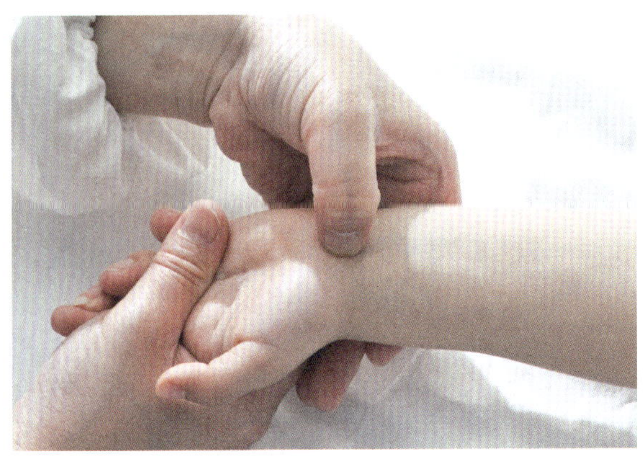

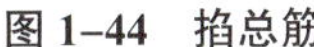

图 1–44　掐总筋

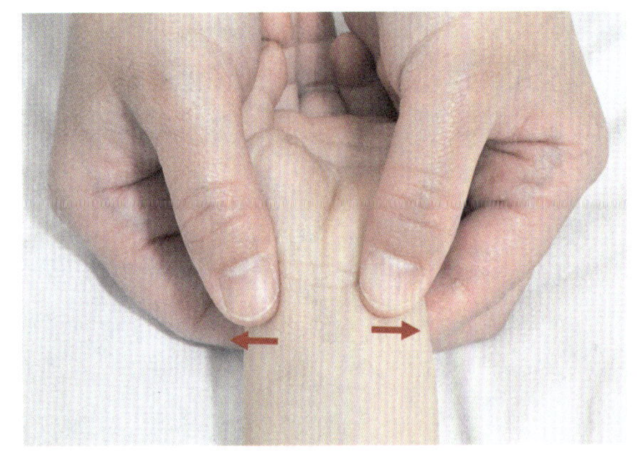

图 1–45　分推大横纹

应用：分阴阳多用于阴阳不调、气血不和而致的寒热往来、烦躁不安，以及乳食停滞、腹胀、腹泻、呕吐等症，亦有用治痢疾，有一定疗效。但在操作时，如实热证阴池宜重分，虚寒证阳池宜重分。

合阴阳多用于痰结喘嗽、胸闷等症，若本法配揉肾纹，清天河水能加强行痰散结的作用。

（33）*左端正*

定位：中指甲根桡侧赤白肉际处，称左端正。

操作：用拇指甲掐或拇指螺纹面揉称掐、揉左端正。掐 5 次；揉 50 次。

作用：升阳止泻。

应用：揉左端正能升提，主要用于水泻、痢疾等症。

（34）*右端正*

定位：中指甲根尺侧赤白肉际处，称右端正。

操作：用拇指甲掐或拇指螺纹面揉称掐、揉右端正。掐 5 次；揉 50 次。

作用：降逆止呕。

应用：揉右端正主要用于胃气上逆而引起的恶心呕吐等症。

掐端正多用于治疗小儿惊风，常与掐老龙、清肝经等配合。同时本穴对鼻衄有效，方法是用细绳由中指第 3 节横纹起扎至指端（不可太紧），扎好后让患儿静卧即可。

（35）*老龙*

定位：在中指背，距指甲根中点 1 分许。

操作：以拇指甲掐之，继以揉之，称掐老龙（图 1–46）。掐 3 ～ 5 次。

作用：息风镇惊，开窍醒神。

应用：本穴主要用于急救。若小儿急惊暴死或高热抽搐掐之知痛有声音，可治；不知痛而无声音，难治。

（36）*五指节*

定位：掌背五指第 1 指间关节。

操作：拇指甲掐之，称掐五指节；用拇、示指揉搓之称揉五指节。各掐 3 ～ 5 次；揉搓 30 ～ 50 次。

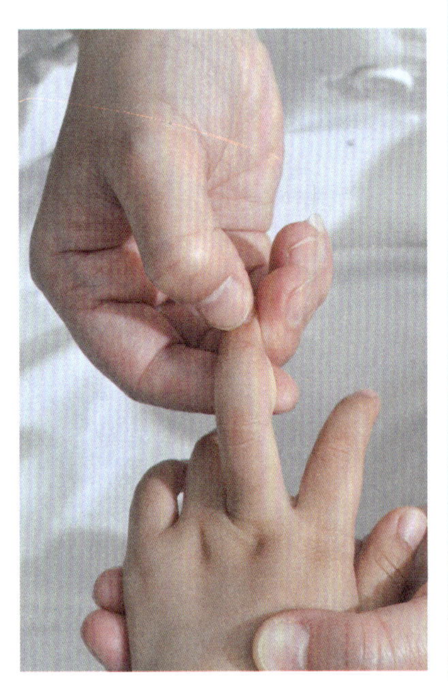

图 1–46　掐老龙

作用：安神镇惊，祛风痰，通关窍。

应用：掐五指节主要用于惊惕不安、惊风等症，多与清肝经、掐老龙等合用；揉五指节主要用于胸闷、痰喘、咳嗽等症，多与运内八卦、推揉膻中等合用。

（37）二扇门

定位：掌背中指掌指关节两侧凹陷处。

操作：拇指甲掐之，称掐二扇门；拇指偏锋揉，称揉二扇门（图 1–47）。掐 5 次；揉 100 ～ 500 次。

作用：发汗解表，退热平喘。

应用：掐、揉二扇门是发汗疗法。揉时要稍用力，速度宜快，多用于风寒外感。本法与揉肾顶、补脾经、补肾经等配合应用，适宜于平素体虚外感者。

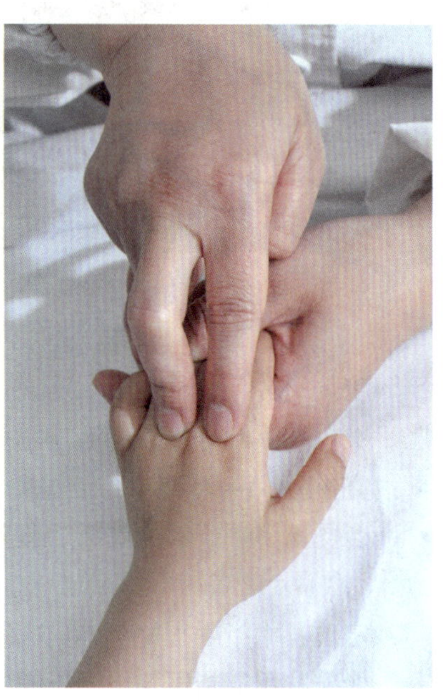

图 1–47　揉二扇门

（38）上马

定位：手背无名指及小指掌指关节后陷中。

操作：拇指端揉或拇指甲掐之称揉上马或掐上马。掐 3 ～ 5 次；揉 100 ～ 500 次。

作用：滋阴补肾，顺气散结，利水通淋。

应用：临床上用揉法为多，主要用于阴虚阳亢之潮热烦躁、牙痛、小便赤涩淋沥等症。本法对体质虚弱、肺部感染有干性啰音、久不消失者配揉小横纹；湿性啰音配揉掌小横纹，多揉有一定疗效。

（39）威灵

定位：手背第 2、3 掌骨歧缝间。

操作：用掐法，称掐威灵（图 1–48）。掐 5 次，或醒后即止。

作用：开窍醒神。

应用：主要用于急惊暴死、昏迷不醒时的急救。

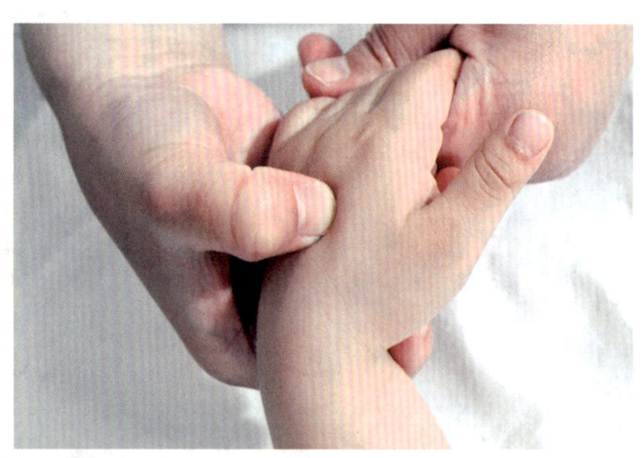

图 1–48　掐威灵

（40）精宁

定位：手背第 4、5 掌骨歧缝间。

操作：用掐法，称掐精宁（图 1–49）。掐 5 ～ 10 次。

作用：行气，破结，化痰。

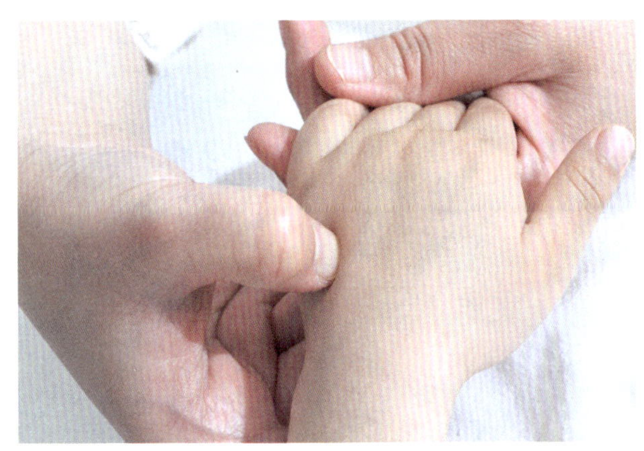

图 1–49　掐精宁

应用：多用于痰食积聚、气吼痰喘、干呕、疳积等症。本法对体虚者慎用，如必须应用时则多与补脾经、推三关、捏脊等同用，以免克伐太甚，元气受损。

用于急惊昏厥时，本法多与掐威灵配合，能加强开窍醒神的作用。

（41）一窝风

定位：手背腕横纹正中凹陷处。

操作：拇指或中指指端揉之，称揉一窝风（图 1–50）。揉 100 ～ 300 次。

作用：温中行气，止痹痛，利关节，发散风寒。

应用：常用于受寒、食积等原因引起的腹痛等症，多与拿肚角、推三关、揉中脘等合用。本法亦对寒滞经络引起的痹痛或感冒风寒等症有效。

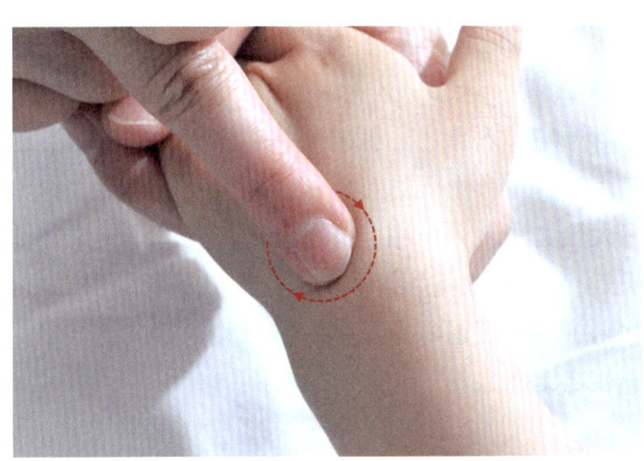

图 1–50　揉一窝风

（42）膊阳池

定位：在手背一窝风后 3 寸处。

操作：拇指甲掐或指端揉之，称掐膊阳池或揉膊阳池。掐 3 ～ 5 次；揉 100 ～ 300 次。

作用：止头痛，通大便，利小便。

应用：特别对大便秘结，多揉之有显效，但大便滑泄者禁用；用于感冒头痛，或小便赤涩短少，多与其他解表、利尿法同用。

（43）三关

定位：前臂桡侧，阳池至曲池成一直线。

操作：用拇指桡侧面或示、中指面自腕推向肘，称推三关（图 1–51）；屈患儿拇指，自拇指外侧端推向肘称为大推三关。揉 100 ～ 300 次。

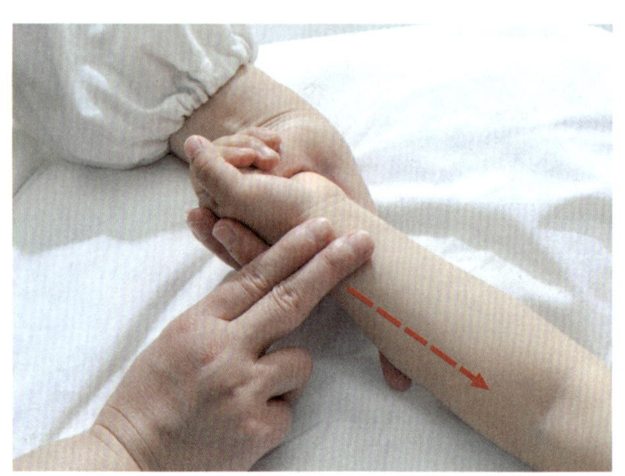

图 1–51 推三关

作用：补气行气，温阳散寒，发汗解表。

应用：本穴性温热，主治一切虚寒病症，对非虚寒病症者慎用。临床上治疗气血虚弱、命门火衰、下元虚冷、阳气不足引起的四肢厥冷、面色无华、食欲不振、疳积、吐泻等症。多与补脾经、补肾经、揉丹田、捏脊、摩腹等合用。

对感冒风寒、恶寒无汗或疹出不透等症，多与清肺经、推攒竹、掐揉二扇门等合用。此外，本穴还对疹毒内陷、黄疸、阴疽等症亦有疗效。

（44）六腑

定位：前臂尺侧，阴池至肘成一直线。

操作：用拇指面或示、中指面自肘推向腕，称退六腑（图 1–52）或推六腑。推 100 ～ 300 次。

作用：清热，凉血，解毒。

应用：本穴性寒凉，对温病邪入营血、脏腑郁热积滞、壮热烦渴、腮腺炎，以及肿毒等实热证均可应用。本穴与补脾经合用，有止汗的效果。若平素大便溏薄、脾虚腹泻者，慎用本法。

本法与推三关为大凉大热之法，可单用，亦可合用。若患儿气虚体弱，畏寒怕冷，可单用推三关；如高热烦渴、发斑等可单用退六腑。而两穴合用能平衡阴阳，防止大凉大热，伤其正气。如寒热夹杂，以热为主，则可以按照退六腑三数、推三关一数之比推之；若以寒为重，则可以按照推三关三数、退六腑一数之比推之。

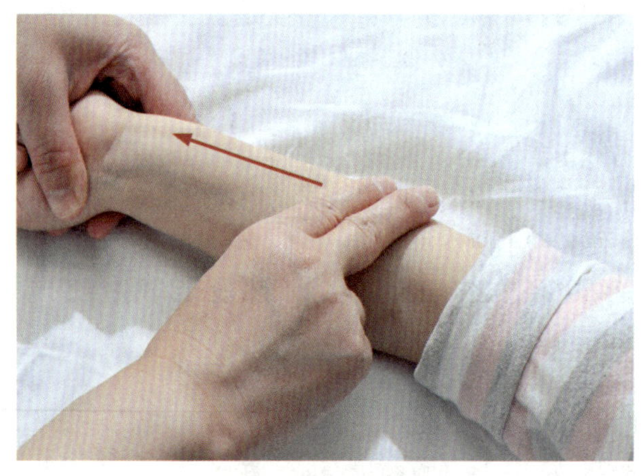

图 1–52 退六腑

（45）天河水

定位：前臂正中，总筋至洪池（曲泽）成一直线。

操作：用示、中二指面自腕推向肘，称清（推）天河水（图 1–53）；用示、中二指蘸水自总筋处，一起一落弹打如弹琴状，直至洪池，同时一面用口吹气随之，称打马过天河。推 100 ～ 300 次。

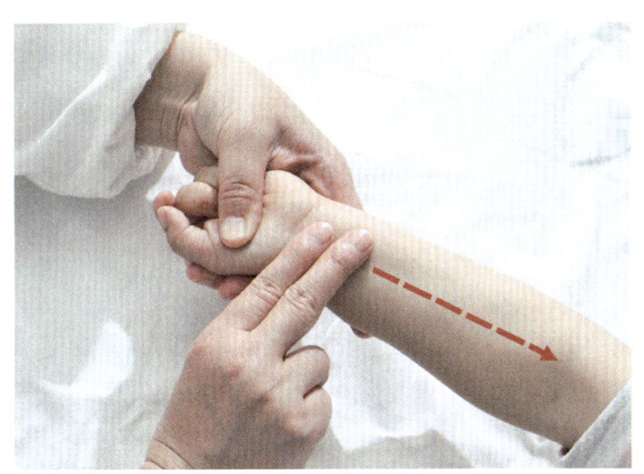

图 1–53　清（推）天河水

作用：清热解表，泻火除烦。

应用：本穴性微凉，较平和，清热而不伤阴，主要用于治疗热性病症。多用于五心烦热、口燥咽干、唇舌生疮、夜啼等症；对于感冒发热、头痛、恶风、汗微出、咽痛等外感风热者，也常与推攒竹、推坎宫、揉太阳等合用。

打马过天河清热之力大于清天河水，多用于实热、高热等症。

（46）箕门

定位：大腿内侧，膝盖内上缘至腹股沟成一直线。

操作：用示、中二指自膝盖内上缘至腹股沟部做直推法，称推箕门。推 100 ～ 300 次。

作用：利尿。

应用：推箕门性平和，用于尿潴留多与揉丹田、按揉三阴交等合用；用于小便赤涩不利多与清小肠等合用。

第二节　气血理论

气是人体内活力很强、运行不息的极精微物质，是构成人体和维持人体生命活动的基本物质之一，来源于父母的先天之精所化生的先天之气（即元气）、水谷之精所化生的水谷之气和自然界的清气，经过肾、脾、胃和肺等脏腑生理功能的综合协调作用生成，分布于全身。人体之气有很多种，主要有元气、宗气、营气和卫气等。气对于人体具有十分重要的作用，主要有推动与调控、温煦与凉润、防御、固摄和中介等作用，气的这些作用密切配合，相互协调，相互为用，共同维持着人体正常的生理状态。推拿的刺激和信息的传递，即是通过气的中介作用，通过气的感应运载而传导于内脏，达到调节机体的目的。

血是循行于脉中且富有营养的红色液态物质，是构成人体和维持人体生命活动的基本物质之一。《素问·调经论》说："人之所有者，血与气耳。"水谷精微和肾精是血生成的基础，其主要依赖于脾、胃的运化功能，并在心、肺、肾等脏的配合作用下得以化生为血液。血对人体具有濡养和化神的作用，是机体精神活动的主要物质基础。血正常运行必须具备三个条件：一是血液充盈，气的固摄与推动作用正常；二是脉道的完好无损与通畅无阻；三是心、肺、肝、脾等脏腑功能正常，特别是心脏的功能尤为重要。推拿促进血液运行，调节脏腑功能，使血液生化有源，运行有度。

气与血是人体内的两大类基本物质，在人体的生命活动中占有很重要的地位。气与血的关系极为密切，两者互相依赖，气能生血、行血、摄血，即“气为血之帅”；血能养气、载气，即“血为气之母”。气血运行于全身，周流不息，外而充实皮肉筋骨，内而灌溉五脏六腑，是一切组织器官进行生理活动的物质基础。

《素问·调经论》曰：“血气不和，百病乃变化而生。”故气血失常必然影响机体的生理活动，导致疾病的发生。气的失常，主要包括气虚和气机失调。气虚指一身之气不足及其功能低下的病理状态；气机失调是气的升降出入运动失常而引起的气滞、气逆、气陷、气闭、气脱等病理变化。血的失常，一是因血液的生成不足或耗损太过，导致血的濡养功能减弱而引起的血虚；二是血液运行失常而出现的血瘀、出血等病理变化。由于气和血关系密切，气病必影响及血，血病必影响及气，临床上气血关系的失调，主要有气滞血瘀、气虚血瘀、气不摄血、气随血脱，以及气血两虚等。因此，调整气血之间的关系，使其恢复协调平衡的状态是治疗疾病的常用法则之一。

推拿临床上可根据气血理论来指导辨证施治，如头痛头晕、神疲乏力、面色少华、心悸气短、舌淡、脉细无力者，属血虚头痛，治以摩腹，以及按揉中脘、气海、足三里、三阴交等穴位，从而促进脾胃的运化，使气血化生充盈，以致面色红润，神清气爽，则头痛自愈。

第三节　脏腑理论

脏腑理论是解释人体五脏六腑功能活动的变化规律，也是推拿治疗功能性内科病的理论基础。脏腑理论是一种含义广泛的概念，既包括西医学有形的脏腑器官，也包括一系列生理功能。故一个脏腑的功能会涉及西医学的多个系统，这也是中西医理论之间的差异。

脏，指心、肝、脾、肺、肾五脏。五脏是人生命活动的中心，对人体生命活动有着重要作用。《素问·五脏别论》曰：“所谓五脏者，藏精气而不泻也，故满而不能实。”五脏的共同生理功能是化生和贮藏精气，并有各自的生理功能，如心主血脉、藏神，肝主疏泄、藏血，脾主运化、统血等。

腑，指六腑和奇恒之腑。六腑指胆、胃、小肠、大肠、膀胱、三焦，奇恒之腑是指脑、髓、骨、脉、胆、女子胞。六腑的共同生理功能是受盛和传化水谷。《素问·五脏别论》曰：“六腑者，传化物而不藏，故实而不能满也。”六腑又有各自的生理功能及特性，如胆主决断和贮藏、排泄胆汁，胃主受纳水谷、腐熟水谷等。奇恒之腑的生理功能似脏，主藏精气而不泻。《素问·五脏别论》云：“脑、髓、骨、脉、胆、女子胞，此六者，地气之所生也，皆藏于阴而象于地，故藏而不泻，名曰奇恒之腑。”奇恒之腑有各自的生理功能及特性，如脑主宰生命活动，髓主充养脑髓、滋养骨髓、化生血液等。

人体是极其复杂的整体，各个组成部分之间，结构上不可分割，功能上相互为用。人体是以五脏为中心，以六腑相配合，以气、血、精、津液为物质基础，通过经络使脏与脏、脏与腑、腑与腑密切联系，外连五官九窍、四肢百骸，构成的统一有机整体。虽然脏与腑在功能上各司其职，但脏腑之间又是相互联系，相互依赖的。五脏藏精气是六腑生理活动正常进行的基础，而五

脏所藏精气又来源于六腑所化之水谷精微。脏为体，腑为用，脏之气行于腑，腑之精归于脏，脏腑协调共济。《素问·调经论》曰："五脏者，故与六腑互为表里。"脏与腑的关系即脏腑阴阳表里配合关系，其根据主要是通过经脉的联系，脏之经脉属脏络腑，腑之经脉属腑络脏。一脏一腑，一阴一阳，相互络属，协调共济，从而维持着机体的功能活动。

脏腑功能的协调共济、相互为用是维持人体生理平衡的重要保证。因此，平衡脏腑之间的功能便是推拿手法治疗的重中之重。临床中可以参考以下几点原则，根据疾病情况辨证施治。

一、通血脉以充盈脏腑

脏腑是借助经脉间的相互表里、相互交接起到脏腑功能的调节作用。经脉是人体内气血运行的管道，更是脏腑与体表连接的纽带。脉通则脏腑气血调畅，二者共同为治。脏腑气机流转、血液充盈，则需巧用奇经八脉。奇经以满为功，以通为用，脏腑功能的顺畅恰以"冲脉气血充足，脉道通利"为要。通过调节冲脉、任脉、带脉，进而畅通诸经脉，恢复脏腑之气血运行，即所谓"通脉"。

奇经八脉包括督脉、任脉、冲脉、带脉、阴维脉、阳维脉、阴跻脉、阳跻脉共 8 条。其中冲脉与任脉、督脉同起于胞中，后两经统领阴阳，冲脉统摄气血，三脉互用，调节一身之气血阴阳。其中，冲脉是与脏腑关系最为密切的经脉之一。《灵枢·动输》曰："冲脉者……与少阴之大络，起于肾下。"有行于脊内之支，为伏冲之脉，《灵枢·岁露论》曰："入脊内，注于伏冲之脉。"冲脉下输经气注于上、下巨虚，与胃经相连，又经交会穴公孙与脾经相通，以滋后天之本。故临床中针对体质虚弱、先天不足的患者便可利用适宜的手法施术于冲脉，以加强气血对十二经脉及五脏六腑之蓄灌。《灵枢·百病始生》记载古人以推拿手法调冲脉："其著于伏冲之脉者，揣之应手而动，发手则热气下于两股，如汤沃之状。"可见，冲脉不但是联系十二经脉的枢纽，统领十二经脉，贯通全身上下、前后、左右的要道，而且还是脏腑经络的气血汇聚之处，并推动气血运行至周身各处，从而起到调节五脏六腑的作用。故根据临床辨证论治结果，合理运用奇经八脉的特殊功效，配合推拿手法以"通脉"，可有效调节脏腑功能，防病治疗。

二、调气机以升降有序

"百病皆生于气"，许多疾病的发生均是由于脏腑经脉气机失调所致，故调节各脏腑的紊乱气机也是脏腑理论指导推拿施术的重要原则之一。"调气"是调脏腑之气。《四圣心源》有言："脏以升清为法，腑以通降为顺。"这反映出气机升降变化是脏腑功能失常的主要原因之一。五脏之中，脾胃居中，脾主升，胃主降，肝主升，肺主降。脾升胃降与肝升肺降在调整全身气机运行中起着极其重要的作用。故临床中若辨证准确，调平肝肺、脾胃紊乱的气机正是脏腑理论指导推拿手法的优势所在。比如可选择一指禅推法或按揉法施术于上脘来调肝肺，施术于中脘来调脾胃。上脘穴通于肺肝，对于肺肝之气有调理作用，使肝气疏泄有度，肝升肺降，畅达胸中气机；中脘穴通于脾胃，对于脾胃之气有升降调节作用，可升清降浊，气机得顺。上述操作可有效恢复肝升肺降、脾升胃降的气机转输，为后续治疗奠定基础。

三、俞募配以联动脏腑

"俞募配穴"是以脏腑为本，通过刺激腰背部之俞穴和胸腹部之募穴，起到既能平衡脏腑气血阴阳，又能治疗与脏腑相关病症的作用。故脏腑理论指导推拿施术的第三个原则为"俞募配穴"。

俞穴是脏腑之气输注于腰背部的腧穴，也是阴病行阳的重要之所。募穴能反映脏腑功能的盛衰，治疗相应的脏腑病症。背俞穴位于膀胱经，肺俞穴随着肺脏所处的“高位”而位于最上端，而膀胱俞因膀胱所处位置最低排到了最后。说明背俞穴在体表的分布位置与对应脏腑直接相关。俞穴和募穴分别位于腰背部和胸腹部，相比于所属脏腑之经脉的其他腧穴而言，二者距离所属脏腑的位置最近，这种阴阳互配、前后对应的关系，是脏腑理论重用俞募配穴的直接原因。由脾胃虚寒引起的腹痛，不仅可以选择刺激腹部的手法及穴位，还可刺激背俞穴。如《肘后备急方·治卒腹痛方》在治疗腹痛时提到“拈取其脊骨皮，深取痛引之”，其操作是用重手法沿背部两侧膀胱经施以捏脊，以局部有较强痛感为度，通过转移疼痛的方法，可起到梳理肠腑气机而止痛的效果。通过捏脊同时刺激督脉与两侧脾俞、胃俞、肾俞穴及膀胱经分支意舍、胃仓、志室等穴，可起到激发脾、胃、肾三脏，进而布散阳气的作用。因此，人体的脏腑之气与俞募穴是相互通应的，同时俞募穴也是人体病邪出入的门户，在临床上检查俞、募穴又能够辅助诊断内脏病变，所以在治疗疾病的过程中，五脏有疾则取腰背部的俞穴，六腑得患则取胸腹部的募穴。

四、遵五行以生克制化

中医学认为人体是一个有机的整体，生命活动依赖于各脏腑间的相互促进、制约、平衡。五行生克制化规律对预测疾病的发生发展、指导临床治疗及预防疾病的复发具有重要作用。根据五行生克制化关系治疗疾病最早出现在《难经》,《难经·六十九难》指出“虚者补其母，实者泻其子”。而推拿手法治疗也要遵循中医学基础理论。如五行学说可阐释五脏功能之间既相互资助又相互制约的协调统一关系，临床中可有效指导手法施术，从而达到事半功倍之效。临床在治疗脏腑病变时，既要考虑一脏一腑之阴阳气血失调，更要注意调理各脏腑之间的关系。比如在治疗肝气犯胃的胃痛时可配合按揉中府穴。因为肝主疏泄，在五行中属木，而中府穴是手太阴肺经的腧穴，肺属金，肝木过于亢盛时会反克肺金，采用“佐金平木”的治法通过刺激肺经的中府穴来抑制肝气过度升发，从而达到疏肝理气以止痛的目的。再如《金匮要略》中所说“见肝之病，知肝传脾，当先实脾”，故在治疗肝病之时，除了要预防其反克肺金，也要预防肝旺乘脾。

脏腑理论指导推拿施术融入了通脉调气、俞募配穴、奇经八脉、阴阳学说、五行学说等中医哲学理论，通过推拿手法和作用部位的辨证选择施术，使得脏腑腹背乃至全身气血通应，经络疏通，调节脏腑，平衡全身气血阴阳，恢复人体沟通上下、表里、内外的功能，达到治病防病的作用。中医学博大精深，临床上需要从宏观、自然、社会、个体症状等方面综合把握脏腑发病的特点。因此，要科学地理解和掌握脏腑理论的内涵，还需不断在临床实践中加以发展。

第四节 筋骨理论

筋骨理论是中医推拿学重要的传统指导理论，源自于《黄帝内经》并贯穿于中医推拿学科的发展过程之中，在中医推拿临床诊治中具有重要地位。筋骨是人体复杂而平衡的运动系统构架，中医学认为，筋束骨，骨张筋；骨为干，筋为刚，二者关系密不可分。筋骨在人体运动过程中始终保持平衡，使机体脏腑筋骨各司其职；筋骨力学平衡一旦失调，就会影响到人体脏腑筋骨的协调平衡，形成人体“筋骨失衡”的病理状态，导致以损伤、退行性病变为主的各种筋骨病症。推拿通过理筋与整骨的方法，使筋骨由失衡状态恢复到平衡状态，在这个过程中要想达到筋骨平衡的目的和要求，就要治筋必治骨，治骨必治筋，因此推拿诊疗遵循着一种“筋骨并重”的理念，这也是中医推拿筋骨理论的核心内容。

“筋骨并重”的理论发端于先秦两汉时代，后续医家又对此进行了多方面的丰富和发展。《素问·生气通天论》曰：“骨正筋柔，气血以流，腠理以密，如是则骨气以精。”《灵枢·本脏》曰：“是故血和则经脉流行，营复阴阳，筋骨劲强，关节清利矣。”《医宗金鉴·正骨心法要旨》宗《黄帝内经》之论，是专论骨伤疾病的分册，该书详细阐述了正骨复位、牵引固定等理筋正骨手法，以及内服外敷等临床治疗处方，尤其对骨伤疾病“筋骨并重”的诊治理论做出了重要论述，是中医推拿“筋骨并重”理论较为全面的重要内容。

一、“筋骨并重”在生理、病理上的体现

1. 筋束骨，骨张筋 《素问·五脏生成》曰：“诸筋者皆属于节。”说明人体之筋都附着于骨上，大筋联络关节，小筋附于骨外。《灵枢·经脉》曰：“筋为刚。”《素问·痿论》曰：“宗筋主束骨而利机关也。”筋性韧劲有力，连属关节，络缀形体，使全身关节活动自如，主一身之运动。

《素问·五脏别论》提出，骨为奇恒之腑。《灵枢·经脉》中说：“骨为干。”《医宗金鉴·正骨心法要旨》宗《黄帝内经》之说指出，颠顶骨等颅骨“内涵脑髓”，脊椎骨等“下尽尻骨之端，上载两肩，内系脏腑，其两旁诸骨，附接横叠，而弯合于前，则为胸胁也”。骨性刚强，既可支持形体，又能保卫内脏，是人体之支架，为筋起止之所。筋束骨，骨张筋，正是由于筋骨的相互协调、相互配合，才使人体达到了一种运动功能完美的状态。

2. 筋骨内合肝肾 肝主筋，人体全身之筋依赖肝血的滋养，人体的活动虽是筋之用，但关系到肝血的盛衰，只有肝血充盈，才能“淫气于筋”，使筋有所养，筋壮才能“束骨利机关”。肾主骨，《素问·阴阳应象大论》曰：“肾生骨髓……在体为骨。”《素问·六节藏象论》曰：“肾者……其充在骨。”肾藏精，精生髓，髓养骨。骨精的充盈与否能影响骨的生长、发育、壮健，以及损伤的修复再生。张景岳说：“盖肾为精血之海……五脏之本。”《医宗金鉴·正骨心法要旨》宗《黄帝内经》之论，在《击仆损伤应刺诸穴经义》条引《素问·缪刺论》条文后注：“如上伤厥阴肝经之脉，下伤少阴肾经之络，当刺内踝之下，然谷之前，有血脉令出血者，盖以此属少阴之别络，而交通乎厥阴也。”说明跌仆损伤后首当祛瘀，兼顾肝肾，体现了中医学整体观念中相互关联、相互影响的学术思想，也说明肝肾二脏对于人体筋骨伤病的重要性。

3. 筋骨相连，骨伤筋损 《灵枢·经脉》曰：“骨为干，筋为刚，肉为墙。”骨居筋内，筋位骨外，故筋骨损伤，临床所见多为筋骨并病和互为关系，筋伤日久必及骨，骨伤必伤筋。筋为机体活动的动力、联络之纽带；骨为全身的支架，筋络骨，骨连筋。伤筋可影响到骨，伤骨必伴有不同程度的伤筋。筋病影响肢体活动，骨病则引起负重及支架障碍。同时，筋骨的损伤必然累及气血而伤于内，或为肿，或为痛。伤筋后多在局部出现肿胀、疼痛、青紫，以及关节屈伸旋转活动不利等症，甚则感觉异常、运动障碍或出现异常活动；伤骨后可出现肿胀疼痛、骨擦音、畸形等表现。由此遵循筋骨并重的诊疗原则，熟练运用理筋与整复手法，才能达到筋骨同治的最佳治愈效果。

二、“筋骨并重”在辨证论治上的体现

1. 骨折复位，不忘理筋 肢体的运动依赖于筋骨的协调运动，筋与骨在生理上有着密切的联系，筋柔才能骨正，骨正才可筋柔。《医宗金鉴·正骨心法要旨·手法总论》开卷就指出：“夫手法者，谓以两手安置所伤之筋骨，使仍复于旧也。”说明用手法治疗骨折不仅要使断骨复旧，而且骨折后所伤之筋也要复旧。对骨折的损伤类型不仅有“骨断、骨碎、截断、斜断”之分，也详细记载伤筋尚有“弛、纵、卷、挛、翻、转、离、合”等区别，并且提出手法治疗筋骨伤的八

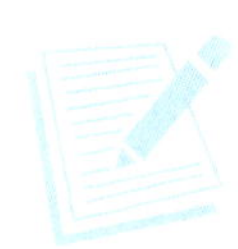

法。摸、接、端、提法为骨折所设；按、摩、推、拿法重在治伤筋，或骨未断折者，或骨节间微有错落不合缝者。但临证尚不局限于此，宜“视其虚实酌而用之”，治骨应顾及理筋，将八法有机结合起来。如针对肱骨骨折：“或坠车马跌碎，或打断，或斜裂，或截断，或碎断，打断者有碎骨，跌断者无碎骨，壅肿疼痛，心神忙乱，遍体麻冷，皆用手法，循其上下前后之筋，令得调顺，摩按其受伤骨髓，令得平正……”阐明了理筋与整复在治疗功能上相辅相成，有效的理筋手法在使软组织充分松解的情况下，有助于整复手法的成功，说明面对骨折筋伤的病症，诊断上要筋骨辨证，治疗上要筋骨并重同治，这对于促进骨折早期愈合，及早恢复患肢功能有十分重要的意义。

2. 外伤筋骨，内治肝肾　辨证论治是中医学的基本特点，治疗时要根据病因病机、病变的部位、病证的性质确定相应的治疗大法，善于处理局部与整体的关系，肝藏血而主筋，肾藏精而主骨，肝肾亏虚则筋肉挛急、骨软不坚，调补肝肾是治疗筋骨损伤的重要方法。《医宗金鉴·正骨心法要旨》在内治杂证中指出：“凡跌打损伤、坠堕之证，恶血留内，则不分何经，皆以肝为主。”伤筋动骨，必有败血凝滞，盖肝主筋，故从其所属必归于肝，首当治肝调血，方用补筋丸或加减补筋丸，“此药专治跌仆踒闪、筋翻筋挛，筋胀筋粗，筋聚骨错，血脉壅滞，宣肿青紫疼痛等证”，实为“以通为补”，使肝得条达，筋骨疏通，瘀去骨接。若肝经血滞，用四物汤加柴胡、栀子、桃仁、红花；肝经血伤，用加味逍遥散；若肝火伤脾，用四君子汤加柴胡、栀子；若肝脾气伤，用四君子汤加川芎、当归、柴胡、栀子、牡丹皮；肝脾气滞，用六君子汤加柴胡、川芎、当归。骨折治肾，使肾生髓满，故对肝肾之气伤用六味地黄丸。对气血虚弱，或腰、髋、膝、腿疼痛，步履维艰，用加味健步虎潜丸。可见，治疗筋骨伤痛，不但要重视推拿手法外治法的应用，也要重视内科因素加以辨证分析进行内治，早日促进病症的愈合。推拿常结合经络腧穴理论选取足少阴肾经、足厥阴肝经的腧穴及相应的特定穴来调理肝肾精血，达到筋骨并治的目的。

“筋骨并重理论”是中医推拿筋骨理论的核心内容，是对人体骨与软组织这一紧密相连的结构在临床治疗中的原则要求，其本质是在诊断、复位、康复等各个阶段都始终注重筋和骨的关系，尽可能减轻损伤及防止再损伤的发生，特别是对软组织更要加以充分合理的保护及维护。在骨折、脱位、筋伤的治疗过程中不能顾骨失筋，治筋失骨，而是要筋骨并重，共同治疗。因此，坚持“筋骨并重”的理论指导思想具有重要的临床意义。

第五节　生物力学理论

生物力学是一门研究生命体运动和变形的学科，通过生物学与力学原理方法的有机结合，认识生命过程中的规律，解决生命与健康领域的科学问题。推拿作用有的是力学作用直接使病理生理转变，有的则是通过宏观或微观水平上的其他机制产生作用，因此应基于生物力学开展推拿作用机制的多学科综合系统研究。近年来，推拿学与生物力学的结合在临床上被用于治疗各种疾病，且取得了显著的疗效。推拿手法在本质上属于以力为特征的物理治疗手段，故可以运用生物力学的研究手段、思路和方法来阐述和分析推拿的作用机制。

一、杠杆原理

杠杆原理是推拿手法中主要遵循的生物力学原理之一，尤其广泛应用于扳法等手法之中。

（一）杠杆

在力的作用下能绕固定点或固定轴转动的刚体，称之为杠杆。固定点（轴）是支点，动力作用点是动点，阻力合力的作用点是阻力点。支点与力作用线的垂直距离是力臂，力和力臂的乘积是力矩。一个杠杆上有动力臂、动力矩、阻力臂和阻力矩。

（二）杠杆原理

动力矩和阻力矩相等时，杠杆对支点保持平衡状态（静止或者匀速转动），称为杠杆平衡原理。由于力矩是力和力臂的乘积，可以通过延长动力臂、缩短阻力臂或调整动力方向（或延长动力臂）来达到省力的目的。

（三）杠杆原理在骨的应用

人体骨在一定的条件下可以认为是刚体。关节是支点，肌肉的拉力是动力，肌肉附着点是动力点，拮抗肌的收力和韧带筋膜等的牵拉力是阻力，它们的合力点是阻力点。

1. 骨杠杆原理　肌肉拉力形成的肌力矩与拮抗肌等阻力形成的阻力矩相等时，骨杠杆相对关节支点保持平衡。

2. 对推拿手法的应用　利用骨杠杆的原理对推拿手法进行生物力学分析，如扳法、微调手法等；推拿医生通过延长力臂和调整施力方向达到省力的目的，有利于推拿医生减少疲劳，提高工作效率；改进传统手法，设计更有效的手法，如“微调手法”就是在传统手法基础上创新发展的更有效的手法。

应用手法生物力学分析时应注意杠杆原理和骨杠杆原理只针对可以视为刚体的骨等组织结构适用。对于非刚体（肌肉、韧带等软组织）、多刚体复合组织（如整个脊柱）等，在应用杠杆原理时要注意。

二、牛顿运动定律

牛顿运动定律由牛顿（I.Newton）提出，被公认为宏观自然规律，是现代力学理论的基础。

1. 牛顿第一定律　任何一个物体将保持它的静止状态或做均匀速度的直线运动，除非有施加于它的力迫使它改变运动状态。

2. 牛顿第二定律　物体动量的改变与施加的力成正比，并发生于该力的作用线方向上。

3. 牛顿第三定律　对于任何一个作用力必有一个大小相等、方向相反且沿同一作用线的反作用力。

三、能量守恒定律

1. 机械能守恒定律　如所有动力和阻力不做功，则物体的动能和势能可以互相传递、转换，但总和不变。

2. 能量守恒定律　人体的能量除机械能外，还有热能、电能、光能、化学能等。能量既不能消灭也不能创生，只能从一种形式转化为另一种形式，保持总和不变。

推拿属于中医外治法范畴，通过手法作用于人体体表的特定部位，达到调节机体的生理、病理状态，进而产生疗效。根据以上生物力学原理，推拿作用的基本原理为：①手法产生的外力直接改变患者的病理状态，达到治疗作用。②根据患者的病情，运用多种手法技巧作用于体表做

功，有的是直接起到治疗作用，有的是转换成各种能量渗透体内，从而达到治疗作用。③手法作用产生的能量转化为“生物信息”，传入某一系统或器官，调整其功能并改善其病理状态。

推拿治疗时，推拿医生的手法作用力，有的直接纠正了病人异常的解剖学结构（如整骨），有的在病人体表做功转化为各种能量而引起生理变化，从而达到治疗目的。

第六节　神经生物学理论

一、神经传导系统理论

推拿是在中医基础理论指导下的中医外治疗法，其不仅对局部有治疗作用，还可以通过经络传导系统作用于机体周身而达到远治作用。经络系统的研究属于交叉学科领域，涉及医学、物理学、化学、生物学、信息科学等领域。近年来，关于经络理论的电生理研究以神经纤维传导系统为主，该学说认为经络的实质是以神经系统为基础，围绕“感受器－传入神经－中枢－传出神经－效应器”这一途径展开。外周神经在经络传导中起主导作用，经络现象是通过推拿刺激躯体特定部位引起的各种效应，而这种现象则是通过上行和下行的神经纤维，在大脑内激活脑干网状结构、海马体、下丘脑、大脑皮层的活动效应。循经感传可以客观地以循经肌电检测。诸多研究均表明，经络的感传与神经纤维传导系统密不可分，刺激腧穴后，外周神经系统上传的刺激信号及中枢神经系统组织代谢变化产生相应的效应，均表明神经传导系统在经络循行中发挥重要作用。

在周围神经功能分类中，传导温度觉、触压觉、痛觉的神经纤维主要为A δ 有髓纤维及C类无髓纤维，二者作为躯体感觉传入纤维或者自主神经传出纤维，传导温感觉、伤害性疼痛觉和自主神经等功能。推拿手法以复合刺激作用于皮肤，导致施术局部皮肤及深层组织变形，为皮下触压感觉、温度觉感受器感知，进而将机械力的刺激转化为电信号，并以神经冲动的形式经过传入纤维到达中枢神经系统，并在神经系统发生复杂的电学、化学、组织代谢变化。随着手法力度的加强，当刺激达到对机体伤害的程度，则使痛觉感受器兴奋，神经纤维上传痛觉信号。因此，神经传导系统对推拿临床治疗和科学研究具有一定的指导意义。

二、“脑肠轴”理论

“脑肠轴”概念于20世纪80年代，在关于蛙皮素对胆囊收缩素调节作用的研究中被首次提出。它指胃肠道和脑的相互作用，同时也是将胃肠道和脑联系起来的双向信号调节系统，包含肠道菌群、中枢神经系统、自主神经系统、肠神经系统、神经内分泌系统、免疫系统等，通过神经－内分泌－免疫网络发挥作用。脑肠轴分为从脑到肠的下行通路及从肠到脑的上行通路，该交互系统具有不同的作用方向。

人体肠道内寄生着10万亿个细菌，它们能影响体重和消化能力、抵御感染和自体免疫疾病的患病风险，还能控制人体对疾病治疗药物的反应，与人体存在复杂的共生关系。肠道微生物对机体的影响作用不仅局限于肠道，还可以通过脑肠轴直接或间接作用于中枢神经系统，对人类的生理病理产生影响。研究证明肠道微生物与行为、情绪和认知功能相关。肠道微生物调节异常在许多神经系统疾病中普遍存在。然而，现代研究显示推拿捏脊疗法可以调节肠道菌群比例，增加益生菌的定值。

肠神经系统被认为是中枢神经系统与胃肠道之间的重要信号转导子，借助改善胃肠功能影响

大脑中枢，可以被认为是脑肠轴的上行通路调节。在科学研究报道中显示，腹部推拿可以调控肠脑神经通路并增加神经纤维的数量，从而改善肠易激综合征的病情进展。

迷走神经在肠－脑沟通中起着重要的作用，胃肠道主要接受迷走神经的调节，在肠道和大脑之间的迷走神经纤维 90% 是传入神经，主要收集从食道到结肠的感觉信号并传入到大脑中枢。研究发现，便秘型肠易激综合征家兔模型经连续摩腹 20 天后，激活了模型家兔的丘脑、扣带前回、脑岛皮质等脑区，调控内脏敏感化中枢，间接证实了腹部推拿高位调节的终末效应。

肠内分泌细胞是由特殊的内胚层衍生出的上皮细胞，广泛分布于胃肠道，是人体细胞数量最多的内分泌系统，分布在整个胃肠道的黏膜中。它能够感受肠腔内容物的变化，在机械、化学或神经刺激下，产生和释放激素信号分子，包括胆囊收缩素、抑胃肽、胰泌素、胰高血糖素样肽－1 和神经降压素等，它们不仅通过旁分泌的方式作用于邻近的细胞，而且还进入血液循环，对远处的靶细胞或者神经末梢产生影响，是整合肠腔信息的第一级水平。研究表明，便秘型肠易激综合征患者经过腹部推拿治疗后，其结肠组织中降钙素基因相关肽、P 物质、血管活性肠肽、胆囊收缩素等各项指标均较治疗前明显下降，初步揭示了腹部推拿对于神经通路中神经递质的干预作用。

三、神经体液调节学说

神经体液是人体的调节系统，在生物进化中机体的组织器官进行了分化。不同的生理功能分别由不同的组织器官完成：神经执行兴奋传导功能；腺体执行分泌液体功能；肌肉执行收缩运动功能。这种分化不是绝对的，功能的特化与功能的泛化是相联系的。

现代研究发现，人体在接受多种外界刺激后，刺激信息由外周传入通路进入中枢各级有关脑部，经中枢整合调制后，通过传出途径对脏腑器官的活动和其他反应进行调节和控制。大量研究表明，推拿治疗疾病是一个生理性调整的过程，治疗时穴位配伍的作用机制中，神经、体液及免疫是其重要的物质基础。刺激不同穴位，通过对神经、体液及免疫多种因素的调节，能产生协同效应。

在刺激效应的传出途径中，除神经机制外，还有体液因素的参与，即神经－体液途径。其主要环节是通过神经反射性通路引起内分泌腺功能的变化，引发相应节段内神经递质和生物活性物质的分泌、释放，由此产生的激素等物质经血液循环到达全身各部，对相应的脏器和组织发生影响。该效应的发挥有赖于机体神经－内分泌系统结构和功能的完整与完善。它是生物信息从外环境到内环境，直至在分子水平发挥效应的重要基础。

下丘脑是刺激信号发生作用的重要部位，推拿刺激信号可以激发该部位神经细胞的两种功能，即对机体的神经调节作用和内分泌调节作用，此处可以分泌多种引发生物效应的激素，通过体液传递途径使刺激对机体产生各种调节作用。

（一）神经系统对内分泌系统的调节控制作用

垂体根据下丘脑分泌的促垂体激素的水平分泌各类促激素，这些促激素又分别作用于体内的各种外周靶腺，控制着这些靶腺的激素分泌，这就构成了下丘脑－垂体－靶腺这一三级调控系统，此系统集中体现了神经系统对内分泌系统的调节控制作用。其中，下丘脑分泌的促垂体激素称为一级激素，垂体分泌的促激素则为二级激素，靶腺分泌的各类激素则为三级激素，这种逐级的激素调节存在明显的放大效应，上一级的激素分泌可以在极大程度上促进下一级激素的分泌。同时，下一级的激素又对上一级的激素分泌有着负反馈调节作用，由此形成的闭合负反馈调节回

路对维持体内各激素水平相对稳定起着重要作用。其中最典型的三级调节系统是下丘脑－垂体－甲状腺轴调节系统。神经系统还可以直接调节某些内分泌腺的分泌。例如，当遇到突发状况时，机体交感神经系统活动突然增强，加速分泌肾上腺素，使机体在短时间内血压升高、心跳加快，从而加强对外界突发状况的应对能力。

（二）内分泌系统对神经系统的影响

内分泌系统通过内分泌腺分泌的激素来影响神经系统的功能与活动，具体表现为激素可调节神经细胞的兴奋阈值和神经突触之间神经冲动的传递效率，改变对特定外界刺激的敏感度，从而影响神经系统的活动。例如，甲状腺激素对刺激神经系统的发育有非常重要的作用，分泌不足时会导致神经系统的发育受到影响。另外，激素可以对情感产生影响，从高层影响神经系统的活动。例如，多巴胺是开心、兴奋等情绪产生的主要作用激素。

研究证明，推拿能调节病理功能状态即参与机体的免疫调控，以达到其“调和阴阳，扶正祛邪”的作用。穴位配伍推拿可通过调节细胞因子表达水平，促进细胞免疫功能，进而影响神经－内分泌－免疫网络，达到增强机体免疫力的效应，但其基础是有完整的神经－体液及免疫途径。如刺激有关穴位可引起白细胞总数增加、机体免疫功能提高等效应。而切除肾上腺、脑垂体后，可明显影响刺激效应，此类反应大都范围广泛、缓慢、持久。推拿对机体各组织器官的调整作用大多与调节多种内分泌腺的分泌功能相关。

综上所述，国内研究表明，神经传导系统理论、“脑肠轴”理论与神经体液调节学说等均对推拿的临床治疗和科学研究有一定的指导意义，推拿通过调控神经传导系统、“脑肠轴”、神经体液调节可以发挥一定的治疗作用。但是，其相关的科学作用机制仍需要进一步的深入研究。

【思考题】

1. 简述经络系统的组成。
2. 简述十二经筋的作用及病症特点。
3. 简述“筋骨并重”的临床意义。
4. 如何运用脏腑理论指导推拿治疗？
5. 请用生物力学理论解释推拿作用的原理。
6. 神经生物学理论有哪几方面？

第二章
推拿的作用原理和治疗原则

第一节　推拿的作用原理

一、推拿的中医学作用原理

推拿主要通过手法作用于人体体表的特定部位，对机体产生影响，具有疏通经络、行气活血、理筋整复、滑利关节，以及调整脏腑功能、增强抗病能力等作用。

（一）疏通经络，行气活血

经络内属脏腑，外络肢节，通达表里，贯穿上下，构成经脉网络，遍布全身，将人体各部分联系成一个有机整体。它是人体气血运行的通路，具有“行血气而营阴阳，濡筋骨，利关节”（《灵枢·本脏》）的作用，能维持人体的正常生理功能。气血不和，外邪入侵，经络闭塞，就会产生疼痛、麻木等一系列症状。如《素问·调经论》指出：“血气不和，百病乃变化而生。”

推拿手法作用于经络腧穴，可疏通经络，行气活血，散寒止痛。其中的疏通作用有两层含义。首先，通过手法对人体体表的直接刺激促进了气血的运行。正如《素问·血气形志》说：“形数惊恐，经络不通，病生于不仁，治之以按摩醪药。”《素问·举痛论》在分析了疼痛的病机后，也指出：“寒气客于肠胃之间，膜原之下，血不得散，小络急引故痛，按之则血气散，故按之痛止。”其次，通过手法对机体体表的刺激可产生热效应，从而加速了气血的流动。《素问·举痛论》说：“寒气客于背俞之脉则脉泣，脉泣则血虚，血虚则痛，其俞注于心，故相引而痛，按之则热气至，热气至则痛止矣。”

（二）理筋整复，滑利关节

筋骨、关节主司人体的运动功能。气血调和、阴阳平衡，才能确保机体筋骨强健、关节滑利，从而维持正常的生活起居和活动功能。正如《灵枢·本脏》所说：“是故血和则经脉流利，营复阴阳，筋骨劲强，关节清利也。”

筋骨关节受损，必累及气血，致脉络损伤，气滞血瘀，为肿为痛，从而影响肢体关节的活动。《医宗金鉴·正骨心法要旨》指出：“因跌仆闪失，以致骨缝开错，气血郁滞，为肿为痛，宜用按摩法。按其经络，以通郁闭之气，摩其壅聚，以散瘀结之肿，其患可愈。”说明推拿具有理筋整复、滑利关节的作用。该作用表现在三个方面：一是手法作用于损伤局部，可以促进气血运行，消肿祛瘀，理气止痛；二是推拿的整复手法可以通过力学的直接作用来纠正筋出槽、骨错

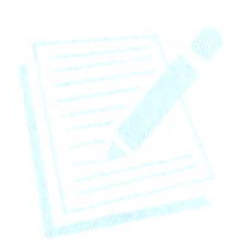

缝，达到理筋整复的目的；三是适当的被动运动手法可以起到松解粘连、滑利关节的作用。

（三）调整脏腑功能，增强抗病能力

疾病的发生、发展及其转归的全过程，是正气和邪气相互斗争、盛衰消长的结果。“正气存内，邪不可干”，只要机体有充分的抗病能力，致病因素就不起作用；“邪之所凑，其气必虚”，说明疾病之所以发生和发展，是因为机体的抗病能力处于相对劣势，邪气乘虚而入。从人体后天之本来看，脏腑的功能与人体的正气有直接关系。脏腑有受纳排浊、化生气血的功能。当脏腑功能失调或衰退，则受纳有限，化生无源，排浊困难，从而正气虚弱，邪气壅盛。

推拿手法作用于人体体表上的相应经络腧穴，可以改善脏腑功能，增强抗病能力。手法对脏腑疾病的治疗有三个途径：一是在体表相应的穴位上施用手法，通过经络的介导发生作用；二是脏腑的器质病变，通过功能调节来发生作用；三是手法对脏腑功能的调整，使机体处于良好的功能状态，有利于激发机体内的抗病因素，扶正祛邪。

二、推拿的西医学作用原理

推拿主要通过手法作用于人体体表的特定部位，一方面直接在人体起着局部治疗作用，另一方面还可通过神经、体液等途径，对人体的各系统产生一定的影响，从而治疗不同系统的疾病。

（一）对运动系统的影响

推拿治疗以软组织损伤为主的运动系统疾病具有独特的疗效。其作用机制主要表现在以下几个方面。

1. 改善肌肉的营养代谢　推拿可直接或间接促进肌纤维的收缩和伸展活动，促进血液、淋巴液等体液循环，促使肌肉得到充分的氧及营养物质，加快肌肉组织中乳酸等有害代谢产物的吸收或排出体外，改善肌肉的张力、弹力和耐受力，以便消除肌肉疲劳、提高肌肉活力、延长肌肉有效做功时间，提高肌肉做功能力。

2. 解除肌肉的痉挛　肌肉痉挛是一种自然的保护机制，但持续的肌肉痉挛可挤压穿行于其间的神经、血管而形成疼痛源。推拿解除肌肉痉挛的机制有三个方面：一是加强局部血液循环，使局部组织温度升高，致痛物质含量下降；二是在适当的手法刺激下，局部组织的痛阈增高；三是使用拔伸、弹拨等手法牵张拉长肌肉，通过牵张反射直接解除其紧张或痉挛。

3. 促进损伤组织的修复　推拿对损伤组织的修复具有良好的作用。临床上对肌肉、肌腱、韧带部分断裂者采用适当的推拿手法理筋，将断裂的组织理顺复位，有利于减轻疼痛，促进断面生长吻合。实验证实，对被切断跟腱的家兔缝合后约 2 周给予推拿治疗，能明显促进跟腱的修复，且其胶原纤维排列方向亦接近正常肌腱，结构强度也得到提高。

4. 促进炎症介质的分解、稀释　软组织损伤后，血浆及血小板分解产物形成许多炎症介质，这些炎症介质具有强烈的致炎、致痛作用。推拿能加快血液和淋巴液的回流，加快代谢产物的运转，促进炎症介质的分解、稀释，从而使局部损伤性炎症消退。

5. 促进水肿、血肿的吸收　推拿具有良好的活血化瘀作用，可通过加快静脉血和淋巴液向心性回流，减轻局部肿胀，降低组织间的压力，消除对神经末梢的刺激而使疼痛消失，并且有利于水肿、血肿的吸收。

6. 松解软组织的粘连　软组织损伤后，瘢痕组织增生、互相粘连，对神经血管束产生卡压，可导致疼痛与运动障碍。摇、扳、拔伸等手法可间接松解粘连，而按、揉、弹拨等手法则可直接

分离筋膜、滑囊的粘连，松解肌腱、韧带，恢复其弹性和牵张力，起到松动关节的作用。如对关节活动障碍的肩关节周围炎患者，在肩髃、臑俞等穴位施以按、揉、拨等手法并配合适当的被动运动，经过一定阶段的治疗后，患者的肩关节活动度均有不同程度的改善，部分可完全恢复正常。

7. 纠正解剖位置的异常　由急性损伤引起的骨错缝、筋出槽是许多软组织损伤常见的病理变化。运用各种整复手法，可使关节、肌腱各归其位，从而解除对组织的牵拉、扭转、压迫和刺激，使肿胀、疼痛消失，功能障碍解除。如脊柱后关节急性错位，引起关节囊和邻近韧带损伤，推拿可迅速纠正错位，恢复关节的正常解剖结构。对关节内软骨损伤以致关节交锁不能活动者，通过适当的推拿手法，可使嵌顿的软骨板复纳，关节交锁解除。

8. 改变突出物与神经根之间的相对位置关系　推拿手法可使椎体间隙增宽，产生负压，使突出物回纳、部分回纳或左右移位，改变突出物与神经根的空间关系，减轻突出物对神经根的压迫和刺激，从而治疗椎间盘突出症。

（二）对神经系统的影响

由于推拿手法不同，操作用力轻重、施术时间长短，以及施治经穴、部位等的不同，从而对神经系统产生不同的影响。

1. 对中枢神经系统的影响　推拿对中枢神经系统有一定的调节作用。推拿的刺激可通过反射传导途径来调节中枢神经系统的兴奋和抑制过程。如较强手法刺激健康人的合谷和足三里穴后，发现脑电图中“α”波增强，说明较强刺激手法的经穴推拿能引起大脑皮层功能的抑制；轻柔、节律性的手法刺激健康人的颈项部，也可使脑电图出现“α”波增强的变化，表明大脑皮层的电活动趋向同步化，有较好的镇静作用，可以解除大脑的紧张和疲劳状态。最近研究发现，对用线栓法制成的 SD 大鼠大脑中动脉阻塞再灌注模型进行推拿，可减少缺血所致的 DNA 双链断裂，抑制细胞凋亡，从而保护脑神经细胞。推拿对下丘脑和大脑边缘系统有良性调整作用，通过对内源性阿片肽的影响达到镇痛、消除焦虑、减轻痛苦、调节情绪、产生快感等治疗效应。

2. 对周围神经系统的影响　推拿的刺激部位和治疗穴位大多分布在周围神经的神经根、神经干、神经节、神经节段或神经通道上。通过手法的刺激作用，可改善周围神经传导通路，促使周围神经产生兴奋，以加速其传导反射。如振颤法可使脊髓前角炎患者对感应电流不产生反应的肌肉重新产生收缩反应，已消失的膝腱反射和跟腱反射重新出现。同时，手法还通过促进局部血液循环来改善局部神经的营养状况，有利于神经细胞和神经纤维功能的恢复。此外，手法能调节同一节段神经支配的内脏和组织的功能活动，如手法刺激第 5 胸椎棘突旁，可使贲门括约肌扩张；刺激第 7 胸椎棘突旁，可使幽门括约肌扩张。

3. 对神经递质的影响　推拿可调节 5-羟色胺（5-HT）的生成、传输、代谢、分解等多个环节，使血中 5-HT 含量下降。对压痛点进行按揉手法治疗后可使 β-内啡肽含量增加。推拿可促使乙酰胆碱酶释放，加速乙酰胆碱的分解和失活。推拿可使血浆中儿茶酚胺水平降低，尿儿茶酚胺水平升高。推拿通过对不同神经递质的影响而产生不同的效应。

4. 对神经组织损伤修复的影响　推拿在神经损伤再生和修复中具有独特作用和优势。推拿可改善神经所支配肌肉的结构和代谢，促进神经再生和修复。研究发现，经手法治疗后，神经纤维的发育程度比较均衡，再次发生退变的纤维数量减少。

（三）对循环系统的影响

推拿可以扩张血管，增强血液循环，改善心肌供氧，加强心脏功能，从而对人体的体温、脉搏、血压等产生一系列的调节作用。

1. 对血管的影响

（1）*扩张毛细血管* 推拿可引起部分细胞内的蛋白质分解，产生组织胺和类组织胺物质，使毛细血管扩张开放，其直径和容积扩大，血流量增加，肢体循环改善，从而加强了局部组织的供血和营养。

（2）*促进血管网重建* 将家兔跟腱切断后再缝合，术后进行推拿治疗，发现治疗组跟腱断端间有大量的小血管生成，而对照组家兔跟腱周围组织中仅有一些管壁增厚并塌陷的小血管，血管中还有血栓形成，可见推拿能促进病变组织血管网的重建。

（3）*恢复血管壁的弹性* 推拿手法对人体体表组织的压力和所产生的摩擦力，可大量地消耗和清除血管壁上的脂类物质，减缓血管的硬化，对恢复血管壁的弹性、改善血管的通透性、降低血液流动的外周摩擦力均有一定作用。

2. 对血液和淋巴循环的影响

（1）*加速血液流动和淋巴循环* 推拿手法虽作用于体表，但其压力却能传递到血管壁，使血管壁有节律地被压瘪、复原。当复原后，受阻的血流骤然流动，使血流加快。但由于动脉内压力很高，不容易压瘪，而静脉内由于静脉瓣的存在，不能逆流，故实际上微循环受益较大，使血液从小动脉端流向小静脉端的速度得到提高。实验发现，在肩部进行推拿时，手指的甲皱微循环明显加快，指端血管容积增加。在狗的粗大淋巴管内插入套管，推拿后淋巴液流动速度比推拿前增加 7 倍。

（2）*降低血液黏稠度* 在瘀血状态下，由于血液流速降低，新陈代谢能力减弱，是引起血液黏稠度增高的原因之一，黏稠度的增高又进一步使流速降低，形成恶性循环，最终使血液凝集、凝固。通过推拿有节律的机械刺激，促进血液流动而提高血液流速，可降低血液黏稠度。

3. 对血液成分的影响 对某些穴位施行推拿手法后，可使白细胞总数增加，白细胞分类中淋巴细胞比例升高，中性粒细胞的比例相对减少，血清补体效价增加，红细胞总数相应增加。捏脊法能使营养不良患儿的血红蛋白和白细胞升高，吞噬能力增强。推拿后急性腰扭伤患者的嗜酸性粒细胞明显下降。此外，推拿还有升高白细胞，降低胆固醇、β－脂蛋白作用，可治疗白细胞减少症和高脂血症。

4. 对心脏功能的影响 推拿手法对心率、心律、心功能都有调节作用。研究证实，推拿可使冠心病患者的心率减慢，氧耗减少，左心室收缩力增强，舒张期延长，冠状动脉灌注增加，从而改善冠心病患者的心肌缺血、缺氧状态，缓解心绞痛症状。

5. 对血压的影响 推拿可放松肌肉，缓解紧张，引起周围血管扩张，外周循环阻力降低，血管顺应性改善，并通过对神经、血管、血流的调节作用达到降低收缩压、舒张压及平均动脉压的效果。推桥弓穴可以刺激颈动脉窦上的压力感受器，也能起到调整血压的作用。

（四）对消化系统的影响

推拿可对消化系统产生直接和间接两方面的影响。一是手法刺激可直接促使胃肠管腔发生形态和运动功能变化，促使胃肠蠕动速度发生改变，从而加快或延缓胃肠内容物的运动排泄过程。二是手法刺激通过神经的传导反射作用，间接增强胃肠的蠕动和消化液的分泌，促进对食物的消

化吸收过程，加强消化系统的功能。

1. 对胃肠蠕动的影响　推拿的直接作用和间接作用都能够调节平滑肌的张力、弹力，使胃肠收缩能力和蠕动能力得以调控，胃肠功能得以改善。推拿直接刺激胃脘部或背部相应穴位，可增强胃壁的收缩能力。如推拿中脘、脾俞、胃俞等穴位治疗胃下垂，经钡餐检查，大部分轻、中度患者胃下垂程度均有明显改善，有的甚至恢复正常。在不同功能状态下，随着施术部位和作用力大小、方向等的改变，推拿具有双向良性调整作用。如腹泻时推拿能使胃肠蠕动次数减少，排空时间延长；便秘时推拿能使胃肠蠕动次数增加，排空时间缩短。又如推脾经有明显促进胃蠕动的作用，而逆运内八卦对胃蠕动的调节作用往往是双向的，即胃肠蠕动处于亢进状态时（如胃肠痉挛），推拿可使其转入抑制状态（即缓解其痉挛）；而当胃肠蠕动缓慢处于抑制状态时，推拿可使其蠕动增强。

2. 对胃肠分泌吸收功能的影响　推拿的刺激能通过自主神经的反射作用使支配内脏器官的神经兴奋，促进胃肠消化液的分泌；同时推拿还能改善胃肠血液、淋巴液的循环，从而加强胃肠的吸收功能。例如推补脾经后，胃液酸度明显增加，而胃液分泌量的变化则不明显。

3. 对胆汁排泄的影响　推拿可降低胆囊张力，抑制胆道平滑肌痉挛，从而起到缓解胆绞痛的作用。此外，推拿可使去氧胆酸含量明显下降，从而促进胆汁分泌和排空，减少胆结石的形成。

（五）对内分泌系统的影响

推拿对内分泌系统有一定的调节作用。如当机体受到轻柔而有节律的推拿手法刺激时，副交感神经功能增强，使血管舒张，消化道蠕动增强，括约肌松弛，腺体分泌增加，加快糖的利用与代谢，降低血糖的含量。副交感神经兴奋还直接促进胰岛素的分泌，使血糖下降。以上两方面相合，达到降低血糖的目的。在甲状腺功能亢进患者第 3 ～ 5 颈椎棘突旁敏感点施用一指禅推法，可使其心率明显减慢，其他症状和体征都有相应改善。推拿能纠正低血钙，可治疗因血钙过低引起的痉挛。对佝偻病患者施用掐揉四缝穴、捏脊等手法后，其血清钙、磷均有上升，有利于患儿骨骼的生长和发育。

（六）对免疫系统的影响

推拿后机体血液中白细胞总数增加，吞噬功能加强。同时，推拿对血清免疫球蛋白 IgG、IgM、IgA 及补体 C_3 有双向调节作用，还可使血清中补体效价提高，亦能增加 T 淋巴细胞及其亚群的含量，从而发挥体液和细胞免疫功能作用。推拿能抑制实验性小白鼠移植肿瘤细胞的增殖，并使小白鼠自然杀伤细胞增多。推鼻旁、摩面、按揉风池、擦四肢等手法可使人体质和耐寒防病能力明显增强。

（七）对呼吸系统的影响

推拿对呼吸系统功能具有良好的调整和显著的增强作用，可改善肺的通气功能，增加肺泡通气量。对胸部实施振法和拍法后能使肺的终末潮气量显著增加。而按揉缺盆、中府、云门、肺俞，擦膻中、胸大肌和膀胱经第一侧线可增加肺活量及二氧化碳排出量。

（八）对泌尿系统的影响

推拿可调节膀胱张力和括约肌功能，治疗功能性尿潴留及遗尿症。推拿还可增加膀胱壁的牵拉感受器功能，提高交感神经支配膀胱括约肌的兴奋性，降低副交感神经支配膀胱逼尿肌的兴奋

性，提高膀胱排尿阈。按揉肾俞、丹田、龟尾、三阴交等穴既可治疗尿潴留，又可治疗遗尿症。点按肾俞、膀胱俞、肺俞等有利于促进膀胱和尿道消肿，并可松弛尿道括约肌，减少泌尿系感染等产后并发症的发生。

（九）其他影响

1. 对皮肤的影响 首先，推拿作用于皮肤，能消除局部衰老的上皮细胞，改善皮肤的呼吸，有利于汗腺、皮脂腺的分泌。其次，推拿可使皮肤内的某些蛋白质分解，产生一种组织胺物质，这种物质能活跃皮肤的毛细血管和神经，使毛细血管扩张，血流量增加，从而改善皮肤的营养和代谢，使皮肤变得红润、光泽、有弹性而减少皱纹，因而可用于美容。

2. 对皮下组织的影响 推拿可促进操作局部的血液循环，增加局部的氧化代谢。实验证明，在手法的作用下，肌肉断面单位面积中的毛细血管数量大大增加。推拿对体表组织的压力和摩擦力可直接分解被推拿部位的脂肪组织。机械力产生的热能也可大量地消耗过度丰厚的皮下脂肪，有一定的减肥效应。

第二节 推拿的治疗原则与治法

一、推拿的治疗原则

推拿的治疗原则是推拿治疗疾病的总的法则。在临床工作中，必须因人、因病、因症、因时、因地，采用和组合不同的治疗方法治疗疾病。但推拿的具体治疗方法是在推拿的治疗原则下制定的，这些原则是整体观念，辨证施术；标本同治，缓急兼顾；以动为主，动静结合。

（一）整体观念，辨证施术

整体观念、辨证论治是中医治病的根本原则。人体是一个有机整体，构成人体的各个组成部分之间，在结构上不可分割，在功能上相互协调、相互为用，在病机上相互影响。同时，人体与自然环境也有密切关系，人类在能动地适应自然和改造自然的斗争中，维持着机体的正常生命活动。这种机体自身整体性、机体与自然界统一性的思想，贯穿中医病因、病机、诊法、辨证、治疗等各个方面。在推拿临床中，整体观念的原则既要体现在分析局部症状时，要注意机体整体对局部的影响；又要在处理局部症状时，重视机体整体的调整。

辨证论治是中医的精华所在，临床中辨证施治表现在将四诊所收集的资料、症状和体征，通过分析、综合，辨清疾病的原因、性质，以及邪正之间的关系，概括判断为某种性质的证，然后根据这种辨证的结果，确定相应的理法方药。辨证论治是认识疾病和解决疾病的过程，是理论和实践相结合的体现。然而，在临床推拿工作中，辨证论治具体表现为辨证施术，即根据辨证的结果确立治疗法则，选择手法的操作方法、穴位和部位，进行具体的操作治疗。对按照西医学分类的疾病的推拿治疗，辨证施术的原则表现出同病异治和异病同治的特点。同病异治与异病同治是以病机的异同为依据的治疗原则，即《素问·至真要大论》“谨守病机，各司其属”之意。同病异治，即同一疾病采用不同的推拿手法治疗。某些疾病的病变部位和症状虽然相同，但因其具体的病机不同，所以在治疗方法上选用的推拿手法及穴位、部位就因之而异。异病同治，即不同的疾病采用相同的推拿手法治疗。某些疾病的病变部位和症状虽然不同，但因其主要病机相同，所以在治疗方法上可以选用相同的推拿手法及穴位、部位。

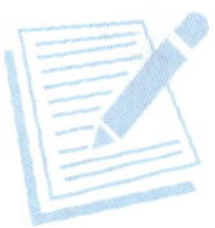

（二）标本同治，缓急兼顾

任何疾病的发生、发展，总是通过若干症状表现出来，但这些症状只是疾病的现象，并不都反映疾病的本质，有的甚至是假象。只有在充分了解疾病的各个方面，包括症状表现在内的全部情况的前提下，通过综合分析，才能透过现象看到本质，从而确定何者为标，何者为本。

由于推拿学具有自身的特点，在“治病必求于本”的原则指导下，应该标本同治，缓急兼顾。既要针对疾病的主要矛盾治疗，又要注重疾病次要矛盾的处理；既要积极处理疾病的急性发作，又要兼顾疾病慢性症状的治疗。同时，在推拿临床中，正确地应用标本同治、缓急兼顾的治疗原则，不仅要制定推拿本身具体的治疗方法，还应该适当与其他治疗方法合理结合。

（三）以动为主，动静结合

推拿治疗是一种运动疗法。不论手法对机体的作用方式，还是指导患者所进行的功法训练，都是在运动。推拿“以动为主”的治疗原则是指在手法操作时，或指导患者进行功法锻炼时，应该根据不同的疾病、不同的病情、不同的病理状况，确定其作用力的强弱、节奏的快慢、动作的徐疾和活动幅度的大小。适宜的运动方式是取得理想疗效的关键。同时，推拿治疗在“以动为主”时，也必须注意“动静结合”，一是在手法操作时，要求医师和患者都应该情志安静，思想集中，动中有静；二是推拿治疗及功法锻炼后，患者应该注意安静休息，使机体有一个自身调整恢复的过程。医师在制定治疗方案时，动和静一定要合理结合。

二、推拿治法

推拿的治疗作用取决于以下三个方面：一是推拿手法作用的性质和量；二是被刺激部位或穴位的特异性；三是机体的功能状态。在辨识患者机体功能状态的前提下，按手法的性质和量，结合治疗部位，可将推拿治疗方法分为温、通、补、泻、汗、和、散、清八种基本治法。

（一）温法

温法，即温热之法，有温经散寒、补益阳气的作用，多用于治疗寒证。《素问·至真要大论》曰：“寒者温之。”临床中，为了达到温热的效果，多使用摩、擦、按、揉、一指禅推等手法；手法操作时多缓慢、柔和，时间较长；手法作用部位多在肾俞、命门、气海、关元等穴位。如按、摩、揉中脘、气海、关元，擦肾俞、命门，具有温补肾阳、健脾和胃、扶助正气、散寒止痛等作用。按、摩中脘、关元可温中散寒以治疗五更泄泻；一指禅推、擦肾俞、命门以温肾壮阳，从而达到温补命门、健运脾胃的目的。

（二）通法

通法，即疏通之法，有通壅滞、行气血的作用，多用于治疗经络不通之病。《素问·血气形志》曰：“形数惊恐，经络不通，病生于不仁，治之以按摩醪药。”指出按摩可治疗经络不通所引起的病症。《医宗金鉴》曰：“按其经络，以通郁闭之气……”《厘正按摩要术》说：“按能通血脉。”“按也最能通气。”故经络不通，按之可解，即通经络，行气血。临床中，在四肢上多用推、拿、搓、揉等手法，以通其经脉；点按背俞穴可调畅脏腑之气血；搓摩胁肋以疏肝气；掐拿肩井，以通气行血。手法中以击法最有疏通的效果，可以通调一身阳气，多施用于大椎、八髎、命门、腰阳关等处，故经络不通、气血不畅皆可用击法。

（三）补法

补法，即补虚之法，有补气血津液之不足、脏腑功能之衰弱的作用，多用于治疗各种虚证。经云："虚则补之。"《素问·离合真邪论》就有"不足者，补之奈何……推而按之"的记载。明代周于藩曰："缓摩为补。"临床中补五脏，以督脉、膀胱经背俞穴、腹部特定穴为主，多使用一指禅推、揉、摩、擦、按等手法，操作时多轻柔、长时、弱刺激。气血双补，以健脾益气生血为主，增强脾胃功能，疏理肝气，促进气血化生，多采用摩揉中脘、关元、脾俞、胃俞、肾俞，揉膻中、膈俞等。补脾胃以健脾和胃，加强胃腑功能为主，多采用摩腹、揉脐、按揉足三里等。补肝肾以滋阴壮阳为主，多采用擦命门、腰阳关，揉关元、气海等穴位。

（四）泻法

泻法，即泻实之法，多用于治疗各种实证，由于实热结滞，引起下腹胀满或胀痛、二便不通等皆可用本法治疗。经云："实则泻之。"推拿之泻不同于药物之峻猛，故对体质虚弱、津液不足、气虚无力致大便秘结者，亦有较好效果。临床上多使用一指禅推、揉、摩、擦、按等手法，操作时手法的力量稍重、频率较快。如食积便秘，可用一指禅推神阙、天枢两穴，再揉长强，以通腑泻实。阴虚火盛、津液不足、大便秘结者，用摩法以顺时针方向在腹部治疗，通便而不伤阴。泻法与补法作用效果相反，在小儿推拿时尤应讲究。

（五）汗法

汗法，即发汗、发散之法，有祛风散寒的作用，多用于治疗表证。《素问·至真要大论》云："其在皮者，汗而发之。"《素问·生气通天论》云："体若燔炭，汗出而散。"临床以肩井、风池为主穴，以拿、按等为主要手法。外感风寒可用拿法，先轻后重，使汗逐渐透出，达到祛风散寒解表的目的。外感风热用轻拿法，使腠理疏松，汗毛竖起，微汗解表。多配合一指禅推风池、风府以疏风；按合谷、外关以祛风解表；按揉大椎、风门、肺俞以散热通经，祛风宣肺。小儿外感则要配合开天门、推坎宫、掐二扇门及黄蜂入洞等法。《幼科推拿秘书》曰："黄蜂入洞，此寒重取汗之奇法也。"

（六）和法

和法，即和解、调和之法，有调和气血、调理脏腑的功效，多用于治疗气血不和、脏腑功能失调的病症，当病在半表半里而不宜汗、不宜吐、不宜下者可用此法。《素问·至真要大论》云："谨察阴阳所在而调之，以平为期。"调和之法以和阴阳为重。临床上多用推、揉、搓、按、拿、捏、运等手法，操作时平稳柔和，频率较缓，并应注意经络的特性，以达到阴阳平衡的目的。推揉膀胱经背俞穴，可和脏腑阴阳；揉中脘、章门、期门，搓胁肋可和肝胃；按揉关元、中极，擦八髎可和经血；揉板门，可和脾胃；拿揉肩井，运外八卦，可和一身气血。分手阴阳，可和阴阳、气血，行滞消食，治寒热往来，烦躁不安；分腹阴阳，可健脾和胃，理气消食，治呕吐、腹胀、厌食；掐四横纹，可和上下之气血，治身体瘦弱不欲饮食；小儿捏脊，有调阴阳、理气血、和脏腑、通经络、培元气的功效。

（七）散法

散法，即消散、疏散之法，有疏散血气、解除结聚的功效，多用于治疗气滞、血瘀、积聚之证。《素问·举痛论》曰："寒气客于肠胃之间，膜原之下……小络急引故痛，按之则血气散，故按之痛止。"临床上多用一指禅推、搓、摩等手法为主，操作时要轻快柔和。如饮食过度，脾失健运所致的脘腹胀满、痞闷，可用一指禅推、摩、搓等手法散之；气郁胀满则施以轻柔的一指禅推、摩法散之；对肝气郁滞所致的胁肋疼痛，常以搓摩双肋的方法散之；有形的凝滞积聚可用一指禅推、摩、揉、搓等手法散之，频率由缓慢而转快，可达消瘀散结的目的。

（八）清法

清法，即清热之法，具有清热凉血、清热祛暑、生津除烦等作用，多用于治疗热病。《素问·至真要大论》曰："温者清之。"推拿用清法，无苦寒伤脾胃之虞。手法以推、揉、掐等手法为主，操作时多快速、重施，刚中带柔。推拿介质多用寒凉之水、滑石粉等。

临床中如病在表者，当治以清热解表，多用开天门、推坎宫手法；表实热者，逆经轻推背部膀胱经，揉大椎等；表虚热者，顺经轻推背部膀胱经，顺揉太阳穴等；病在里且属气分大热者，当清气分之邪热，逆经轻推脊柱，掐揉合谷、外关等；阴亏虚热者，轻擦腰部，推涌泉，摩下丹田，清天河水等；血分实热者，逆经重推脊柱，退六腑等。

三、推拿的补泻作用

"虚则补之，实则泻之"，是中医治病的一项基本法则。"补"是补正气之不足；"泻"是泻邪气之有余。古人在长期的医疗实践中，对推拿的补泻作用进行了不断总结，并积累了丰富的经验，特别是在小儿推拿治疗时十分强调补泻。有关推拿的补泻方法，可按以下方法分类。

1. 按经络的循行来分　顺经络循行方向的操作为补法；逆经络循行方向的操作为泻法。

2. 按血流方向来分　向心性的操作为补法；离心性的操作为泻法。

3. 按手法的运动方向来分　顺时针方向的手法为补法；逆时针方向的手法为泻法。正如《小儿推拿广意》说："运太阳往耳转为泻，往眼转为补。"《幼科推拿秘书》说："左转补，右转泻。"

4. 按手法的刺激强度来分　轻刺激手法为补法；重刺激手法为泻法。

5. 按手法的频率来分　频率缓慢的手法为补法；频率急速的手法为泻法。正如《厘正按摩要术》说："急摩为泻，缓摩为补。"

6. 按治疗时间来分　治疗时间长的操作方法为补法，治疗时间短的操作方法为泻法。

临床应用中，只有把手法与治疗部位（或经络穴位）联系起来，推拿手法的补泻作用才有实际意义。手法在经络穴位或特定部位应用后所体现的治疗效果：凡能起到扶助人体正气或增强人体组织某一功能的谓之"补"法；凡能祛除体内病邪或抑制组织器官功能亢进的谓之"泻"法。所以，推拿的补泻与药物的补泻在方式上是完全不同的，推拿治疗过程中并没有"补药"或"泻药"进入人体，而是通过手法对经络穴位或治疗部位应用各种不同方式的刺激，使机体内部得到调节，从而起到扶正祛邪的功效，这就是推拿补泻作用的真实含义。

第三节　影响推拿疗效的因素

一、手法的选择

手法是推拿治疗疾病的主要手段，推拿医师在临床上能否选用恰到好处的推拿手法，直接影响推拿的治疗效果。因为人有男女老少之别，病有虚实久暂之分，治疗部位有大小深浅等不同，

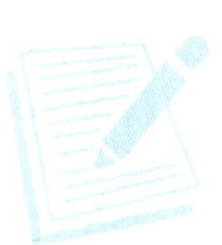

所以，选用手法要贯彻辨证论治的原则，以充分发挥手法的治疗作用。

（一）辨证施法

推拿手法的选取与中医内治疗法一样，也应以中医基础理论为指导，遵循辨证论治的原则，辨证施用手法。正如《理瀹骈文》云："外治之理即内治之理。"又云："外治必如内治者，先求其本，本何者也，明阴阳识脏腑也。"辨证是治疗的前提和依据，只有明确病变的阴阳、表里、虚实、寒热等属性，才能从复杂多变的疾病现象中抓住病变的本质，把握病症的标本、轻重、缓急，采取相应的手法以扶正祛邪，调整阴阳，使气血复归于平衡，达到治疗疾病的目的。因此，手法的选取不应仅是对症的局部治疗，必须贯穿辨证论治的思想，才能达到治疗效果。

（二）辨病施法

在推拿治疗过程中运用什么手法，除了辨证以外，还应辨病选择手法。例如：关节运动障碍者，常选用摇法、扳法、伸展法等关节被动运动类手法；关节错位者，应用扳法、拔伸法、平端法等整复关节类手法；有粘连者，则应使用扳法、弹筋拔络法、理筋法等。此外，对于治疗某一疾病的推拿手法，推拿医师既要掌握一般规律与常性，又要注意临证变通，随着病情的进退，主证与兼证，主要痛点与次要痛点的增减、消失、转化等，综合分析，及时进行手法的加减。

（三）辨人施法

由于推拿手法的治疗效果受人体诸多因素的影响，包括患者的年龄、性别、体质、生活习惯、职业特点、痛阈值的大小等，因此，手法的选择及临床具体运用应有所不同。例如：青壮年体质强，操作部位在腰臀四肢，可选用强刺激手法；老年患者体质虚弱，操作部位在头面胸腹；对小儿等，则要选用轻刺激手法。

（四）辨位施法

推拿手法的选取应视疾病所在部位的不同选用相应的手法。病位在腰臀四肢，选用穴位在深层，手法刺激量可较大，不宜选用轻柔手法。如环跳穴的推拿治疗手法若选用一指禅推法就过于轻浅，应选用点法、按法、肘按法等重手法。又如面瘫患者操作部位在头面部，则以一指禅推法、揉法、擦法等轻刺激手法为主。

（五）补虚泻实

补虚泻实是中医治病的基本法则之一，也是手法选取原则之一。推拿治疗疾病虽然不同于中药、针灸，但同样非常重视补泻。临床施术时，根据患者体质的强弱和证候的虚实，具体分析，区别对待，酌情施用手法，采取或补、或泻、或兴奋、或抑制等不同手法技术，作用于患者体表特定的部位或穴位，虚者补之，实者泻之，从而起到扶助正气、祛除邪气，或促进机体的生理功能、抑制脏腑组织亢奋的作用。

二、治疗部位的选择

推拿治疗部位的选择一般包括推拿施术部位的选择、患者体位的选择，以及推拿的取穴与配穴。

（一）施术部位的选择

推拿治疗的施术部位是根据疾病的部位来选取的，一般选取疾病所在的部位或穴位作为治疗部位，同时选取与疾病相关的或针对疾病临床疗效较好的相关经络、远端穴位和部位。

（二）患者体位的选择

推拿操作过程中，患者选用何种体位是根据具体使用的操作手法要求而定的。例如：腰背部用㨰法，患者取俯卧位；胸腹部及颜面部用一指禅推法，患者取仰卧位。又如腰部斜扳法，患者取侧卧位。

三、刺激量的选择

在手法刺激量的掌握和选择上，要根据患者疾病的性质、病症的部位、选用的穴位，以及患者的性别、年龄、体质的强弱和医师操作手法的功力等因素综合考虑，灵活运用，如《医宗金鉴》所说："一旦临证，机触于外，巧生于内，手随心转，法从手出。"

（一）辨证辨病选择刺激量

不同的病症需要不同的刺激量，同一病的不同证型亦需要不同的刺激量，高于阈值的手法往往成为伤害性刺激，低于阈值的手法又难见疗效，故针对不同病症以及不同的证型选择合适的手法刺激对提高疾病治疗效果是非常重要的。例如对软组织损伤一类疾病而言，在损伤的早期，刺激量宜小，用柔和的手法如㨰法、擦法、摩法等以活血消肿止痛；损伤后期或关节运动障碍者，刺激量宜大，用较重的手法如弹拨法、运动关节类手法等以舒筋通络，解除粘连。治疗内科及妇科疾病，多采用按触面积小、刺激量小，但渗透性强的手法，如一指禅推法，这样可使手法的刺激集中于特定的穴位上，以调整相应的脏腑功能等。经期妇女在腰骶与腹部要慎用或不用重手法，特别对早孕妇女的腰腹要禁用手法刺激。总之，辨病与辨证应选择适当的手法，以形成适应于相应病症的刺激量，从而达到治疗目的。

（二）辨人选择刺激量

刺激量的选取也受人体诸多因素的影响，所以在临床应用时，还应根据患者年龄的大小、体质的强弱、性别的不同，选用适宜的刺激量。青壮年肌肉发达，骨骼坚固，手法在同一部位的刺激量宜大；老年人肌肉松弛，骨骼松脆，手法的刺激量在同一部位则应减小，以免造成损伤；妇女及小儿在相应的部位亦应减小刺激量等。

（三）辨部位选择刺激量

一般情况下，病变范围较广、部位较深、肌肉比较丰厚的部位，用接触面积大而深沉有力、刺激量大的手法，如腰臀部操作，用按法、肘压法等；而病变范围虽然较广，但部位较浅、肌肉较薄的部位用接触面积大而柔和、刺激量小的手法，如在胸胁部操作时用擦法、揉法等。头面部操作时，多采用刺激量小而柔和轻灵的手法，如一指禅偏锋推法，拇指外侧揉法、抹法、扫散法（见附篇）等；四肢关节软组织损伤，可根据伤情的长短以及病情缓急选择不同的刺激量，如急性关节炎、扭伤等多用柔和、刺激量小的手法，慢性关节炎、扭伤的后期则用较重的、刺激量大的手法，并配合运动关节类手法等。

四、治疗时间的选择

推拿治疗时间往往和手法、患者病情、体质、性别等因素有关，如刺激柔和的手法，操作时间较长；刺激强、压力大的手法，操作时间宜短；虚证手法时间稍长，实证手法时间要短；舒筋手法时间稍长，正骨手法时间要短；女性患者手法时间稍短，男性患者手法时间稍长；治疗范围较大的患者，操作时间相对较长，治疗部位较小者，操作时间较短等，临床上要综合分析后确定治疗时间。

五、推拿处方

推拿处方是指根据中西医基础理论，针对疾病的诊断及辨证分型，开具的推拿治疗方案。其基本内容包括推拿治疗原则、治疗部位及取穴、手法、操作步骤，以及注意事项等。

（一）治则

推拿处方中的治则应是针对疾病的辨证结果而制定的具体治则，例如中医辨证为气滞血瘀，其治则即为行气活血。

（二）治疗部位及取穴

根据疾病选取相应的治疗部位和穴位。

（三）手法

根据疾病、治疗部位和穴位选取相应的治疗手法。

（四）操作步骤

推拿的操作步骤一般要写明患者采用的体位及要求（如呼吸要求等）、医师选用的手法、选取的部位和穴位、操作的时间和刺激量等。

（五）注意事项

需患者配合的手法要提前告知患者配合方式并予以指导，若配合不到位，不得强力使用手法，正骨类手法不得为追求弹响声而多次使用。

一个完整的推拿处方应包括上述五个方面，临证时应按照辨证和辨病的结果，施以适当的推拿处方，才能得到更好的疗效。

【思考题】

1. 推拿的中医作用原理是什么？
2. 推拿的治疗原则有哪些？
3. 推拿的治法有哪些？
4. 影响推拿疗效的因素有哪些？
5. 如何理解推拿补泻作用？
6. 推拿处方包括哪些内容？

第三章
推拿意外及其处理

扫一扫，查阅本章数字资源，含PPT、音视频、图片等

推拿作为一种自然疗法，没有药物的毒副作用，更是一种无创伤疗法，但它毕竟是用外力作用于人体，如果操作错误，患者体位不当或精神过于紧张，就可能出现一些异常情况，这些在临床中所产生的异常情况称之为推拿意外。推拿意外发生的原因有以下几点：①诊断不明或误诊；②对疾病的机制和手法作用的原理缺乏认识；③手法操作或者选用不当；④未注意推拿治疗的适应证和禁忌证。

术者要提高自身的理论基础和医疗技能，具体应做到以下几点：①提高诊断的正确率，避免误诊误治而发生意外；②提高手法操作的正确性和安全性，特别是一些摇、扳、拔伸等运动关节类手法；③在治疗时需注意选择适当的体位。只有这样，才能减少和避免推拿意外的发生。

第一节　推拿的适应证和禁忌证

一、推拿的适应证

推拿的适应证非常广泛，几乎覆盖各个临床科室的疾病，但主要的治疗病种集中在骨伤、内科、妇科、儿科、五官科等，同时也广泛应用于美容、减肥和医学保健。

（一）骨伤科疾病

骨伤科的主要病症：颈椎病、落枕、颈椎间盘突出症、前斜角肌综合征、肩关节周围炎、肩关节撞击综合征、冈上肌肌腱炎、肩峰下滑囊炎、肱二头肌长头肌腱滑脱、肱二头肌长头肌腱炎、肱骨外上髁炎、肱骨内上髁炎、腕管综合征、腱鞘囊肿、脊椎后关节紊乱、急性腰肌扭伤、慢性腰肌劳损、腰椎间盘突出症、第三腰椎横突综合征、骶髂关节扭伤、梨状肌综合征、髋关节扭伤、髋关节滑囊炎、退行性髋关节炎、退行性膝关节炎、膝关节创伤性滑膜炎、膝关节侧副韧带损伤、膝关节半月板损伤、髌下脂肪垫劳损、踝关节扭伤、踝管综合征、跟腱周围炎、跟痛症等。

（二）内科疾病

内科的主要病症：胃脘痛、便秘、泄泻、胃下垂、胆囊炎、感冒、咳嗽、哮喘、高血压、冠心病、眩晕、失眠、消渴、中风后遗症、面瘫、阳痿等。

（三）妇产科疾病

妇产科的主要病症：产后少乳、乳痈、产后身痛、月经不调、原发性痛经、闭经、慢性盆腔

炎、围绝经期综合征、产后耻骨联合分离症、子宫脱垂等。

（四）儿科疾病

儿科的主要病症：肌性斜颈、脑性瘫痪、小儿脊柱侧弯、厌食、疳积、腹泻、便秘、遗尿、脱肛、惊风、夜啼、感冒、发热、咳嗽、呕吐、小儿麻痹后遗症、桡骨小头半脱位等。

（五）五官科疾病

五官科的主要病症：近视、耳鸣、耳聋、鼻炎、慢性咽炎，以及急、慢性扁桃体炎等。

二、推拿的禁忌证

严格掌握推拿手法应用的禁忌证非常重要，可以确保患者的治疗安全，预防医疗纠纷的发生，保护医患双方的合法权益。以下情况不适合运用推拿手法。

1. 各种传染性疾病。
2. 结核性和感染性疾病。
3. 所操作的部位皮肤有烧伤、烫伤或有皮肤破损的皮肤病。
4. 各种恶性肿瘤，特别是与施术面重合或交叉部位的肿瘤。
5. 胃、十二指肠等急性穿孔。
6. 骨折及较严重的骨质疏松症患者。
7. 月经期、怀孕期的腹部、腰骶部操作。
8. 有严重心、脑、肺病患者；有出血倾向的血液病患者。
9. 患有某种精神类疾病，不能与医师合作的患者。
10. 大醉或过饱、过饥、过度劳累的患者。

此外，诊断尚不明确者、急性软组织损伤且局部肿胀严重者（如急性脊柱损伤伴有脊髓炎症状、急性踝关节扭伤等），以及骨关节结核、骨髓炎、老年性骨质疏松症等骨病患者亦不适合运用推拿手法，临床应多加鉴别以明确诊断。

【思考题】

1. 推拿治疗常见的儿科疾病有哪些?
2. 推拿禁忌证有哪些?

第二节　推拿异常情况及其处理

就推拿本身而言，它是一种安全、有效而基本无副作用的物理医疗方法，但是如果手法运用不当、患者体位不适或精神过于紧张，也可以出现一些异常情况。发生异常情况时，施术者必须马上做出正确判断，并进行及时有效的处理。

一、皮肤破损及瘀斑

皮肤破损是指患者在接受手法治疗时出现局部皮肤发红、疼痛、起疱等皮肤表面擦伤、出血、破损的现象。瘀斑是指患者在接受推拿手法治疗中或治疗后，治疗部位的皮下出血，局部皮肤出现青紫、瘀斑现象。两者常同时发生。

（一）发生原因

1. 治疗时操作不当。如擦法操作时间过长或产热过多引起皮肤烫伤；一指禅推法等操作时没有吸定，产生异常的摩擦运动；按揉法操作时，用力过重，幅度过大，引起皮肤翻转；在予热敷等治疗后不久便进行手法操作等引起皮肤破损。

2. 施术者长时间、重刺激手法治疗，或因患者痛阈值较高。如点按法、弹拨法和踩跻法在局部操作时间过长、力度过大易引起瘀斑。

3. 患者患有血小板减少症或其他易出血病症。

4. 老年性毛细血管脆性增加。

5. 某些女性处于月经生理期。

（二）处理

1. 皮肤破损者，在损伤处立即停止手法操作，做好局部皮肤的消毒，必要时请相关专科医师会诊。

2. 局部小块瘀斑，一般不必处理，经过 3 天左右可以自然吸收而消失。

3. 局部青紫严重，可先制动、冷敷；待出血停止后，再在局部及其周围使用轻柔的按揉、摩法等手法治疗，并配合湿热敷以消肿、止痛，促进局部瘀血消散、吸收。

（三）预防

1. 在使用擦法与按揉法时，可配合使用介质，防止破皮。擦法操作时注意控制手法的产热度。施术者指甲不宜过长。

2. 若非必要，治疗不宜选用过强的刺激手法。

3. 对老年人使用手法必须轻柔，推拿时间也不宜过长。

4. 急性软组织损伤患者一般应在皮下出血停止后，方可在局部配合使用手法。

5. 施术前详询病情，准确判断。

二、软组织损伤

软组织损伤指软组织或骨骼肌肉受到手法直接或间接暴力，导致组织受创后出现微循环障碍、无菌性炎症，致使局部肿胀疼痛一类的创伤综合征。

（一）发生原因

1. 初学推拿者手法生硬粗暴，不能做到柔和渗透。

2. 在颈、腰段脊柱推拿过程中，使用过度旋转、侧屈、挤压类手法，引起椎间盘等组织损伤。

（二）处理

1. 立即停止治疗，注意询问和检查患者损伤情况，以便及时处理。

2. 24 小时内制动，局部冷敷；24 小时后可在局部使用轻柔手法，或配合湿热敷等治疗。

3. 对椎间盘损伤严重者，可选用镇痛镇静类药物，经以上处理无效者，可用局部神经阻滞或消炎脱水类药物静脉滴注治疗。

（三）预防

1. 加强手法基本功练习，正确掌握动作要领，手法操作时不可使用暴力和蛮力。

2. 不可经常使用脊柱旋转类扳法，且在使用时注意不要超越正常的生理活动范围。

三、疼痛

疼痛是指患者经推拿手法操作后，特别是初次接受推拿手法治疗的患者，局部组织出现疼痛、肿胀、麻木等不适的感觉，拒按，夜间尤甚。

（一）发生原因

1. 施术时手法选用不当或手法操作不规范。

2. 局部操作时间过长，手法作用力过重。

3. 患者痛阈较低或精神紧张。

（二）处理

1. 一般不需要做特别处理，停止推拿 1 ～ 2 天后疼痛症状即可自行消失。

2. 若疼痛较为剧烈，可在局部施行红外线治疗或配合揉法等轻柔手法操作，也可以配合湿热敷等，经以上处理症状不能缓解者，可酌情使用镇痛镇静类药物。

（三）预防

对第 1 次接受推拿手法治疗的患者，手法要轻柔，局部施术的时间也不宜过长。对于精神紧张的患者给予心理辅导安慰，稳定患者情绪。

四、骨折脱位

骨折脱位是指医师在推拿操作过程中，特别是在做运动关节类手法或较强刺激的按压手法时，因手法运用不当引起患者骨折或脱位的现象。

（一）发生原因

1. 施术时手法选用或操作不当，压力过重，刺激过强，运动幅度过大，以及手法生硬粗暴等。

2. 患者接受手法操作时，体位不当。

3. 患者骨质疏松、骨质病变，或骨折假性愈合等。

（二）处理

1. 立即停止手法操作。

2. 制动、固定，并做 X 线、CT 或 MRI 检查等以明确诊断。

3. 如不能准确判断病情时可请骨科医师会诊，做必要的针对性处理，及时进行复位、整复和固定。

（三）预防

1. 手法治疗前，要仔细检查、评估患者骨质情况，如有疑问必须先行 X 线等检查，排除骨折及骨质病变或其他不宜推拿的病症。

2. 施术者必须熟悉解剖和各关节的正常生理运动幅度，使用运动关节类手法操作必须在正常生理活动范围内进行，切忌用暴力、蛮力。扳法不要强求弹响声。

3. 对于老年患者，根据患者情况选择体位且手法压力不宜过重，时间不宜过长。

4. 患者的体位必须正确、舒适，以患者耐受且有利于医师手法操作为原则。

五、脊髓损伤

脊髓损伤是指医师在推拿手法操作过程中，特别是在脊柱做运动类扳法、踩跻法等手法时，因操作不当或诊断不清，引起患者脊髓损伤的现象。

（一）发生原因

1. 患者有脊柱外伤、骨折或骨质疏松、严重骨质增生、肿瘤等占位性病变，不宜推拿。

2. 操作运动类手法时超越正常生理活动范围。

3. 使用踩跻法、扳法等手法时生硬粗暴。

（二）处理

1. 立即停止手法操作。

2. 制动、固定，并做 CT 或 MRI 检查等以明确诊断。

3. 及时请其他专科医师会诊，做必要的针对性处理。

（三）预防

1. 手法治疗前，特别是使用运动关节类手法时，要详问病史，明确诊断，必须先行 X 线等影像学检查，排除骨折及骨质病变或其他推拿禁忌证。

2. 施术者必须熟悉人体解剖和各关节的正常生理运动幅度，使用运动关节类手法操作必须在正常生理活动范围内进行，切忌用暴力、蛮力。

六、晕厥

晕厥是指患者在接受推拿手法治疗过程中，突然出现头晕目眩、胸闷恶心、心慌气短、面色苍白等表现。严重者发生四肢厥冷、出冷汗，甚至出现昏厥、晕倒等症状。

（一）发生原因

1. 初次接受推拿治疗的患者精神过度紧张。

2. 患者体质特别虚弱；或处于饥饿状态，血糖相对较低，或过度劳累、大汗淋漓之后。

3. 医师操作时手法过重、过强。

4. 治疗时患者体位不当，或持续以某种体位施术时间过长。

5. 患者患有其他心、脑、血管疾病。

（二）处理

1. 立即停止手法操作。

2. 使患者平卧于空气流通处，采取头低足高位，并让患者精神放松、配合深呼吸。轻者静卧片刻，饮温开水或糖水后即可恢复。

3. 重者可配合按揉内关、合谷，掐人中、十宣，拿肩井等，可以恢复。

4. 必要时应配合其他急救措施。

（三）预防

1. 对初次接受推拿治疗和精神紧张的患者，应做好解释工作，消除患者的顾虑。

2. 饥饿状态、过度疲劳的患者，应待其进食、恢复体力后，再进行推拿治疗。

3. 选择正确、舒适，且能持久接受推拿手法治疗的体位，一般以卧位为佳。

4. 施术前应详询病情，准确判断。施术过程中随时注意患者的体质情况、精神状态，以及对手法治疗的耐受性。

5. 治疗时，手法刺激不宜过强，治疗时间也不宜过长。

6. 注意保持诊疗室内的空气流通。

【思考题】

1. 发现脊髓损伤后如何处理？

2. 发现晕厥如何处理？

第四章
推拿临床常用运动解剖

扫一扫，查阅本章数字资源，含PPT、音视频、图片等

第一节　脊　柱

脊柱由7块颈椎、12块胸椎、5块腰椎、1块骶骨和1块尾骨，共26块脊椎骨组成，借椎间盘、韧带和关节紧密相连。全部椎间盘共23个（第1颈椎与第2颈椎间无椎间盘），总厚度约占脊柱全长的1/4。从侧面观察脊柱有颈曲、胸曲、腰曲和骶曲四个生理弯曲，其中颈曲、腰曲凸向前，胸曲、骶曲凸向后。脊柱侧面相邻上、下椎弓根之间，有脊神经和血管通过的椎间孔，两侧各有23个。脊柱是承上启下的枢纽，上承颅骨，下连骨盆，并构成胸腔、腹腔、盆腔的后壁，具有支持体重、保护脊髓和内脏器官、传递压力、缓冲震动，以及运动等功能。

一、脊柱关节的结构和功能

1. 寰枕关节　寰枕关节是由枕骨两侧的枕髁与寰椎侧块的上关节凹构成的双轴性椭圆状关节。左右寰枕关节在结构上独立，在功能上联合。绕额状轴，头可做屈伸运动；绕矢状轴，头可做侧屈运动。

2. 寰枢关节　寰枢关节包括寰枢外侧关节和寰枢正中关节，前者由寰椎侧块的下关节面和枢椎上关节面构成，关节囊的后面及内侧均有韧带加固；后者由齿突与寰椎前弓后面的关节面和寰枢横韧带组成。寰枢关节沿齿突垂直轴运动，使头连同寰椎进行旋转。

3. 钩椎关节　在第3～7颈椎体之间，由椎体上面两侧缘向上突起的椎体钩与上位椎体下面两侧缘的陷凹构成。此关节增生可引起椎间孔狭窄，压迫脊神经、椎动脉等，导致颈椎病。

4. 关节突关节　关节突关节属于平面关节，而关节面不同的方向影响着脊柱不同节段的运动。水平关节面主要是产生轴向旋转而垂直关节面则抑制垂直旋转，大多数关节面的位置介于水平和垂直之间。颈椎的关节突关节面趋于水平，其轴向旋转运动远大于腰椎。影响脊柱节段优势运动的其他因素还包括：椎间盘大小、椎体形状、局部肌肉活动，以及肋骨或韧带的附着位置等。

5. 椎间关节　由椎间盘、椎体终板及邻近椎体间的连接共同组成。从解剖学的角度来说，椎间关节复合体属于微动关节。脊柱负荷的80%通过椎间关节传递，20%通过后部结构承担（例如关节突关节和椎板）。椎间关节运动是发生在矢状、冠状、水平三个面的角旋转，其运动方向是以上位椎体节段的前方作为参照点。例如，当C_4～C_5轴向左旋时，C_4椎体的前缘旋向左侧，而棘突则旋向右侧。

椎间盘由中央髓核及包绕其外的纤维环构成。髓核是一个髓样凝胶状组织，位于椎间盘的中

后部。椎间盘是椎体的稳定和减震装置。椎间盘在低载荷下具有柔韧性，而在高载荷下则变得坚硬。

椎体终板是位于每个椎体上、下表面的玻璃样纤维软骨薄板。纤维环的胶原纤维连接相邻椎体的终板。椎体终板是半渗透性的，椎体血管的营养物质通过椎体终板进入椎间盘的深部。

腰椎间盘髓核压力测量发现：仰卧位休息时椎间盘的压力较低，前屈运动伴躯干肌强力收缩时压力较大。研究表明：①身体前部负重，特别是弯腰向前时，椎间盘的压力较大；②屈膝负重时腰椎间盘受压小于直膝负重，此时背部肌肉的活动增加；③向前而懒散的坐姿比正确坐姿产生更大的椎间盘压力。这些可作为针对腰椎间盘突出症防治的理论依据。

6. 腰骶关节　腰骶关节由第 5 腰椎的下关节突与骶骨上关节突构成。腰骶关节承受的应力比较大，容易发生慢性损伤，出现关节失稳或椎间盘突出等。

二、脊柱的运动

脊柱是由固定系统（椎骨）和运动系统（连接各椎体的椎间盘以及各关节突关节）组成的骨骼系统。脊柱的运动在相邻两椎骨之间是有限的，但整个脊柱的活动范围较大。脊柱可以绕额状轴（在矢状面内）做屈伸运动，绕矢状轴（在冠状面内）做侧屈运动，绕垂直轴（在水平面内）做回旋运动；此外还可做环转运动。脊柱各部的运动性质和范围不同，这主要取决于关节突关节的方向和形状、椎间盘的厚度、韧带的位置及厚薄等，同时也与年龄、性别和锻炼程度有关。

在脊柱颈段，颈椎关节突的关节面略呈水平位，关节囊松弛，椎间盘较厚，颈椎下段的屈伸及回旋的运动幅度较大。在脊柱胸段，胸椎可完成所有种类的运动，但胸廓与椎骨相连，椎间盘较薄，关节突的关节面呈冠状位，棘突呈叠瓦状，这些因素限制了胸椎的运动幅度。脊柱胸段和腰段之间有一胸腰连接部，该部位的运动具有一定的特殊性：第 12 胸椎至第 1 腰椎之间的部位具有良好的屈伸、侧屈和微小的回旋等腰段的运动性，第 11 ～ 12 胸椎之间部位具有良好的前屈、后伸、侧屈、回旋等胸段的运动性。在脊柱腰段，椎间盘最厚，屈伸和侧屈的运动幅度较大，关节突的关节面几乎呈矢状位，而回旋运动的幅度极小。由于颈、腰部运动灵活，易遭受损伤，故临床中颈腰痛疾病较多见。

三、运动脊柱的肌肉

（一）屈脊柱的肌肉

屈脊柱的肌肉包括腹直肌、腹外斜肌、腹内斜肌、髂腰肌和胸锁乳突肌等。

1. 髂腰肌　髂腰肌由腰大肌和髂肌组成。腰大肌起自腰椎体侧面和横突，髂肌起自髂窝，两肌向下互相结合，经腹股沟韧带深面和髋关节的前内侧，止于股骨小转子。近固定时，使髋关节前屈和旋外；远固定时，两侧髂腰肌同时收缩使脊柱前屈和骨盆前倾，单腿站立一侧收缩，使脊柱向同侧屈和旋转。

2. 胸锁乳突肌　胸锁乳突肌斜列于颈部两侧，起自胸骨柄前面和锁骨的胸骨端，肌束斜向后上方，止于颞骨乳突。一侧收缩使头向同侧侧屈，两侧收缩使头后仰。胎儿产伤等原因可造成一侧胸锁乳突肌挛缩，导致斜颈畸形。

（二）伸脊柱的肌肉

伸脊柱的肌肉包括竖脊肌、斜方肌、胸锁乳突肌和臀大肌等。

1. 竖脊肌　竖脊肌又称骶棘肌，从外向内由髂肋肌、最长肌及棘肌三列肌束组成，起自骶骨背面及髂嵴的后部，向上分出许多肌束，沿途止于椎骨和肋骨，并到达颞骨乳突。一侧竖脊肌收缩使脊柱向同侧屈，两侧竖脊肌收缩使脊柱后伸和仰头。许多腰痛患者是由于此肌受累所致，即临床所称“腰肌劳损”。

2. 斜方肌　斜方肌位于项部及背上部的浅层，一侧为三角形的扁肌，左右两侧相合呈斜方形。起自枕外隆凸、项韧带及全部胸椎棘突，肌纤维分上、中、下三部。上部肌纤维行向下外侧，止于锁骨外 1/3；中部肌纤维水平向外侧，止于肩峰和肩胛冈上缘；下部肌纤维行向上外侧，止于肩胛冈下缘的内侧。近固定时，上部肌纤维收缩使肩胛骨上提、上回旋和后缩，中部肌纤维收缩使肩胛骨后缩，下部肌纤维收缩使肩胛骨下降、下回旋和后缩。远固定时，一侧肌纤维收缩使头向同侧屈并向对侧回旋，两侧上部同时收缩使头后仰，一侧整块肌肉收缩使脊柱向对侧回旋，两侧整块肌肉收缩使脊柱伸。

（三）回旋脊柱的肌肉

回旋脊柱的肌肉包括同侧的腹内斜肌和对侧的腹外斜肌，此外，还有对侧的胸锁乳突肌、斜方肌和菱形肌等。

菱形肌：位于斜方肌中部的深面，肩胛骨内侧缘和脊柱之间，为菱形的扁肌。起自第 6 ～ 7 颈椎和第 1 ～ 4 胸椎棘突，肌束向外下方，止于肩胛骨内侧缘。收缩时可使肩胛骨靠近脊柱并向上移动。

四、脊柱的主要韧带和功能

脊柱由大量的韧带结构支撑，其结构和功能见表 4–1。

表 4–1　脊柱的主要韧带及功能

名称	附着点	主要功能
黄韧带	相邻椎板之间	限制屈曲，防止过度压缩力损伤椎间盘
棘上、棘间韧带	从第 7 颈椎到骶骨之间的相邻棘突	限制屈曲
横突间韧带	相邻的横突间	限制向对侧屈曲和前屈
前纵韧带	位于枕骨基底至骶骨的脊柱全长前表面	限制脊柱伸展或过度前凸，加强椎间盘前方及脊柱的稳定性
后纵韧带	位于第 2 颈椎到骶骨间脊柱全长的后表面	限制屈曲，加强椎间盘后方及脊柱的稳定性
关节囊韧带	包绕每一个关节突关节	加强关节突关节

第二节　胸　部

胸廓由 12 个胸椎、12 对肋、1 块胸骨，以及关节和韧带等组成，形如前后略扁的圆锥体。胸廓有两口、三径和四壁。胸廓上口较小，由第 1 胸椎、第 1 肋和胸骨柄上缘构成，有食管、气管及重要的神经和血管通过。胸廓下口宽而不整，由第 12 胸椎，第 11、12 对肋，左右肋弓和胸骨剑突构成，被膈肌封闭。两肋弓在中线构成向下开放的胸骨下角。胸廓的三径：横（左右）径、矢状（前后）径、垂直（上下）径。胸廓的四壁：前壁为胸骨和肋软骨；后壁为胸椎及肋角以后的部分；两侧壁为肋骨的其余部分。胸廓内藏心、肺等人体重要器官，具有保护、支持、运

动等功能。

一、胸廓的运动

由胸廓围成的胸腔主要参与呼吸运动。在肌肉的作用下，通过肋骨的升、降来改变胸廓的前后径，改变胸腔的容积，促成了肺呼吸。吸气时，肋向外扩张和上提，胸骨向前上方举，同时膈肌圆顶下降，胸廓的三径增大，胸腔容积扩大，这时空气进入肺内。呼气时，肋下降，胸廓的三径减小，胸腔容积缩小，导致空气从肺内排出。研究表明，脊柱的屈、伸、侧屈、回旋等各种运动都影响着肋的运动，正常直立位是肋运动的最佳姿势。

二、运动胸廓的肌肉

呼吸运动主要是通过肋、胸骨及膈的运动来实现，因此，起止在肋及胸骨上的肌肉均可称为呼吸肌。确定单块肌肉在呼吸运动中的作用较为复杂。据肌电图分析，呼吸运动的主要肌肉是膈、腰方肌、斜角肌、腹横肌、肋间外肌、肋间内肌和胸横肌等。

1. 膈 膈位于胸腔、腹腔之间，封闭胸廓下口，为向上膨隆呈穹隆形扁薄阔肌，其周围为肌性部，膈的肌纤维起自胸廓下口的周缘和腰椎前面，各部肌束向中央集中移行于腱性部，称中心腱。膈肌是一块重要的吸气肌，活动强度随着吸气的开始、进行，直到吸气之末逐渐加大。膈肌收缩可减轻运动肋、胸骨诸吸气肌的疲劳，并对胃、肝起到积极的内按摩作用。膈在站立和倒立时，有承托胸腹腔器官的作用。膈上有 3 个裂孔：主动脉裂孔在膈与脊柱之间，位于第 12 胸椎前方，有主动脉及胸导管通过；食管裂孔位于主动脉裂孔的左前方，约平第 10 胸椎，有食管和左、右迷走神经通过；腔静脉孔位于食管裂孔右前方的中心腱内，位置最高，约平第 8 胸椎，有下腔静脉通过。膈与腹肌同时收缩，则能增加腹压，协助排便、呕吐、咳嗽和分娩等活动。

2. 腰方肌 腰方肌位于腹后壁的脊柱两侧，其内侧有腰大肌，其后方有竖脊肌，起自髂嵴后部第 2 ～ 5 腰椎横突，向上止于第 12 肋骨、第 12 胸椎体和第 1 ～ 4 腰椎横突。下固定时，一侧收缩使脊柱向同侧屈；两侧收缩，使第 12 肋骨下降，并使脊柱更加稳固。上固定时，一侧收缩使骨盆向对侧倾斜。一侧腰方肌麻痹时，会使骨盆向对侧倾斜，这是脊柱侧凸的一个原因。

3. 斜角肌 斜角肌包括前斜角肌、中斜角肌、后斜角肌，三者均起自颈椎横突，前、中斜角肌向下止于第 1 肋骨，后斜角肌止于第 2 肋骨。在前、中斜角肌和第 1 肋骨之间，形成的三角形裂隙称斜角肌间隙，有臂丛神经和锁骨下动脉通过。在病理情况下，可造成此间隙狭窄，引起臂丛神经、血管受压。斜角肌可上提第 1、2 肋，助深吸气。如肋骨固定，一侧斜角肌收缩可使颈屈向同侧，两侧同时收缩使颈前屈。

4. 肋间外肌 肋间外肌位于各肋间隙的浅层，起自肋骨下缘，肌束斜向前下，止于下一肋骨的上缘。具有提肋、辅助吸气的功能。

5. 肋间内肌 肋间内肌位于肋间外肌的深面，肌束方向与之相反。具有降肋、辅助呼气的功能。

肋间外、内肌对呼吸运动作用的强度和范围随呼吸运动的深浅而变化。在平静呼吸时，肋间外、内肌随呼吸加深而依次加入活动。当呼吸量达肺活量的 80% 时，所有肋间外、内肌都参加活动。深呼吸时，肋间外、内肌活动增强。肋间外、内肌静力收缩时，使胸廓各部紧张成为坚固的圆桶状，胸膜腔内压增高，这对提高胸廓承受能力、减轻重力对椎间盘的压力、为起止于胸廓上的肌肉提供稳固支撑具有重要意义。

6. 胸横肌 胸横肌位于胸骨体和肋软骨后面，是腹横肌的延续。胸横肌起自剑突，4 个肌束

起于胸骨体下部，呈扇形向上外斜行，止于第 2 ～ 6 肋软骨与肋骨结合部内面。胸横肌两侧向下向中拉肋下降，助呼气。

第三节　腹　部

腹部由腹壁、腹腔及腹腔内容物等组成。腹腔是由后面的腰椎两侧和前面的腹壁软组织围成的体腔。膈肌参与构成腹腔的上壁，盆腔底肌参与构成腹腔的下壁。

一、腹肌

腹肌位于胸廓下缘与骨盆之间，参与腹壁的组成，按其部位可分为前外侧群、后群两部分。前外侧群构成腹部的前外侧壁，包括呈带状的腹直肌和 3 块宽阔的扁肌：腹外斜肌、腹内斜肌和腹横肌；后群有腰大肌和腰方肌。

1. 腹直肌　腹直肌位于腹前壁正中线的两旁，在腹直肌鞘中，为上宽下窄的带形多腹肌，起于耻骨联合与耻骨结节，止于胸骨剑突及第 5 ～ 7 肋软骨的前面。腹直肌一般有 3 ～ 4 条横行的由结缔组织构成的腱划。上固定时，两侧同时收缩，使骨盆后倾或保持水平位。下固定时，两侧同时收缩，向下牵拉胸廓协助呼气或使脊柱前屈，并在用力呼气末期下拉肋助呼气。

2. 腹外斜肌　腹外斜肌位于腹前外侧浅层，为宽阔扁肌，纤维走向呈倒八字形。下固定时，两侧同时收缩使脊柱前屈，并下拉肋骨助呼气。一侧收缩使脊柱向同侧屈、对侧回旋。上固定时，两侧同时收缩拉骨盆后倾。一侧收缩拉骨盆绕脊柱垂直轴向同侧回旋。

3. 腹内斜肌　腹内斜肌位于腹外斜肌深层，为宽阔扁肌，纤维走向呈八字形。下固定时，两侧同时收缩，功能与腹外斜肌相同。一侧收缩使脊柱向同侧回旋和同侧屈。上固定时，一侧收缩拉骨盆绕脊柱垂直轴向对侧回旋。

4. 腹横肌　腹横肌位于腹内斜肌的深层。起于腹股沟韧带外侧、髂嵴前部、胸腰筋膜、下 6 对肋的内面，肌纤维横行向前内侧延伸为腱膜，参与构成腹直肌鞘的后壁，止于白线。腹下肌收缩下拉肋助吸气，与腹部其他肌肉共同收缩可提高腹压。

5. 腰大肌　腰大肌为一长梭形肌肉，起自腰椎体侧面和横突，与髂肌共同止于股骨小转子，合称髂腰肌。腰大肌被一筋膜鞘包裹，当患腰椎结核时，有时脓液可沿此鞘流入髂窝或大腿根部。腰大肌与髂肌共同作用，可使髋关节前屈和旋外；下肢固定时，可使躯干和骨盆前屈。

维持腹压的肌肉有膈肌、腹直肌、腹外斜肌、腹内斜肌、腹横肌、腰方肌和会阴肌等。

腹肌收缩的四种类型：①等长收缩；②固定骨盆，屈曲躯干；③固定下肢，屈曲躯干和骨盆；④固定躯干，屈曲骨盆和（或）下肢。

腹肌可降低竖脊肌张力，减小腰椎曲度，增加腰骨盆区稳定性；若腹肌薄弱则造成骨盆前倾，腰椎前凸增加，降低腰骨盆区的稳定性。

二、腹部筋膜

腹部筋膜包括腹浅筋膜、腹深筋膜和腹内筋膜。

1. 腹浅筋膜　腹浅筋膜在腹上部为一层，在脐以下分浅、深两层。浅层含有脂肪，称脂肪层，向下与会阴浅筋膜、阴囊内膜相连；深层内有弹性纤维，称膜性层。

2. 腹深筋膜　腹深筋膜可分为数层，分别覆盖在前外侧肌群各肌的表面和深面。

3. 腹内筋膜　腹内筋膜贴附在腹腔和盆腔各壁的内面，各部筋膜的名称和所覆盖的肌肉相同，如膈筋膜、腹横筋膜、髂腰筋膜、盆筋膜、腰方筋膜等。其中腹横筋膜范围较大，贴附于腹横肌、腹直肌鞘，以及弓状线以下腹直肌的后面。

第四节 上 肢

上肢骨的连结分为上肢带骨连结和自由上肢关节两大部分。上肢带骨连结包括胸锁关节和肩锁关节。上肢带肌包括三角肌、冈上肌、冈下肌、小圆肌、大圆肌、肩胛下肌，配布于肩关节周围，均起自上肢带骨，能运动肩关节，又能增强关节的稳固性。自由上肢关节包括肩关节、肘关节、桡尺关节和手的关节。本节重点叙述肩关节和肘关节的运动解剖。

一、上肢带骨的连结

1. 胸锁关节 胸锁关节由锁骨的胸骨端关节面与胸骨柄的锁骨切迹及第一肋软骨的上缘共同组成，属于多轴关节。关节囊坚韧并有胸锁前、后韧带，锁间韧带，肋锁韧带加固。胸锁关节的活动度虽小，但以此为支点扩大了上肢的活动范围。

2. 肩锁关节 肩锁关节由锁骨的肩峰端关节面与肩胛骨的肩峰关节面构成，关节面扁平，活动范围小，属微动关节。关节囊的上、下分别有肩锁韧带、喙锁韧带加强。

3. 上肢带的运动 上肢带运动的主要形式有三种。

（1）上提、下降 肩胛骨在冠状面内向上、下的移动。向上移动称为上提，如耸肩动作；向下移动称为下降。上下移动距离可达 10 ～ 20cm。

（2）前伸、后缩 肩胛骨沿肋骨向前移动，内侧缘远离脊柱称为前伸，如含胸动作；反之为后缩，如扩胸动作。前后移动距离可达 15cm。

（3）上回旋、下回旋 肩胛骨的关节盂向上，下角转向外上方称为上回旋，如两手侧平举做侧屈运动；反之为下回旋。

二、自由上肢关节

（一）肩关节

肩关节由肱骨头与肩胛骨的关节盂构成，属于典型的球窝关节。肱骨头大，关节盂浅而小，关节窝仅能容纳肱骨头关节面的 1/4 ～ 1/3；肩关节囊薄而松弛，所以是人体运动最灵活的关节。肱骨头的前方为肩胛下肌腱，上方为冈上肌腱，后方为冈下肌腱和小圆肌腱，这组包绕在肱骨头周围的肌腱复合体称为肩袖。由于关节囊的上部、后部和前部都有肌腱或韧带及肌肉等结构加强，前下部较薄弱，因此肩关节脱位以前下方脱位为多见。

1. 肩关节的运动 肩关节能绕三个相互垂直的轴进行运动，可完成前屈、后伸、外展、内收、旋内、旋外、水平屈伸，以及环转运动。

2. 运动肩关节的肌肉 屈肩关节的肌肉有胸大肌、三角肌前部、肱二头肌和喙肱肌等，伸肩关节的肌肉有三角肌后部、肱三头肌长头、背阔肌、冈下肌、小圆肌和大圆肌，外展肩关节的肌肉有三角肌和冈上肌，内收肩关节的肌肉有肩胛下肌、胸大肌、背阔肌、冈下肌、小圆肌、大圆肌和喙肱肌，外旋肩关节的肌肉有三角肌后部、冈下肌和小圆肌，内旋肩关节的肌肉有三角肌前部、胸大肌、背阔肌、肩胛下肌和大圆肌。

（1）三角肌 位于肩部，呈三角形。其起点恰与斜方肌的止点相对应，即锁骨外侧 1/3、肩

峰和肩胛冈，肌束逐渐向外下方集中，止于肱骨体外侧的三角肌粗隆。三角肌的主要作用是使肩关节外展，前部肌束可以使肩关节屈和旋内，后部肌束能使肩关节伸和旋外。

（2）喙肱肌　位于臂上1/2的前内侧，肱二头肌短头后内方，与肱二头肌短头共同以扁腱起自肩胛骨喙突，止于肱骨中部的内侧。喙肱肌的主要功能是使肩关节前屈和内收。

（3）冈上肌　位于斜方肌深面。起自肩胛骨冈上窝，肌束向外侧经肩峰和喙肩韧带下方汇合成肌腱，越过肩关节上方并与肩关节囊融合，止于肱骨大结节上部。冈上肌肌腱是肩关节周围诸肌腱中最易断裂的肌腱之一。冈上肌的主要功能是使肩关节外展。

（4）冈下肌　位于冈下窝内，起自冈下窝，肌束向外侧移行为肌腱，经肩关节囊的后面，止于肱骨大结节中部。冈下肌的主要功能是使肩关节外展。

（5）小圆肌　位于冈下肌下方，起自肩胛骨外侧缘上2/3的背面，肌束向上外方移行为扁腱，经肩关节囊的后面，止于肱骨大结节下部。小圆肌收缩时使肩关节旋外。

（6）大圆肌　位于小圆肌下方，起自肩胛骨下角背面，肌束向上外方集中，经臂的内侧、肱三头肌长头前面，止于肱骨小结节嵴。大圆肌收缩时使肩关节旋内和内收。

（7）肩胛下肌　位于肩胛骨前面，呈三角形，起自肩胛下窝，肌束向上外方移行为扁腱，经肩关节囊前面，止于肱骨小结节。肩胛下肌收缩时使肩关节旋内和内收。

（二）肘关节

肘关节是由肱骨下端与尺、桡骨上端构成的复合关节。肱尺关节由肱骨的滑车与尺骨的滑车切迹构成，属于滑车关节，能做屈伸运动。肱桡关节由肱骨的肱骨小头与桡骨上端的关节凹构成，属于球窝关节，能做屈、伸、旋内、旋外等运动。桡尺近侧关节由桡骨的环状关节面和尺骨上端的桡切迹共同构成，属于圆柱关节，能做旋内、旋外运动。肘关节的韧带有桡侧副韧带、尺侧副韧带、桡骨环状韧带。幼儿4岁以前，桡骨头尚在发育之中，环状韧带松弛，因此，在肘关节伸直位猛力牵拉前臂时，桡骨头被环状韧带卡住，有时部分环状韧带可夹在肱桡关节之间，发生桡骨小头半脱位。

1. 肘关节的运动　以肱尺关节为主，肱尺关节属于滑车关节，绕冠状轴做屈、伸运动。伸肘时，前臂与上臂不在一条直线上，两者之间形成一个偏向外侧，构成约10°的外偏角，称提携角。正常状态下，伸肘时鹰嘴的尖端和肱骨内、外上髁三点成一直线；屈肘90°时，三点则变为一个鹰嘴在下的等腰三角形。当肘关节后脱位时，鹰嘴向后上移位，三点的位置关系发生改变；而当肱骨髁上骨折时，三点的关系不变。

2. 运动肘关节和桡尺关节的肌肉　屈肘关节的肌肉包括肱肌、肱二头肌、肱桡肌和旋前圆肌等。伸肘关节的肌肉有肱三头肌和肘肌，内旋肘关节的肌肉有旋前圆肌、旋前方肌和肱桡肌。外旋肘关节的肌肉包括旋后肌、肱二头肌和肱桡肌。

（1）肱肌　位于肱二头肌下半部深面。起自肱骨体下半部的前面，止于尺骨粗隆。主要功能为屈肘关节。

（2）肱二头肌　呈梭形。起始端有长、短两个头，长头以长腱起自肩胛骨盂上结节，通过肩关节囊，经肱骨结节间沟下降，周围包以结节间腱鞘；短头位于长头内侧，与喙肱肌共同以扁腱起自肩胛骨喙突。两头在臂下部合并成一个肌腹，向下移行为肌腱，止于桡骨粗隆。此肌收缩时，屈肘关节，当前臂在旋前位时能使其旋后；协助屈肩关节。

（3）肱三头肌　近侧端有长头、内侧头和外侧头三个头，长头以扁腱起自肩胛骨盂下结节，向下行经大、小圆肌之间，肌束于外侧头内侧、内侧头浅面下降；外侧头与内侧头分别起自肱骨

后面桡神经沟外上方和内下方的骨面。三个头向下会合，以一坚韧的肌腱止于尺骨鹰嘴。主要功能为伸肘关节，长头还可以使肩关节后伸和内收。

（4）肘肌　位于肘关节后面，呈三角形。起自肱骨外上髁，止于尺骨背面上部。主要功能为参与前臂伸。

（5）肱桡肌　起自肱骨外上髁上方，下 1/3 为扁腱，止于桡骨茎突。主要功能为屈肘关节，当前臂处于旋前位时使其旋后。

（6）旋前圆肌　起自肱骨内上髁，止于桡骨外侧中部。主要功能为使前臂旋前和屈肘关节。

（7）旋前方肌　为扁的四方形小肌。起自尺骨下 1/4 的前面，肌束横行，止于桡骨下端的前面。主要功能为使前臂旋前。

（8）旋后肌　位置较深，起自肱骨外上髁和尺骨近侧端，肌束斜向下外并向前包绕桡骨，止于桡骨上 1/3 的前面。主要功能为使前臂旋后。

第五节　下　肢

下肢骨的连结可分为下肢带骨的连结和自由下肢关节两部分。下肢带骨的连结是指两侧髋骨之间及其和骶骨之间的连结，即构成骶髂关节和耻骨联合，连结后构成骨盆。自由下肢关节包括髋关节、膝关节、踝关节和足的关节等。本节重点叙述髋关节和膝关节的运动解剖。

一、下肢带骨的连结

（一）骶髂关节

骶髂关节由骶骨的耳状面与髂骨的耳状面相连而成，关节面凹凸不平、嵌合紧密。稳固骶髂关节的韧带有骶髂前韧带、骶髂后韧带、骶髂骨间韧带、骶结节韧带和骶棘韧带。由于结构牢固，所以活动范围很小。

（二）耻骨联合

耻骨联合由两侧的耻骨联合面借纤维软骨构成的耻骨间盘连结而成，具有缓冲功能。耻骨联合的上方、下方和前方均有韧带加固，下方的夹角称耻骨角（女性称耻骨弓）。耻骨联合为微动关节，耻骨间盘内有一矢状位缝隙，女性在分娩时耻骨联合可轻度分离，以利胎儿娩出。

（三）骨盆

骨盆是由骶骨、尾骨和两侧的髋骨，以及连结它们的关节、韧带构成的穹隆结构。骨盆具有承受较大荷载又可缓冲震动等功能。骨盆上借骶髂关节与脊柱相连，下借髋臼与下肢相连。骨盆与下肢一起对脊柱的运动有：绕冠状轴可做前屈、后伸运动，绕矢状轴可做侧屈运动，绕垂直轴可做回旋运动。骨盆在髋关节处可做骨盆前倾、回旋和侧倾。

二、自由下肢关节

（一）髋关节

髋关节是由髋骨的髋臼和股骨的股骨头构成，属于典型的球窝关节。髋臼周缘有纤维软骨构

成的髋臼唇，以增加髋臼的深度。股骨颈的绝大部分被包在关节囊内，关节囊厚并紧张。关节囊周围有韧带加强，其中前方有髂股韧带，可限制大腿过伸，且对维护人体直立有重要作用。耻股韧带位于髋关节囊的前内侧，有限制大腿过度外展和旋外的作用；后方有坐股韧带，有限制大腿过度内收及旋内的功能；关节囊内有股骨头韧带，连结于股骨头凹和髋臼横韧带之间，韧带中含有滋养股骨头的血管。因此，髋关节坚固性大，灵活性小。

1. 髋关节的运动　髋关节可绕三个运动轴进行屈伸、展收、回旋、水平屈伸和环转运动。股骨头深藏于髋臼内，关节囊紧张而坚韧，又受各种韧带的限制，其运动幅度远不及肩关节。由于其具有较大的稳固性，可支持体重和适应下肢行走功能。关节囊后下部较薄弱，股骨头易向下脱位。

2. 运动髋关节的肌肉　屈髋关节的肌肉有髂腰肌、股直肌、缝匠肌、阔筋膜张肌和耻骨肌等；伸髋关节的肌肉有臀大肌、大收肌、股二头肌、半腱肌和半膜肌等；外展髋关节的肌肉有臀中肌、臀小肌、臀大肌上部和梨状肌等；内收髋关节的肌肉有大收肌、长收肌、短收肌、臀大肌下部、股薄肌和耻骨肌等；外旋髋关节的肌肉有髂腰肌，臀大肌，梨状肌，臀中、小肌后部和缝匠肌等；内旋髋关节的肌肉有臀中、小肌前部和阔筋膜张肌等。

（1）阔筋膜张肌　位于大腿前外侧，属于梭形肌，起自髂前上棘，止于胫骨外侧髁。近固定时，使大腿屈、外展和旋内。远固定时，使骨盆前倾。

（2）臀大肌　位于骨盆后外侧面，臀部皮下，呈宽厚的四方形扁肌，肌纤维很粗。近固定时，使大腿伸和旋外；上部肌纤维使大腿外展；下部肌纤维使大腿内收。远固定时，一侧肌肉收缩使骨盆转向对侧；两侧同时收缩使骨盆后倾。

（3）臀中肌和臀小肌　两肌均起自髂骨翼外面，止于股骨大转子。近固定时，使大腿外展，前部使大腿屈和旋内，后部使大腿伸和旋外。远固定时，一侧收缩使骨盆向同侧倾；两侧前部收缩使骨盆前倾，后部收缩使骨盆后倾。

（4）梨状肌　位于臀中肌下方，呈梨形。起自第 2 ～ 5 骶椎前侧面，经坐骨大孔穿出，止于股骨大转子。近固定时，使大腿外展和旋外；远固定时，一侧收缩使骨盆转向对侧，两侧同时收缩使骨盆后倾。梨状肌下方有坐骨神经通过，当下肢外展并外旋或由蹲位直立时，动作不当可使梨状肌损伤，且往往波及坐骨神经。

（5）缝匠肌　是人体中最长的肌肉，起自髂前上棘，经大腿前面斜向下内，止于胫骨上端的内侧面。近固定时，使大腿屈和旋外，并使小腿屈和旋内。远固定时，两侧收缩使骨盆前倾。

（6）大收肌　位于短收肌的深层，为最大的内收肌，呈三角扇形，起于坐骨结节、坐骨下支和耻骨下支，止于股骨粗线内侧唇上 2/3 和股骨内上髁上方的收肌结节。近固定时，使大腿内收、旋内和伸。远固定时，两侧收缩使骨盆后倾。

（7）股薄肌　位于大腿最内侧线层，起于耻骨下支，下行自膝关节后方转至前方，止于胫骨粗隆内侧。近固定时，使大腿内收；使小腿屈和旋内。远固定时，使骨盆前倾。

（8）耻骨肌、长收肌和短收肌　耻骨肌位于股骨上部内侧，为羽状肌；长收肌位于耻骨肌内侧，短收肌耻骨肌和长收肌的深层，长收肌和短收肌均为三角形扁肌。近固定时，使大腿屈、内收和旋外。远固定时，使骨盆前倾。

（二）膝关节

膝关节是人体结构最复杂的关节，由股骨下端的内、外侧髁关节面和胫骨上端的内、外侧髁关节面，以及髌骨的后关节面共同构成。髌骨的后关节面与股骨的髌面构成滑车状的髌股关节。

股骨下端的内、外侧髁为关节头，胫骨上端的内、外侧髁上关节面为关节窝构成椭圆状的胫股关节。膝关节的关节囊广阔松弛，厚薄不一，关节腔隙较大。囊的前壁有股四头肌腱、髌韧带和髌骨；两侧有胫、腓侧副韧带；后壁有腘斜韧带。关节囊内有前、后交叉韧带和内、外侧半月板，内侧半月板较大，呈“C”形；外侧半月板较小，呈“O”形，半月板有润滑、缓冲压力和保护关节面的作用。由于半月板随着膝关节的运动而移动，在强力骤然动作时，半月板不能及时复位，易受到股骨髁的碾压而造成损伤和撕裂。

1. 膝关节的运动 膝关节的运动以屈伸为主。但在膝关节半屈位时，小腿尚可做旋转（旋内、旋外）运动。半月板的位置随膝关节的运动而改变。屈膝时，半月板滑向前方；屈膝旋转时，一个半月板滑向前，另一个滑向后。由于半月板随膝关节运动而移动，因此，在急骤强力动作时可造成损伤。且由于内侧半月板与关节囊内侧副韧带紧密相连，因而内侧半月板的损伤机会较多。

2. 运动膝关节的肌肉 屈膝关节的肌肉有腓肠肌、股二头肌、半腱肌、半膜肌和股薄肌等，伸膝关节的肌肉有股四头肌等，内旋膝关节的肌肉有缝匠肌、半腱肌、半膜肌、股薄肌和腓肠肌内侧头等，外旋膝关节的肌肉有股二头肌和腓肠肌外侧头等。

（1）股四头肌 是人体中最大的肌肉，包括股直肌、股内侧肌、股外侧肌和股中间肌。股直肌起自髂前下棘，股内侧肌和股外侧肌分别起自股骨粗线内、外侧唇，股中间肌起自股骨体前面，四块肌肉向下构成髌腱，包绕髌骨，向下延续为髌韧带，止于胫骨粗隆。其主要功能是屈髋关节和伸膝关节。

（2）股二头肌 位于大腿的后外侧，呈梭形，有长、短两个头。长头起于坐骨结节；短头起于股骨粗线外侧唇，两头在大腿后下 1/3 处汇合，止于腓骨头。近固定时，伸膝关节；屈膝时，使小腿旋外，长头伸髋关节。远固定时，屈膝关节；伸膝时，使骨盆后倾。

（3）半腱肌和半膜肌 位于大腿的后内侧，半膜肌在半腱肌的深层，均为羽状肌。半腱肌起于坐骨结节，止于股骨粗隆的内侧。半膜肌起于坐骨结节，止于胫骨粗隆内侧。近固定时，伸髋关节，屈膝关节；屈膝时，使小腿旋内。远固定时，功能同股二头肌。

3. 膝关节的主要韧带及其功能 见表 4–2。

表 4–2 膝关节的主要韧带及其功能

名称	功能
内侧副韧带	防止膝外翻、膝过伸、轴向旋转
外侧副韧带	防止膝内翻、膝过伸、轴向旋转
前交叉韧带	多数纤维对抗膝关节伸展（限制胫骨过度前移，股骨过度后移或是两者皆有），限制内翻、外翻和轴向旋转
后交叉韧带	多数纤维对抗膝关节伸展（限制胫骨过度后移、股骨过度前移或者两者皆有），限制内翻、外翻和轴向旋转

【思考题】

1. 腰椎间盘突出症出现典型症状的解剖学基础是什么？
2. 如何从解剖学角度理解肩关节前下方脱位较多见？
3. 试述膝关节损伤的相关解剖学基础。

第五章
推拿临床常用检查方法

扫一扫，查阅本章数字资源，含PPT、音视频、图片等

推拿疗法的适应范围广，涉及骨伤、外、内、妇、儿、五官等各科疾病。在推拿诊治疾病过程中，查体是一个非常重要的环节。一个合格的推拿临床医师在诊治疾病时，不仅要以完整的中医理论做指导，也要结合西医学的检查方法，如专科检查、实验室检查、影像学检查等，以全面了解患者的整体状况和局部症状。在此基础上做到以辨病为先，以辨证为主，两者有机地结合，从而选择最优化的治疗方案。

第一节　推拿的经络按诊法

推拿经络按诊法是以经络腧穴理论为指导，推拿医师用手在患者体表按经络循行路线和腧穴部位进行按压、触摸、探寻异常感觉或征象，以诊查疾病的方法。此法早在《黄帝内经》中就有记载。《灵枢·邪气脏腑病形》云："按其脉，知其病，命曰神……按而得之，问而极之，为之奈何？"《灵枢·经水》云："审切循扪按，视其寒温盛衰而调之，是谓因适而为之真也。"《灵枢·背腧》记载："欲得而验之，按其处，应在中而痛解，乃其俞也。"指出了用按法寻找穴位反应点。又如诊断痹症，《灵枢·阴阳二十五人》曰："切循其经络之凝涩，结而不通者，此于身皆为痛痹，甚则不行，故凝涩。"说明对痹证的认识，除了来自患者肢体疼痛的主观感受外，也与医师通过推拿、切诊到患者经络凝涩的客观指征有关。因此，手法按诊成为推拿疗法的一个重要组成部分。

一、推拿经络按诊法的理论基础

经络腧穴理论是推拿经络按诊法的理论基础。经络是经脉及络脉的总称。经有路径、途径之义，经脉贯通上下，沟通内外，分布较深，是经络中纵行之主干；络，即网络之义，作为经脉别出的分支，络脉较经脉细小，纵横交错，遍布全身。经络作为人体运行气血、联络脏腑、沟通内外、贯穿上下的径路，与脏腑功能活动密切相关，经气的虚实可以反映脏腑功能的盛衰。经络学说是研究人体经络系统的循行分布、生理功能、病理变化及其与脏腑相互关系的一种理论学说，在生理、病理、诊断、治疗等方面具有重要意义，对中医临床各科均有广泛的指导作用，是中医推拿诊疗学的重要理论基础之一。

腧穴是人体脏腑经络之气输注于体表的特殊部位，腧与输义通，有转输、输注之义，穴即空隙、孔隙之义。腧穴既是疾病的反应点，又是推拿治疗的施术部位，与推拿经络按诊法及推拿手法结合，通过腧穴－经络－脏腑途径，发挥诊查疾病、疏通气血、通经活络、协调阴阳等作用。阿是穴又称为"不定穴""天应穴"，是指无具体名称、无固定位置，以病痛局部或与病痛有关的压痛点、敏感点。阿是穴可作为疾病的反应点，在临床上有一定的诊断意义。

《灵枢·海论》曰："夫十二经脉者，内属于脏腑，外络于肢节。""有诸内者，必形诸外。"脏腑、形体、官窍及精气血津液神有病理变化，必会通过经络及腧穴反映于体表。推拿医师应用双手触摸经络腧穴，可知病因、病性、病位等。

二、如何提高推拿经络按诊水平

（一）熟悉经络腧穴理论

需要做到对十二经脉、十二经别、十二经筋、十二皮部、十五络脉和奇经八脉的循行、交会、是动病、所生病熟记于心，才能在经络按诊时做到准确地循经诊断，对出现"缺盆中痛""臂厥"等异常征象才能做到精确的经络诊断。对腧穴尤其是特定穴、夹脊穴、阿是穴的定位、功能、主治了然于胸，才能确定疾病的原因、性质，以及相关的脏腑、形体、官窍等。

（二）深厚的推拿功法功力

通过长期的推拿功法尤其是内功的锻炼，才能使丹田之气逐渐充盈，使真气聚集，能量加强，从而调整周身之阴阳，内养脏腑，激发自身的内在潜能。如此则使行经络按诊的拇、示、中三指的敏感性大大提高，推拿医师才能敏锐地感受到患者机体内部经络腧穴的异常变化，才能提高经络按诊的准确性。

（三）精确的西医学解剖学知识

经络系统循行于体表及体内，必然与西医学解剖学的内容相关联，尤其与肌肉、骨骼及神经系统联系密切。例如，临床常见的小儿桡骨头半脱位，半脱位的桡骨头就位于手阳明大肠经循行于肘关节的区域，在此区域进行经络按诊时会发现手阳明大肠经的异常征象。只有对本区域的解剖学有精确的认识，才能更加深刻地清楚此病的发病机制和临床表现，并找到相应的治疗方法，而不能用单纯的经络不通理论解释。

（四）临床老师的手把手指导

推拿学是一门非常注重临床操作的中医学科。仅有单纯的理论学习，没有临床老师手把手的指导，没有真正在患者身上进行过经络按诊，很难体会到患者的异常征象。只有在老师完成经络按诊后学生随即在患者身上进行经络按诊，学生才能更快地体会到患者身上的异常情况。

三、经络按诊常用的手法及异常征象

经络按诊常用的手法包括触法、摸法和按法，接触部位包括手掌及拇指、示指、中指指腹；检查时用力要均匀，并注意左右对比。

（一）触法

触法是以手指或手掌轻轻地接触患部，可以了解经脉循行部位的寒热、温凉、润燥等情况。凡热者阳气盛，寒者阳气衰，燥者津枯，甲错者伤阴或内有干血。

（二）摸法

摸法是比触法稍用力的手法，可以了解经脉循行部位有无阳性反应物，其方法有四种。

1. 滑动法　用指腹沿经络线边旋转边移动，由于用力较轻，临床上便于发现经穴中存在的浅表阳性反应物。

2. 按揉法　与滑动法相似，但用力较前稍重，临床便于发现经穴或皮下较深组织中存在的阳性反应物。

3. 移动法　用力较大，力量集中在指腹，左右沿经络滑动皮肤，临床上便于触摸经穴皮下组织深层条索状的阳性反应物。

4. 推动法　用拇、示、中三指指腹沿经络线用力推，适用于脊柱部位的诊查。脊柱正中及两侧有督脉、夹脊穴、足太阳膀胱经等，运用推动法既可以发现脊柱的异常变化，如棘突位置的变化，周围软组织的紧张或松弛；也可以通过触觉感知经络及穴位上的异常征象，从而推断是哪一方面的疾患。

摸法的目的在于寻找阳性结节，阳性结节可以依靠指腹的触觉来触摸，是在经络循行部位的皮肤上或皮下摸到一种实有的物质，它的形态、大小、软硬不一，有圆形结节、扁平结节、菱形结节、椭圆形结节，以及条索状结节。另外，还可以发现肌肤隆起、凹陷，以及触之坚实紧张或柔软的现象。

（三）按法

按法是用手指或手掌以较大之力按压经络循行部位，了解其感觉和活动的情况。

应用按法时，患者出现压痛，多属于经气闭塞不通，气滞血瘀；轻按而痛，多病在浅表络脉；重按而痛，病变多在深部经脉；按之痛减，多属虚证；按之痛不减或加剧，多属实证。按法有轻、中、重三种情况。轻压即疼痛难忍者为“+++”，中压即疼痛但可忍受者为“++”，重压而轻微疼痛者为“+”。临床检查时应根据患者体质的不同，采用不同轻重的手法。另外，在同一患者经脉循行部位按压时，手法应轻重一致。

第二节　常用专科检查方法

一、关节运动功能检查

关节的运动功能包括主动运动和被动运动。关节的主动运动因年龄、性别、锻炼等情况而有所不同，儿童的关节活动范围较大，某些杂技演员、运动员的某些关节主动运动范围亦明显增大，相邻关节的主动运动范围亦有相互补偿功能，检查时应加以注意。关节的被动运动有两种形式，一类是与主动运动相一致的被动活动，其范围稍大于主动运动。另一类为沿躯干或四肢纵轴的牵拉或挤压活动，及侧方牵拉或挤压活动。被牵拉或挤压的组织主要为肌肉、肌腱、韧带、关节囊、骨与关节，以及神经根等。关节运动功能检查对推拿临床疾病的诊断有重要意义：如关节内粘连成关节内病变者，关节向各个方向的活动均受限，而肌肉、韧带、筋膜等软组织损伤者，仅在某一方向、某一范围内运动受限，如冈上肌肌腱炎的患者，肩关节仅在外展 60° ～ 120° 时有疼痛，而在此范围以外则无疼痛。

（一）颈部

颈部的活动有屈伸、侧屈、旋转。①屈伸运动：前屈 35° ～ 45°，后仰 35° ～ 50°；②侧屈运动：左、右侧屈各 40°；③旋转运动：左、右旋转各 60° ～ 80°（图 5–1）。

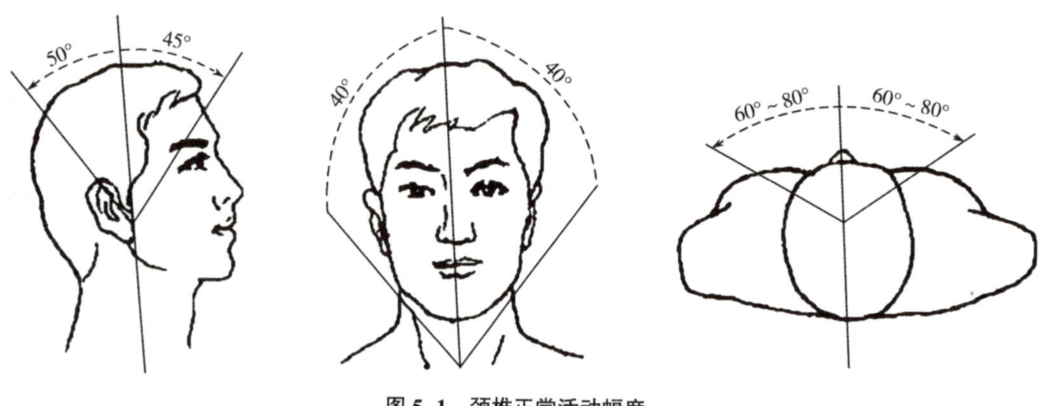

图 5-1 颈椎正常活动幅度

（二）腰部

腰部主要的运动有屈伸、旋转、侧屈等。①屈伸运动：前屈可达 90°，后伸可达 30°；②旋转运动：左、右旋转各 30°；③侧屈运动：左、右侧屈各 20°（图 5-2）。

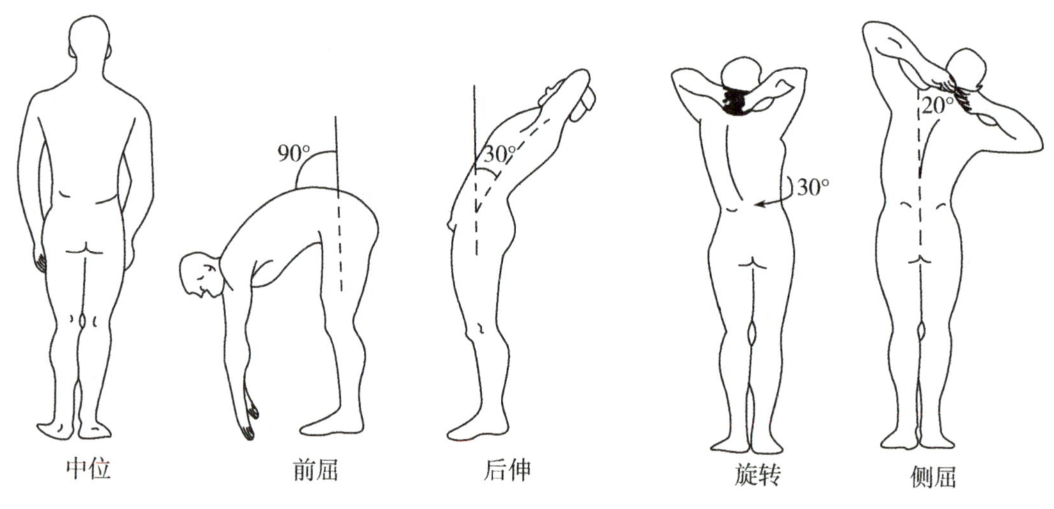

图 5-2 腰椎正常活动幅度

（三）肩部

肩部的运动以上臂自由下垂时作为中立位，其运动有外展、内收、外旋、内旋、前屈、后伸等。①外展运动：可达 90°；②内收运动：可达 40°；③屈伸运动：前屈 90°，后伸 45°；④内旋运动：可达 70° ～ 90°；⑤外旋运动：可达 30°；⑥上举运动：可达 180°（图 5-3）。

（四）肘部

肘部的运动主要有屈肘、伸肘、前臂旋前、前臂旋后等。①屈肘运动：肘关节以伸直位为 0，正常时屈曲 130° ～ 150°；②伸肘运动：正常时肘关节有 0 ～ 10° 的过伸肘运动；③旋前运动：以前臂中立位为 0，正常时肘关节有约 90° 的旋前范围；④旋后运动：以前臂中立位为 0，正常时肘部的旋后运动可达 90°（图 5-4）。

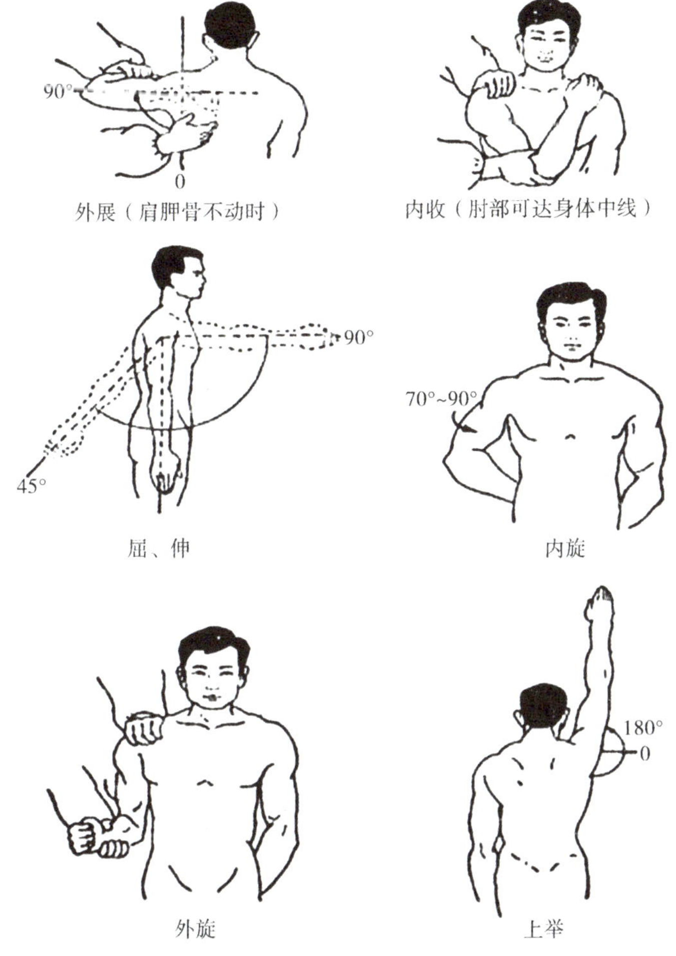

图 5-3 肩关节正常活动幅度

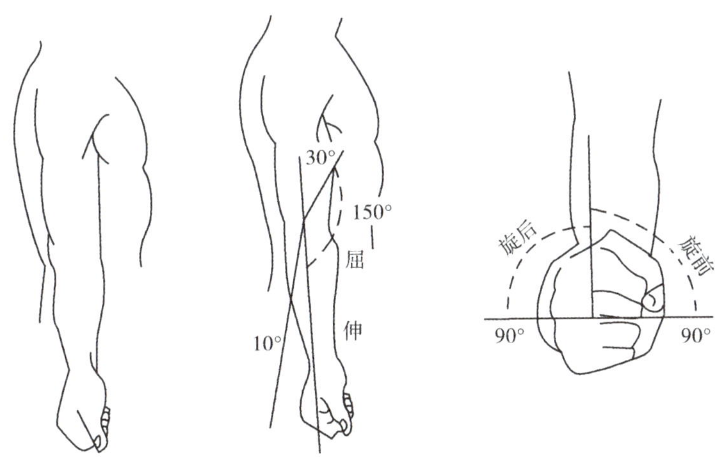

图 5-4 肘关节正常活动幅度

（五）腕掌指部

腕关节以掌骨与前臂成一直线为中立位 0，有伸腕、屈腕、外展、内收等运动。掌指关节与远、近端指间关节以掌骨、指骨成一直线为中立位 0，有屈指、伸指、外展、内收等运动。①伸腕运动：伸腕 30° ～ 60°；②屈腕运动：屈腕 50° ～ 60°；③外展运动：可达 15° ～ 20°；④内收

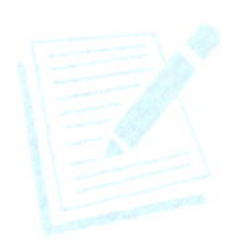

运动：可达 30° ～ 40°；⑤屈指运动：掌指关节可屈曲 80° ～ 90°，近端指间关节屈曲 60° ～ 90°；⑥伸指运动：掌指关节伸直位为 0 时，可过伸 15° ～ 25°；⑦手指外展、内收运动：小指、无名指、示指有 20° 的外展运动；⑧拇指背伸、屈曲运动：拇指背伸，拇指与示指之间的夹角可达 50°，拇指掌指关节屈曲可达 50°，指间关节屈曲可达 90°；⑨拇指掌侧外展、背侧内收运动：拇指掌侧外展，拇指与掌平面构成的角度约为 70°，背侧内收为 0（图 5-5）。

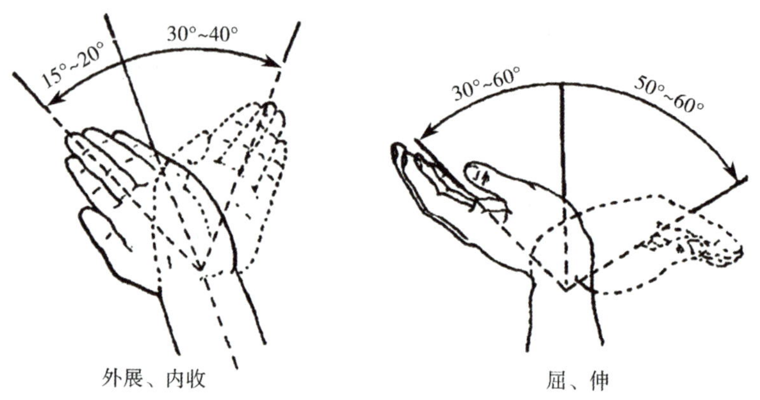

图 5-5　腕关节正常活动幅度

（六）髋部

髋部的运动有前屈、后伸、外展、外旋、内旋等运动。①前屈运动：可达 130° ～ 140°；②后伸运动：可达 10° ～ 30°；③外展运动：可达 45° ～ 60°；④内收运动：可达 20° ～ 30°；⑤外旋运动：可达 40° ～ 50°；⑥内旋运动：可达 30° ～ 45°（图 5-6）。

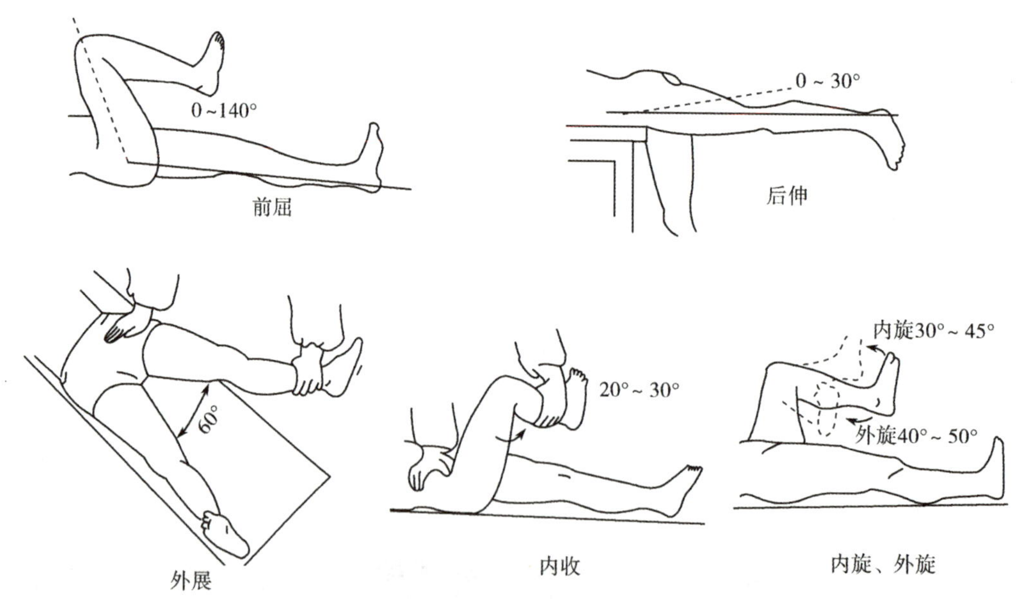

图 5-6　髋关节正常活动幅度

（七）膝部

膝关节的运动主要有屈曲、伸直、外旋、内旋等。①屈曲运动：可达 120° ～ 150°（图 5-7）；②伸直运动：正常时膝关节的伸直角度为 0，青少年及女性有 5° ～ 10° 的过伸；③外旋、内旋

运动：正常时膝关节在伸直位时无外旋、内旋运动，但在屈曲 90° 时，有 10° ～ 20° 的内、外旋运动。

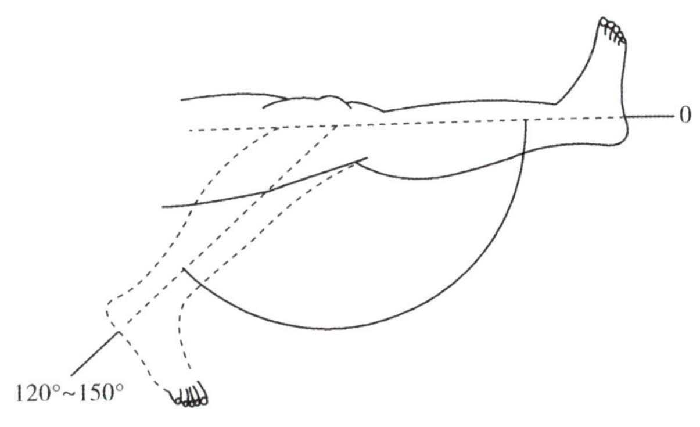

图 5-7　膝关节正常活动幅度

（八）踝及足部

踝及足部的主要运动有踝背伸，踝跖屈，踝内、外翻，以及足趾的运动。踝关节检查时以足长轴与小腿纵轴成 90° 角为中立位。①踝背伸运动：可达 35°；②踝跖屈运动：可达 45°；③足趾运动：跖趾关节屈曲可达 40°，背伸可达 40°（图 5-8）。

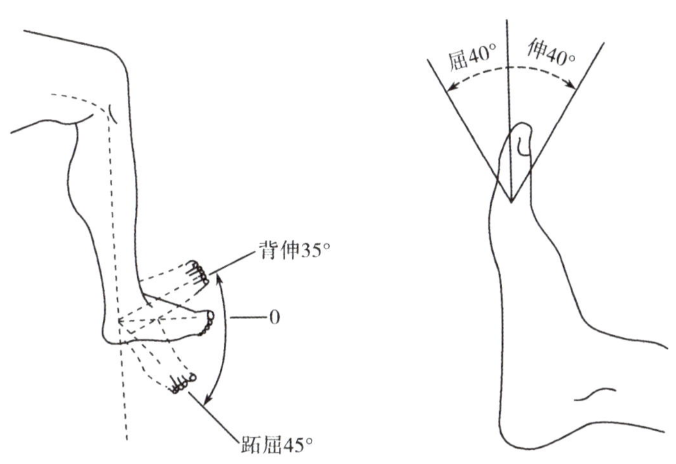

图 5-8　踝及足部正常活动幅度

二、神经功能检查

在推拿临床治疗的一些常见疾病中，常伴见神经功能的损伤，因此，神经功能的检查在推拿临床中极为重要。

（一）深反射检查

刺激肌腱、骨膜，经深部感受器完成的反射称为深反射，推拿临床上常用的有肱二头肌反射、肱三头肌反射、桡骨膜反射、膝反射、跟腱反射等。检查时患者要合作，肢体肌肉要放松。检查时叩击力量要均等，两侧要进行对比。

反射强度一般分为以下几级：

0 级：反射消失。

1级：肌肉收缩存在，但无相应关节活动，为反射减弱。

2级：肌肉收缩并导致关节活动，为正常反应。

3级：反射增强，可为正常或病理状况。

4级：反射亢进并伴有阵挛，为病理状况。

1. 肱二头肌反射 患者前臂弯曲，医师以左手拇指置于患者肘部肱二头肌腱上，然后右手持叩诊锤叩击左手拇指，可使肱二头肌收缩，前臂快速弯曲。反射中枢为第5、6节颈髓。

2. 肱三头肌反射 患者外展上臂，半屈肘关节，医师用左手托住其前臂，右手用叩诊锤直接叩击鹰嘴上方的肱三头肌腱，可使肱三头肌收缩，引起前臂伸展。反射中枢为第6、7节颈髓。

3. 桡骨膜反射 患者前臂置于半屈半旋前位，医师以左手托住其腕部，并使腕关节自然下垂，随即以叩诊锤叩击桡骨茎突，可引起肱桡肌收缩，发生屈肘和前臂旋前动作。反射中枢在第5、6节颈髓。

4. 膝反射 坐位检查时，患者小腿完全松弛下垂与大腿成直角；卧位检查则患者侧卧，医师以左手托起其膝关节使之屈曲约120°，用右手持叩诊锤叩击膝盖髌骨下方股四头肌腱，可引起小腿伸展。反射中枢在第2～4节腰髓。

5. 踝反射 患者仰卧，髋及膝关节稍屈曲，下肢取外旋外展位，检查者用左手轻托患者足底，使足呈过伸位，右手持叩诊锤叩击跟腱。正常反应为腓肠肌收缩，足向跖面屈曲。反射中枢在第1、2节骶髓。

（二）浅反射检查

直接刺激皮肤、黏膜或角膜等引起的反射称为浅反射，推拿临床上常用的浅反射有腹壁反射、提睾反射、肛门反射等。

1. 腹壁反射 检查时患者仰卧，下肢稍屈曲，使腹壁松弛，然后医师用钝头竹签分别沿肋缘下（第7、8节胸髓）、脐平（第9、10节胸髓）及腹股沟上（第11、12节胸髓）的方向，由外向内轻划两侧腹壁皮肤，分别称为上、中、下腹壁反射。正常反应是上部、中部或下部的腹肌收缩。反射消失分别见于上述不同平面的胸髓病损。

2. 提睾反射 医师用竹签由下而上轻划股内侧上方皮肤，可引起同侧提睾肌收缩，睾丸上提。双侧反射消失为第1、2节腰髓病损。

3. 肛门反射 医师用大头针轻划肛门周围皮肤，可引起肛门外括约肌收缩。反射障碍为第4、5节骶髓或肛尾神经损伤。

（三）病理反射检查

患者因中枢神经损害时，亦会出现一些病理反射，推拿临床常见的病理反射有下列几项。

1. 霍夫曼（Hoffmann）征 医师左手托住患者一侧腕部，并使腕关节略背屈，各手指轻度屈曲，并以右手示、中两指夹住患者中指远侧指间关节，以拇指快速弹压被夹住的患者中指指甲，引起诸手指的掌屈反应为阳性（图5-9），提示锥体束受损。

2. 巴宾斯基（Babinski）征 患者仰卧，下肢伸直，医师手持被检查踝部，用钝头竹签划足底外侧缘，由后向前至小趾跟部并转向为内侧，正常反应为呈跖屈曲，阳性反应为踇趾背伸，余趾呈扇形展开（图5-10），提示有锥体束损害。

3. 查多克（Chaddock）征 患者仰卧，下肢伸直，医师手持被检查踝部，由竹签在外踝下

方足背外缘，由后向前划至趾跖关节处，反应同上为阳性（图 5–10），提示有锥体束损害。

4. 奥本海姆（Oppenheim）征　患者仰卧，下肢伸直，医师以拇指及示指用力沿患者胫骨前缘从上而下刮划，反应同上为阳性（图 5–10），提示有锥体束损害。

5. 戈登（Gordon）征　患者仰卧，医师用力捏压腓肠肌，反应同上为阳性（图 5–10）。

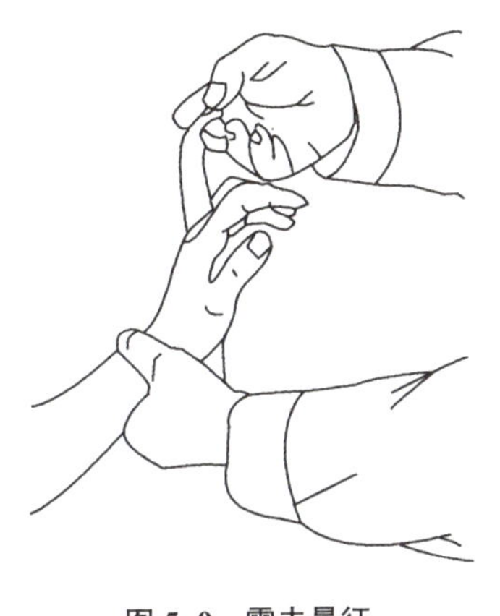

图 5–9　霍夫曼征

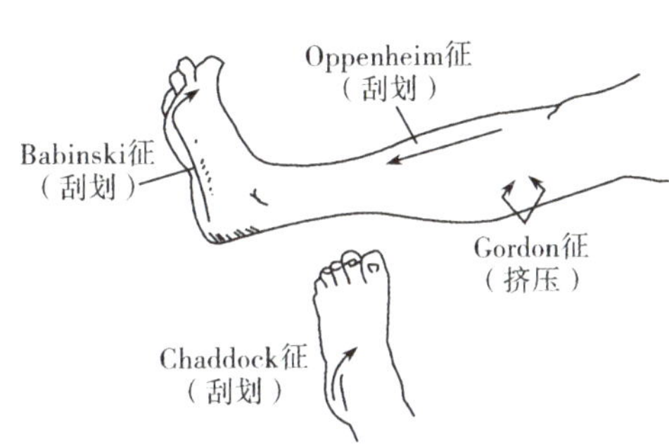

图 5–10　下肢病理征

6. 踝阵挛　医师一手托住腘窝，一手握足，用力使其踝关节突然背屈，然后放松，踝关节连续、交替的伸屈运动反应为阳性（图 5–11）。

7. 髌阵挛　患者仰卧，医师以拇、示二指抵住髌骨上极，用力向下急促推动髌骨，然后放松，引起髌骨连续、交替的上下移动为阳性。

对患者神经反射的检查必须进行两侧对比，对称性的反射增强或减弱，不一定是神经损害的临床表现，不对称性的神经反射增强或减弱才更有临床意义。

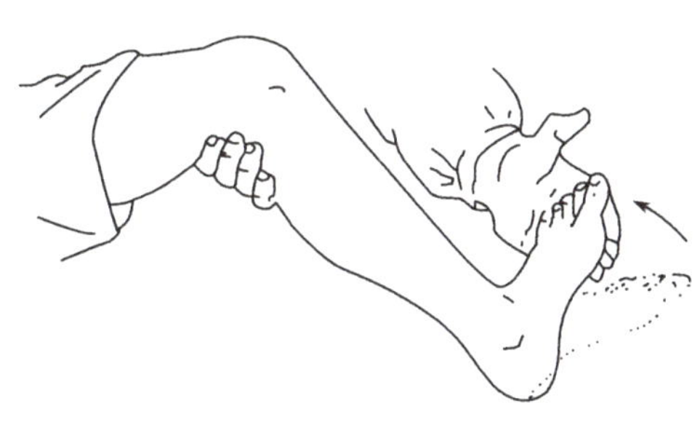

图 5–11　踝阵挛

（四）神经感觉检查

神经感觉检查主要有浅感觉和深感觉的检查。

1. 浅感觉　分为温觉、痛觉和触觉。检查温觉时，分别以盛冷水（5 ～ 10℃）和热水（40 ～ 45℃）的两个试管，接触患者皮肤，询问其感觉。检查痛觉则以针尖轻刺皮肤，确定痛觉消失、减退和过敏区域，检查时注意掌握刺激强度，可从无痛觉区向正常区检查，自上而下，两侧相应位置对比。检查触觉则以棉签或软纸条轻触患者皮肤，询问其感觉。

2. 深感觉　分为位置觉、振动觉、实体感觉、两点分辨觉。检查位置觉时，嘱患者闭目，医者用手指从两侧轻轻夹住患者的手指或足趾，做屈伸运动，询问患者被夹指的名称和运动的方向。检查振动觉时，将音叉振动后放在患者骨突的部位，询问患者有无振动感及其持续时间。实体感觉检查时，嘱患者闭目，用手触摸分辨物体的大小、形状、方向、硬度等。检查两点分辨觉时，嘱患者闭目，以圆规的两个尖端触及身体的不同部位，测定患者分辨两点间距离的能力。

神经感觉的检查，有助于确定神经损害的部位。神经根损害时，深、浅感觉均异常，其范围与脊髓神经根的节段分布一致，常伴有放射痛、麻木感和感觉缺乏。神经干损害时，深、浅感觉均受累，其范围与损伤神经的感觉分布区相致。脊髓横断性损害时，损害节段以下深、浅感觉均

受累。半侧脊髓损害时，损害节段以下对侧痛觉、温觉，同侧深感觉受累，触觉往往正常。

三、肌张力及肌力检查

（一）肌张力

肌张力是指在静止状态时肌肉所保持的一定程度的紧张度。检查时嘱患者放松检查部位，医师用手轻捏所检查肌肉以体验其硬度。肌张力降低时，肌肉松软；肌张力增高时，肌肉紧张。

（二）肌力

肌力是指肌肉收缩时的力量，在临床上分为以下六级。

0 级：肌肉无收缩。

1 级：肌肉有微弱收缩，但不能移动关节。

2 级：肌肉收缩可以带动关节水平方向运动，但不能对抗地球吸引力。

3 级：能对抗地球引力移动关节，但不能对抗阻力。

4 级：能对抗一定强度的阻力。

5 级：能对抗较大强度的阻力移动肢体。

肌力检查时一般嘱患者做抗阻力的运动，来大致判断肌力的强弱，如检查肱二头肌肌力时，患者取坐位，医师位于其前方，以一手握住患者腕关节，嘱患者做屈肘运动，医师施以对抗力量，观察肱二头肌肌力的强弱。

四、特殊功能检查

（一）椎间孔挤压试验

患者取坐位，医师位于其后方，双手手指互相嵌夹相扣，以手掌面下置于患者头顶，两前臂掌侧夹于患者头两侧保护，向各个不同的方向挤压，出现颈部或上肢出现疼痛或麻木加重即为阳性，多见于颈椎病、颈椎间盘突出等病变（图 5-12）。

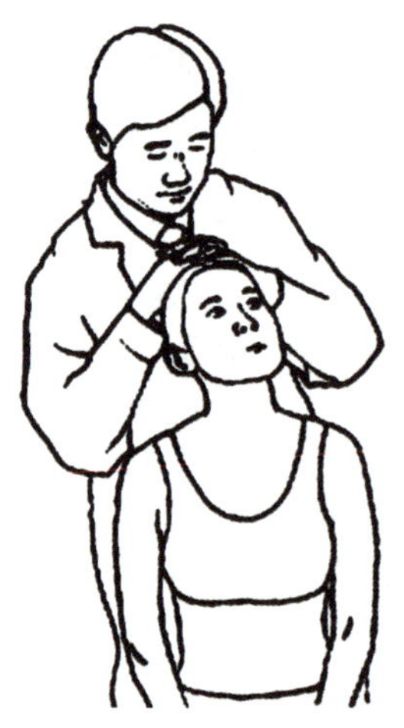
图 5-12 椎间孔挤压试验

（二）椎间孔分离试验

患者取坐位，医师双手分别托住患者下颌并以胸或腰部抵住患者枕部，逐渐向上牵引颈椎，以扩大椎间孔。如上肢麻木疼痛等症状减轻或颈部有松快感，则为阳性，多见于颈椎病（以根型颈椎病为多见，对颈型颈椎病亦有诊断意义，图 5-13）。

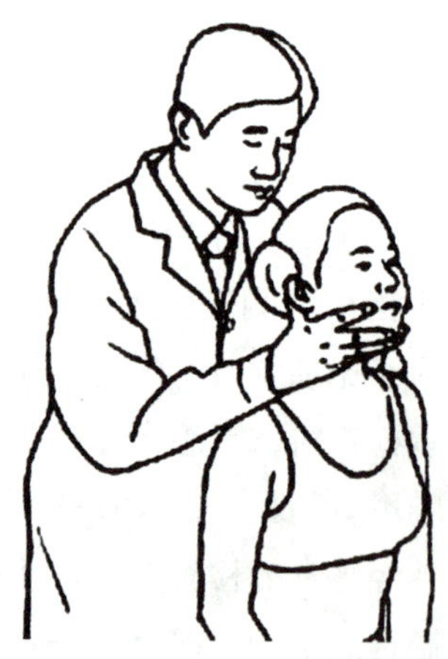
图 5-13 椎间孔分离试验

（三）叩顶试验

患者取坐位，医师站立于其后方，以一手掌面置于患者头顶，另一手握拳轻叩垫手手背，患者颈部或上肢部出现疼痛或麻木即为阳性，多见于颈椎病、颈椎间盘突出症、颈椎结核等

病变（图 5–14）。

（四）臂丛神经牵拉试验

患者取坐位，头微屈。医师立于患者被检查侧头部，推头部向对侧，同时另一手握该侧腕部作相对牵引，使臂丛神经受牵拉，患肢出现放射痛、麻木即为阳性，多见于颈椎病、颈椎间盘突出症等（图 5–15）。

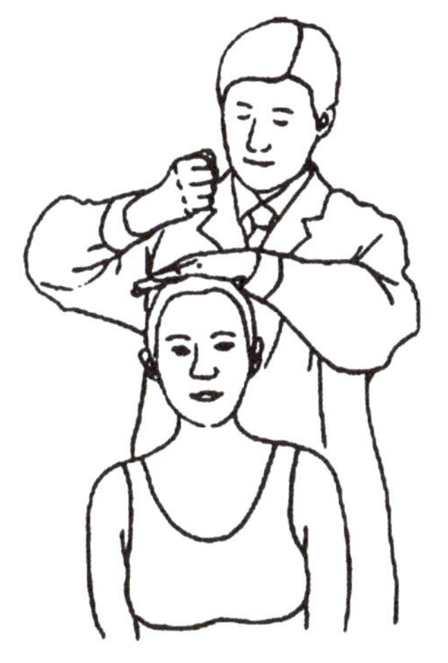

图 5–14　叩顶试验

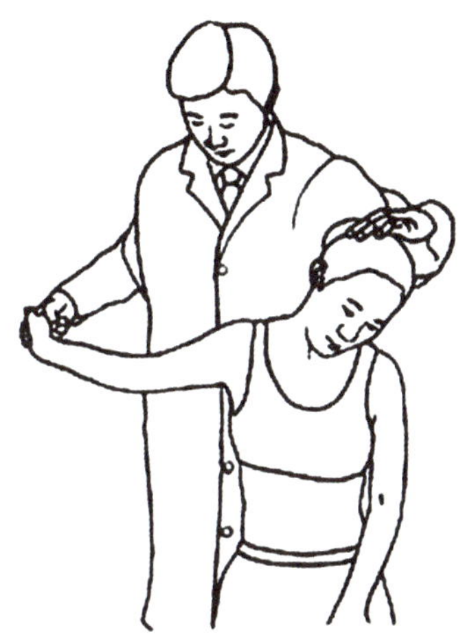

图 5–15　臂丛神经牵拉试验

（五）旋颈试验

旋颈试验，又称椎动脉扭曲试验。患者取坐位，头略后仰，并自动向左、右做旋颈动作。若患者出现头昏、头痛、视力模糊症状则为阳性，多见于椎动脉型颈椎病（图 5–16）。

（六）深吸气试验（Adson's 试验）

患者取坐位，两臂自然下垂，医师首先触摸桡动脉，然后嘱患侧上肢外展 90°、头转向对侧、吸气后屏住呼吸，若桡动脉搏动减弱或消失，即为阳性，此时疼痛往往增加；相反，抬高肩部、面转向前方，则脉搏恢复，疼痛缓解。多用于检查有无颈肋和前斜角肌综合征（图 5–17）。

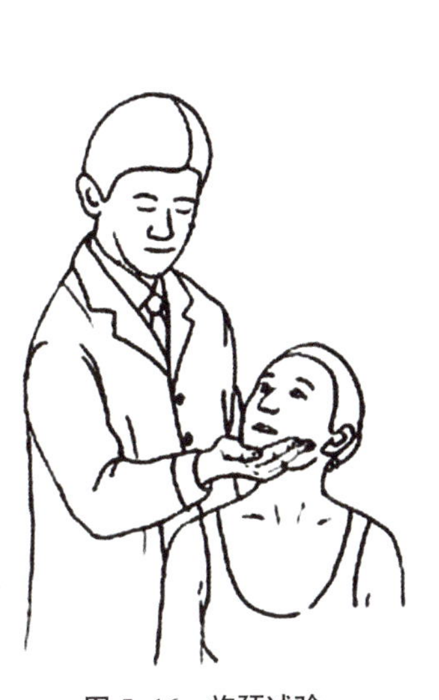

图 5–16　旋颈试验

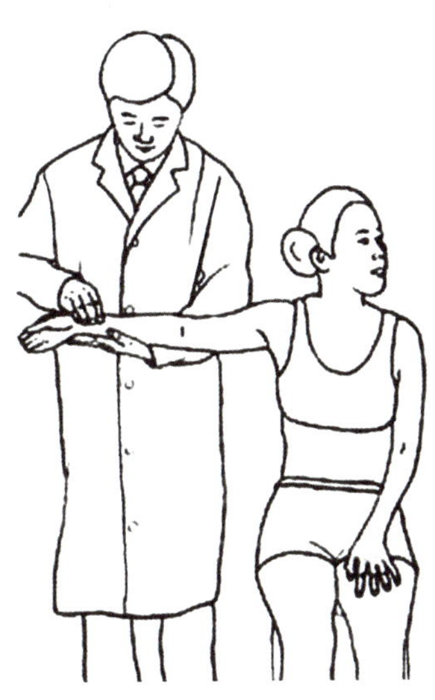

图 5–17　深吸气试验

（七）直腿抬高试验

患者取仰卧位，两侧下肢伸直靠拢。医师位于其一侧，嘱患者先将一侧下肢伸直抬高到最大限度，然后放回检查床面，再将另一侧下肢伸直抬高到最大限度，两侧作对比，正常时，腿和检查床面之间的角度在60°以上，两侧对等。两侧抬高不等并且角度小于60°，一侧腿抬高过程中出现下肢放射性疼痛即为阳性，多见于腰椎间盘突出症、椎管内肿瘤等病变（图5-18）。

（八）直腿抬高加强试验

患者取仰卧位，医师位于其一侧，一手握患者踝部，在直腿抬高中若患者出现腰部或下肢的疼痛，此时将患腿放低5°～10°，直至疼痛减轻或消失，突然将足背伸，患者腰部疼痛及下肢放射痛再度出现即为阳性，多见于单纯性坐骨神经受压（图5-19）。

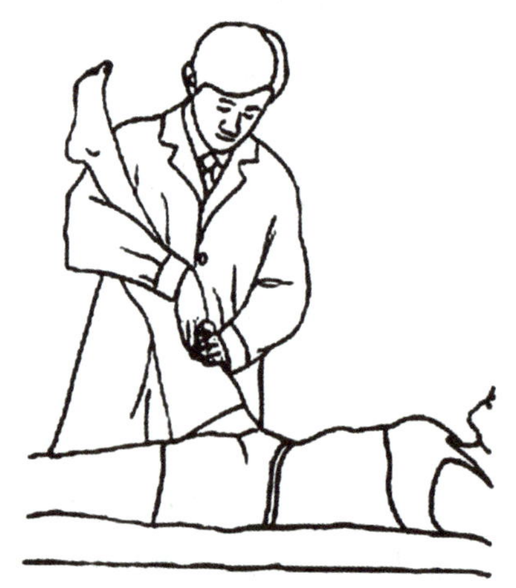

图5-18 直腿抬高试验

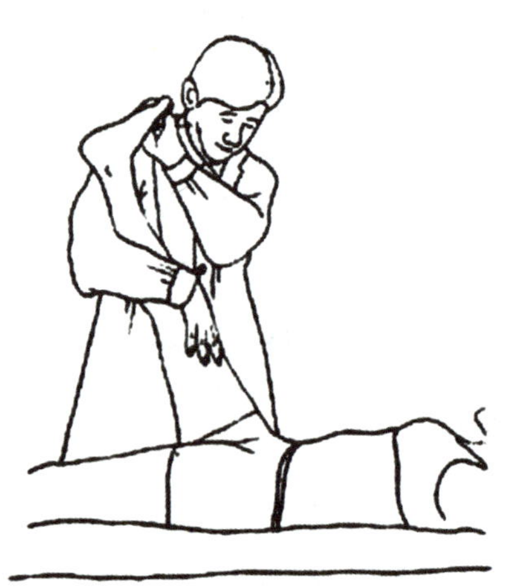

图5-19 直腿抬高加强试验

（九）仰卧屈膝屈髋试验

患者取仰卧位，两腿靠拢，医师位于一侧，嘱其尽量屈髋、屈膝。医师双手按压患者双膝，使大腿尽量靠近腹壁，腰骶部出现疼痛即为阳性，多见于腰骶韧带有损伤或腰骶关节有病变（图5-20）。

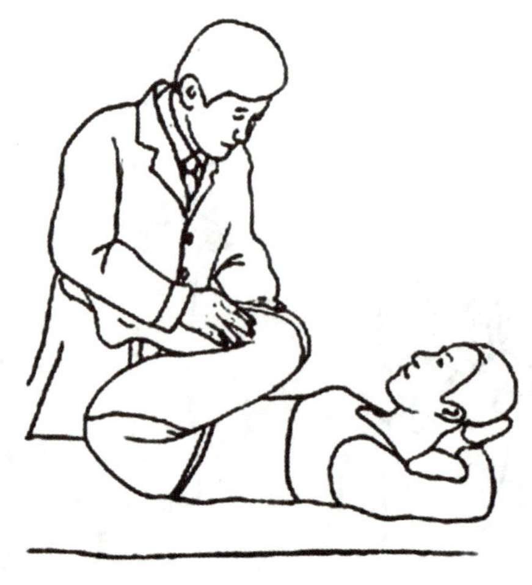

图5-20 仰卧屈膝屈髋试验

（十）骨盆挤压试验

患者取仰卧位，医师立于一侧，两手分别于髂骨翼两侧同时向中线挤压骨盆，骨盆发生疼痛即为阳性，多见于骨盆骨折或骶髂关节病变（图 5–21）。

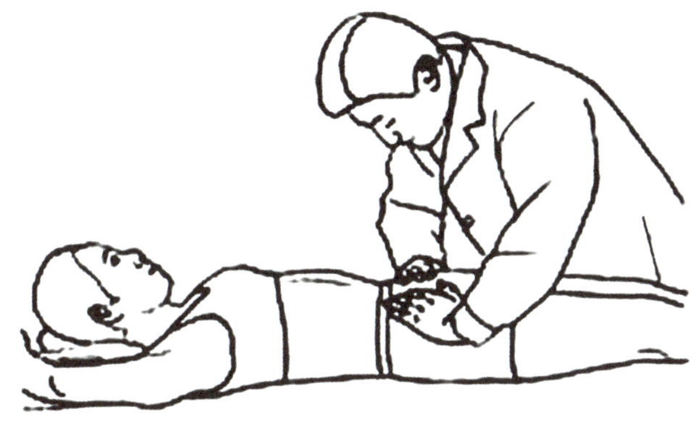

图 5–21　骨盆挤压试验

（十一）骨盆分离试验

患者取仰卧位，医师两手分别置于两侧髂前上棘前面，两手同时向外下方推压时出现疼痛即为阳性，多见于骨盆骨折或骶髂关节的病变（图 5–22）。

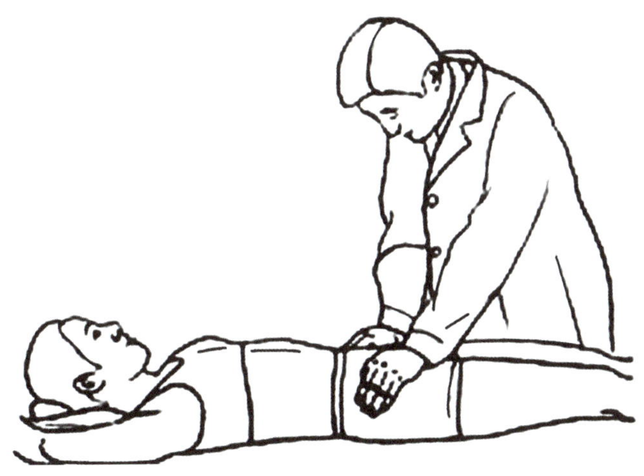

图 5–22　骨盆分离试验

（十二）“4”字试验

患者仰卧，被检查一侧下肢膝关节屈曲，髋关节屈曲、外展、外旋，将足架在另一侧的膝关节上，双脚呈“4”字形，医师一手放在屈曲的膝关节内侧，另一手放在另一侧髂前上棘，然后两手向下压，骶髂关节或髋关节处出现疼痛即为阳性，多见于骶髂关节或髋关节病变（图 5–23）。

（十三）床边试验

患者仰卧，医师将患者移至检查床边，一侧臀部放在床外，让该侧的腿在床边下垂，另一腿屈曲，固定骨盆，医师以身体保护患者，同时以一手按压下垂之大腿，使髋后伸，骶髂关节发生疼痛即为阳性，多见于骶髂关节病变（图 5–24）。

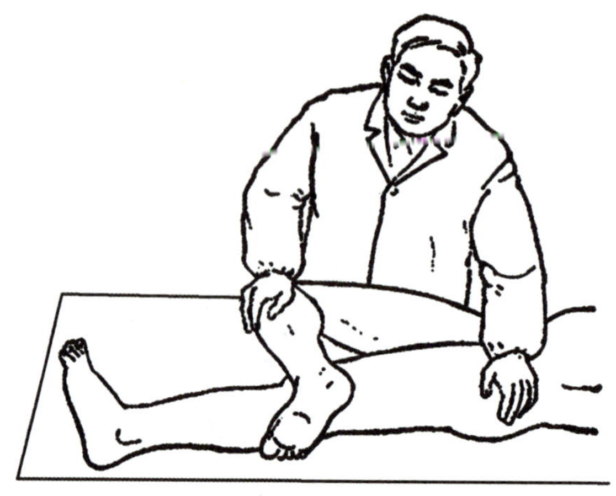

图 5-23　“4”字试验

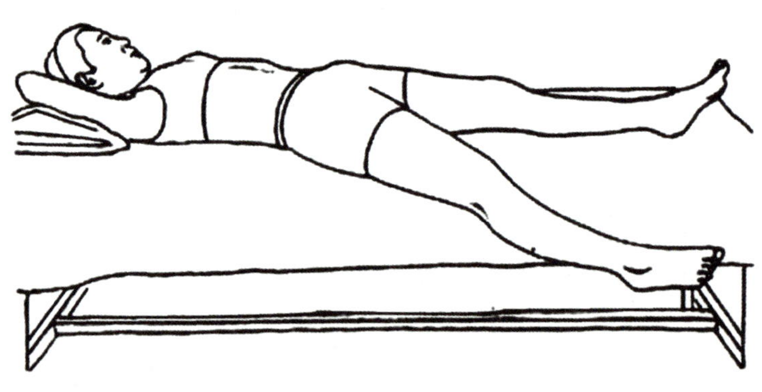

图 5-24　床边试验

（十四）单髋后伸试验

患者俯卧位，两下肢伸直，医师一手按住患者骶骨背面，另一手握住该侧膝盖上方向上提起下肢，使髋关节被动后伸，骶髂关节处疼痛即为阳性，多见于骶髂关节病变（图 5-25）。

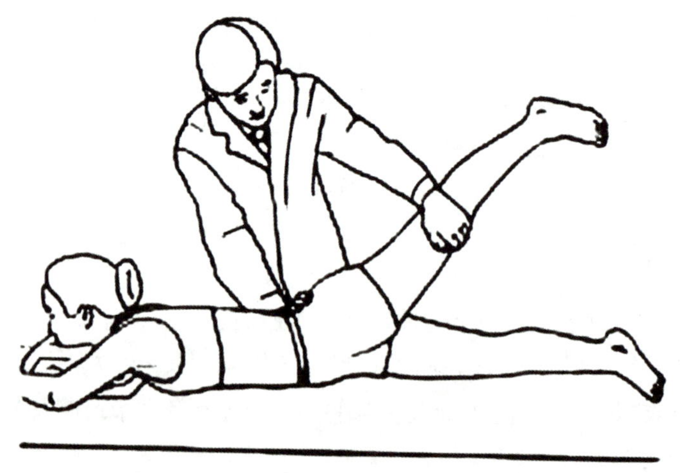

图 5-25　单髋后伸试验

（十五）跟臀试验

患者取俯卧位，两下肢伸直，医师站于一侧，一手握患者踝部，使其屈膝，跟部触及臀部，腰骶部出现疼痛，甚至骨盆、腰部随着抬起即为阳性，多见于腰骶关节病变（图 5-26）。

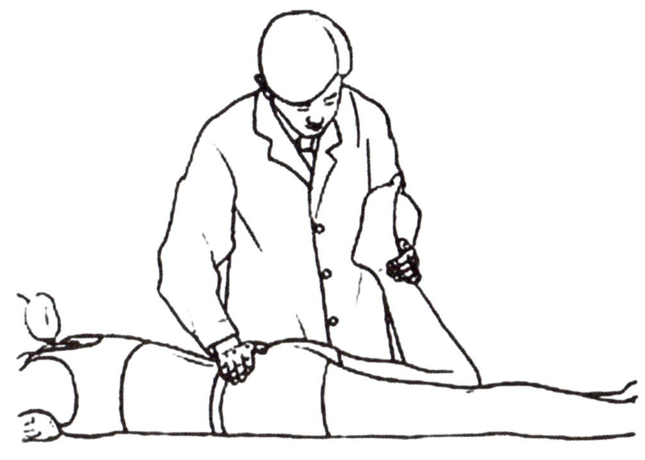

图 5-26　跟臀试验

（十六）股神经紧张试验

患者俯卧，医师一手固定患者骨盆，另一手握患肢小腿下端，膝关节伸直或屈曲，将大腿强力后伸，如出现大腿前方放射性疼痛即为阳性，表示可能有股神经根受压（图 5-27）。

（十七）屈颈试验

患者取坐位或仰卧位，两下肢伸直，医师位于一侧，患者做主动或被动的屈颈 1 ～ 2 分钟，腰部疼痛，下肢放射性痛即为阳性，多见于腰神经根受压（图 5-28）。

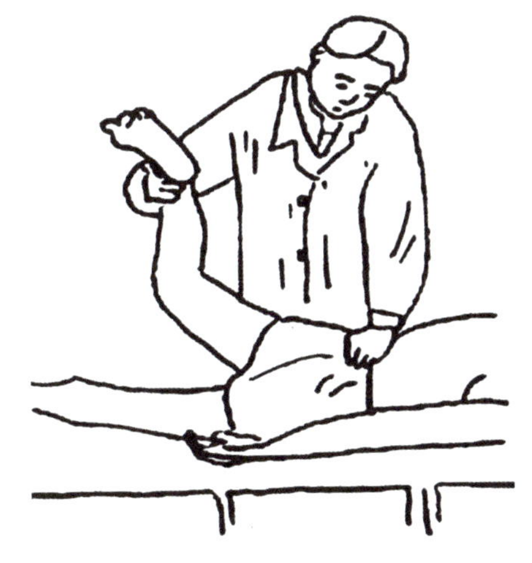

图 5-27　股神经紧张试验

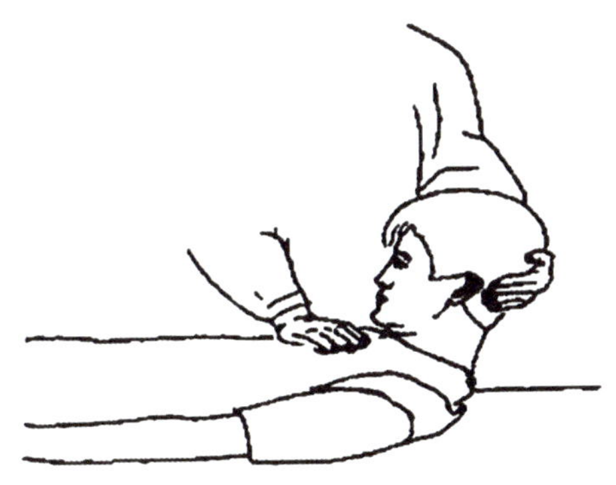

图 5-28　屈颈试验

（十八）坐位屈颈试验

患者取坐位或半坐位，两腿伸直，使坐骨神经处于紧张状态，然后被动或主动向前屈颈，如出现患肢疼痛即为阳性（图 5-29）。

（十九）仰卧挺腹试验

患者仰卧，做抬臀挺腹动作，使臀部、背部离开床面，若出现患肢放射痛，即为阳性，提示

有腰椎间盘突出症。如做上述动作无放射痛时，则可做一些附加动作来加强对神经根的刺激。例如，在仰卧挺腹的姿势下做咳嗽动作，或医师同时用手压迫患者的腹部或颈部两侧（图 5–30）。

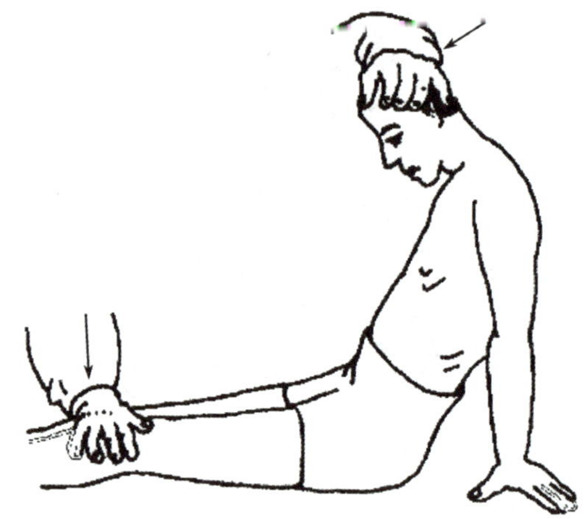

图 5–29　坐位屈颈试验

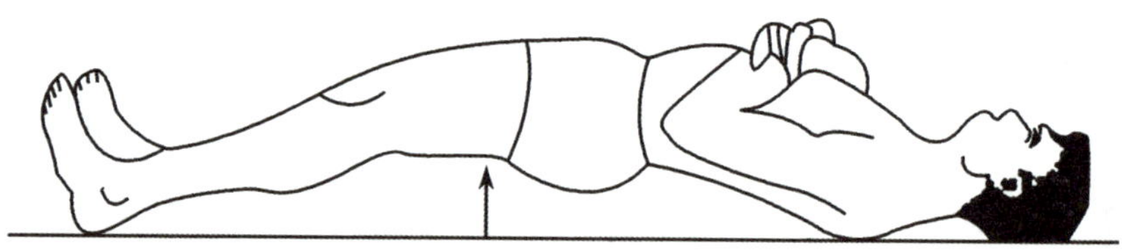

图 5–30　仰卧挺腹试验

（二十）肱二头肌抗阻力试验

患者取坐位，医师位于其前方，嘱患者屈肘 90°，医师一手扶住患者肘部，一手扶住腕部，给予阻力并嘱患者用力屈肘，出现肱二头肌肌腱滑出，或肱骨结节间沟处产生疼痛即为阳性，多见于肱二头肌长头肌腱滑脱、肱二头肌肌腱炎等病变（图 5–31）。

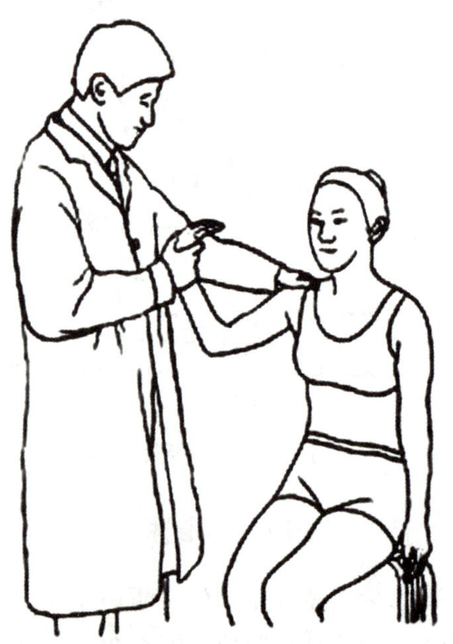

图 5–31　肱二头肌抗阻力试验

（二十一）网球肘试验

患者取坐位或站立位，医师位于其侧方，嘱患者前臂稍弯曲，手半握拳，腕关节尽量屈曲，然后将前臂完全旋前，再将肘伸直，在肘伸直时，肱桡关节的外侧发生疼痛即为阳性，多见于肱骨外上髁炎（图 5–32）。

（二十二）搭肩试验

患者屈肘，若手能搭到对侧肩部的同时，肘部能贴近胸壁为正常，若患者不能完成上述动作，或仅能完成两动作之一者为阳性，提示有肩关节脱位的可能（图 5–33）。

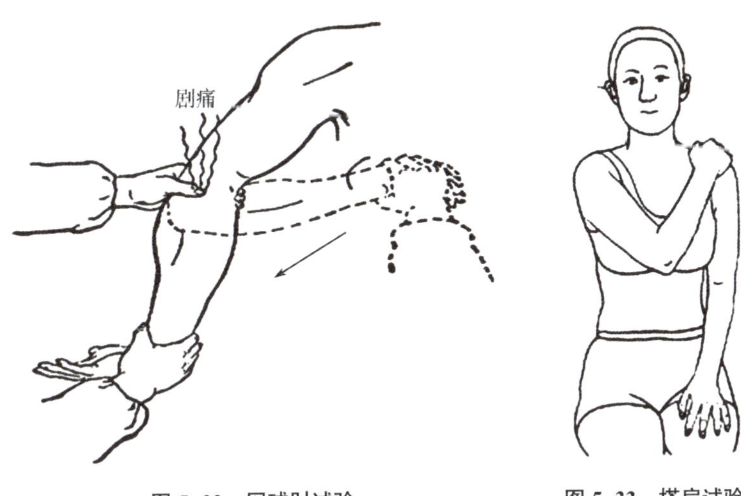

图 5-32　网球肘试验　　图 5-33　搭肩试验

（二十三）肩关节外展试验

患者取立位或坐位，患侧上肢伸直下垂，然后缓慢外展上举，观察有无疼痛与活动受限。若在某一角度出现疼痛或疼痛加剧，即为阳性（图 5-34）。

1. 外展起始即有疼痛，见于锁骨骨折、肩关节脱位、肱骨骨折、肩胛骨骨折或肩周炎等。

2. 外展越接近 90°位越痛，可能为肩关节粘连。

3. 外展过程中有疼痛，但到上举时痛反轻或不痛，可能为肩峰下滑囊炎、三角肌下滑囊炎或三角肌损伤。

4. 外展至上举在 60°～ 120°范围内出现疼痛，称“疼痛弧”，此范围外的活动反而不痛，可能为冈上肌腱炎或冈上肌损伤。

5. 肩锁关节病变的痛弧在肩关节外展 150°～ 180°范围内。

6. 被动外展超过 90°以上时，肩峰处有疼痛，可能有肩峰骨折。

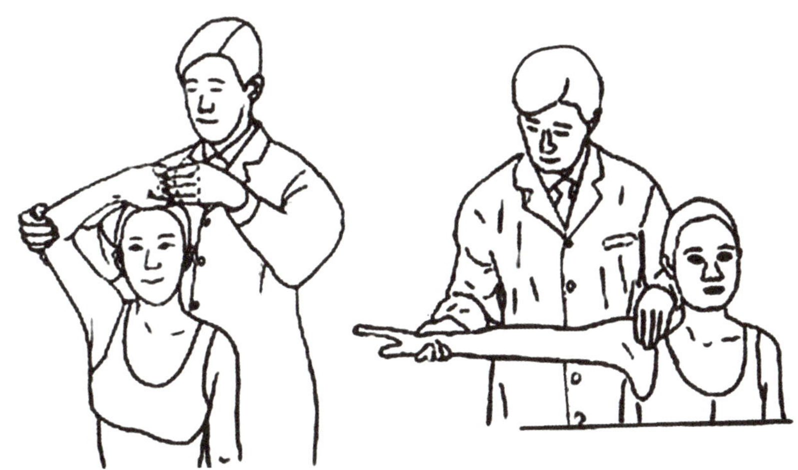

图 5-34　肩关节外展试验

（二十四）腕三角软骨挤压试验

患者取坐位，屈肘 90°，掌心向下，医师位于其前方，一手握住患者前臂远端，另一手握住手掌部，使患手被动向尺侧偏斜，然后伸屈腕关节，使腕关节尺侧发生挤压和研磨，腕关节出现

明显疼痛即为阳性，多见于三角软骨损伤（图 5–35）。

（二十五）握拳试验

患者取坐位，于屈肘 90° 前臂中立位握拳，并将拇指握在掌心中，医师位于其前方，一手握住前臂远端，另一手握住患者手部使腕关节向尺侧屈腕，桡骨茎突部出现剧烈疼痛即为阳性，多见于桡骨茎突狭窄性腱鞘炎（图 5–36）。

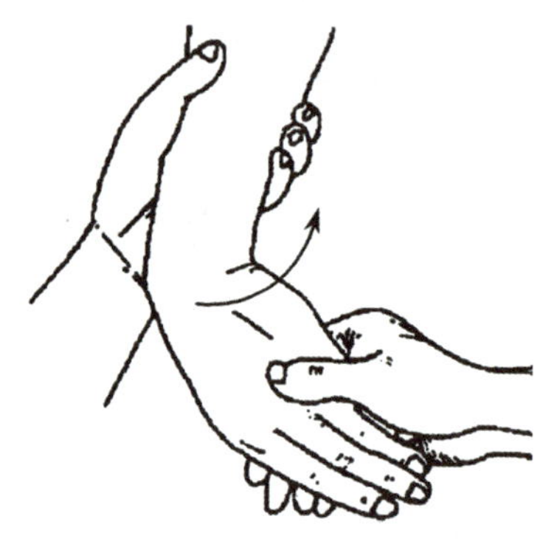

图 5–35　腕三角软骨挤压试验

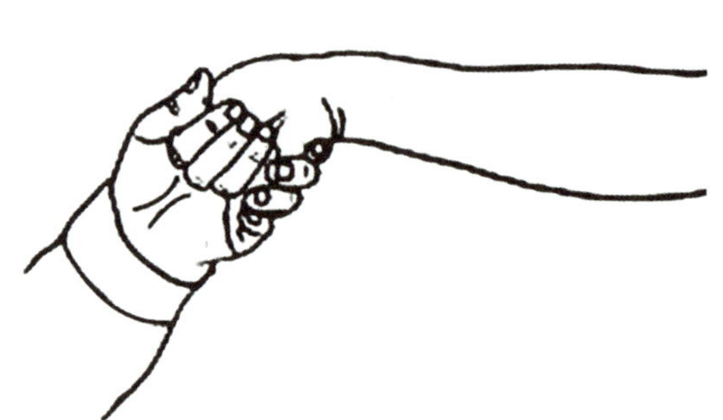

图 5–36　握拳试验

（二十六）屈腕试验

患者取坐位，医师位于其前方，嘱患者将腕关节极度屈曲，出现手指部的麻木、疼痛即为阳性，多见于腕管综合征（图 5–37）。

（二十七）足跟叩击试验

患者取仰卧位，两下肢伸直。医师位于一侧，一手将患者患肢稍抬起，另一手以拳击其足跟，击足跟时髋关节处疼痛即为阳性，多见于髋关节病变（图 5–38）。

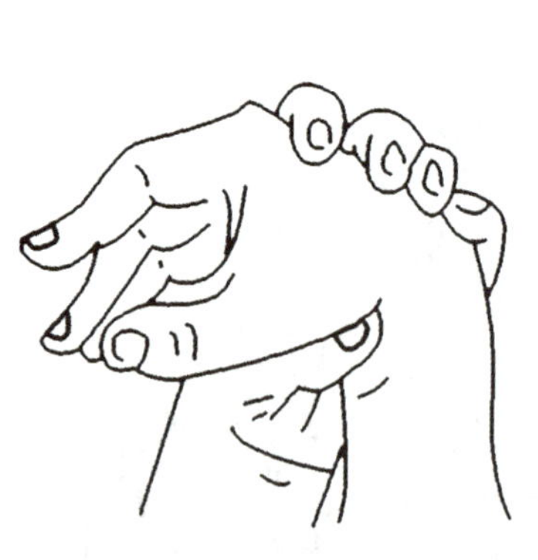

图 5–37　屈腕试验

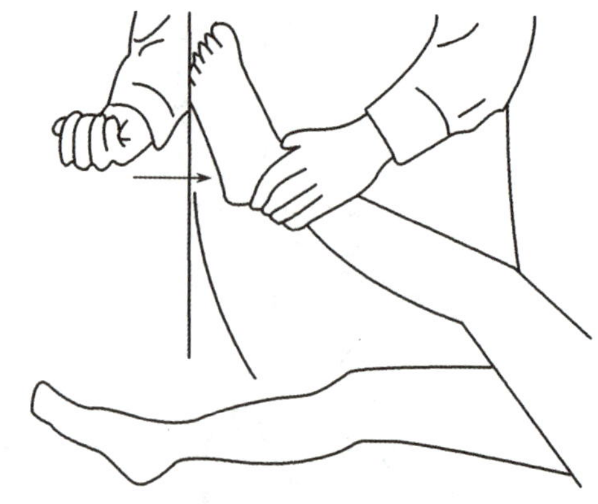

图 5–38　足跟叩击试验

（二十八）回旋挤压试验

回旋挤压试验，又称麦氏征，患者仰卧，医师位于一侧，一手握足，一手固定膝关节，使患者膝关节极度屈曲，尽力使胫骨长轴内旋，医师固定膝关节的手放在膝外侧推挤膝关节使其外翻，小腿外展，慢慢伸直膝关节。按上述原理做相反方向的动作，使膝关节外旋内翻，小腿内收，然后伸直膝关节，膝关节有弹响和疼痛即为阳性，多见于半月板损伤（图 5–39）。

（二十九）研磨提拉试验

患者取俯卧位，膝关节屈曲 90°，医师一手固定足掌部，另一手握住患者足跟部，向下压足，使膝关节面靠紧，然后做小腿旋转动作，膝关节有疼痛即为阳性，多见于半月板破裂或关节软骨损伤。患者俯卧，使患膝屈曲 90°，医师一手按住大腿下端，另一手握住患肢踝部提起小腿，使膝离开床面，做外旋和内旋活动。若出现膝外侧或内侧疼痛，多见于内侧或外侧副韧带损伤（图 5–40）。

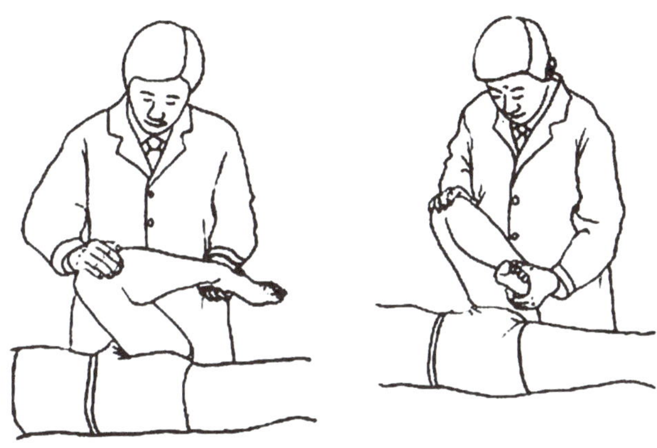

图 5–39　回旋挤压试验

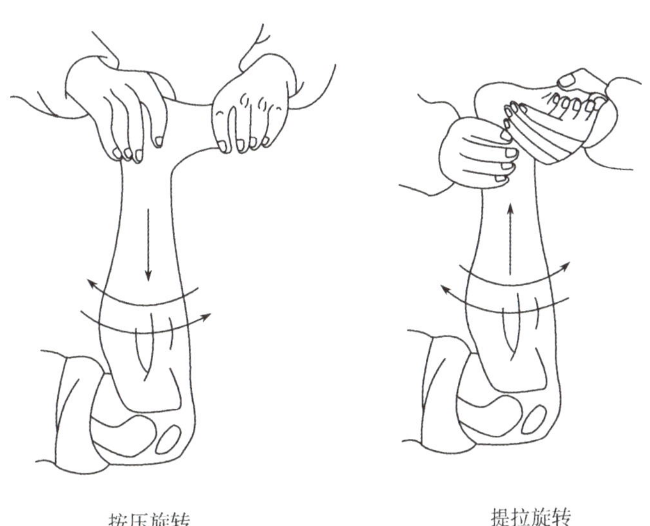

图 5–40　研磨提拉试验

（三十）膝侧副韧带损伤试验

检查时患者取仰卧位，膝关节伸直，医师一手扶膝侧面，另一手握住踝部，然后使小腿做被动的内收或外展动作。如检查内侧副韧带，则一手置患者膝外侧推膝部向内，另一手拉小腿外展。若检查外侧副韧带，则一手置膝内侧推膝部向外，另一手拉小腿内收，膝关节产生松动感，内侧（或外侧）有疼痛即为阳性，多见于膝关节内侧（或外侧）副韧带损伤或断裂（图 5–41）。

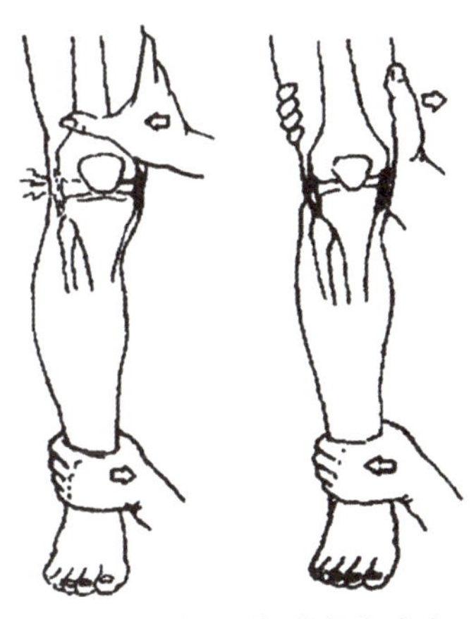

图 5–41　膝侧副韧带损伤试验

（三十一）抽屉试验

检查时患者取仰卧位，双膝屈曲90°，医师坐在床边，用大腿压住患者的足背，双手握住小腿近端用力前后推拉，如果小腿近端向前移动即为阳性，多见于前交叉韧带断裂；反之，有向后过多的移动即为阳性，多见于后交叉韧带断裂。注意：在检查移动时必须以正常解剖位置为起点，否则容易发生判断错误。如后十字韧带断裂时，小腿上端自然向后移位，检查时可以拉其向前移动，这是恢复解剖位置的移动，不要误认为胫骨向前移动，再向后推出现的移动才是异常活动。（图5-42）

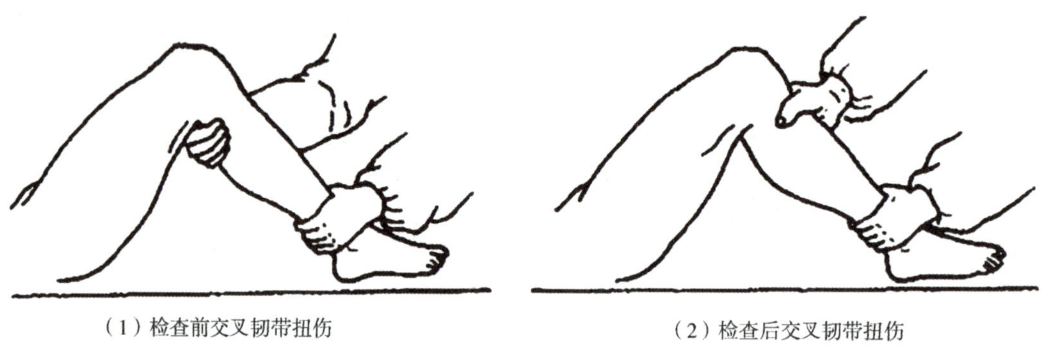

（1）检查前交叉韧带扭伤　　（2）检查后交叉韧带扭伤

图5-42　抽屉试验

（三十二）浮髌试验

检查时患者腿伸直，医师一手压在髌上囊部，向下挤压使积液局限于关节腔，然后用另一手拇、中指固定髌骨内、外缘，示指按压髌骨，可感觉髌骨有漂浮感，重压时下沉，松指时浮起即为阳性，多见于膝关节腔内积液（图5-43）。

（三十三）挺髌试验

患膝伸直，用拇、示两指将髌骨向远端推压，嘱患者用力收缩股四头肌。若引发髌骨部疼痛者为阳性，提示髌骨软化症（图5-44）。

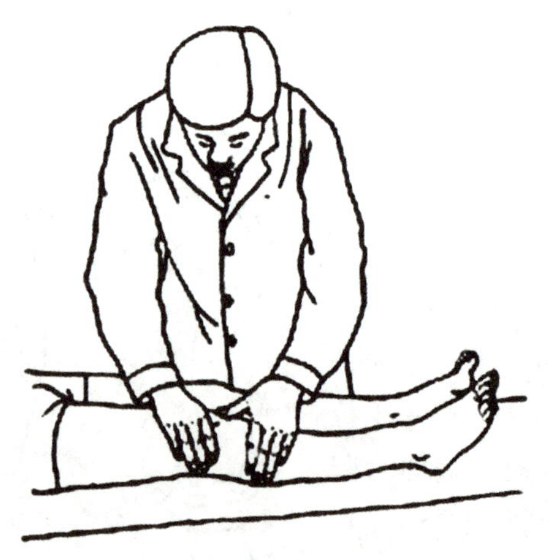

图5-43　浮髌试验

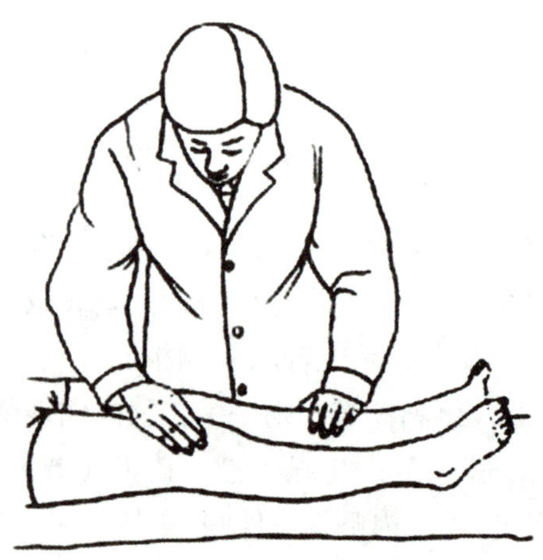

图5-44　挺髌试验

（三十四）交锁征

患者取坐位或仰卧位，让患者做膝关节屈伸活动数次，出现关节疼痛且不能屈伸即为阳性，多见于半月板撕裂、移位。

（三十五）足内、外翻试验

患者取坐位或仰卧位，医师一手固定小腿，另一手握足，将踝关节极度内翻或外翻，出现踝关节同侧疼痛即为阳性，多见于内踝或外踝的骨折；若出现对侧踝关节疼痛即为阳性，多见于内侧或外侧副韧带损伤（图 5–45）。

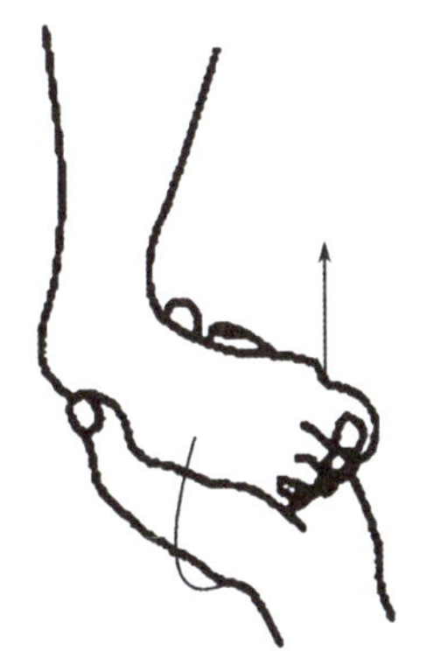
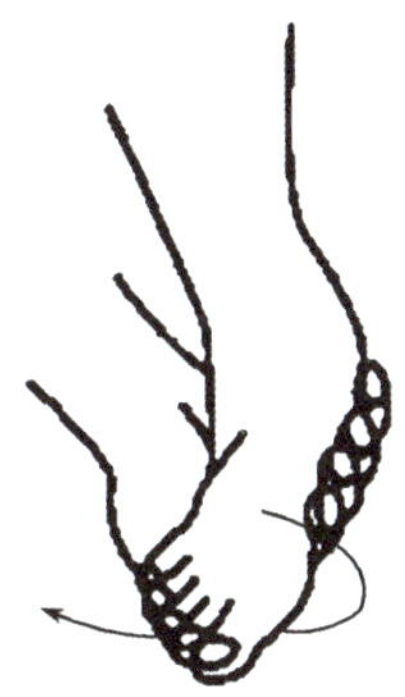

图 5–45　足内、外翻试验

【思考题】

1. 推拿经络按诊法的理论基础是什么？
2. 如何提高推拿经络按诊水平？
3. 经络按诊常用的手法及异常征象有哪些？
4. 叙述颈、腰、肩、肘、腕、指、髋、膝、踝及足部的生理活动范围。
5. 常用的病理反射有哪些？如何操作？临床意义为何？
6. 叙述肌力的分级标准。
7. 简述特殊功能检查的操作及临床意义。

中篇

手法与功法

第六章
推拿手法

扫一扫，查阅本章数字资源，含PPT、音视频、图片等

第一节　推拿手法的基本知识

“手法”是指用手或肢体的其他部分，按照各种特定的技巧和规范化的动作，以力的形式作用于体表特定部位或穴位，以达到防病治病、强身健体和延年益寿目的的一种治疗方法，属中医外治疗法范畴。“手法”是推拿防治疾病的主要手段，是一种治疗方法的特定称谓，这种特定的技巧动作根据需要可以用手操作，也可以用肢体的其他部分操作，如用脚操作的“踩跻法”，也属“手法”之一。“手法”以“力”的形式表现，但不是蛮力和暴力，而是柔和之力、技巧之力，这种动作技巧有别于日常生活中的按、拿、捏等动作，它是一种具有医疗保健作用的治疗手段，故称为“法”。

一、手法的基本技术要求

由于历史的原因，手法的种类繁多，为习练和研究的需要，历代医家将手法进行了较为合理的分类。如根据手法的动作形态，即动作结构的运动学及动力学特征进行分类，可分为摆动类、摩擦类、挤压类、叩击类、振动类和运动关节类六大类手法；若按手法的主要作用进行分类，可分为松解类、温通类和整复类；若按手法作用力的方向进行分类，可分为垂直用力类、平面用力类、对称合力类、对抗用力类和复合用力类；若按作用对象进行分类，可分为成人推拿手法和小儿推拿手法。一般来说，凡具有松解和温通作用的手法，要求做到“持久、有力、均匀、柔和、深透”的基本技术要求；凡具有整复作用的手法，要求做到“稳、准、巧、快”的技术要求。

“持久”指手法能够持续操作一定的时间而不间断，保持动作和力量的连贯性，以保证手法对人体的刺激量积累到一定的程度，足以达到相应的防治作用。“有力”指手法必须具备一定的力度和功力，达到一定的层次。这种力量不是蛮力、暴力，而是根据治疗对象、病证虚实、施治部位的不同而辨证运用的巧力。“均匀”指手法的力量、速度及操作幅度要保持均匀一致，用力不能时轻时重，速度不可时快时慢，幅度不能时大时小。需要改变力量、速度、幅度时要逐渐、均匀地改变。“柔和”指手法动作要轻柔和缓，稳柔而富有节律感，用力要“轻而不浮，重而不滞”，刚中有柔，柔中带刚，刚柔相济，不可生硬粗暴或使用蛮力，正如《医宗金鉴》所言“法之所施，使患者不知其苦，方称为法也”。“深透”指手法的刺激可透入皮内，深达皮下深层及脏腑组织，适达病所。以上几个方面关系密切，相辅相成，持续运用的手法可以逐渐降低患者肌肉的张力，使手法力量能够逐渐渗透到深层组织。均匀协调的动作能使手法更趋柔和。而力量与技巧相结合，则使手法既有力，又柔和，达到“刚柔相济”的境界。可以说，手法具备了持久、有

力、均匀、柔和这四项基本要求，才能具备一定的渗透力。柔和是基础，深透为目的。

“稳”指操作要平稳，关节的固定要稳；“准”指诊断要明确，定位要准确；“巧”指用力要轻巧，既要使错缝的关节得到整复，又不能损伤关节及其周围的组织，要用巧力，以柔克刚，以巧制胜，达到“四两拨千斤”的效果；“快”指整复动作要快，用力要做到即发即收，要用所谓的“短劲”“寸劲”。

由于小儿具有“脏腑娇嫩，形气未充，生机蓬勃，发育迅速”的生理特点和“发病容易，传变迅速，脏器清灵，易趋康复”的病理特点，小儿推拿手法的基本技术要求特别强调“轻快柔和，平稳着实，补泻有度”。“轻快柔和”指手法用力要轻柔和缓，灵活协调，轻而不浮，快而不乱，柔而有力，和而不滞；“平稳着实”强调手法操作柔和但不是软弱无力，而是力量和技巧的完美结合，稳柔灵活，实而不滞，使力量深透，但又能适达病所而止，不能竭力攻伐；小儿特殊的生理病理特点决定了机体感应的敏感性，故小儿推拿临床注重补虚泻实，即所谓“推拿掐揉，性与药同，寒热温凉，取效指掌”。一般情况下，小儿推拿的补泻与所选手法的性质、手法的刺激量、手法操作的方向等关系密切。

手法质量的优劣是影响推拿防治疾病疗效的关键因素之一，“一分功夫，一分疗效”，故手法的学习不仅要掌握动作要领，深刻领会技术要求，还要刻苦练习，才能达到运用自如、心手合一的境界。正如《医宗金鉴·正骨心法要旨》所言：“一旦临证，机触于外，巧生于内，手随心转，法从手出。”

二、手法操作的注意事项

“手法”是推拿防治疾病的主要手段，在操作前、操作中、操作后均要注意细节，才能既达到“手到病除”的理想的治疗效果，又可避免医源性损伤，达到有效自我保护的目的。

手法操作前：首先，要注意明确诊断，掌握适应证。要全面了解患者病情，辨病与辨证相结合，排除推拿禁忌证，并与患者充分沟通和交流，消除患者的紧张情绪。其次，要注意环境和个人卫生，体现人文关怀。应根据需要选择安静的治疗环境，室内光线要充足，空气要新鲜，温度和湿度要适宜，操作者的手要保持清洁和温暖，指甲须经常修剪，以免给患者带来不适甚或损伤患者皮肤。再次，要提高认识，苦练手法。充分认识推拿手法在防治疾病中“一分功夫，一分疗效”的重要性，刻苦练习手法。手法练习首先需在米袋上练习，解决“形似”的问题，然后在学员身上相互练习，待达到“神似”境界后才能在患者身上操作。

手法操作中：第一，要注意调神。态度要和蔼，操作要认真，并注意与患者适当交流，不能边操作边嬉笑或左顾右盼，心不在焉，更不能谈论与治疗无关的话题或随意中断操作。同时，操作过程中应密切观察患者的反应，以便适时调整手法刺激量，谨防不良反应或意外发生。一旦发生意外，应立即停止操作，及时给予对症处理。第二，要注意操作顺序及操作时间，确保时效性。操作顺序一般自上而下、从前到后、由浅入深、循序渐进，并可依据病情适当调整。局部治疗则按手法的主次进行。手法强度应遵循先轻后重、由重转轻的原则。第三，要注意操作要领及操作者手法、身法、步法的协调一致。操作者要根据患者的病情合理选择操作部位或穴位，选用恰当的手法，选择既能持续操作而又不容易感觉疲劳的姿势和步态，而且动作变换要自然、协调，注重“点”“线”“面”的有机结合，确保手法的安全性、准确性和有效性。

手法操作结束后：第一，要注意观察患者反应。若有晕厥、恶心、疼痛加重等不适现象发生，应按推拿异常情况及时处理。如神经挤压及挫伤、关节半脱位或脱位等适宜推拿处理的，可按现症推拿整复；若出现骨折、肾挫伤、脑梗死等，应立即停止施术，及时送往相关科室治疗，必要时还应进行现场抢救，并要做好患者康复的妥善安排。第二，要注意与患者的有效沟通，争取让患者尽可能地了解自己的病情及推拿治疗的主要作用。第三，要交代清楚疗程及其他注意事项，最大限度地争取患者的理解和支持，提高依从性。

三、推拿介质与热敷

（一）推拿介质

手法操作过程中，在推拿部位的皮肤上配合使用的膏剂、油剂、水剂或粉剂等，统称为推拿介质，也称推拿递质。如摩擦类手法使用膏剂介质，又称为膏摩。东汉张仲景在《金匮要略》中这样描述："四肢才觉重滞，即导引、吐纳、针灸、膏摩，勿令九窍闭塞。"

1. 介质的作用 一是利用介质的润滑作用以保护皮肤，减少手法对皮肤的摩擦损伤；二是利用介质的药理作用，通过透皮吸收，发挥药物的治疗作用；三是通过手法加介质产生的温热效应，发挥手法、穴位和介质中所含药物的协同作用，增强疗效。

2. 介质的选择 介质的剂型通常有汁剂、乳剂、水剂、粉剂、油剂、膏剂等。一般来说，病属表证，多选用解表剂，如葱姜汁、薄荷汁等；若病属寒证，可以选用具有温热散寒作用的介质，如葱姜水、冬青膏等；病属热证，宜选用具有清凉退热作用的介质，如凉水、酒精等；虚证可以选用具有滋补作用的介质，如含有人参等滋补成分的药酒等；血瘀证则宜选用活血化瘀类药剂，如红花油、云南白药酊等；其他证型可选用一些中性介质，如滑石粉、爽身粉等。

（二）热敷

热敷是推拿临床常用的一种辅助疗法，是指根据病情将相应的药物装入袋内，煎汤用毛巾热敷或炒热后装于袋内置于患部的一种外治疗法，旨在根据透皮吸收的原理通过皮肤渗透发挥药物的治疗作用，达到温经通络、调和气血的目的，加强推拿疗效，前者称湿热敷，后者称干热敷。

1. 湿热敷 将中药装入布袋，扎紧袋口放入锅内，加适量清水煮沸 10 ～ 15 分钟，取其汤汁，趁热将毛巾浸透后拧干，根据治疗部位的需要折成方形或长条形敷于患处，毛巾凉后即更换。一般换 2 ～ 3 次即可，一日敷 1 ～ 2 次。敷前可在患部先行手法治疗以增强疗效。热敷时室内要保持温暖，避免感受风寒；毛巾须消毒干净，避免发生交叉感染；热敷部位须暴露，但要注意将毛巾折叠平整，以保证透热均匀；热敷温度要以患者能够耐受为度，注意避免烫伤皮肤，尤其是对皮肤感觉迟钝者；热敷后局部不能再施用其他手法，以免损伤皮肤。

临床常用的湿热敷药物有乳香、没药、木瓜、桂枝、紫草、伸筋草、透骨草、路路通、苏木、桑枝、虎杖根、杜仲、续断、威灵仙等，药物的组成和剂量可根据患者病证的虚实情况辨证应用。

2. 干热敷 将中药炒热装袋，或用布包好后置于微波炉中加热 2 ～ 3 分钟，趁热将布袋置于腹部、腰背部或相应的治疗部位，可根据病情移动布袋位置。一般每次敷 20 ～ 30 分钟，一日 1 ～ 2 次。干热敷可隔衣服操作，但衣服须是棉织品，以免损坏衣物；温度也要以患者能够耐受为度。如临床常用枳壳、莱菔子、皂角、食盐等共研末装袋，热敷患者胸腹部以治疗非器质性疾病引起的胸闷、脘腹胀满疼痛等；用附子、生姜，共捣烂后炒热入袋，热敷胸背部以治疗痰湿咳嗽、寒性哮喘等。

四、推拿临床常用的体位

在推拿临床治疗过程中，医师和患者的体位选择均很重要。医师体位的选用以既方便手法操作，又能最大限度地节省体力为原则。患者体位的选用以既能使患者肌肉放松，感到舒适、安全，保持一定的时间而不感觉疲劳，又有利于医师操作为原则。

医师的体位、步态和姿势常根据患者的体位和被操作的部位灵活选用。一般情况下，患者取坐位、俯卧位时，医师应取双脚开立或丁字步站立位；患者取仰卧位时，医师可取高坐位；操作㨰法、按法、擦法和运动关节类手法时多取站位；操作一指禅推法、揉法、拿法时可取坐位。此外，医师的体位与姿势可根据手法操作的需要灵活调整，手法、身法、步法要协调一致，做到进退自如、转侧灵活、动作协调，这也是推拿工作者的一项基本功。

患者常采用仰卧位、俯卧位、侧卧位、端坐位、俯坐位等体位。

1. 仰卧位 头下垫薄枕，仰面而卧，上肢自然置于身体两侧，下肢伸直，全身放松，呼吸自然。亦可根据操作需要，上肢或下肢采取外展、内收、屈曲位等。颜面、胸腹及四肢前侧等部位的操作常采取此体位。

2. 俯卧位 俯伏而卧，头转向一侧，或面向下，或面对呼吸孔，胸部垫枕，上肢自然置于躯干两旁，或屈肘向上置于头部两侧，双下肢伸直，全身放松，呼吸自然。肩背、腰臀及下肢后侧等部位的操作常采用此体位。

3. 侧卧位 侧向而卧，根据治疗需要，两下肢均屈曲或一腿屈曲，另一腿伸直。腰部斜扳法、臀部及上下肢外侧的操作常采用此体位。

4. 端坐位 端正而坐，两脚分开与肩等宽，大腿与地面平行，上肢自然下垂置于两膝上，其所坐凳子的高度最好与膝至足跟的距离一致，全身放松，呼吸自然。头面、颈项、肩背，以及上肢部等部位的操作常采用此体位。

5. 俯坐位 端坐后，上身前倾，头略低，屈肘支撑于膝上或两臂置于桌面或椅背上，全身放松，呼吸自然。颈项、肩背部的操作常用此体位。

第二节　成人推拿手法

一、一指禅推法

以拇指着力，通过前臂的主动摆动，带动腕部的往返摆动，使所产生的力通过拇指持续地作用于治疗部位，称为一指禅推法。

【操作】

拇指自然伸直，余指的掌指关节和指间关节自然屈曲，以拇指端或螺纹面或偏锋着力于治疗部位，沉肩、垂肘、悬腕、掌虚、指实，前臂摆动，带动腕关节有节律地内、外摆动，使所产生的功力通过拇指持续地作用于治疗部位。手法频率为 120 ～ 160 次 / 分。

1. 一指禅指端推法 以拇指指端着力，前臂摆动，带动腕关节及拇指掌指、指间关节做如上所述的联合动作（图 6–1）。

2. 一指禅螺纹面推法 以拇指螺纹面着力于治疗部位，做如上所述的联合动作。本法以拇指螺纹面着力于治疗部位，其余四指附着于肢体的另一侧，通过腕关节的摆动和拇指螺纹面的左右推揉，使产生的力持续作用于治疗部位（图 6–2）。

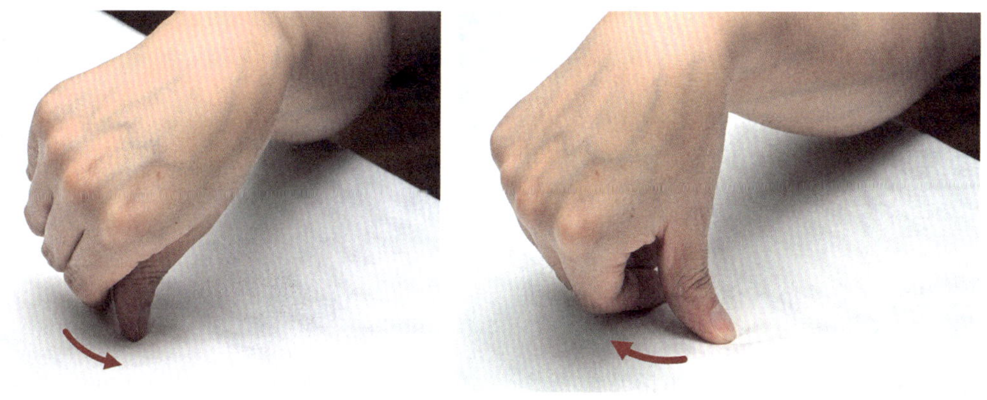

图 6–1　一指禅指端推法

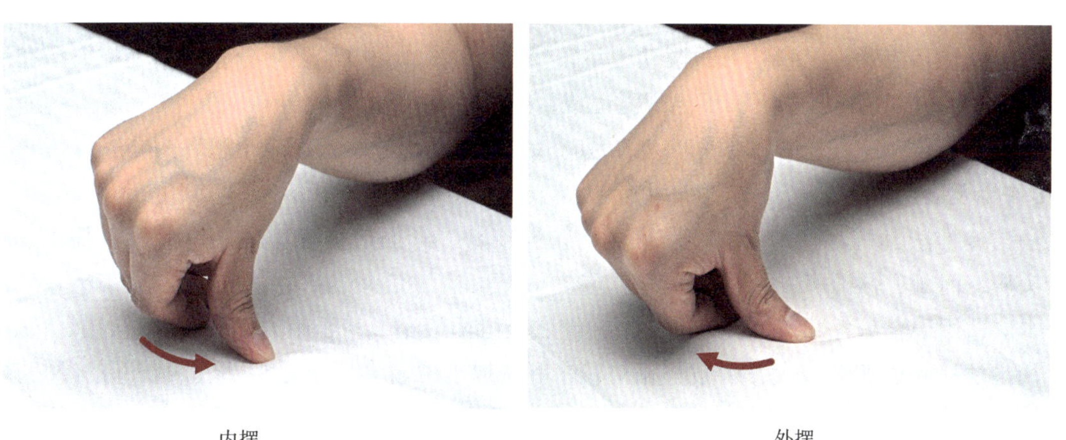

图 6–2　一指禅螺纹面推法

3. 一指禅偏锋推法　以拇指偏锋部着力于治疗部位，做如上所述的联合动作。操作时拇指伸直并内收，腕关节微屈或自然伸直，腕部摆动幅度较小，紧推慢移（图 6–3）。

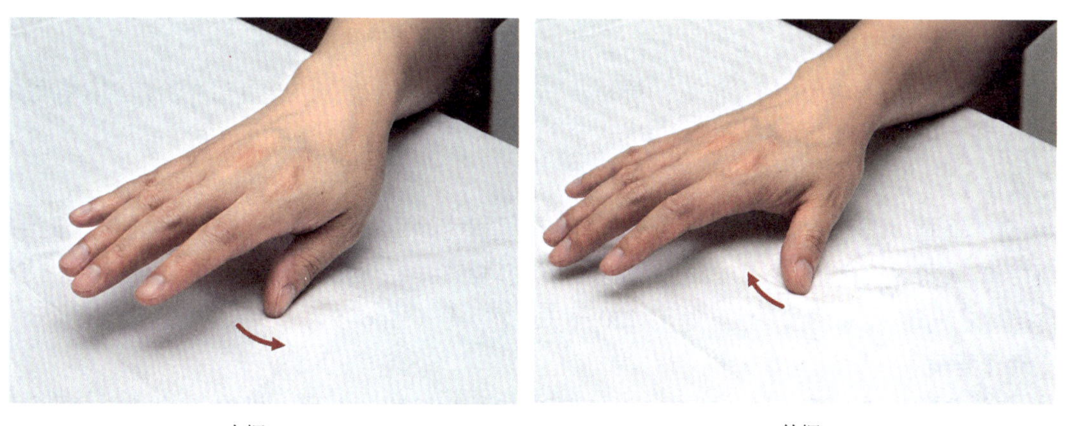

图 6–3　一指禅偏锋推法

4. 跪推法　以拇指指间关节的背侧着力于治疗部位，通过腕关节的摆动，使产生的力持续作用于治疗部位（图 6–4）。

【动作要领】

1. 沉肩 肩关节放松，肩部自然下沉，不要耸肩用力，不要外展。

2. 垂肘 肘部自然下垂。肘关节不要向外支起，低于腕关节，亦不宜过度夹紧内收。

3. 悬腕 腕关节自然屈曲，使拇指垂直于治疗部位。

4. 掌虚 手握成空拳，四指及掌部均应放松（如握鸡蛋）。

5. 指实 着力部位要吸定在治疗部位上。

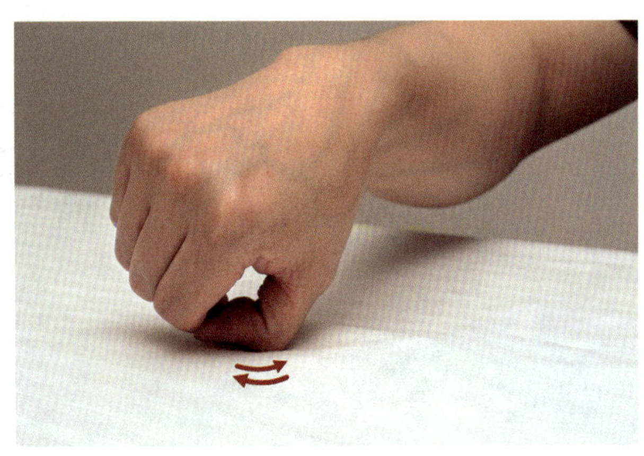

图 6-4 跪推法

6. 紧推慢移 紧推是指腕部的摆动频率较快，可达 120 ～ 160 次 / 分；慢移是指拇指在治疗部位上移动的速度要慢，指下不可出现滑动或摩擦。

7. 蓄力于掌，发力于指 本法产生的力应从掌而发，通过手指作用于患者的体表。

【作用及应用】

一指禅推法具有健脾和胃、宽胸理气、镇静安神、舒筋通络等作用。可治疗胃脘痛、冠心病、头痛、面瘫、颈椎病、关节炎等病症。

本法适用于全身各部穴位。指端一指禅推法接触面最小，易于施力，刺激相对较强。螺纹面一指禅推法接触面相对较大，刺激亦相对较平和，以上两者多用于躯干部、四肢部的经络腧穴。偏锋一指禅推法接触面小而窄，轻快柔和，多用于颜面部。跪推法接触面亦小，刺激却刚劲有力，多用于腹部。

【注意事项】

1. 指间关节的屈伸和腕关节的摆动要协调一致。

2. 拇指在治疗部位上要相对固定。

二、㨰法

以手背部小指侧着力，通过前臂的旋转和腕关节的屈伸运动，使着力部在治疗部位持续不断地来回滚动，称为㨰法。

【操作】

沉肩、垂肘，以小指掌指关节背侧为吸定点，手背部第 4 ～ 5 掌骨基底部背侧着力于治疗部位，肘关节微屈并放松，腕关节放松，通过前臂主动推旋，带动腕关节屈伸的复合运动，使产生的力持续作用于治疗部位。手法频率为 120 ～ 160 次 / 分（图 6-5）。

【动作要领】

1. 肩关节宜放松下垂，屈肘成 140°，上臂中段距胸壁约一拳远，松腕，示、中、无名指和小指的掌指关节屈曲幅度逐渐增加。

2. 操作过程中，腕关节屈伸幅度应达到 120°，即前滚至极限时屈腕约 80°，回滚至极限时伸腕约 40°，使手背部 1/2 的面积（尺侧）依次接触治疗部位。

3. 㨰法对体表应产生轻重交替的滚动刺激，前滚和回滚时着力轻重之比为 3 : 1，即“滚三回一”。

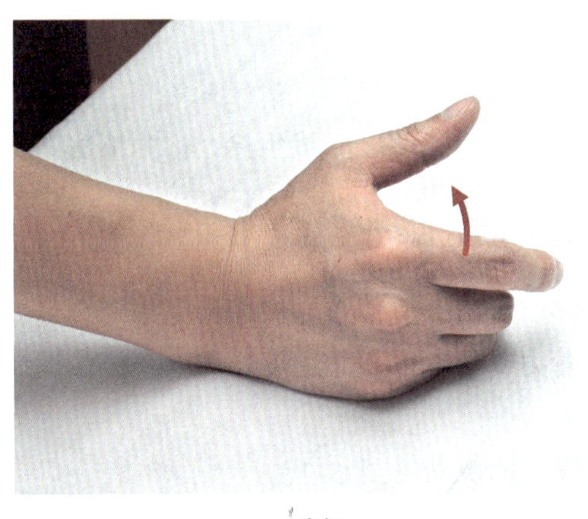

内摆

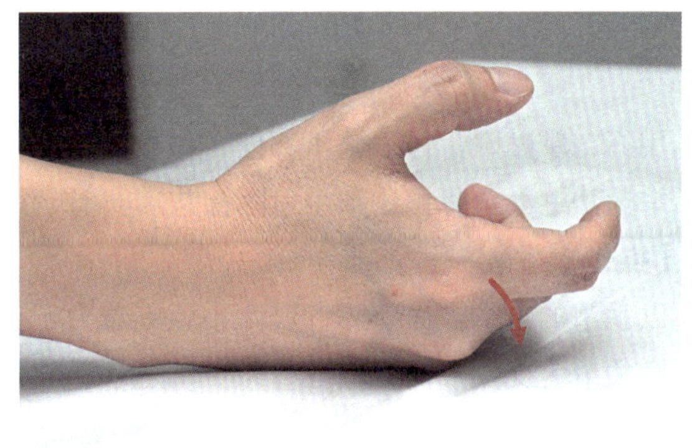

外摆

图 6–5　㨰法

4. 操作时不宜拖动、碾动、跳动和摆动。拖动是由于吸点不牢而形成拖擦；碾动是由于吸点位置错误后，将滚动的中心点移到了小鱼际处，且手法操作频率过慢而形成碾压；跳动是由于前滚时推旋力过大，回滚时回旋力过小而形成跳弹；摆动则是腕关节屈伸幅度过小所致。

5. 㨰法在移动操作时，移动的速度不宜过快。即在滚动频率不变的情况下，于所施部位上缓慢移动。

【作用及应用】

㨰法具有缓解肌肉痉挛、消除疲劳等作用。多用于治疗腰肌劳损、腰椎间盘突出症、颈椎病、肩周炎、半身不遂等病症。主要适用于颈、肩、腰、背及四肢肌肉丰厚处。

【注意事项】

使用本法时应注意腕关节的屈伸和前臂的旋转要协调一致。同时，也应注意在施用本法时着力部位要吸定于治疗部位上。

附：滚法

滚法是用第 2 ～ 5 手指的近端第 1、2 指节及第 1 指间关节背侧突起部着力于治疗部位，前臂带动腕关节屈伸，使产生的力持续作用于治疗部位（图 6–6）。

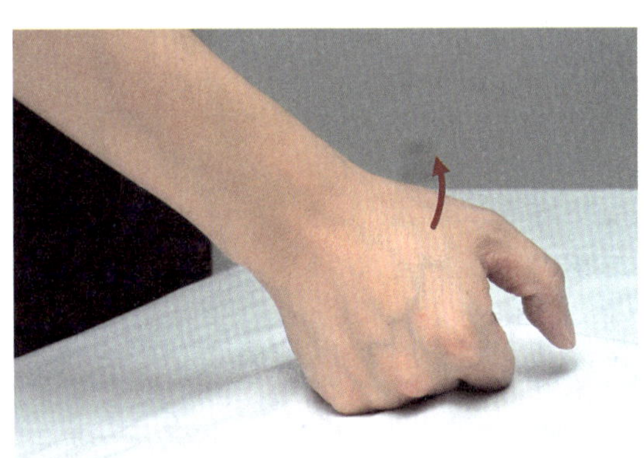

内摆

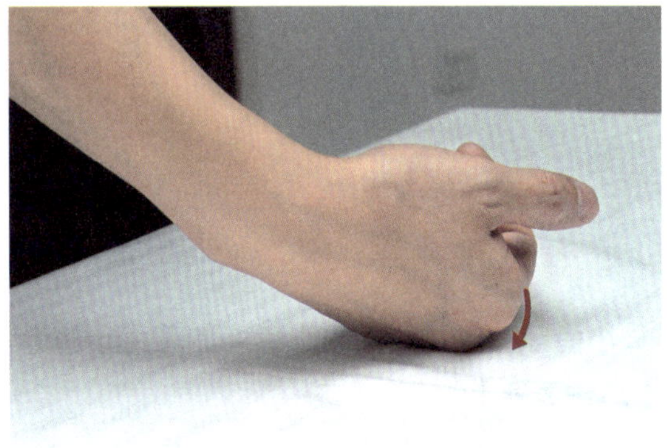

外摆

图 6–6　滚法

三、擦法

用指、掌贴附于体表施术部位，做较快速的往返直线运动，使之摩擦生热，称为擦法。擦法包括掌擦法、大鱼际擦法和小鱼际擦法。

【操作】

以手掌的全掌、大鱼际、尺侧小鱼际着力于治疗部位，腕关节伸直，使前臂与手掌相平。以肘或肩关节为支点，前臂或上臂做主动运动，使手的着力部分在体表做适度均匀地直线往返快速擦动。

1. 掌擦法 用掌着力于施治部位，做上述往返直线快速擦动（图 6–7）。

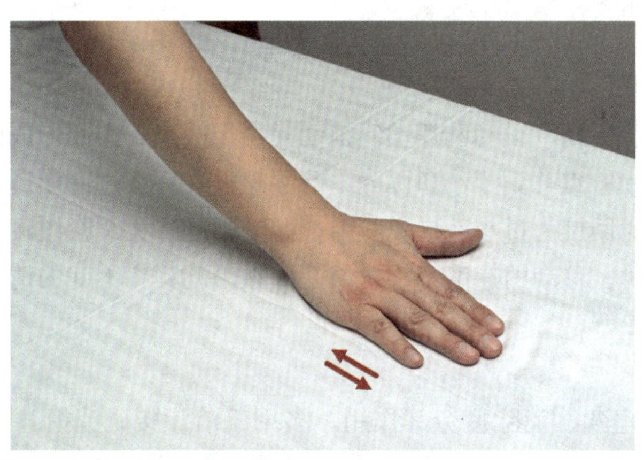

图 6–7 掌擦法

2. 大鱼际擦法 用大鱼际着力于施治部位，做上述往返直线快速擦动（图 6–8）。

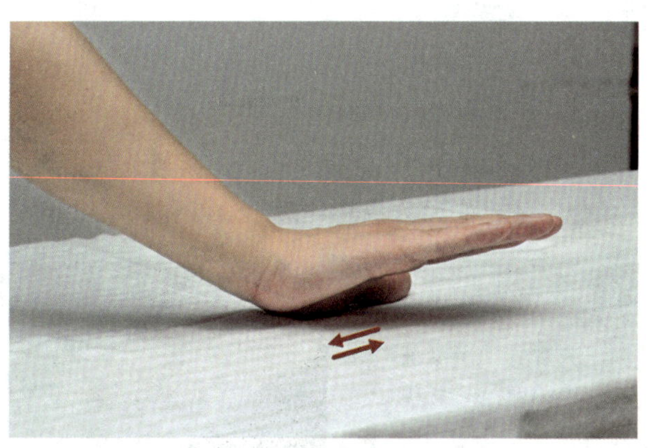

图 6–8 大鱼际擦法

3. 小鱼际擦法 用手的小鱼际侧着力于施治部位，做上述往返直线快速擦动（图 6–9）。

【动作要领】

1. 着力部分要紧贴体表，压力适中。
2. 沿直线往返操作，不可歪斜。
3. 往返的距离应尽量拉长，动作要连续不断。
4. 速度要均匀且快，不可擦破皮肤。

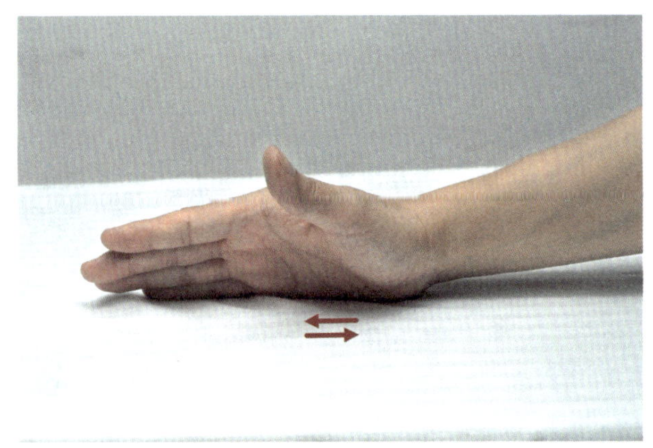

图 6–9　小鱼际擦法

【作用及应用】

擦法具有温经散寒的作用，治疗寒性疾病。作用于胸腹部能宽胸理气，止咳平喘，健脾和胃，治疗咳嗽、胸闷气喘、胃脘痛等病症。作用于背腰部能温肾壮阳，行气活血，治疗小腹冷痛、不孕不育、阳痿早泄等病症。作用于肢体能舒筋通络，消肿止痛，治疗外伤肿痛等病症。掌擦法接触面积大，产热低且慢，主要适用于腰骶、四肢部；大鱼际擦法接触面积小，产热较快，主要用于上肢及颈肩部；小鱼际擦法接触面积小，产热高且快，主要用于腰骶、肩背及四肢部。临床中根据治疗部位的不同要求，可分别选择全掌擦法、大鱼际擦法和小鱼际擦法。

【注意事项】

1. 治疗部位应充分暴露，涂适量润滑剂，如冬青膏、按摩乳等，以保护皮肤。

2. 压力适中，若压力过大，则手法重滞，且易擦破皮肤。压力过小则不易生热。

3. 透热为度。因每一种擦法的着力面积不同，所以擦法产热的快慢强弱也不一样，但均以热达深层组织为度。

4. 本法多用在最后。擦法操作完毕，不可再于所擦之处使用其他手法，以免擦伤皮肤。

5. 术者要注意呼吸自然，不要憋气。

6. 要注意保持室内温暖，防止患者着凉。

四、推法

以指、掌、肘着力于治疗部位上，做单方向直线推动，称推法。推法分为指推法、掌推法和肘推法三种。

【操作】

1. 指推法　指推法包括拇指端推法、拇指平推法和三指推法（图 6–10）。

（1）*拇指端推法*　以拇指端着力于治疗部位，余四指置于对侧或相应的位置以固定，腕关节略屈。拇指做短距离、单方向直线推动。

（2）*拇指平推法*　以拇指螺纹面着力于治疗部位，余四指置于其前外方以助力，腕关节略屈。拇指向其示指方向做短距离、单方向直线推动。

（3）*三指推法*　示、中、无名指自然并拢，以指端部着力于治疗部位，腕关节略屈。前臂施力，通过腕关节及掌部使示、中及无名指三指做单方向直线推动。

2. 掌推法　以掌着力于治疗部位，腕关节略背伸，使掌部做单方向直线推动（图 6–11）。

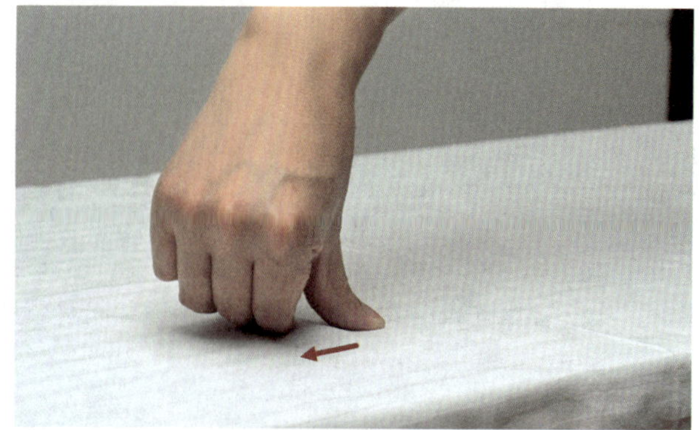

拇指端推法

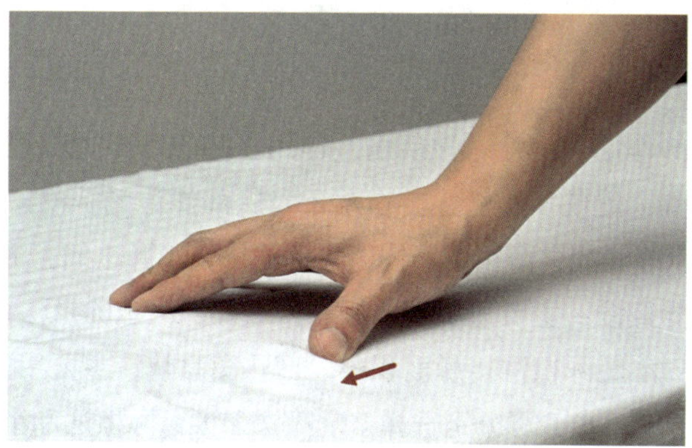

拇指平推法

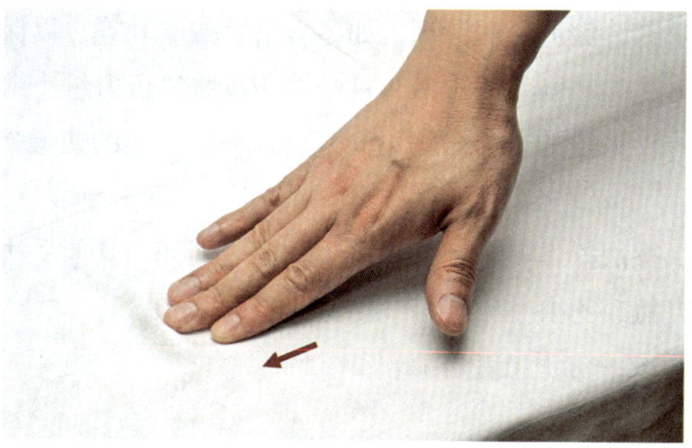

三指推法

图 6-10　指推法

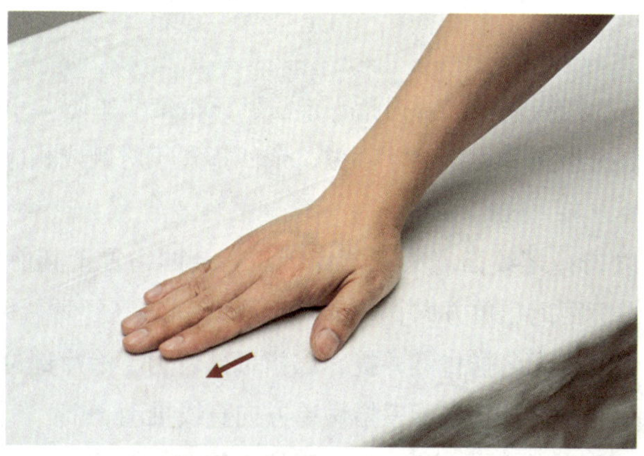

图 6-11　掌推法

3. 肘推法　屈肘，以肘部着力于治疗部位，以肩关节为支点，上臂施力，做缓慢地单方向直线推动（图 6-12）。

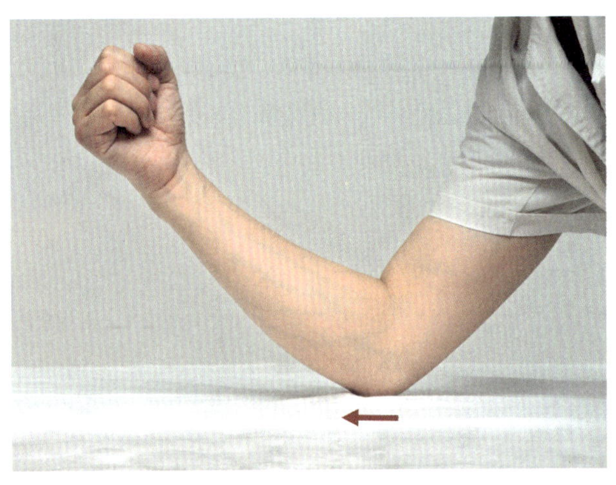

图 6-12　肘推法

【动作要领】

1. 着力部要紧贴体表，压力平稳适中，做到轻而不浮，重而不滞。
2. 要单方向直线推进，速度宜缓慢、均匀。
3. 应按经络走行、气血运行，以及肌纤维的方向推动。
4. 非两手同时在身体两侧做推法时，应单手推。

【作用及应用】

推法有通经活血、化瘀消肿、祛风散寒、通便消积的作用。治疗腰腿痛、风湿痹痛、感觉迟钝、头痛失眠、腹胀便秘等病症。

指推法接触面小，推动距离短，适用于面部、项部、手部和足部；掌推法接触面大，推动距离长，多用于背腰部、胸腹部及四肢部。肘推法多用于背部脊柱两侧及下肢后侧。

【注意事项】

1. 在做推法时压力应适中，方向要正确。
2. 为防止推破皮肤，可使用凡士林、冬青膏、滑石粉等润滑剂。
3. 拇指端推法与拇指平推法推动的距离宜短，其他推法推动的距离宜长。

五、拿法

以拇指和其余手指相对用力，提捏或揉捏肌肤，称为拿法，即“捏而提之谓之拿”。可单手操作，亦可双手同时操作。拿法可柔可刚，但临床所用以“刚”为多；刺激量较大时，每次每个部位所拿时间不宜过长。

【操作】

以拇指指腹与其余四指指腹对合呈钳形，施以夹力，逐渐将捏住的肌肤收紧、提起放松，有节律地捏拿治疗部位。以拇指和示、中两指对合用力为三指拿法，拇指和其余四指对合用力为五指拿法（图 6-13）。

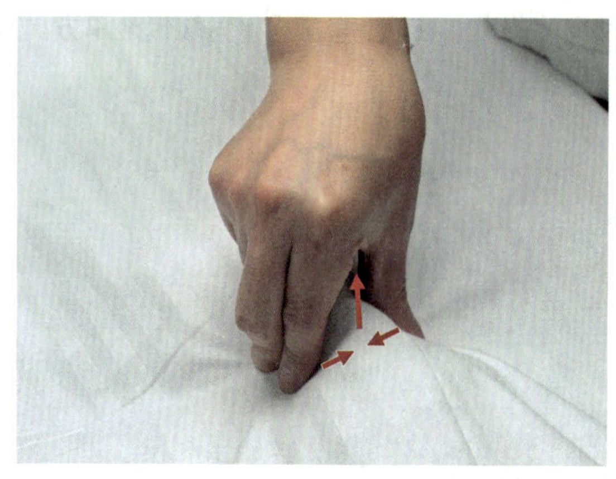

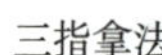

三指拿法

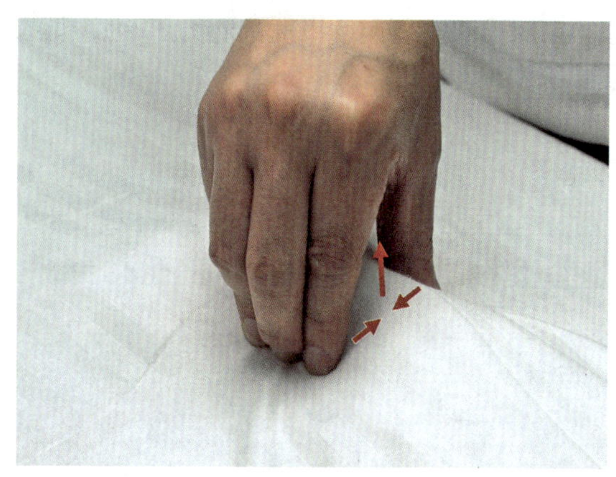

五指拿法

图 6–13 拿法

【动作要领】

1. 手掌空虚，指腹贴紧治疗部位，拇指指间关节与其他四指指间关节相对用力。

2. 动作要有连贯性。

3. 用力由轻到重，不可突然用力。

【作用及应用】

拿法有舒筋活血、缓解肌肉痉挛、通调气血、发汗解表、开窍醒脑等作用。用于治疗颈椎病、肩周炎、恶寒头痛等病症。适用于颈、肩及四肢部，也是保健的常用手法。

【注意事项】

操作时应注意以指面着力，忌以指端着力，否则易造成掐或抠的感觉，从而影响放松效果。

附：拿揉法

拿揉法（图 6–14）为拿法与揉法的复合运用。操作时在拿法动作的基础上，使拇指与其他手指在做捏、提时增加适度地旋转揉动，所产生的拿揉之力连绵不断地作用于治疗部位。拿揉法是在拿中含有一定的旋转揉动，以拿为主，以揉为辅。操作时动作要自然流畅，不可呆滞僵硬。

拿揉法较拿法的力量更趋缓和、舒适、自然，用于颈椎病、肩周炎、四肢酸痛等病症。主要适用于四肢部及颈项部。

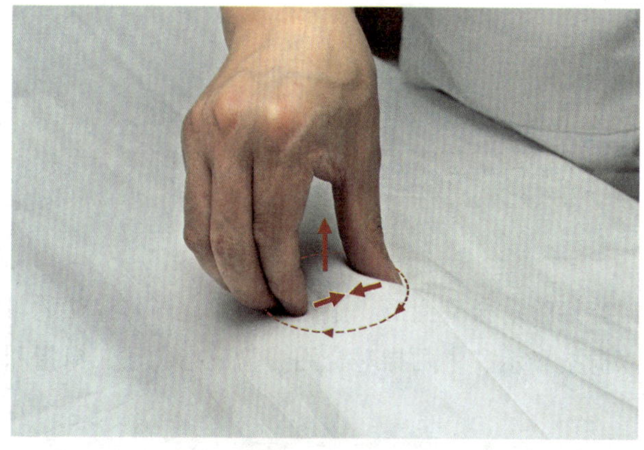

图 6–14 拿揉法

六、按法

以指或掌着力于体表，逐渐用力下压，称为按法。按法刺激强而舒适，常与揉法结合运用，组成“按揉”复合手法。分为指按法和掌按法两种。

【操作】

1. 指按法　以拇指端或螺纹面着力，余四指张开置于相应位置以支撑助力，拇指垂直向下按压（图 6–15），可双拇指重叠按压。

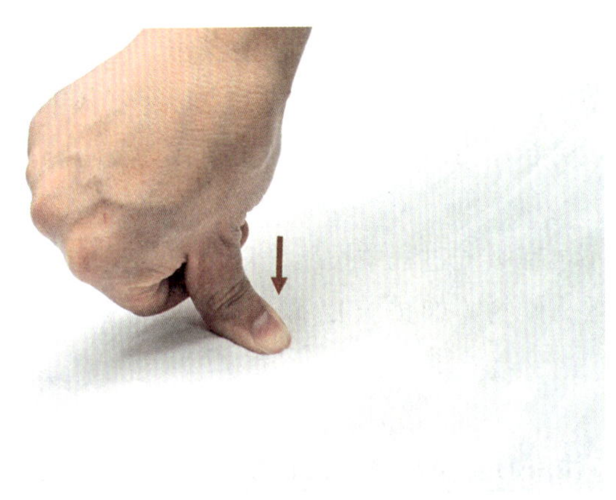

图 6–15　指按法

2. 掌按法　以单手或双手掌面置于治疗部位，以肩关节为支点，利用身体上半部的重量，通过上臂、前臂传至手掌部，垂直向下按压（图 6–16）。

【动作要领】

1. 用力由轻渐重，稳而持续，使刺激充分达到深层组织。用力由轻到重，按而留之，再由重到轻。
2. 在治疗部位上垂直下压，操作应缓慢且有节律性。
3. 着力部位要紧贴体表，不可移动。
4. 不可突施暴力。

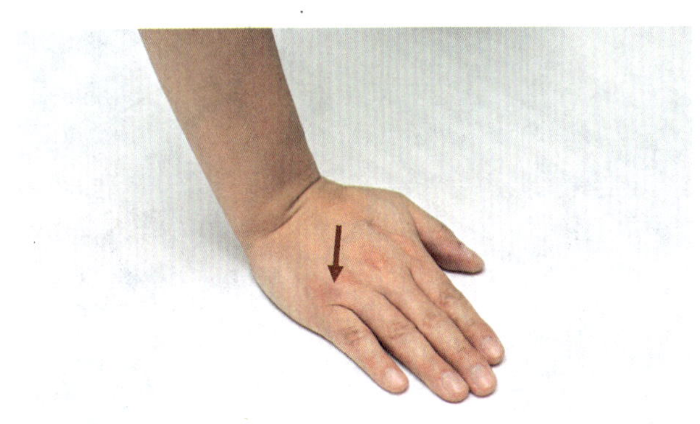

图 6–16　掌按法

【作用及应用】

按法具有放松肌肉、开通闭塞、活血止痛等作用。治疗腰痛、颈椎病、肩周炎、肢体酸痛麻木、偏瘫、头痛、胃脘痛等病症。

指按法适用于全身各部，尤以经络、穴位常用；掌按法适用于背腰部、下肢后侧及胸部等面积较大而又较为平坦的部位。

【注意事项】

1. 不论指按法，还是掌按法，其用力原则是由轻而重，再由重而轻，手法操作忌突发突止，暴起暴落。

2. 诊断必须明确，要掌握患者骨质情况，避免造成骨折。

3. 指按法接触面积较小，刺激较强，常在按后施以揉法，有“按一揉三”之说，即重按一下，轻揉三下，形成有规律的按后即揉的连续手法操作。

4. 掌按法应以肩关节为支点。当肩关节形成支点后，身体上半部的重量很容易通过上肢传到手掌部，使操作者不易疲劳，用力沉稳。如将肘关节作为支点，则须上肢用力，既容易使操作者疲乏，力度又难以控制。

5. 作用于背部时，不可在吸气过程中按压，以免造成损伤，同时应使患者俯卧于平坦、柔软的床上，患者的胸前不要有硬物（如扣子），以免损伤。

附：按揉法

按揉法是按法与揉法的复合动作，包括指按揉法和掌按揉法两种。

指按揉法是用手指螺纹面置于治疗部位，前臂和手指施力，进行节律性按压揉动。掌按揉法分为单掌按揉法和双掌按揉法。单掌按揉法是以掌部着力于治疗部位，手指自然伸直，前臂与上臂用力，进行节律性按压揉动。双掌按揉法则双掌重叠，置于治疗部位，以掌中部或掌根部着力，进行节律性按压揉动。要将按法与揉法进行有机结合，按揉并重，做到按中含揉，揉中寓按，刚柔相济，绵绵不绝。注意按揉法的节奏性，既不要过快，又不可过慢（图 6–17）。

本法具有松肌解痉、行气活血、调整脏腑功能等作用。治疗颈椎病、肩周炎、腰背筋膜炎、腰椎间盘突出症、高血压、糖尿病、痛经等多种病症。指按揉法适用于全身各部经络腧穴。单掌按揉法适用于背部、下肢后侧和肩部；双掌按揉法适用于背、腰、臀部及下肢后侧。

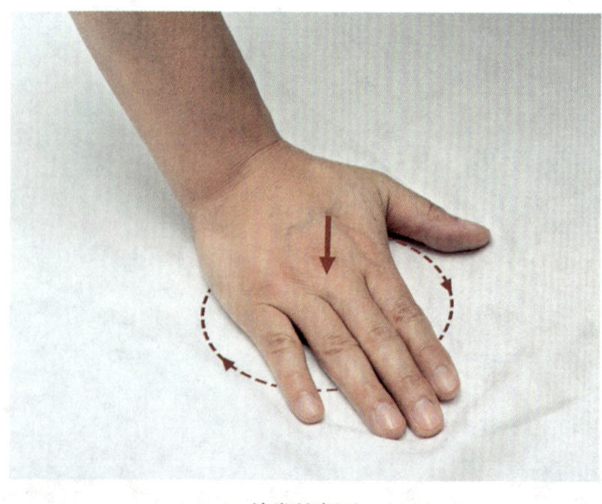

单掌按揉法

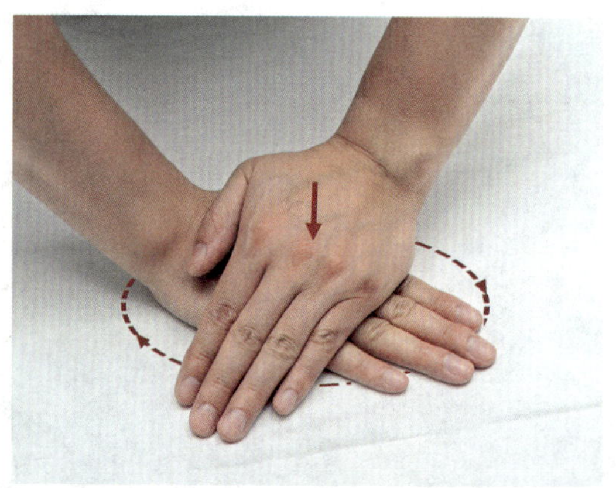

双掌按揉法

图 6–17　按揉法

七、摩法

用指或掌在患者体表做环形而有节律的轻抚摩动，称为摩法。分为指摩法、掌摩法两种。古代应用摩法还常配以药膏，以加强手法的治疗效果，称为“膏摩”。

【操作】

1. 指摩法　示指、中指、无名指与小指并拢，指掌自然伸直，腕关节略屈，以四指面附着于治疗部位，做环形而有节律的抚摩（图 6–18）。

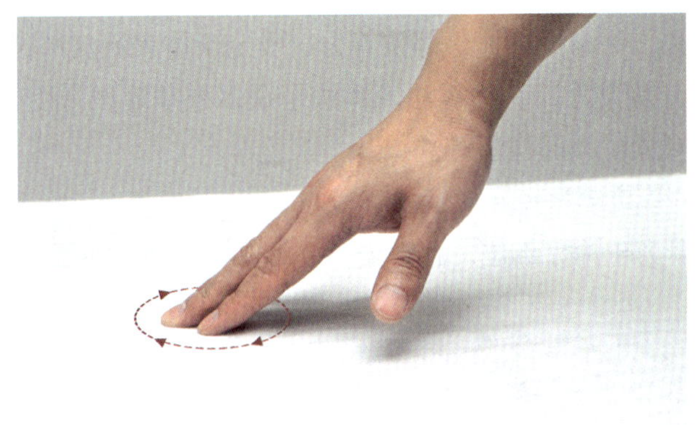

图 6–18　指摩法

2. 掌摩法　手掌自然伸直，腕关节略背伸，将手掌平置于治疗部位上，使手掌随腕关节连同前臂做环旋摩动（图 6–19）。

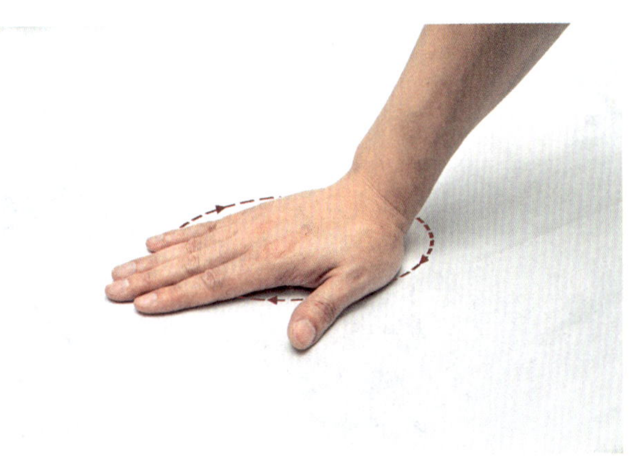

图 6–19　掌摩法

【动作要领】

1. 上肢及腕掌要放松，轻放于治疗部位。
2. 前臂带动腕及着力部位做环旋活动。
3. 动作要缓和协调。
4. 用力宜轻不宜重，速度宜缓不宜急。
5. 指摩法操作时腕关节应保持一定的紧张度，掌摩法则腕部放松。

【作用及应用】

摩法有和中理气、消积导滞、温肾壮阳、行气活血、散瘀消肿等作用。常用于治疗脘腹疼

痛、食积胀满、泄泻、便秘、遗精、阳痿、外伤肿痛等病症，也常用于保健推拿。

指摩法适用于颈项、面部、四肢等部位；掌摩法多适用于腹部。

【注意事项】

1. 指摩法作用于颜面、眼周时常用一些供美容使用的按摩乳、磨砂膏，以保护皮肤并使皮肤更具有活力。

2. 指摩法宜稍轻快，掌摩法宜稍重缓。

八、揉法

以手掌大鱼际或掌根、手指螺纹面等部位着力，吸定于体表治疗部位上，带动皮肤、皮下组织一起，做轻柔和缓的环旋动作，称为揉法。揉法是众多推拿流派常用手法之一，分为掌揉法、鱼际揉法、指揉法、前臂揉法和肘揉法等。

【操作】

1. 指揉法　用手指着力于治疗部位，做轻柔和缓的环旋活动，亦可二指、三指揉（图 6–20）。

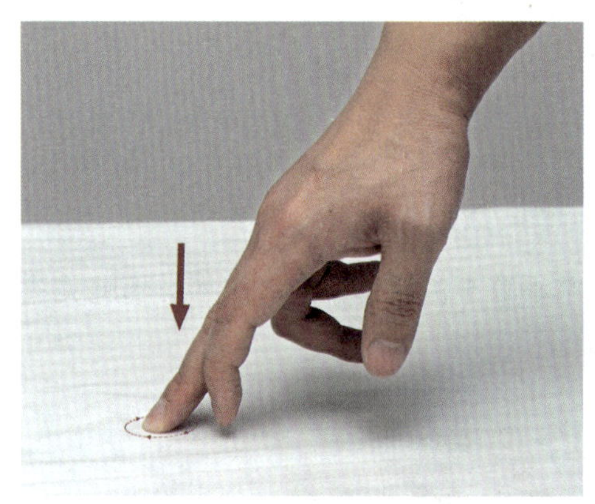

指揉法

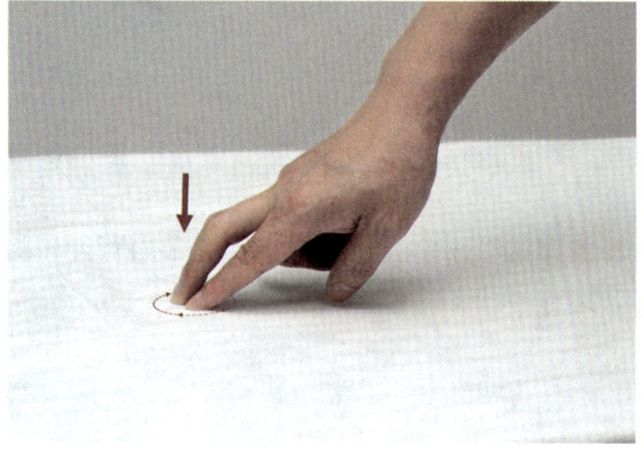

二指揉法

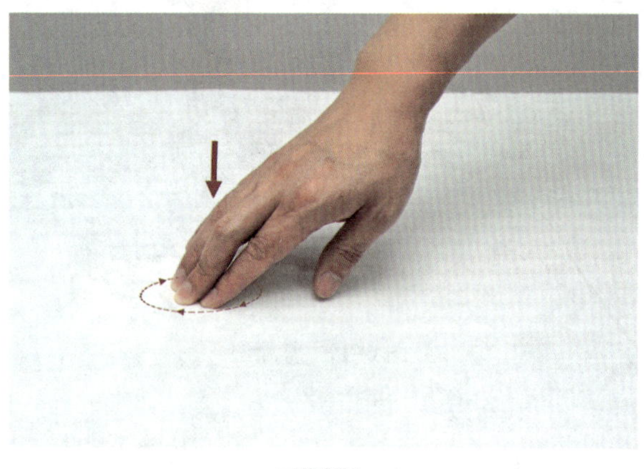

三指揉法

图 6–20　指揉法

2. 掌揉法　用掌着力于治疗部位，做轻柔和缓的环旋活动。一般单掌操作，亦可双掌重叠，着力于治疗部位用力按揉（图 6–21）。

3. 鱼际揉法　用大鱼际或小鱼际着力于治疗部位，做轻柔缓和的环旋活动（图 6–22）。

4. 掌根揉法　用掌根着力于治疗部位，做轻柔和缓的环旋活动（图 6–23）。

5. 前臂揉法　用前臂的尺侧着力于治疗部位，用力做环旋揉动或左右揉动（图 6–24）。

6. 肘揉法　用肘部着力于治疗部位，用力做环旋揉动或左右揉动。

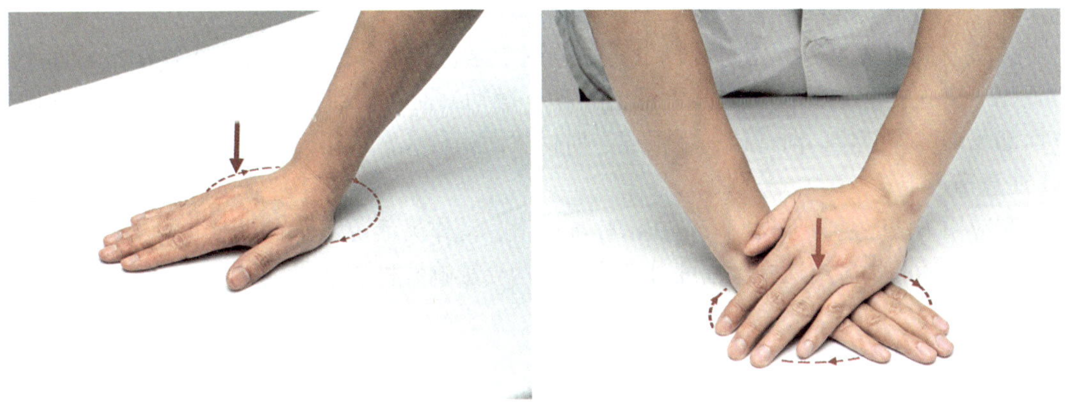

单掌揉法　　叠掌揉法

图 6–21　掌揉法

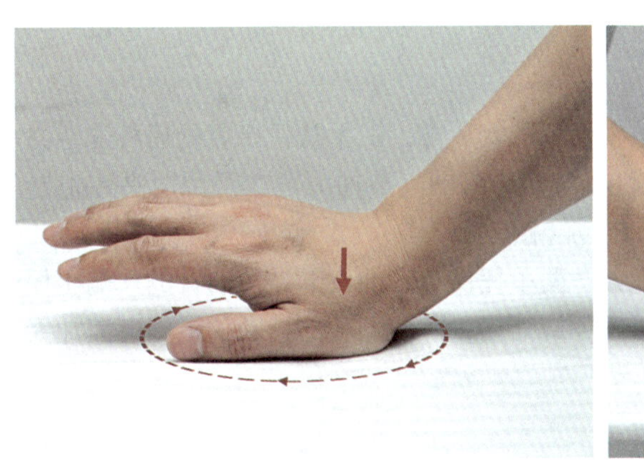

大鱼际揉

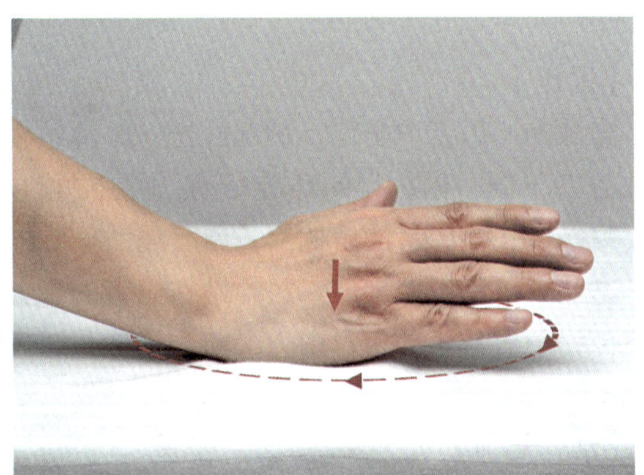

小鱼际揉

图 6–22　鱼际揉法

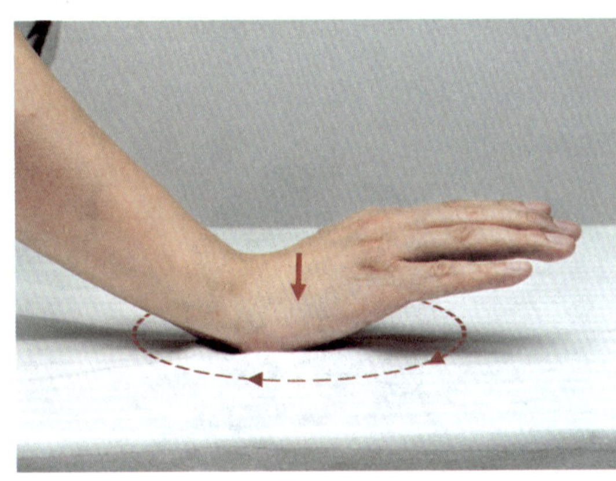

图 6–23　掌根揉法

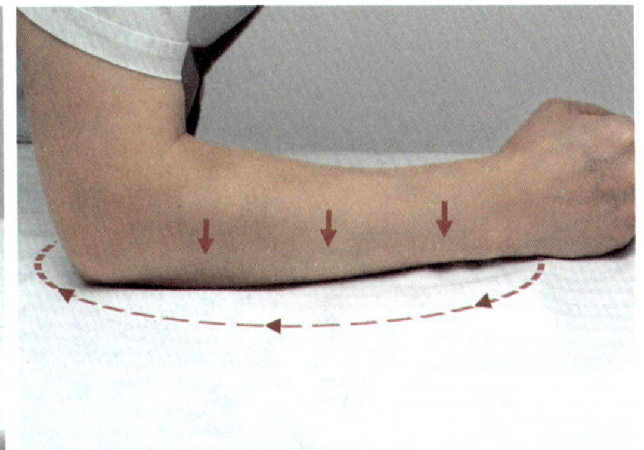

图 6–24　前臂揉法

【动作要领】

1. 应以肢体的近端带动远端做小幅度的环旋揉动，如用前臂带动腕、掌做掌揉法。
2. 着力部位要吸定于治疗部位，并带动深层组织，不能在体表有摩擦运动。
3. 揉动的幅度要适中，不宜过大或过小。

【作用及应用】

揉法具有宽胸理气、消积导滞、活血祛瘀、消肿止痛等作用；治疗脘腹痛、胸闷胁痛、腹泻、便秘、背腰痛，以及外伤所致的红肿疼痛等多种病症。

本法接触面可大可小，压力可轻可重，适用于全身各部，老幼皆宜。指揉法接触面小，力弱，适用于穴位；大鱼际揉法因其腕部的旋动、摆动，而对治疗部位产生揉压动作，适用于腹部、面部及四肢等部位；前臂揉、掌根揉、肘揉法面积较大，多用于背、腰、臀等部位。

【注意事项】

1. 在应用本法时着力部位应吸定在治疗部位上，动作灵活协调而有节律。

2. 环旋揉动的幅度应适中，幅度过大或过小均会影响放松效果。

九、摇法

使关节做被动的环转运动，称为摇法。分为颈项部、腰部、肩部、前臂部、腕部、髋部、膝部和踝部等摇法。

（一）颈项部摇法

【操作】

方法一　患者取坐位，颈部放松。医师站在患者的侧后方，一手扶住患者的后枕部，另一手托住患者下颌，做缓慢的环旋摇动，并使颈项部摇动的范围逐渐加大。亦可用肘夹住患者的下颌，另一手托住患者的后枕部，做缓慢的环旋摇动（图 6-25a）。

方法二　患者取坐位。医师站在患者的后方，两手托住患者的头部，两前臂的尺侧压住患者的肩部，两肘与两手相对用力，向上拔伸，缓慢环旋摇动，并使颈项部摇动的范围逐渐加大（图 6-25b）。

【动作要领】

1. 摇动时速度宜慢不宜快，以免引起患者头晕。

2. 摇动的幅度不宜过大，仅在受限区域内摇动即可。

3. 做“方法一”时，随着摇动范围的加大，医师应从患者的侧方移向患者的后方。

4. 做“方法一”时，若以下颌做参照，应使下颌向下→对侧→向上→医师所站的方向依次摇动。

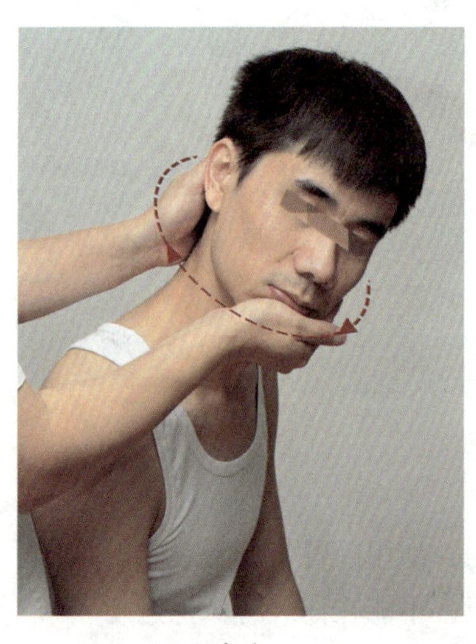

a. 方法一

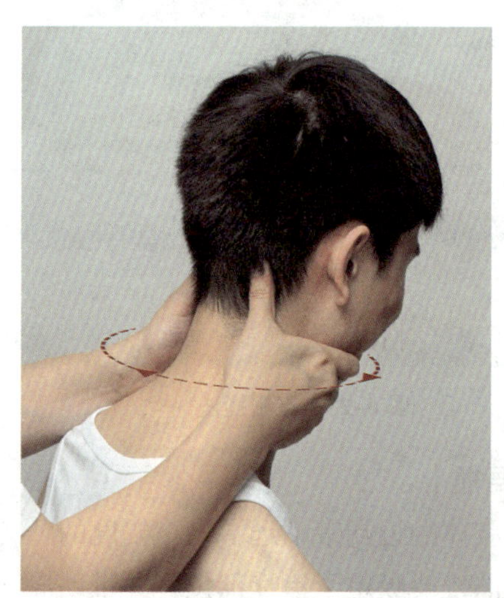

b. 方法二

图 6-25　颈项部摇法

【作用及应用】

本法可增加颈部活动范围，治疗颈椎病、落枕。

【注意事项】

1. 眩晕的患者应慎用。

2. 摇动的速度不宜快，摇动幅度在关节的生理活动范围内进行，应由小到大，逐渐增加。

3. 摇动时应嘱患者睁开双眼以免头晕。

（二）腰部摇法

【操作】

方法一　患者坐于床上。助手双手按压患者的大腿以固定。医师站于患者背后，双手从腋下穿过抱住患者，然后环旋摇动患者的腰部，并使腰部摇动的范围逐渐加大（图 6- 26a）。

方法二　患者站立，弯腰扶住床边。医师站在患者的侧后方，一手扶住患者的腹部，另一手扶住患者的腰部，两手相对用力，环旋摇动患者的腰部，并使腰部摇动的范围逐渐加大（图 6–26b）。

方法三　患者取仰卧位，双腿自然伸直并拢，屈膝屈髋，医师一手前臂按患者膝关节下方，另一手握住足踝部，双手协同用力，带动腰部做顺时针或逆时针方向的环转运动（图 6–26c）。

方法四　患者取俯卧位，两下肢并拢自然伸直，医师一手托起双下肢，另一手按压患者腰部，双臂协调用力，带动腰部做顺时针或逆时针方向的环转运动（图 6–26d）。

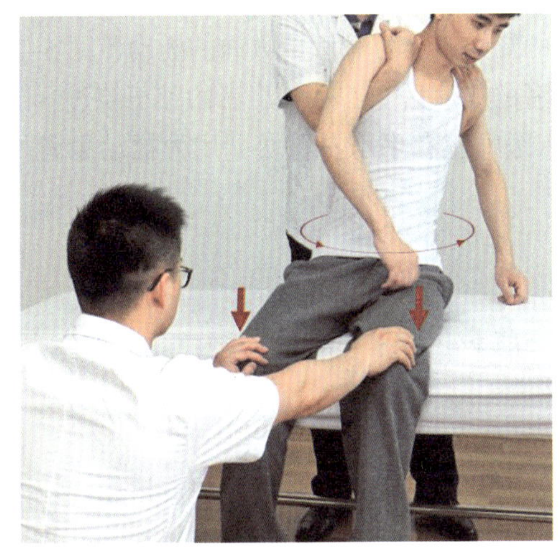

a. 方法一

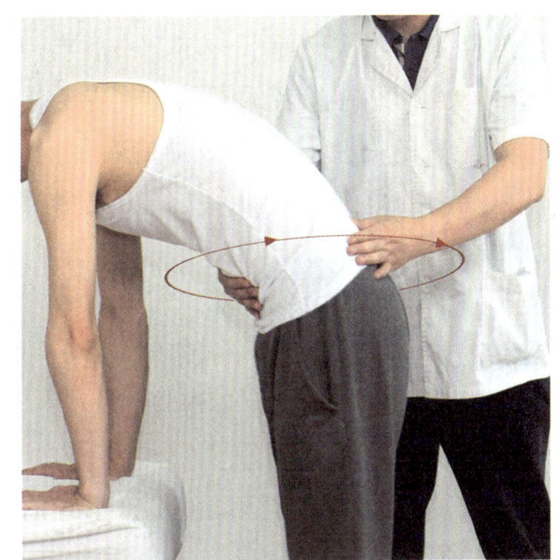

b. 方法二

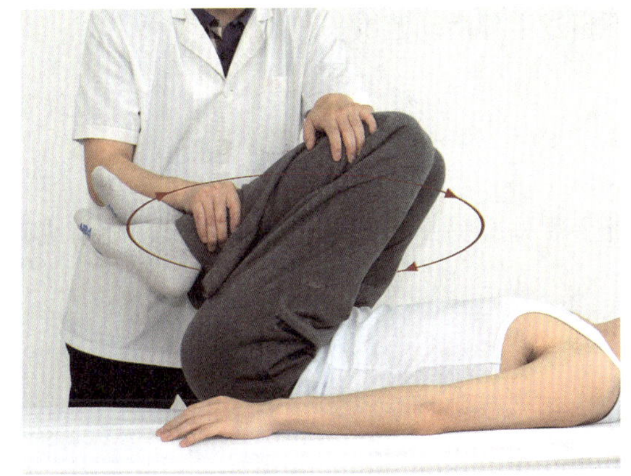

c. 方法三

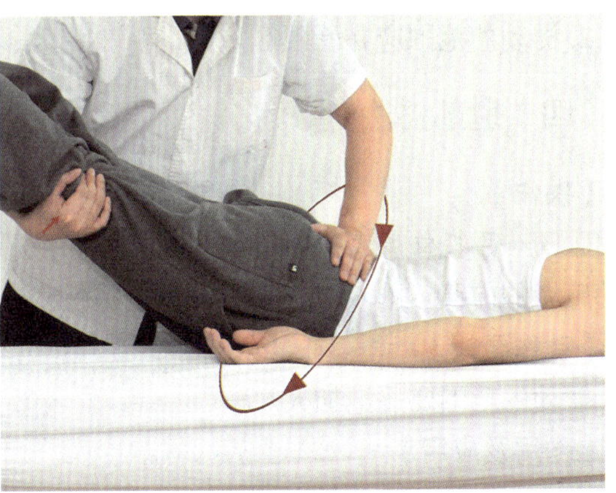

d. 方法四

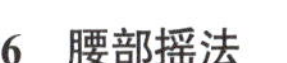

图 6–26　腰部摇法

【动作要领】

腰部摇法幅度宜大，速度宜慢。

【作用及应用】

本法可增加腰部活动范围，用于治疗腰部软组织损伤引起的腰功能受限，如急性腰肌损伤、腰椎间盘突出症。

【注意事项】

1. 摇动过程中应使患者腰部充分活动。

2. 摇动的速度不宜快。

3. 摇动幅度在生理活动范围内进行，应由小到大，逐渐增加。

（三）肩部摇法

【操作】（以右肩为例）

方法一 患者取坐位，肩部放松。医师面对右肩侧立，一手扶住右肩，一手托住右肘部，使患者的前臂搭在医师的前臂上。在外展体位下，按顺时针或逆时针方向使右肩关节做适度地缓慢摇动 8 ～ 10 次（图 6–27a）。

方法二 医师站在患者的右后方，左手扶按患者的右肩，右手握住患者的右腕部或右肘，环旋摇动患者的肩关节（图 6–27b）。

方法三 医师站在患者的右后方，左手扶住患者的右肩，右手虎口经患者的腋下握住患者右前臂下段的桡侧，依次做前下→前上→后上→后下的摇动，亦可做水平方向的摇动（图 6–27c）。

方法四 医师站在患者的右后方，左手置于患者的右肩后，右手从患者的腋下绕过置于患者的右肩前，患者的右上肢搭在医师的右侧肘窝中，医师左右手与右臂协同用力摇动患者的肩关节，并使其摇动的范围逐渐加大（图 6–27d）。

【动作要领】

1. 医师腹部应顶住患者背部。

2. 摇动的方向依次为前下→前上→后上→后下→前下。

3. 摇动幅度应由小到大，逐渐增加。

【作用及应用】

本法可恢复肩关节正常运动范围，治疗肩周炎及因创伤后固定导致的肩关节粘连。

【注意事项】

1. 摇动过程中应使肩关节充分活动。

2. 摇动的范围应在受限区域内，从小到大，不超过生理活动范围。

（四）肘部摇法

【操作】

医师一手托住患者的肘关节，拇指按于肱骨外上髁处，另一手握住患者的腕部，旋前或旋后摇动患者的前臂（图 6–28）。

【动作要领】

摇动的范围要逐渐加大。

【作用及应用】

本法可恢复前臂旋转运动功能，用于治疗前臂旋转功能受限，如前臂骨折引起的前臂旋转功能受限、肱骨外上髁炎等。

【注意事项】

重点在功能受限区域进行操作。

（五）腕部摇法

【操作】

医师一手握住患肢前臂下段，另一手五指与患者的五指交叉扣住，环旋摇动腕关节（图 6–29）。

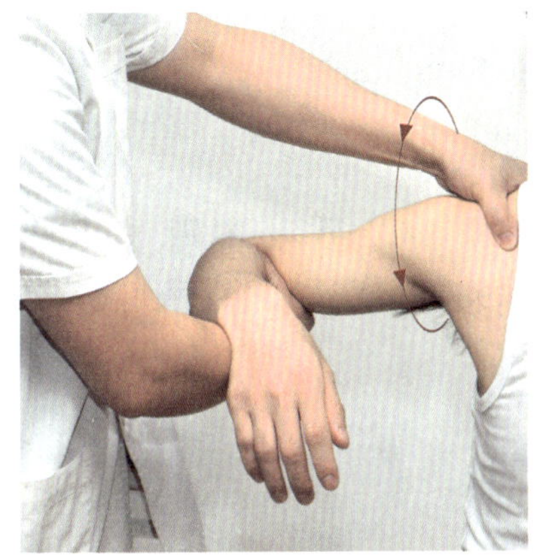

a. 方法一

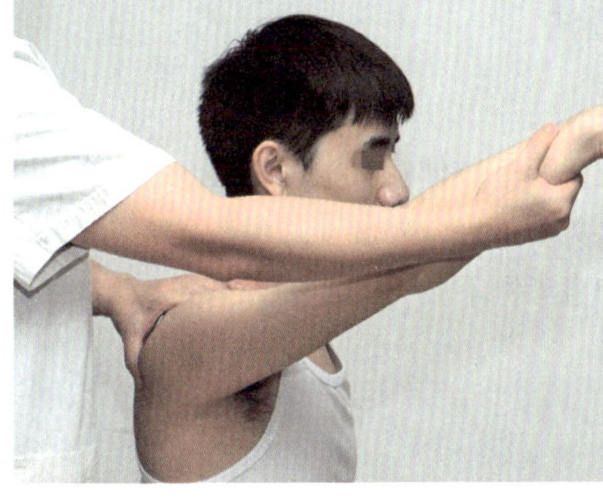

b. 方法二

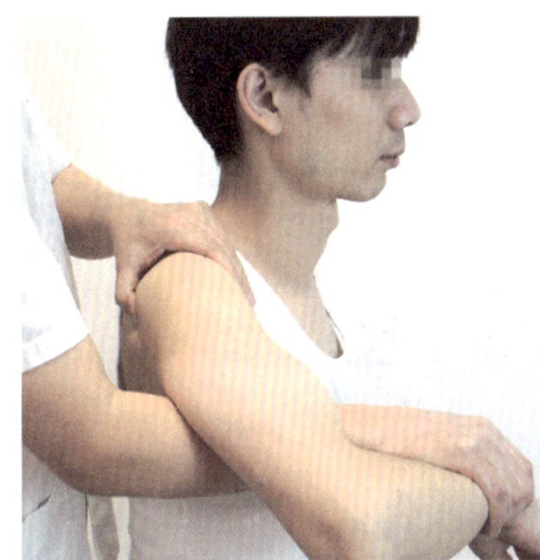

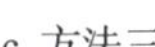

c. 方法三

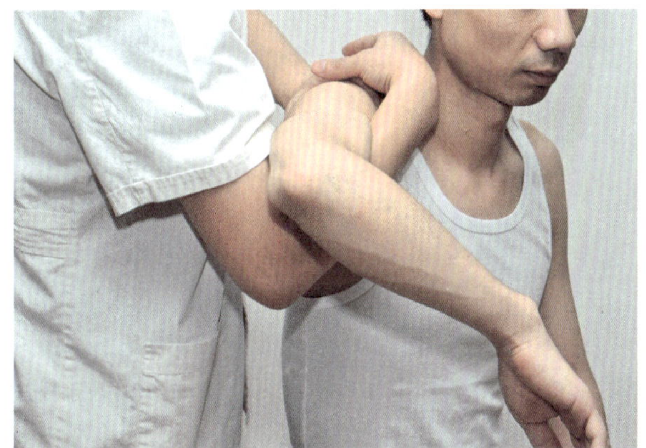

d. 方法四

图 6–27　肩部摇法

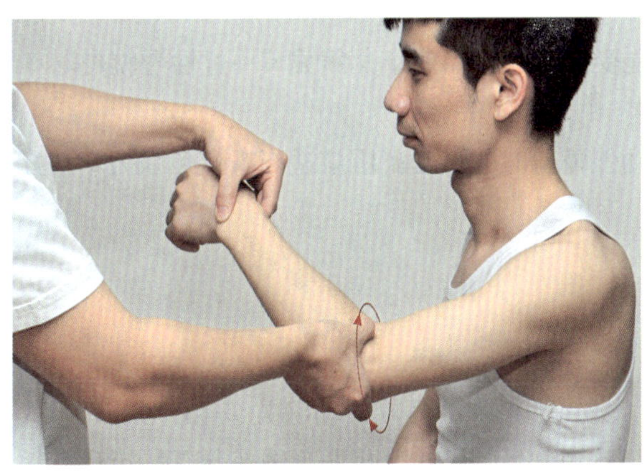

图 6–28　肘部摇法

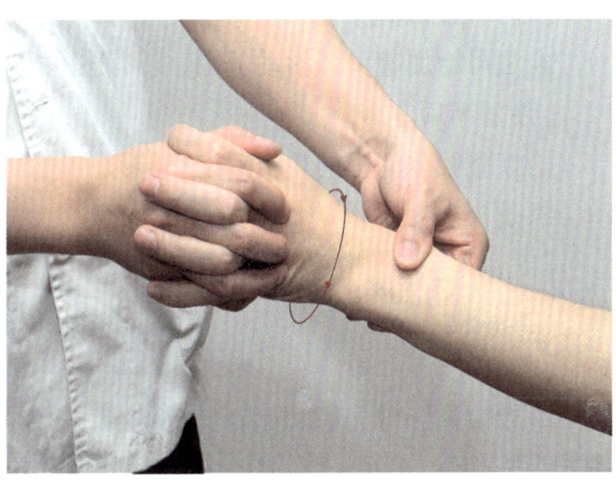

图 6–29　腕部摇法

【动作要领】

摇动的范围要逐渐加大，依次充分做腕关节的背伸→尺偏→屈曲→桡偏动作。

【作用及应用】

本法可恢复腕关节运动范围，用于治疗腕部伤筋，以及前臂下段、腕部骨折所致的腕部运动功能受限。

【注意事项】

重点在功能受限的角度进行操作。

（六）髋部摇法

【操作】

患者取仰卧位，两下肢伸直。医师站在患侧，一手扶患侧膝部，另一手扶踝。先使膝关节屈曲，同时使患侧髋关节外展、外旋至最大限度，再使髋、膝关节极度屈曲。然后使髋关节极度内收、内旋，最后伸直患侧下肢（图 6–30）。

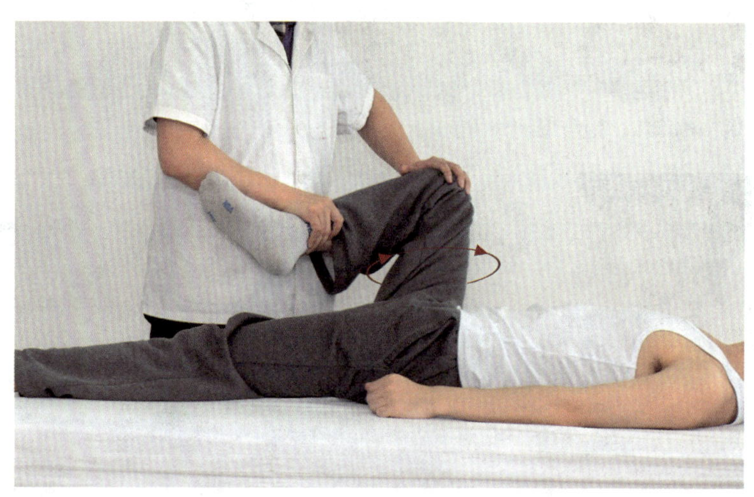

图 6–30 髋部摇法

【动作要领】

在摇动时，医师用适当力量使患肢运动，最后运用下肢自身重量使下肢从内收、内旋位伸直并回置床上。

【作用及应用】

本法可增加髋关节活动范围，治疗髋关节功能受限，还可治疗小儿髋关节一过性滑膜炎。

【注意事项】

治疗髋关节周围的骨折后遗症导致的髋关节功能障碍时，摇动范围应适当，避免强力牵拉摇动，以防再次骨折。

（七）膝部摇法

【操作】

患者取仰卧位，医师站在其患侧，一手扶膝，另一手托踝，环旋摇动膝关节（图 6–31）。或患者取俯卧位，医师站在其侧方，一手扶患者大腿后侧，另一手扶其足跟部或小腿下段，环旋摇动患者的膝关节，并使膝部摇动的范围逐渐加大。

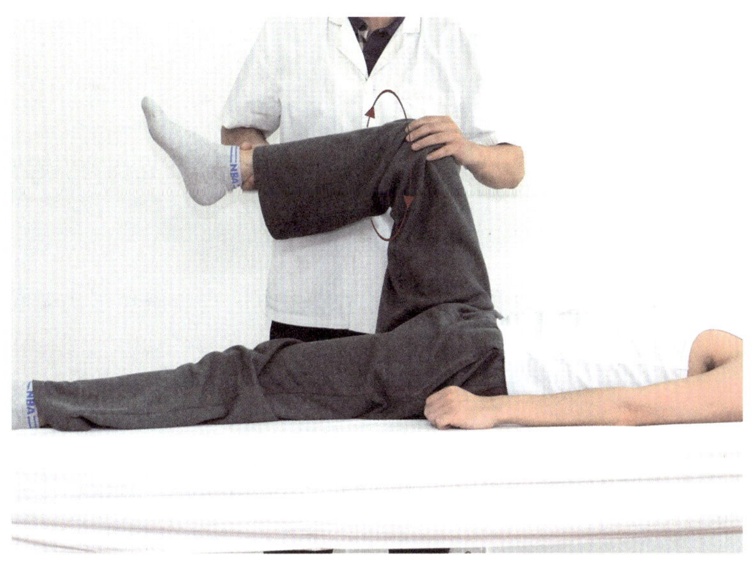

图 6–31　膝部摇法

【动作要领】

摇动的范围要逐渐加大，若以足跟做参照，摇动的方向应为向对侧→向上→医师所站的一侧→向下。

【作用及应用】

本法可加大膝关节屈伸、旋转幅度。用于治疗膝关节骨性关节炎等引起的膝关节屈曲受限。

【注意事项】

用于骨折后遗症导致的膝关节功能障碍者，摇动范围应适当，避免强力牵拉摇动，以防再次骨折。

（八）踝部摇法

【操作】

患者仰卧位。医师一手托患者的足跟部，另一手握患者的足前部，环旋摇动踝关节，并使其摇动的范围逐渐加大（图 6–32）。

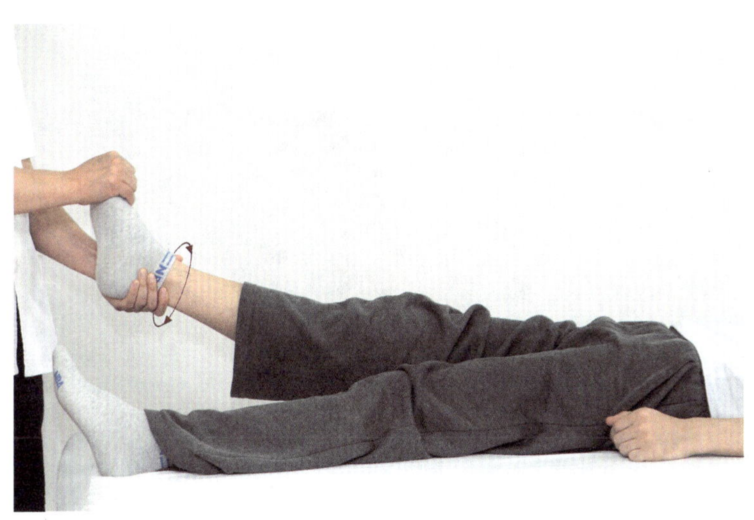

图 6–32　踝部摇法

【动作要领】

摇动的范围要逐渐加大。

【作用及应用】

本法可加大踝关节屈伸、旋转运动的幅度。用于治疗踝关节扭挫伤等引起的踝关节运动功能障碍。

【注意事项】

对于骨折后遗症导致的踝关节功能障碍，摇动范围应适当，避免强力牵拉摇动，以防再次骨折。

十、搓法

以双手夹持肢体或以单手、双手着力于治疗部位，做快速的交替运动或往返运动，称为搓法。包括夹搓法和推搓法两种。

【操作】

1. 夹搓法 以双手掌面夹住治疗部位，嘱患者肢体放松，前臂与上臂部施力，带动双手做相反方向的快速搓动，同时沿治疗部位缓慢地上下往返移动（图 6–33）。

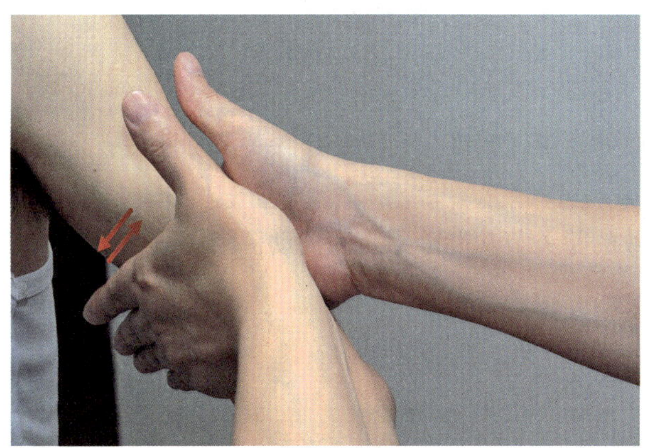

图 6–33 夹搓法

2. 推搓法 以单手或双手掌面着力于治疗部位，前臂施力，做较快速的推去拉回的搓动（图 6–34）。

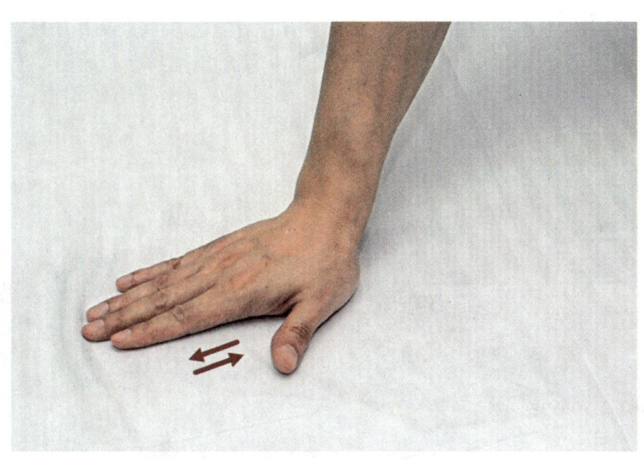

图 6–34 推搓法

【动作要领】

1. 双手用力要对称。

2. 搓动要快，移动要慢，紧搓慢移。

【作用及应用】

搓法具有舒筋通络、调和气血、疏肝理气的作用。治疗肢体酸痛、筋脉不利及胸胁胀痛、满闷等病症。

夹搓法适用于上肢、下肢及胸胁两侧等部位，推搓法适用于背腰部及下肢后侧。

【注意事项】

施力不可过重。夹搓时若夹得太紧、推搓时下压力过大，会造成手法呆板。

十一、抹法

用拇指螺纹面或掌面在治疗部位做上下或左右直线或曲线的移动，称为抹法，分为指抹法与掌抹法两种。

【操作】

1. 指抹法　以单手或双手拇指螺纹面着力于治疗部位，余指置于相应的位置以固定助力。以拇指的近端带动远端做上下或左右直线或曲线的移动（图 6–35）。可根据治疗部位的不同而灵活运用。

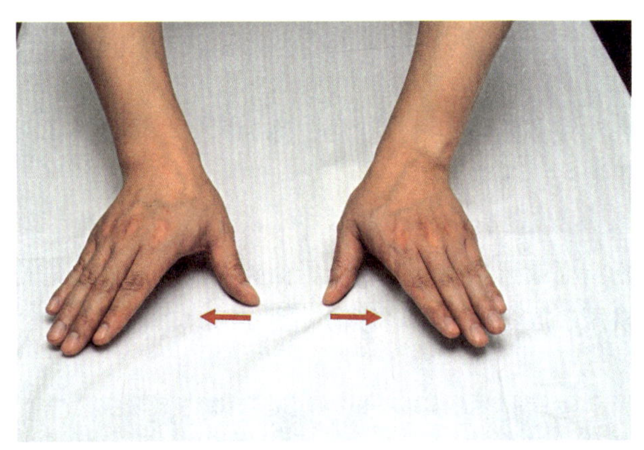

图 6–35　指抹法

指抹法亦可以示指、中指与无名指螺纹面置于患者额颞部操作。患者取仰卧位，医师坐于其头端方凳上。以两手示指、中指和无名指螺纹面分置于前额部正中线两侧，自前额部向两侧分抹，经太阳穴至耳上角，如此反复操作。

2. 掌抹法　以单手或双手掌面置于治疗部位，腕关节放松，前臂与上臂部协调用力，做上下或左右直线或曲线的移动（图 6–36）。

【动作要领】

1. 指掌面要紧贴治疗部位，不宜带动深部组织。

2. 用力要均匀适中，动作要和缓灵活。

3. 指抹法用拇指近端带动远端进行操作。

4. 两手的速度要对称，宜缓不宜急。

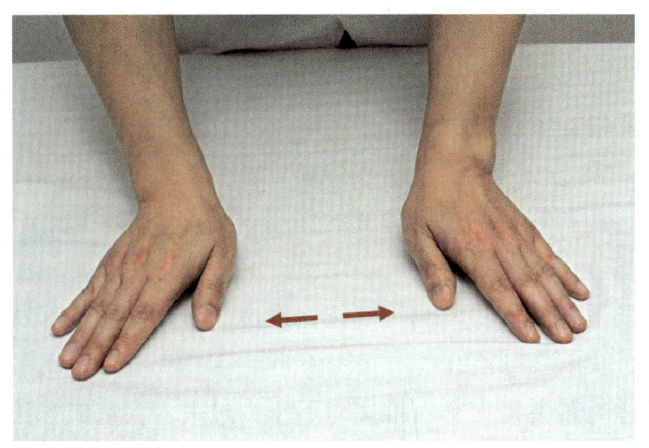

图 6–36　掌抹法

【作用及应用】

抹法有镇静安神、提神醒脑的作用，作用于颜面又有保健、美容的作用。治疗头痛、失眠、眩晕、眼周疾病。多在手法开始时应用。

指抹法活动范围小，多用于面部、项部；掌抹法操作的范围较大，一般多用于背腰部。

【注意事项】

本法应用时不要用力按压局部。注意抹法同推法的区别，推法是单向、直线。而抹法则是或上或下，或左或右，或直线往来，或曲线运转，可根据不同的部位灵活变化运用。

十二、捏法

用拇指和其他手指在治疗部位做相对性挤压，称为捏法。捏法可单手操作，亦可双手同时操作。分为二指捏法、三指捏法、五指捏法。

【操作】

用拇指和示指、中指指面或拇指与其余四指指面夹住治疗部位，进行相对用力挤压，随即放松，如此有节律地不断挤压、放松，并循序移动（图 6–37）。

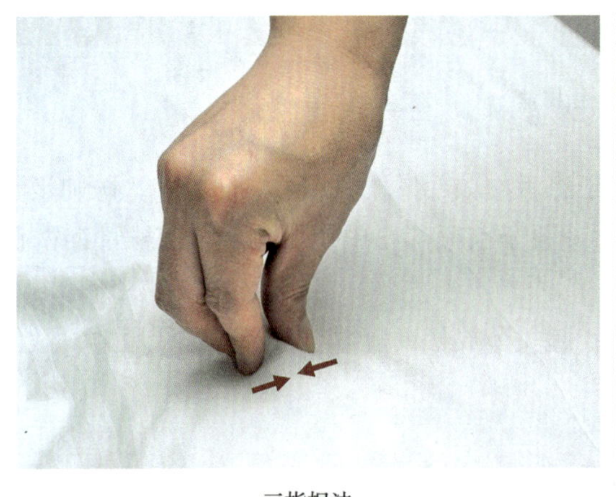

三指捏法

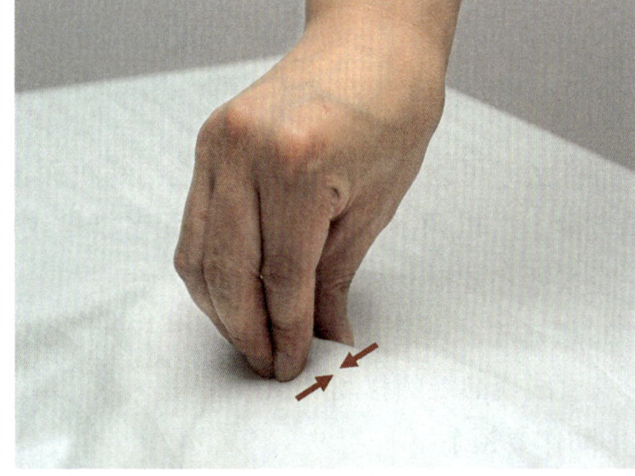

五指捏法

图 6–37　捏法

【动作要领】

1. 拇指与其余手指以指面着力，用力对称。

2. 动作要连贯而有节奏性，用力要均匀而柔和。

3. 捏拿肌肤松紧要适宜。

【作用及应用】

捏法具有疏通经络、行气活血、缓解肌肉痉挛等作用。治疗头痛、中风偏瘫、颈椎病、四肢酸痛等病症。适用于颈部、肩部、四肢、背部等。

【注意事项】

操作时不可用指端着力，避免使患者产生被抠的感觉。

附：捏脊

捏脊是用拇指或示指桡侧缘顶住皮肤，拇指或示、中指前按，三指同时用力提拿皮肤，双手交替捻动向前。

【操作】

1. 三指捏脊法　用拇指桡侧缘顶住皮肤，示、中指前按，三指同时用力提拿皮肤，双手交替捻动向前（图 6–38）。

2. 二指捏脊法　用示指桡侧顶住皮肤，拇指前按，两指同时用力提拿皮肤，双手交替捻动向前（图 6–39）。

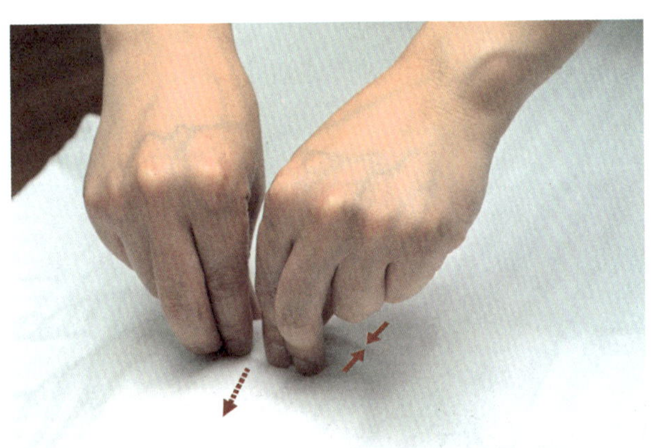

图 6–38　三指捏脊法

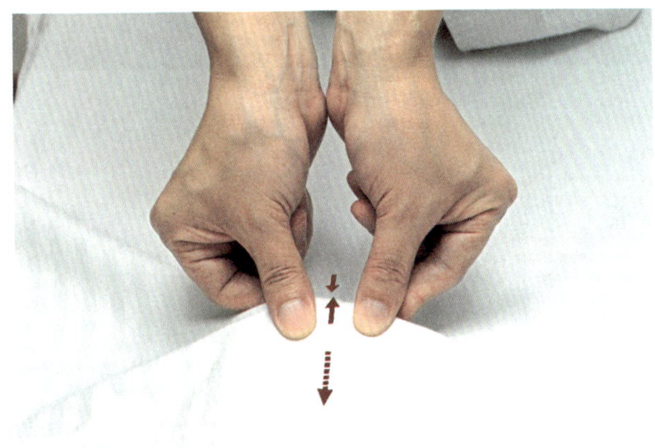

图 6–39　二指捏脊法

【动作要领】

操作时间的长短和手法强度的轻重及挤捏面积的大小要适中，用力要均匀。既要有节律性，又要有连贯性。操作时，可捏三下提拿一下，称之为“捏三提一法”。

【注意事项】

捏脊时要用指面或桡侧着力，不能以指端着力挤捏，更不能将肌肤拧转，或用指甲掐压肌肤，否则容易产生疼痛。

捏拿肌肤多少要适度，捏拿过多，则动作呆滞不易向前推进，过少则易滑脱。用力过重也易导致疼痛，过轻又不易得气。

【作用及应用】

本法具有调和阴阳、健脾和胃、疏通经络、行气活血的功效。可治疗消化不良、食欲不振、亚健康－慢性疲劳综合征、营养不良、小儿疳积等。用于脊背部之督脉、膀胱经。

十三、捻法

用拇指、示指夹住治疗部位，进行往返有节律搓揉的手法，称为捻法。本法动作幅度小，主要是靠拇指、示指的力量对指、趾和耳部进行捻动搓揉。

【操作】

用拇指螺纹面与示指桡侧缘或螺纹面相对夹住治疗部位，拇指、示指做对称性快速搓揉的动作，如捻线状（图 6–40）。

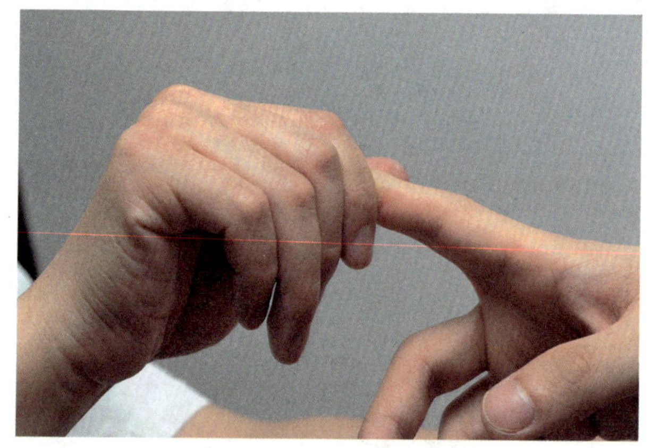

图 6–40　捻法

【动作要领】

1. 捻动要快，移动要慢。
2. 动作要有连贯性，不能呆滞、僵硬。

【作用及应用】

捻法有疏通皮部、理筋通络的作用。治疗指间关节扭挫伤、类风湿关节炎、腱鞘炎等病症。适用于指、趾和耳部。

【注意事项】

施用捻法时，应注意捻动要快，移动要慢。

十四、点法

医师以指端或关节突起部点按治疗部位，称之为点法。主要包括指端点法、屈指点法、肘点法。亦可借助器械进行操作，如用点穴棒。点法具有着力点小、刺激强、操作省力的特点。本法具有类似针刺的效应，故也称为"指针"。

【操作】

1. 拇指端点法　以拇指端着力于治疗部位，进行持续点按（图 6–41）。

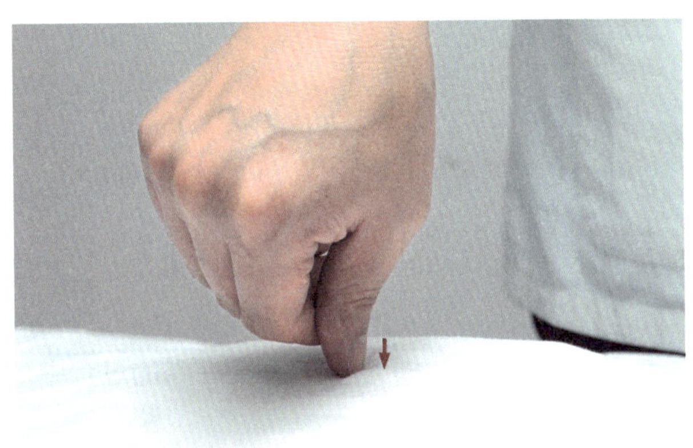

图 6–41　拇指端点法

2. 屈拇指点法　拇指屈曲，以拇指指间关节桡侧或背侧着力于治疗部位，拇指端可抵于示指中节桡侧缘以助力，进行持续点按（图 6–42）。

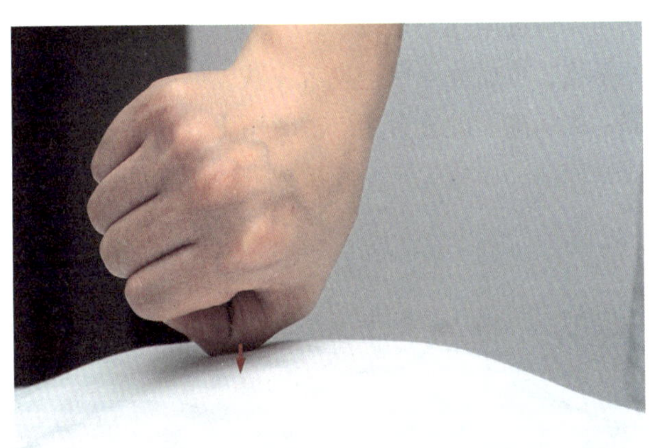

图 6–42　屈拇指点法

3. 屈示指点法　示指屈曲，其他手指相握，以示指近侧指间关节突起部着力于治疗部位，进行持续点按（图 6–43）。

4. 肘点法　屈肘，以肘部着力于治疗部位，进行持续点按（图 6–44）。

5. 点穴棒点法　以点穴棒着力于治疗部位，进行持续点按。点穴棒材料有木质、牛角、金属等，其着力端比较圆钝，点按时没有刺痛。

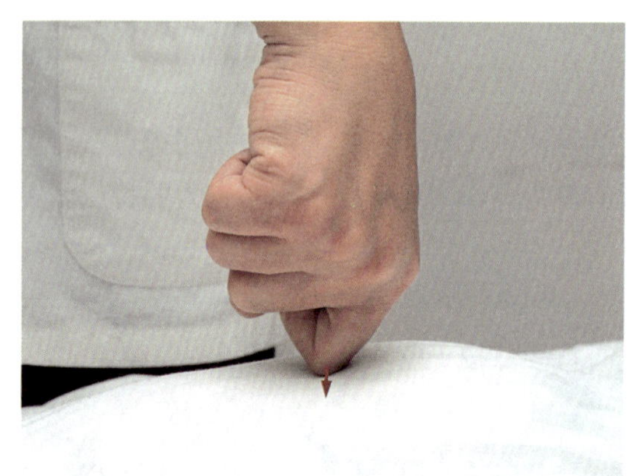

图 6-43 屈示指点法

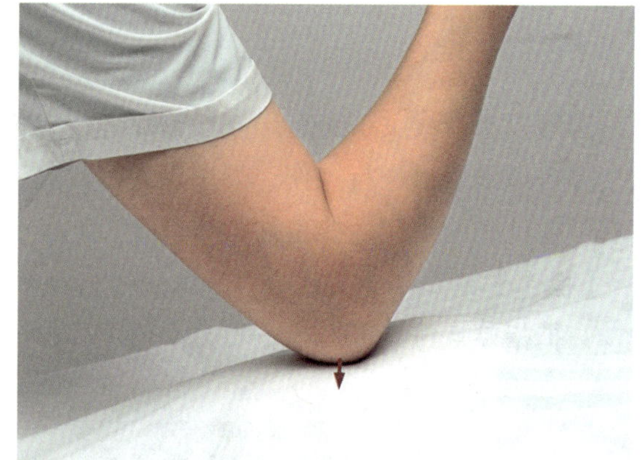

图 6-44 肘点法

【动作要领】

1. 取穴要准，着力部位吸定，要由轻到重、平稳持续地施力，使刺激力量充分传到机体组织深部。

2. 无论何种点法，手指都应用力保持一定姿势，避免在点的过程中出现手指过伸或过屈，造成损伤。

【作用及应用】

点法有通经活络、调理气机的作用。多用于止痛、急救、调理脏腑的功能。

拇指端点法与屈指点法适用于面部、四肢、胸腹部、背部。肘点法力量沉稳厚重，易于施力，主要适用于腰、臀部及下肢后侧。点穴棒应用方便，定位准确，适用于全身各部。

【注意事项】

1. 施力时不可突施暴力，应逐渐用力点按。

2. 要注意保护自己的手指，也应注意保护患者皮肤。

3. 对儿童、年老体弱、久病虚衰的患者用点法时用力宜轻。

4. 点法后宜用揉法放松局部，以避免气血积聚或点法所施部位的局部软组织损伤。

十五、拍法

用虚掌拍打体表，称为拍法。拍法可单手操作，亦可双手同时操作（图 6-45）。

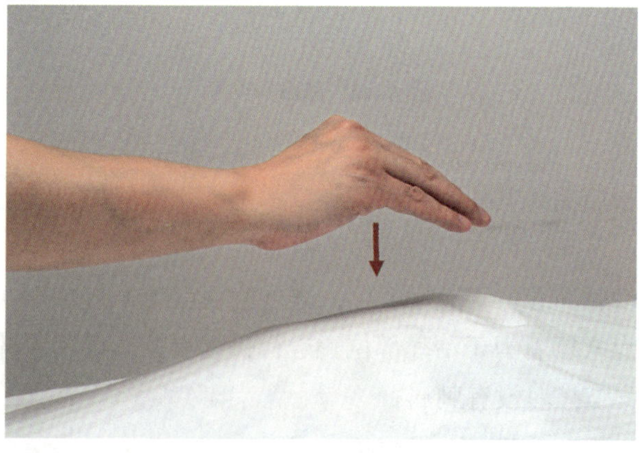

图 6-45 拍法

【操作】

五指自然并拢，掌指关节微屈，使掌心空虚，腕关节放松，以前臂带动腕关节自由屈伸，指先落，腕后落；腕先抬，指后抬，用虚掌拍打体表。用双掌拍打时，宜交替操作。

【动作要领】

1. 应虚掌拍打患者体表，腕关节要自由摆动，且肘关节也要自由屈伸。

2. 动作要平稳，使整个掌、指周边同时接触体表，声音清脆而无疼痛。

3. 拍击力量不可偏移，否则易抽击皮肤而疼痛。

【作用及应用】

拍法具有疏通经络、宣通气血、振奋阳气的作用。用于颈椎病、肩周炎、腰椎间盘突出症、月经不调、痛经等病症。

适用于肩背部、脊柱及两下肢后侧。

【注意事项】

1. 直接拍打皮肤时，以皮肤轻度充血发红为度。

2. 要掌握好适应证，对严重的骨质疏松、骨结核、骨肿瘤、冠心病等，禁用拍法。

十六、击法

用掌根、小鱼际、指尖、拳背或桑枝棒等器具击打治疗部位，称为击法。击法包括掌根击法、侧击法、指尖击法、拳击法和棒击法等。

【操作】

1. 掌根击法　手指微屈，腕略背伸，以掌根着力，有弹性、有节律地击打体表（图 6–46）。

2. 侧击法　五指伸直分开，腕关节伸直，以手的尺侧（包括第 5 指和小鱼际）着力，双手交替有弹性、有节律地击打体表（图 6–47）。也可两手相合，同时击打治疗部位。

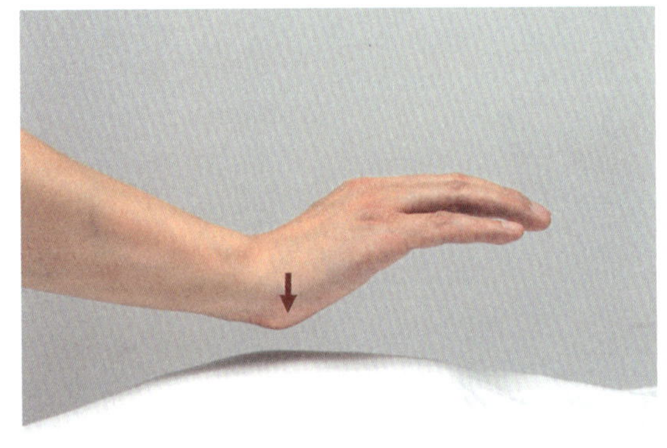

图 6–46　掌根击法

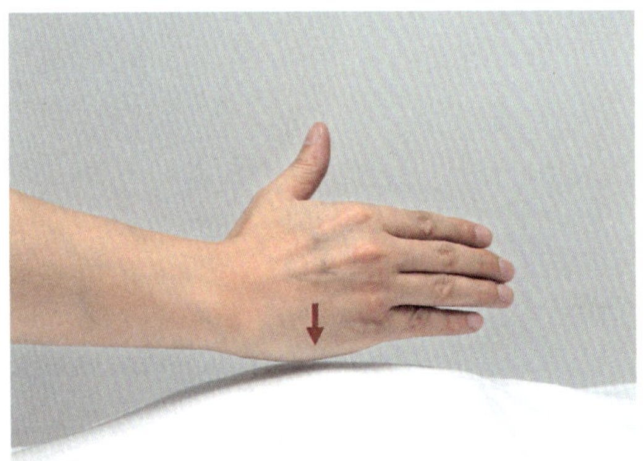

图 6–47　侧击法

3. 指尖击法　两手五指屈曲，以指尖着力，有弹性、有节律地击打患者头部，亦可两手侧立，五指伸直分开，腕关节伸直，以小指远端第 3 指节的尺侧有节律地击打患者头部（图 6–48）。

4. 拳击法　以拳心、拳背、拳底有弹性地击打患者的体表（图 6–49）。

5. 棒击法　医师手握拍打棒的手柄，有弹性、有节律地击打治疗部位。

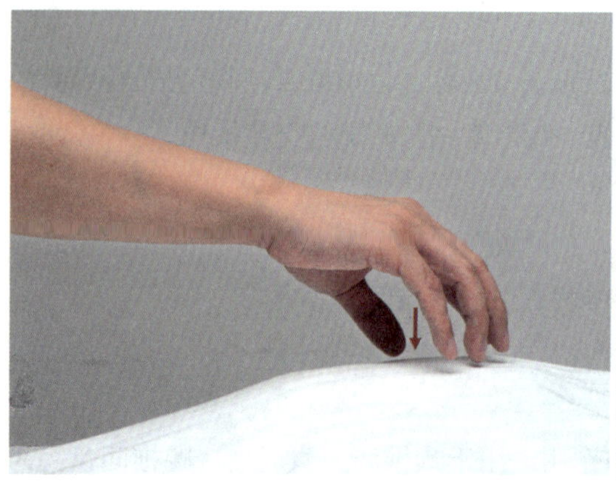

指尖击法一

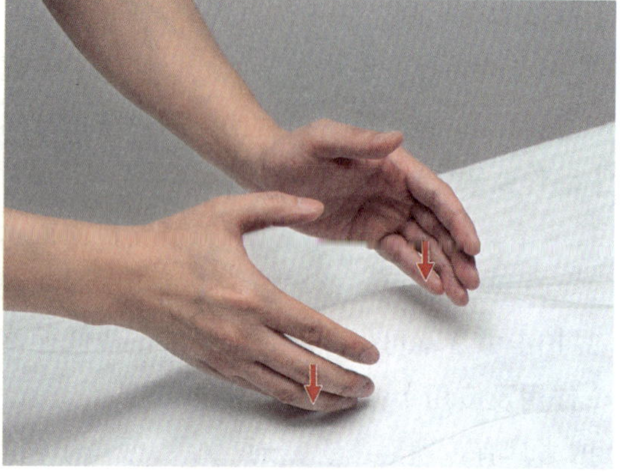

指尖击法二

图 6-48　指尖击法

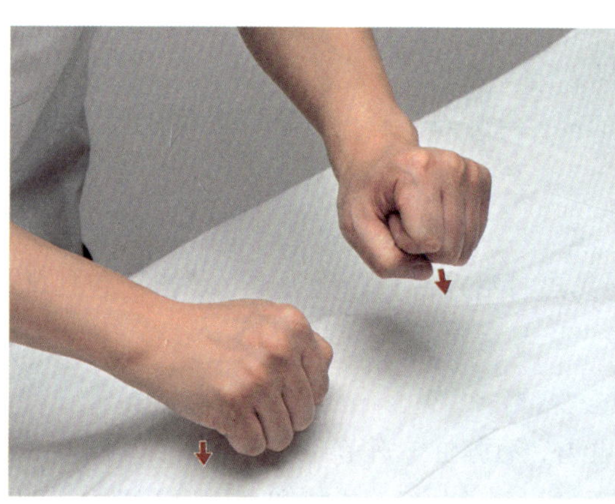

拳心击法

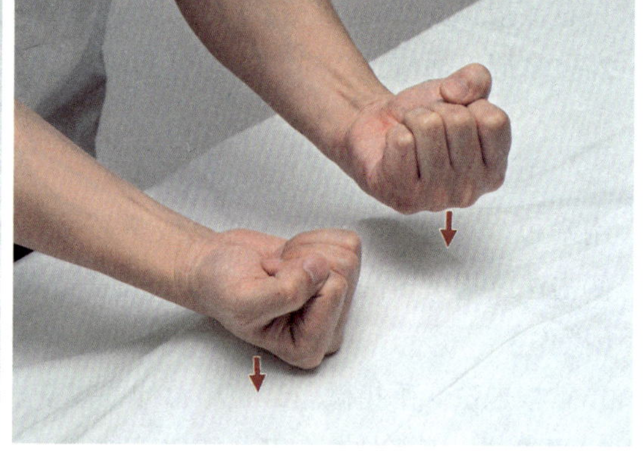

拳背击法

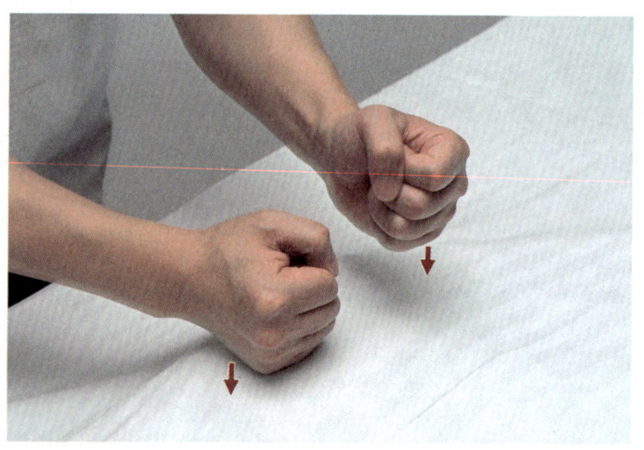

拳底击法

图 6-49　拳击法

【动作要领】

1. 腕关节要放松，以肘关节的屈伸带动手部击打。
2. 击打时要有弹性，触及治疗部位后即迅速弹起，一击即起，不要停顿或拖拉。
3. 操作时应有一定节律，使患者感到轻松舒适。
4. 击打的力量要适中，应因人、因病而异。
5. 做指尖击法时，若两手交替击打，应击打在相近的部位，并缓慢移动。

【作用及应用】

击法具有舒筋通络、行气活血、开窍醒脑、缓解肌肉痉挛、消除肌肉疲劳等作用。治疗颈腰椎疾患引起的肢体酸痛麻木、风湿痹痛、疲劳酸痛等病症。

掌根击法适用于背腰部、臀部等处；侧击法适用于颈肩部、腰背及下肢后侧；指尖击法适用于头部；拳击法适用于大椎、腰骶部；棒击法适用于腰背部及下肢后侧和小腿外侧部。

【注意事项】

击法多在治疗结束时应用。应严格掌握各种击法的适用部位和适应证，因人、因部位选择击法的种类，同时也应注意保护皮肤，避免暴力击打。棒击时不可用棒尖着力。

十七、拨法

以拇指、手掌或肘深按于治疗部位，进行单向或往返的移动，称为拨法，又称“拨络法”“指拨法”“弹拨法”等。拨法力量沉实，拨动有力，临床有“以痛为腧，不痛用力”之说。

【操作】

以拇指、手掌或肘着力于治疗部位，向下按压，做与肌腹、肌腱、腱鞘、韧带、条索等成垂直方向的单向或来回拨动。

1. 拇指拨法　以拇指螺纹面按于治疗部位，以上肢带动拇指，垂直于肌腱、肌腹、条索往返用力推动（图 6–50）。也可以两手拇指重叠进行操作。

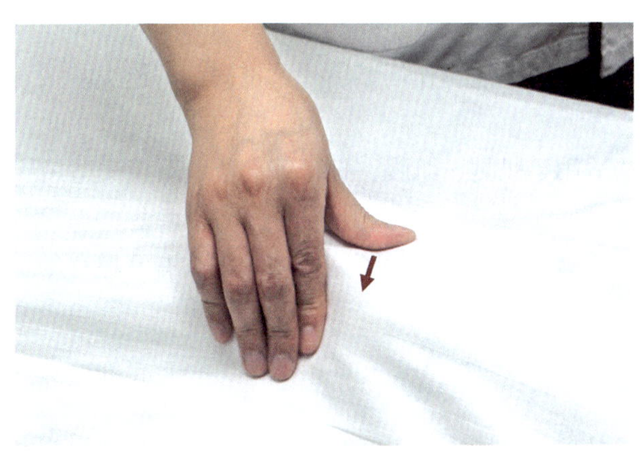

图 6–50　拇指拨法

2. 掌指拨法　以一手拇指指腹置于施治部位，另一手手掌置于该拇指之上，以掌发力，以拇指着力，垂直于肌腱、肌腹、条索做往返推动（图 6–51）。

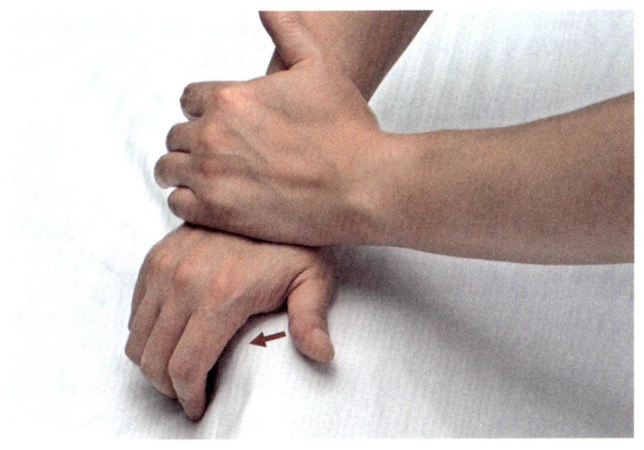

图 6–51　掌指拨法

3. 肘拨法　以肘部着力于治疗部位，垂直于肌腹往返用力推动（图 6–52）。

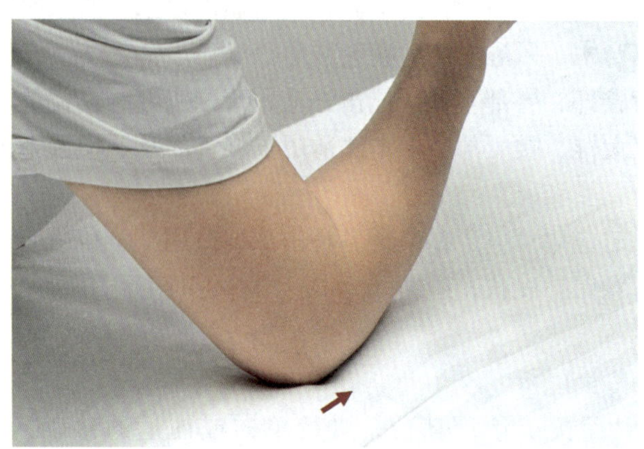

图 6–52　肘拨法

【动作要领】

1. 先按后拨，用力由轻渐重。
2. 拨动时应垂直于肌腱、肌腹、条索。
3. 以上肢带动着力部位，掌指关节及指间关节不动。
4. 做拇指拨法时，拇指应做对掌运动。

【作用及应用】

拨法有缓解肌肉痉挛、松解粘连等作用。治疗颈椎病、肩周炎、腰背筋膜炎、梨状肌损伤综合征等病症。

拇指拨法、掌指拨法适用于肌腱、肌腹、腱鞘等部位，肘拨法适用于臀部环跳穴等。

【注意事项】

应注意垂直于肌腱、肌腹、条索拨动，不能在皮肤表面有摩擦移动。拇指拨法应避免掌指关节和指间关节的屈伸，防止有被抠的感觉。

十八、抖法

用双手或单手握住患肢远端做连续抖动，称为抖法。抖法依据抖动部位及姿势、体位的不同可分为上肢抖法、下肢抖法和腰部抖法。

【操作】

1. 上肢抖法　以右上肢为例。患者取坐位或站立位，右肩臂部放松。医师站其前外侧，身体略为前倾。用双手或单手握住患者右前臂的远端，将其上肢慢慢向前外上方抬起至 60°左右，然后腕部稍用力做连续、小幅度的上下抖动，并使抖动所产生的抖动波似波浪般传到肩部（图 6–53）。

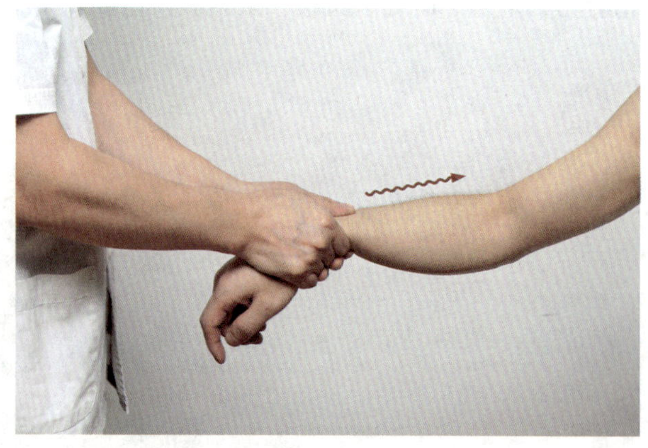

图 6–53　上肢抖法

2. 下肢抖法　以右侧下肢为例。患者俯卧位，右下肢放松。医师站其足端，用单手或双手分别握住患者的右踝部，将右下肢抬起，离开床面约 30cm，然后在拔伸状态下，

腰部带动上肢施力做连续、小幅度的上下抖动，使髋部和下肢有舒松感（图 6–54）。

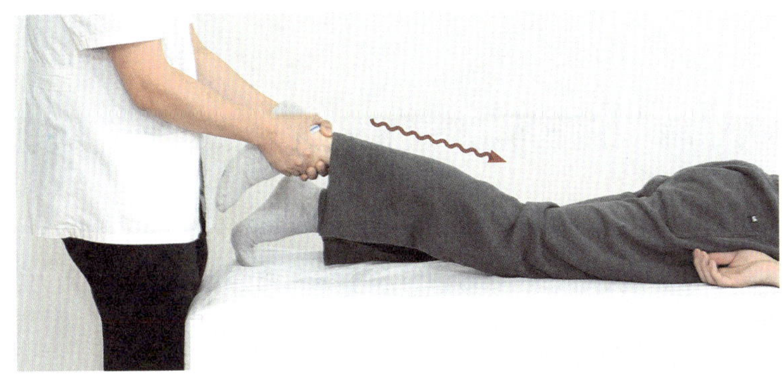

图 6–54　下肢抖法

3. 腰抖法　患者取俯卧位，一助手固定患者腋下。医师双手托住患者两个踝关节，两臂伸直，身体后仰。先与助手相对用力，牵引患者的腰部，待患者腰部放松后，医师身体先向前倾，然后身体后仰，腰部用力，上下抖动，使患者腰部抖动的幅度最大（图 6–55）。如此反复操作 3 ～ 5 次。

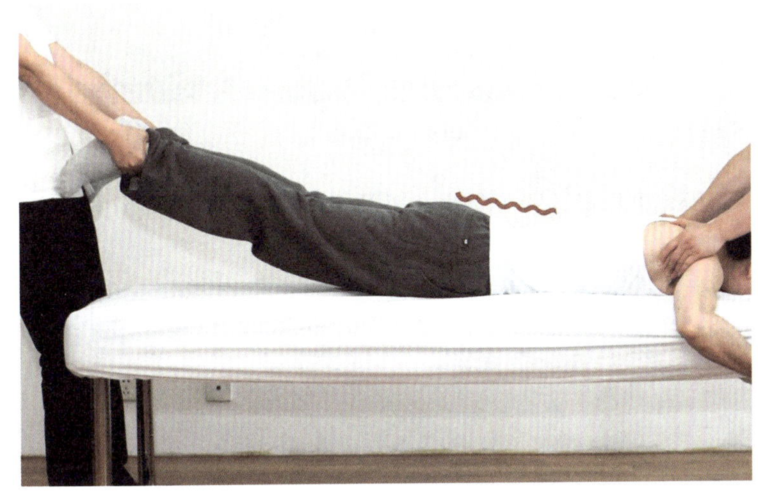

图 6–55　腰抖法

【动作要领】

1. 被抖动的肢体要自然伸直，并使肌肉处于最佳松弛状态。
2. 抖动所产生的抖动波应从肢体的远端传向近端。
3. 抖上肢和抖下肢时，抖动的幅度要小，频率要快。抖上肢法抖动频率为 250 次 / 分左右，抖下肢法抖动频率为 100 次 / 分左右。抖腰法应使抖动传至腰部。
4. 在抖动过程中，始终要有牵引的力量。

【作用及应用】

抖法具有疏经通络、滑利关节、松解粘连等作用。治疗肩周炎、颈椎病、髋部伤筋、腰椎间盘突出症等病症，为辅助治疗手段。适用于四肢部及腰部。抖法作用和缓，通常为上、下肢治疗的结束手法。

【注意事项】

1. 肩关节习惯性脱位患者禁用。

2. 对年老体弱的患者行抖上肢法时，可嘱患者取仰卧位进行操作。

3. 医师与助手牵引患者腰部时，患者下肢与床面的角度不宜太大。

十九、振法

以掌或指在体表治疗部位静止性用力，产生快速而强烈振动的手法，称为振法，分为掌振法与指振法两种。

【操作】

1. 掌振法 以掌着力于治疗部位，通过前臂和手掌肌肉强力地静止性用力，产生快速而强烈的振动（图 6–56）。

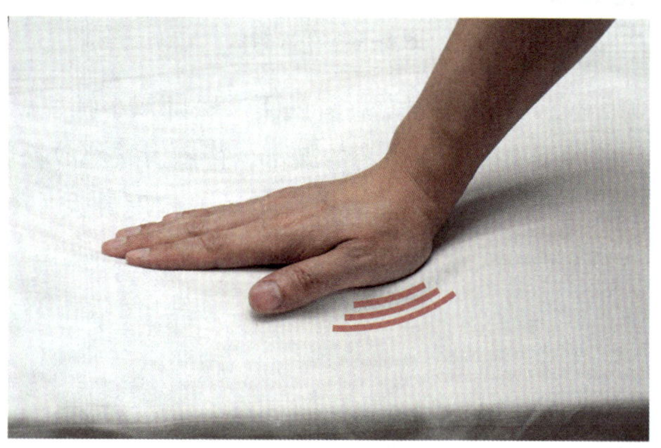

图 6–56 掌振法

2. 指振法 以示指、中指指端置于穴位，通过前臂和手的肌肉强力的静止性用力，产生快速而强烈的振动（图 6–57）。

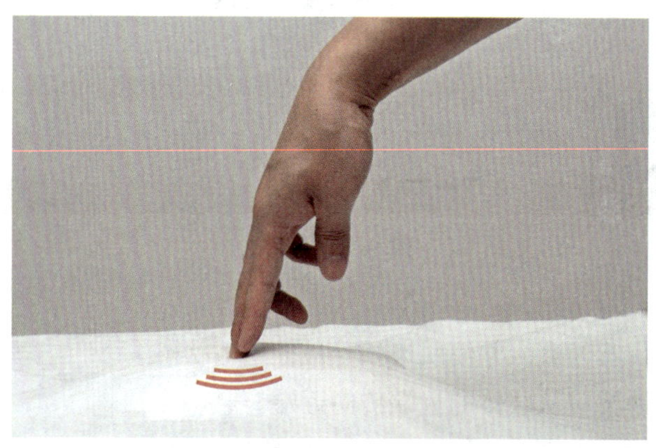

图 6–57 指振法

【动作要领】

1. 以指掌部自然压力为度，靠肌肉静止性用力，即前臂和手部肌肉绷紧用力。

2. 着力部位应紧贴皮肤，频率要快。

【作用及应用】

振法有镇静安神、健脾和胃、宽胸理气、调经活血等作用。治疗头痛失眠、脘腹疼痛、咳嗽气喘、月经不调等病症。

指振法接触面小，适于全身腧穴；掌振法接触面大，适于头顶部、腹部、背部等部位。

【注意事项】

1. 施用本法时，医师的手不应离开治疗部位。

2. 应以意领气，运气至手，发出振颤，并将振颤传达至治疗部位的深层。

3. 操作时手臂不要有主动运动，即除手臂静止性用力外，不能故意摆动或颤动，也不要向治疗部位施加压力。

4. 振法易使医师感到疲劳，应注意自身保护。

二十、扳法

扳动关节使其做被动的旋转或屈伸、收展等称为扳法。扳法应用于关节，多以“巧力寸劲”使关节产生旋转或屈伸、收展等运动形式，且多数情况下为短暂的、快速的运动。

【操作】

1. 颈部扳法

（1）*颈椎旋转定位扳法*　以棘突向右偏为例。患者取坐位，颈项部放松。医师站其右后方，以左手拇指顶住偏歪棘突的右侧，先使患者头部前屈至要扳动椎骨的棘突开始运动时，再使患者头向左侧屈，面部向右旋转至最大限度，然后医师用右手托住患者下颌，待患者放松后，做一个有控制的、稍增大幅度的、瞬间的旋转扳动。同时，左手拇指向左推按偏歪的棘突，此时常可听到“喀”的弹响声（图 6–58a）。

（2）*颈部侧扳法*　以头向左侧屈受限为例。医师站在患者的右侧，右肘压住患者右肩，左手置于其头侧（左耳上方）。逐步使患者头左侧屈至最大限度，然后瞬间用力，加大侧屈 5°～ 10°，随即松手（图 6–58b）。

（3）*颈部斜扳法*　患者取坐位，颈项部放松，头略前倾或中立位，医师站其侧后方。一手扶按后枕部，另一手扶托其下颏部，两手协同动作，使其头部向侧方旋转，当旋转至有阻力时，随即以“巧力寸劲”做一个有控制的、稍增大幅度的、瞬间的旋转扳动，常可听到“喀”的弹响声动（图 6–58c）。

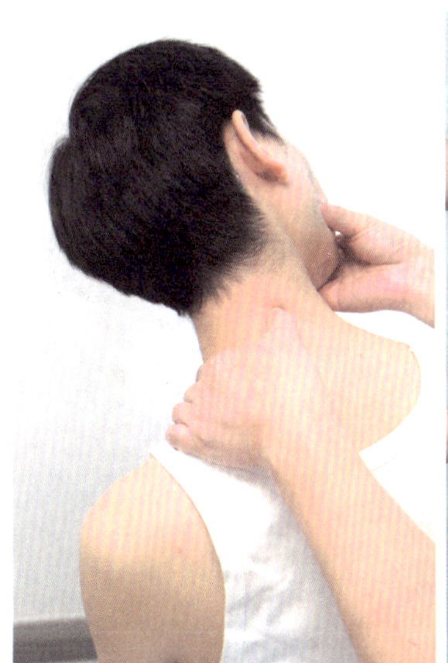
a. 颈椎旋转定位扳法

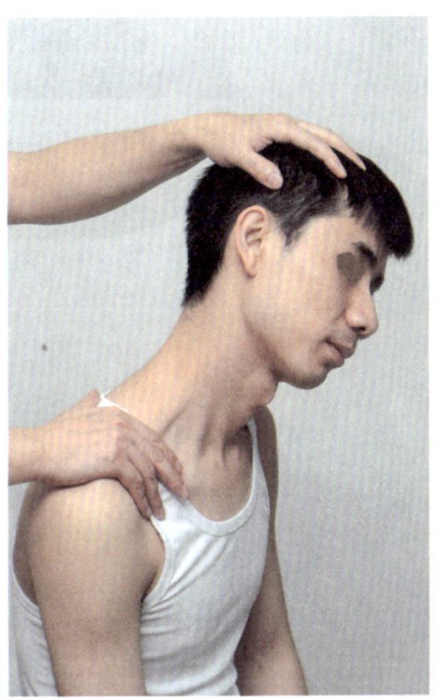
b. 颈部侧扳法

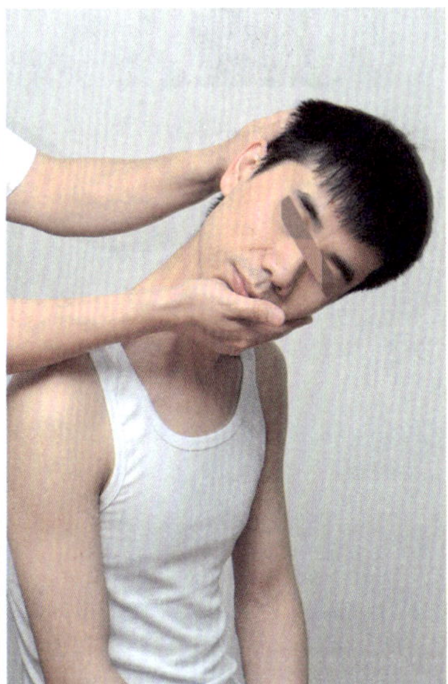
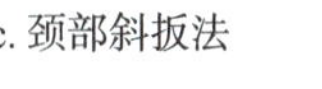
c. 颈部斜扳法

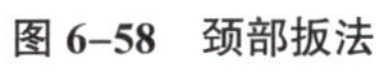
图 6–58　颈部扳法

2. 胸背部扳法

（1）胸椎对抗复位法　患者取坐位，两手十指交叉扣住并抱于枕后部。医师站其后方，以一侧膝关节抵住其背部病变处，两手分别握扶其两肘部。先嘱患者做前俯后仰运动，并配合深呼吸，即前俯时呼气，后仰时吸气。如此活动数遍后，待患者身体后仰至最大限度时，随即以“巧力寸劲”将其两肘部向后方做一个有控制的、稍增大幅度的、瞬间的拉动，与此同时膝部向前顶抵，常可听到“喀”的弹响声（图 6–59a）。

（2）扩胸牵引扳法　患者坐位，两手交叉扣住并抱于枕后部。医师站于患者后方，用一侧膝关节顶住偏歪的棘突，两手臂自其两腋下伸入，并握住其两前臂下段。医师膝关节向前顶，两前臂及手向后上方提拉，至最大限度时，做一有控制的、稍增大幅度的、瞬间的快速扳动，常可听到“喀”的弹响声（图 6–59b）。

（3）胸椎后伸扳肩法　以棘突向左偏为例。患者取俯卧位，医师站在其左侧，以右手掌根顶住偏歪棘突的左侧，左手置于右肩前，两手相对用力，使背部后伸并且旋转至最大限度时，两手瞬间用力扳动，常可听到“喀”的弹响声（图 6–59c）。

（4）胸部提抖法　患者坐位，两手交叉扣住置于颈后。医师站在患者身后，胸部顶住患者背

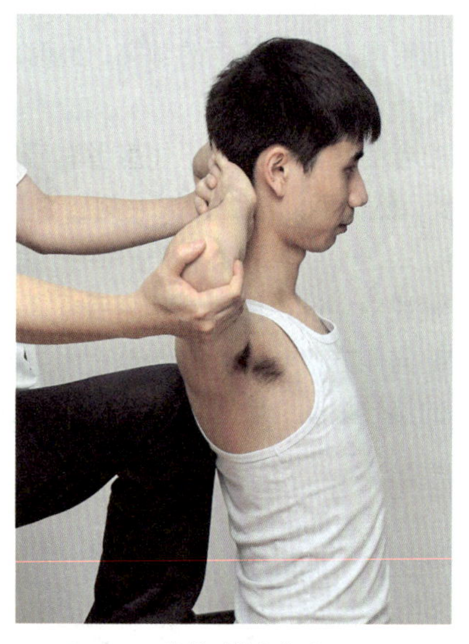

a. 胸椎对抗复位法

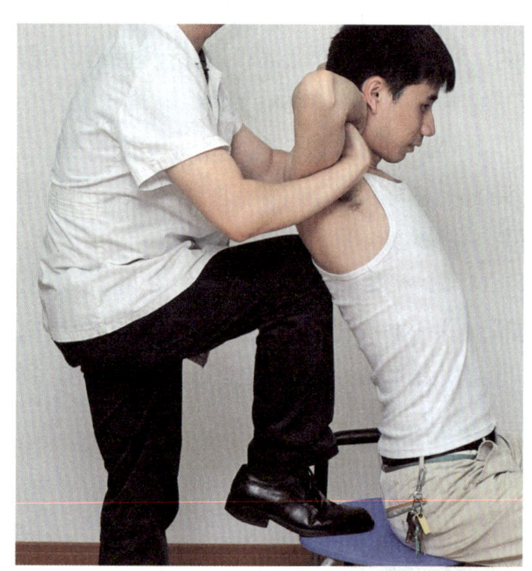

b. 扩胸牵引扳法

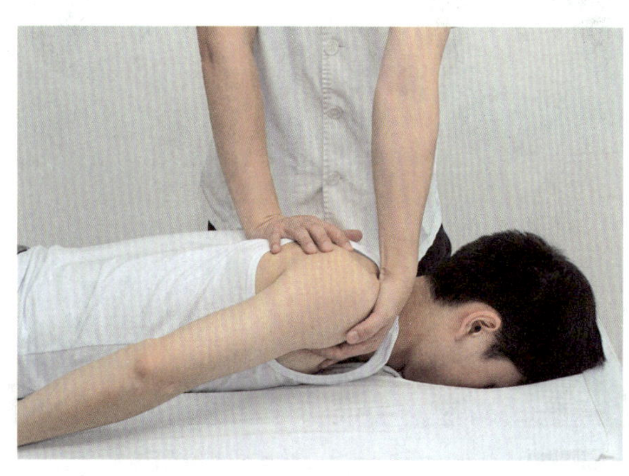

c. 胸椎后伸扳肩法

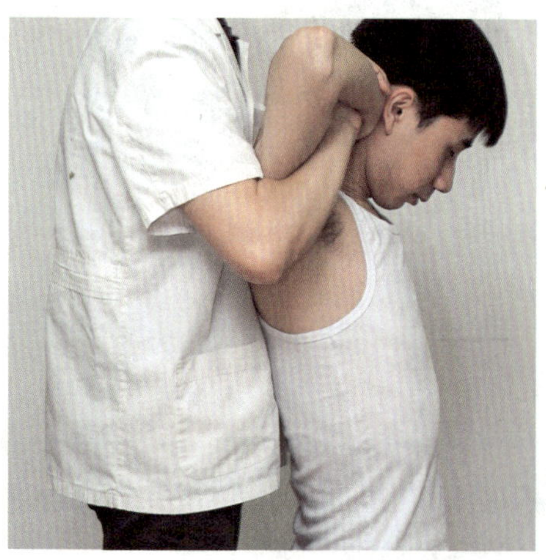

d. 胸部提抖法

图 6–59　胸背部扳法

部，两上肢从上臂之前绕至颈后，并且交叉扣住置于患者两手背侧，先环旋摇动患者，待患者放松后，医师两上肢迅速向后上方提拉，同时医师胸部向前顶，常可听到“喀”的弹响声（图 6-59d）。

3. 腰部扳法

（1）腰部斜扳法　患者取侧卧位，患侧下肢在上，屈髋屈膝，健侧下肢在下，自然伸直。医师站在患者腹侧，以一肘或手抵住其肩前部，另一肘或手抵于臀部。医师两肘或两手协调施力，先做数次腰部小幅度地旋转活动，使其腰部放松，然后相对用力并逐渐加大患者腰部的旋转角度，至最大限度时，瞬间用力，加大旋转的角度，常可听到“喀”的弹响声（图 6-60a）。

（2）腰椎定位旋转扳法　以棘突向右偏为例。患者坐位，右手置于颈后。一助手固定患者的大腿部，医师站在患者右后方，左手拇指置于偏歪棘突的右侧，右手从患者右上臂之前绕至前臂之后，并且置于患者颈后。先使患者腰部前屈至所要扳动的椎骨棘突，开始运动时，再使患者腰部左侧屈并且右旋至最大限度（以上 3 个动作在腰部旋转过程中同时进行）后，做一个有控制的、稍增大幅度的、瞬间的旋转扳动，同时左手拇指向左推按偏歪的棘突，常可听到“喀”的弹响声（图 6-60b）。

（3）直腰旋转扳法　以腰部向左旋转受限为例。患者坐位，两下肢分开，与肩同宽，腰部放松。医师站在患者的右前方，用两腿夹住患者的右膝部以固定，左手置于患者的左肩前，右手置于患者的右肩后。医师两手协调用力，使患者腰部左旋至最大限度后，瞬间用力，做加大患者腰部左旋角度的扳动。常可听到“喀”的弹响声（图 6-60c）。

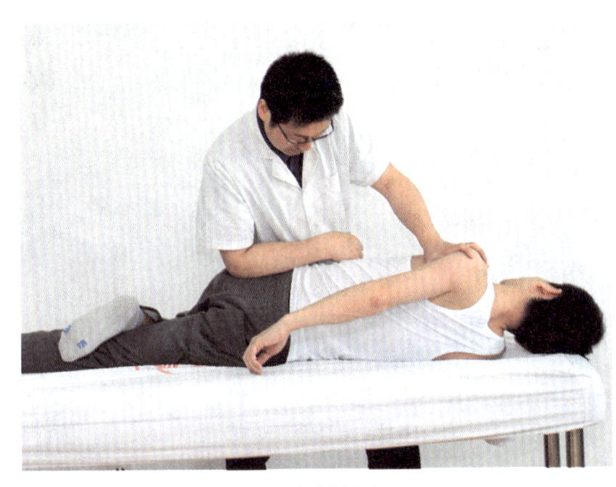
a. 腰部斜扳法

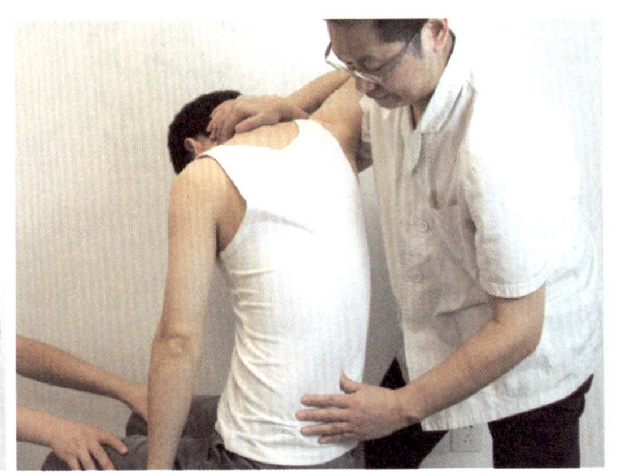
b. 腰椎定位旋转扳法

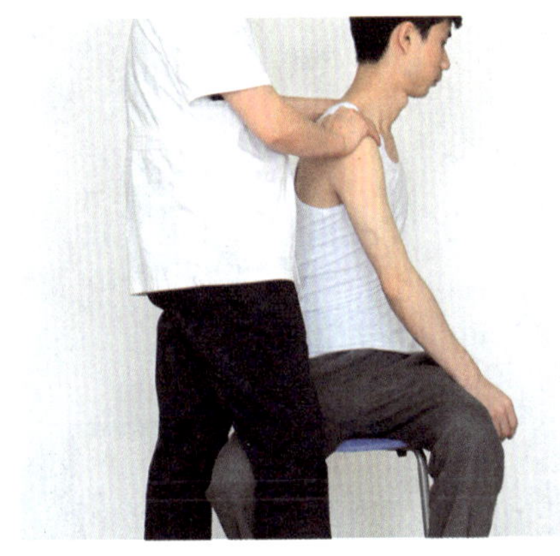
c. 直腰旋转扳法

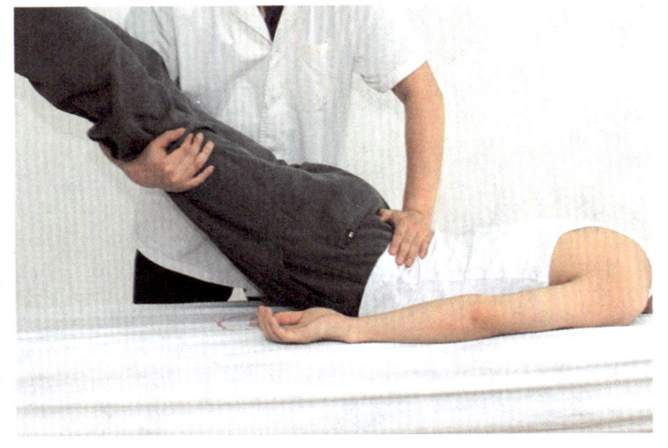
d. 腰部后伸扳法

图 6-60　腰部扳法

（4）腰部后伸扳法　患者俯卧位，两下肢并拢。医师一手按压于患者腰部，另一手臂托住其两膝关节上方，并缓缓上抬，使患者腰部后伸；当后伸至最大限度时，两手瞬间用力，做一个增大幅度的下按腰部与上抬下肢的相反方向的用力扳动（图 6–60d）。

4. 肩关节扳法

（1）肩关节前屈扳法　以右侧受限为例。患者取坐位，右侧肩关节前屈 30°～ 50°。医师在患者肩前外侧以两手从前后方向将其患肩固定，患者右上臂置于医师右前臂上。医师手臂部协调施力，将其患臂缓缓上抬，至肩关节前屈至有阻力时，以“巧力寸劲”，做一稍增大幅度地快速扳动。在扳动之前，亦可使其肩关节小幅度前屈数次或进行小范围地环转摇动数次，以使其肩关节尽量放松（图 6–61a）。

（2）肩关节外展扳法　以右侧受限为例。患者取坐位。医师站于右侧，呈半蹲位，将患者右侧肘关节上部置于右侧肩上，以两手从前后方向将患肩固定。然后医师缓缓立起，使其肩关节外展，至有阻力时，略停片刻，然后双手与身体及肩部协同施力，以“巧力寸劲”，在肩关节外展位做一个稍增大幅度的快速扳动（图 6–61b）。

（3）肩关节内收扳法　以右侧为例。患者取坐位，右侧上肢屈肘置于胸前，手搭扶于左侧肩部。医师站其后，以左手扶按于患者右肩部以固定，右手握于其肘部并缓慢向对侧胸前上托，至有阻力时，以“巧力寸劲”，做一稍增大幅度的快速扳动（图 6–61c）。

（4）肩关节内旋扳法　以右侧为例。患者坐位，右手与前臂置于腰部后侧。医师站其右侧后

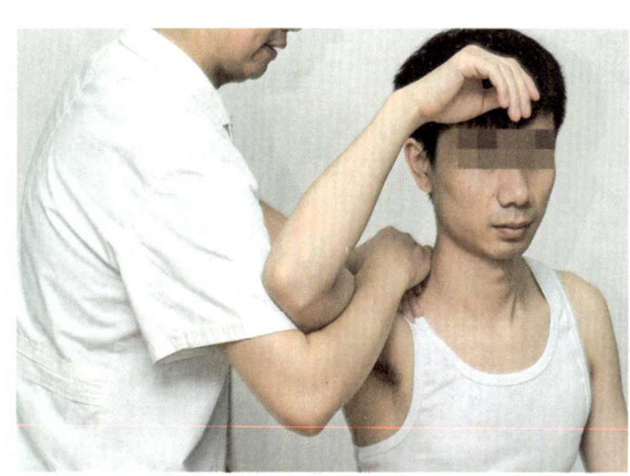

a. 肩关节前屈扳法

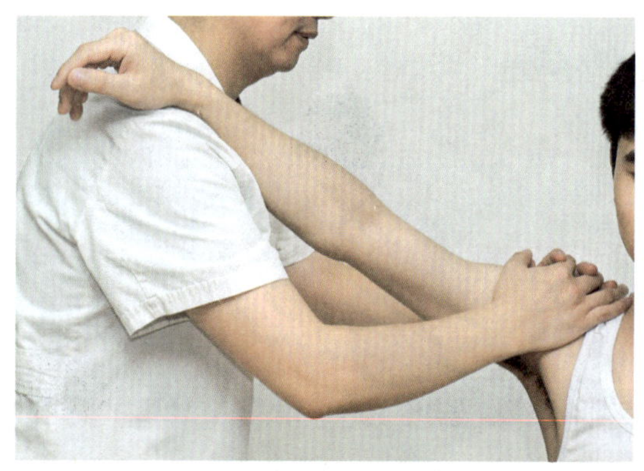

b. 肩关节外展扳法

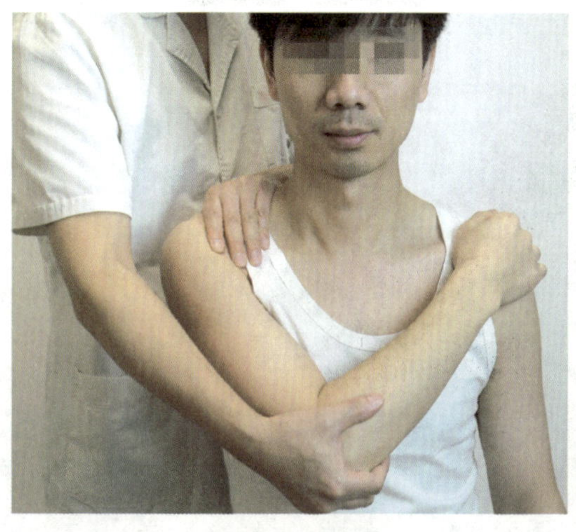

c. 肩关节内收扳法

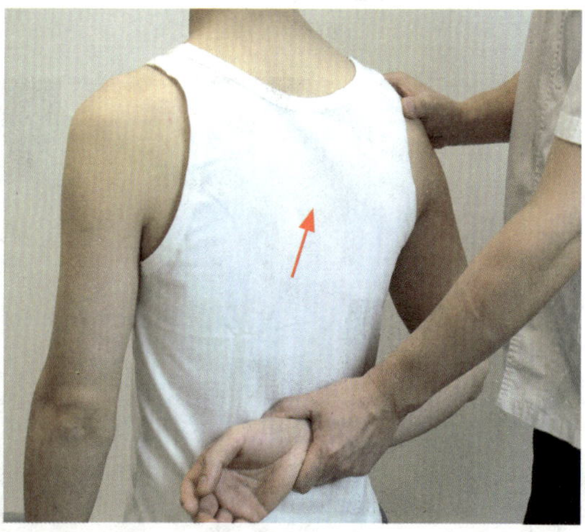

d. 肩关节内旋扳法

图 6–61　肩关节扳法

方，以右手扶按患肩以固定，左手握住其腕部将前臂沿其腰背部缓缓上抬，使其肩关节逐渐内旋，至有阻力时，以“巧力寸劲”，做一快速的、有控制的上抬其前臂的动作，以加大肩关节旋转角度（图 6–61d）。

5. 肘关节扳法　医师坐于右侧，以左手托握其肘关节上部，右手握住其前臂远端，先使肘关节做缓慢的屈伸运动，如肘关节屈曲受限，将肘关节置于屈曲位，缓慢施加压力，使其进一步屈曲，当遇到明显阻力时，两手协调用力，以右手施加一个快速的使肘关节屈曲的压力，以“巧力寸劲”，做一小幅度的、快速的扳动（图 6–62）。如为肘关节伸直受限，则反方向施法。

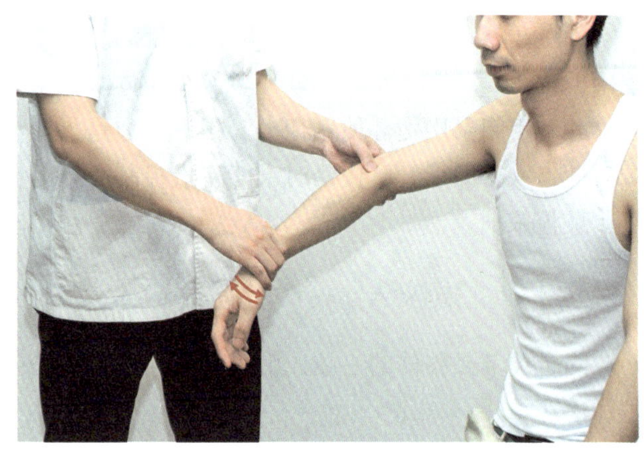

图 6–62　肘关节扳法

【动作要领】

1. 定位要准，用力要稳、要轻巧。

2. 要顺应、符合关节的生理功能和运动规律。要把握好各关节的结构特征、活动范围、活动方向及其特点。

3. 扳法所施之力须为“巧力寸劲”。所谓“巧力”指手法的技巧力，是与蛮力相对而言；所谓“寸劲”指短促之力。即所施之力较快，但能够充分地控制扳动幅度，作用得快，结束得快，做到中病即止。

4. 操作时要分阶段进行。首先要使关节放松，可使关节做小范围的活动或结合摇法而使关节逐渐放松；其次，要将关节极度地伸展或屈曲、旋转，在保持这一位置的基础上，再实施扳法。

5. 要把握好扳法的发力时机。如发力时机过早，关节还有松弛的运动余地，则未尽其法；如发力时机过迟，关节在极度伸展或屈曲、旋转的状态下停留时间过长，易使松弛的关节变得紧张，而不易操作。

6. 用力要适当。若用力过小，则达不到治疗效果，用力过大，则易致不良反应，甚至损伤。

7. 不可逾越关节运动的生理范围，超越关节生理活动范围的扳动容易使关节自身及附着于关节的肌肉、韧带等软组织受到损伤。

【作用及应用】

扳法具有滑利关节、整复错位、松解粘连、缓解肌肉痉挛的作用。治疗颈椎病、腰椎间盘突出症、脊柱小关节紊乱、肩周炎、四肢关节外伤后功能障碍等病症。适用于全身各关节。

颈部扳法可调整颈椎椎间关节的紊乱，治疗颈椎病、落枕、寰枢椎半脱位，以及颈部扭伤致椎间关节紊乱症。

胸部扳法可治疗胸椎椎间关节和肋椎关节的紊乱，治疗胸胁屏伤，对因胸椎椎间关节紊乱导致的消化系统及心血管疾病也有很好的治疗作用。

腰部扳法可纠正腰椎椎间关节紊乱，治疗腰椎间盘突出症、各种急慢性损伤导致的腰椎椎间关节紊乱等。

肩关节扳法有助于增加肩关节的运动范围，治疗肩周炎。肘关节扳法有助于增加肘关节的运动范围，治疗肘关节功能障碍。

【注意事项】

1. 扳之前应使患者充分放松，不可强求有弹响声。

2. 诊断不明时禁用扳法。

3. 对于椎动脉型颈椎病、脊髓型颈椎病、严重心肺疾患，以及骨关节结核、骨肿瘤者慎用或禁用扳法。

4. 不可粗暴用力和使用蛮力。粗暴用力是指操作时手法粗糙，无准备动作，不分操作过程的阶段性，入手即扳，且扳动时未能有效控制所施力量。使用蛮力是指所施扳法力量有余而灵巧不足，呆板笨拙。

二十一、拔伸法

固定关节或肢体的一端，沿纵轴方向牵拉另一端，应用对抗的力量，使关节得到伸展，称为拔伸法。

【操作】

1. 颈椎拔伸法

（1）颈椎掌托拔伸法　患者坐位。医师站于其后方，以双手拇指端及螺纹面分别顶住其枕后部，两掌分置于两侧下颌部以助力，两前臂置于其两侧肩上部。两手臂部协调用力，即拇指上顶，双掌上托，同时前臂下压，以肩为支点，缓慢地向上拔伸颈椎（图 6-63a）。

（2）颈椎肘托拔伸法　以左侧为例。患者取坐位。医师站于其左侧后方，右手扶于患者枕

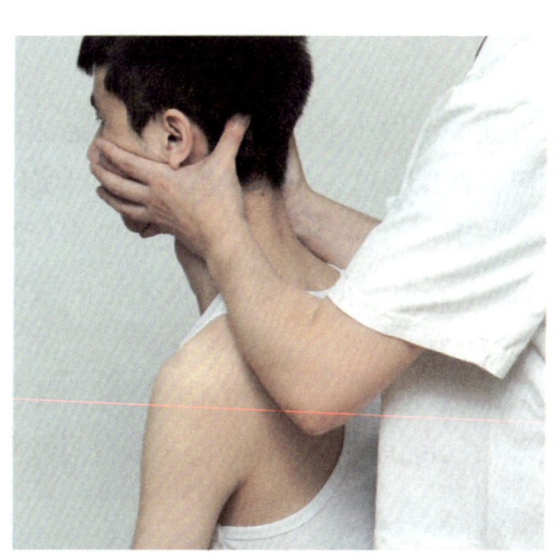

a. 颈椎掌托拔伸法

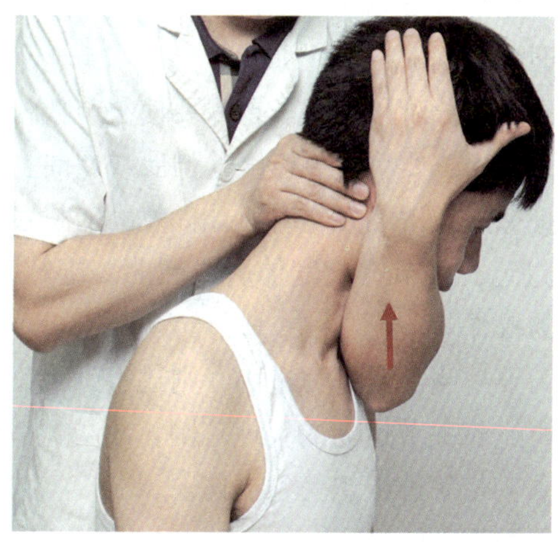

b. 颈椎肘托拔伸法

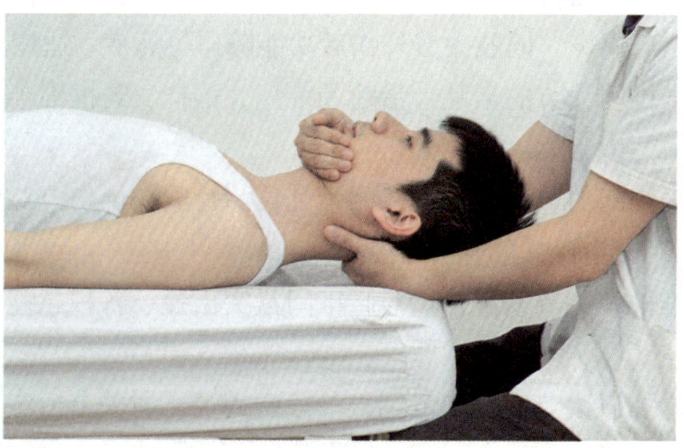

c. 颈椎仰卧位拔伸法

图 6-63　颈椎拔伸法

后部以固定助力，左上肢的肘弯部托住其下颏部。左肘臂与右手协调用力，向上缓缓拔伸（图6-63b）。

（3）颈椎仰卧位拔伸法　患者仰卧位。医师一手托其后枕部，另一手置于其下颏部，两手同时用力拔伸颈椎（图6-63c）。

2. 腰椎拔伸法　患者取俯卧位，两臂自然下垂。助手固定其肩部。医师站于其足端，以双手分别握住其两个踝关节，两臂伸直，身体后仰，拔伸患者的腰部（图6-64）。

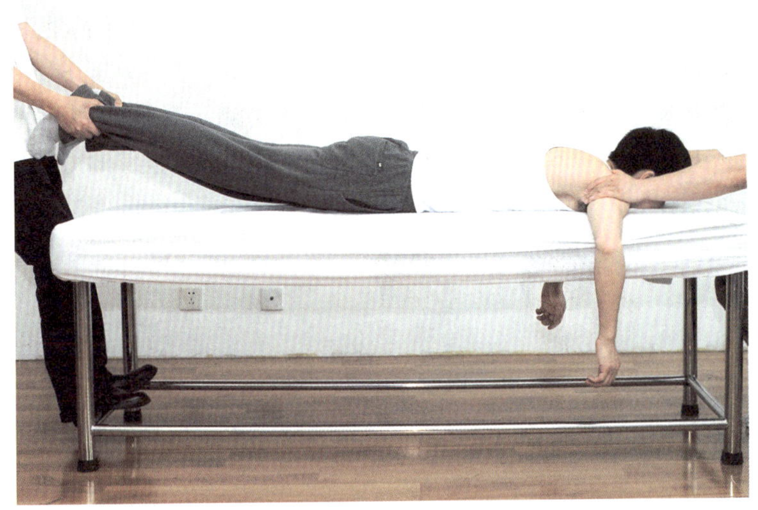

图6-64　腰椎拔伸法

附：背法

将患者背起后，对腰椎进行牵引、摇晃和振动的操作方法，称为背法。

【操作】

医师与患者背靠背地站立，医师两肘套住患者两肘（医师两肘在外），以臀部顶住患者腰骶部，弯腰、屈膝，将患者反背起，先左右水平方向摇动数次，待患者放松后，医师迅速伸膝挺臀，同时加大腰部前屈的角度，随即将患者放下（图6-65）。

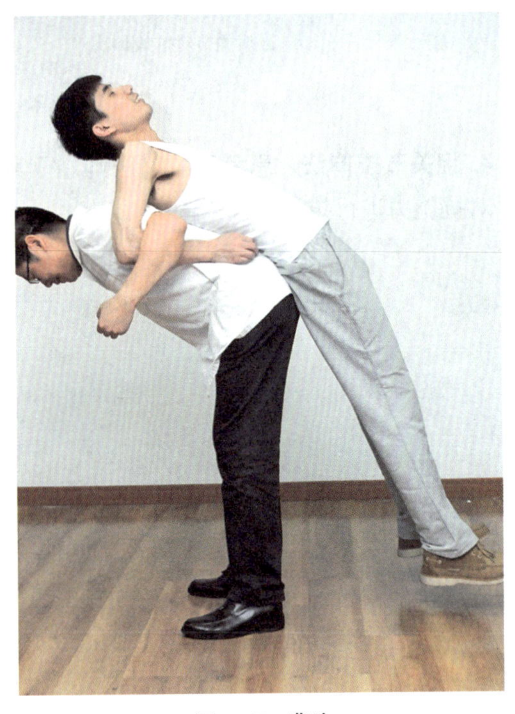

图6-65　背法

【动作要领】

1. 医师的臀部应顶住患者的腰部。

2. 迅速伸膝挺臀的同时，医师应加大腰部前屈，从而加大患者腰部后伸的角度。

3. 将患者放下时，应先确认患者能够站稳，然后再松手，以防患者摔倒。

【作用及应用】

背法具有舒筋解痉、整复错缝的作用。治疗急性腰扭伤、腰椎后关节紊乱、腰椎后

关节滑膜嵌顿、腰椎间盘突出症、骶髂关节错缝等病症。

【注意事项】

1. 操作过程中，嘱患者全身放松，头颈部靠住医师背部，不要屏气。

2. 医师要特别注意用臀部顶住患者的腰部。

3. 肩关节拔伸法（以右侧为例）

（1）肩关节对抗拔伸法　患者取坐位。医师站于其右侧，以两手分别握住其腕部和前臂上段，于肩关节外展位逐渐用力牵拉，同时嘱其身体向左侧倾斜或由助手协助固定其身体上半部，以牵拉之力相对抗，拔伸肩关节（图 6–66a）。

（2）肩关节上举拔伸法　患者取坐位。医师站在患者患侧，双手握住患者腕部（患者手掌朝里），逐渐向上拔伸患肢（图 6–66b）。拔伸过程中，也可瞬间加大拔伸的力量。

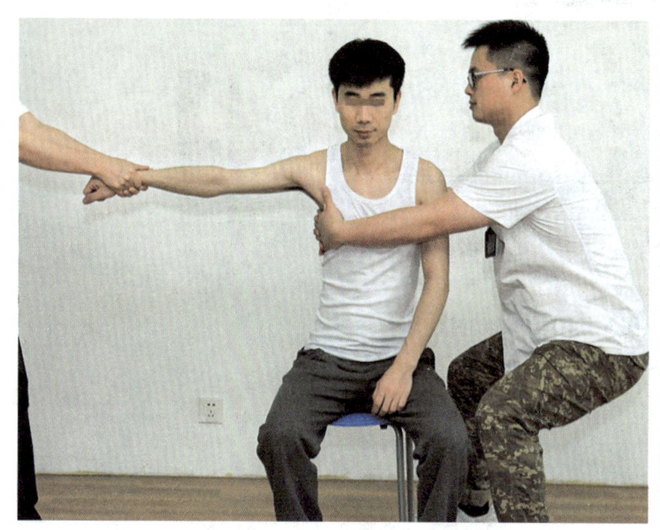

a. 肩关节对抗拔伸法

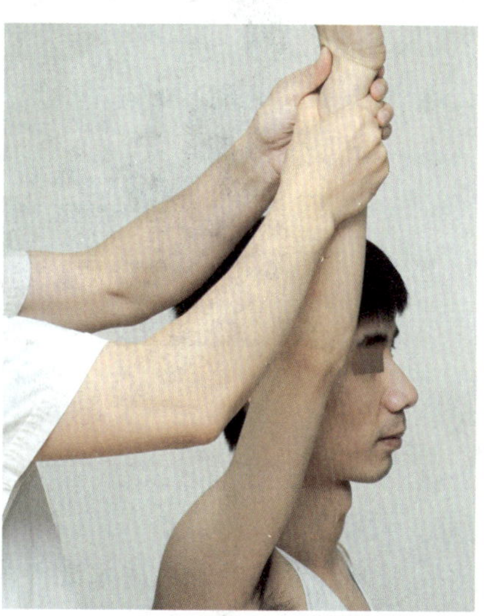

b. 肩关节上举拔伸法

图 6–66　肩关节拔伸法

4. 腕关节拔伸法　患者坐位。医师站于其右侧，以左手握住其前臂中段，右手握其手掌部，两手对抗施力进行拔伸（图 6–67）。

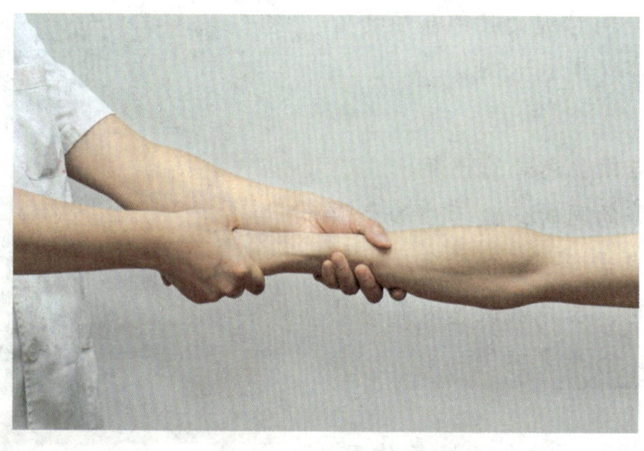

图 6–67　腕关节拔伸法

5. 指间关节拔伸法　医师一手握住患者腕部或手掌，另一手捏住患者手指，两手同时向相反方向用力，拔伸掌指关节。或者一手捏住手指近端指骨，另一手捏住同一手指的远端，两手同时向相反方向用力，拔伸指间关节（图 6–68）。

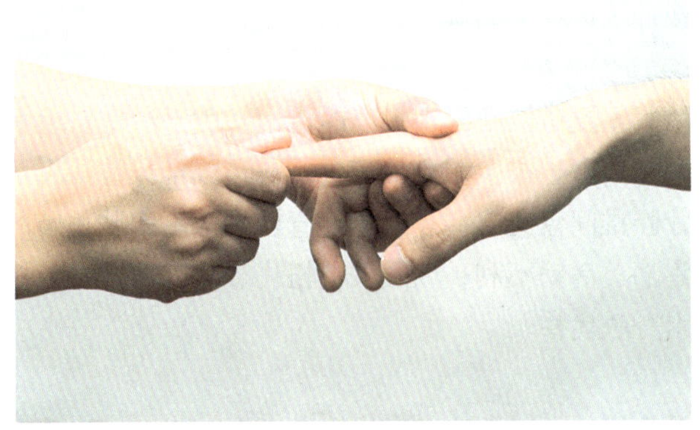

图 6–68　指间关节拔伸法

6. 膝关节拔伸法　患者取仰卧位。医师一手握住患者足跟，另一手握患肢足部。先使患侧膝关节屈曲，然后迅速拔伸膝关节，使患膝伸直，如此反复进行数次（图 6–69）。

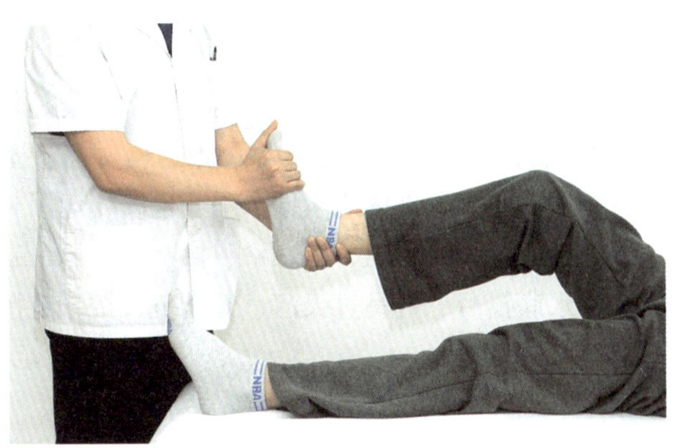

图 6–69　膝关节拔伸法

7. 踝关节拔伸法　患者仰卧位。医师以一手握其足跟，另一手由足蹬趾端起握住足掌部，两手对抗用力，拔伸踝关节（图 6–70）。

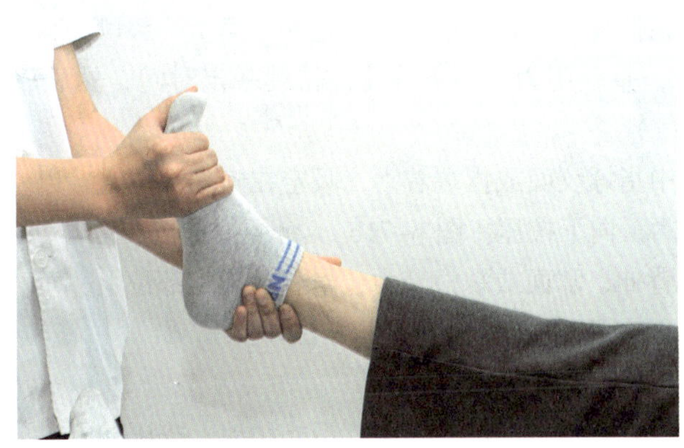

图 6–70　踝关节拔伸法

【动作要领】

1. 拔伸动作要稳而缓，用力要均匀而持续。

2. 根据治疗部位的不同，控制好拔伸的方向。

3. 力要由小到大，拔伸到一定程度后，则需要一个稳定的持续牵引力。

4. 肩关节和膝关节拔伸法速度要稍快。

【作用及应用】

拔伸法具有舒筋通络、整复错位和滑利关节的作用。用于治疗软组织损伤性疾病。

颈椎拔伸法可增大颈椎间隙，主要用于治疗颈椎病。腰椎拔伸法可增大腰椎间隙、减小椎间盘内的压力，常用于治疗腰椎间盘突出症、退行性脊柱炎等。四肢关节的拔伸法可分解粘连、滑利关节，治疗关节僵硬疼痛、活动不利，以及关节扭伤、陈旧性踝关节扭伤等。临床上颈椎或腰椎的拔伸法可用机械牵引方法代替。

【注意事项】

1. 不可用突发性的暴力拔伸，以免造成牵拉损伤。

2. 颈部肘托拔伸时，应注意肘部夹住的是患者的下颌，而不是颈部。

3. 腰部拔伸时，应注意患者下肢与床面的角度不可太大。

第三节　小儿推拿手法

小儿推拿手法种类较少，常包括两大类，一类是基本手法，一类是复式操作法。清·张振鋆《厘正按摩要术》对明代以来流行的“按、摩、掐、揉、推、运、搓、摇”小儿推拿八种基本手法做了全面总结。随着小儿推拿的发展，许多成人推拿手法也演变运用到小儿推拿疗法中来。本节主要介绍按、摩、掐、揉、推、运、搓、摇、捏、拿、擦、捣、捻、刮等基本手法，以及黄蜂入洞、运水入土、运土入水、水底捞月、打马过天河、开璇玑、按弦走搓摩、揉脐及龟尾并擦七节骨等复式操作法。

一、按法

以拇指或掌根在一定的穴位或部位上，逐渐用力向下按压，按而留之或一压一放地持续进行，称为按法。根据着力部位不同分为指按法和掌按法。

【操作】

1. 指按法　指按法分为拇指按法和中指按法。

（1）*拇指按法*　拇指伸直，其余四指自然伸直并支撑于一旁以助力，用拇指螺纹面或指端着力，吸定在施术部位上，垂直用力，向下按压，持续一定时间，然后放松，再逐渐用力向下按压，反复操作（图 6–71a）。

（2）*中指按法*　用中指螺纹面或指端着力，吸定在施术部位上，以示指抵压于中指远端指间关节上以助力，垂直用力，向下按压（图 6–71b）。余同拇指按法。

2. 掌按法　腕关节背伸，掌面或掌根着力，附着在施术部位上，垂直用力，向下按压，并持续一定的时间，按而留之（图 6–72）。余同拇指按法。

【动作要领】

操作时，着力部位要紧贴施术部位或穴位，不能移动。按压的方向要垂直向下用力。按压的力量要由轻到重，力量逐渐增加，平稳而持续。

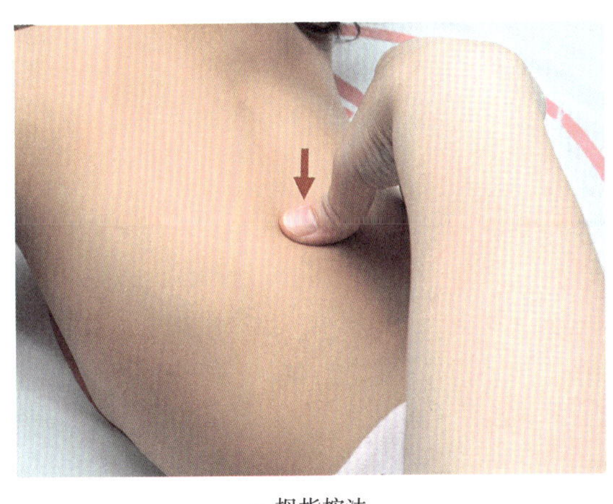

a. 拇指按法

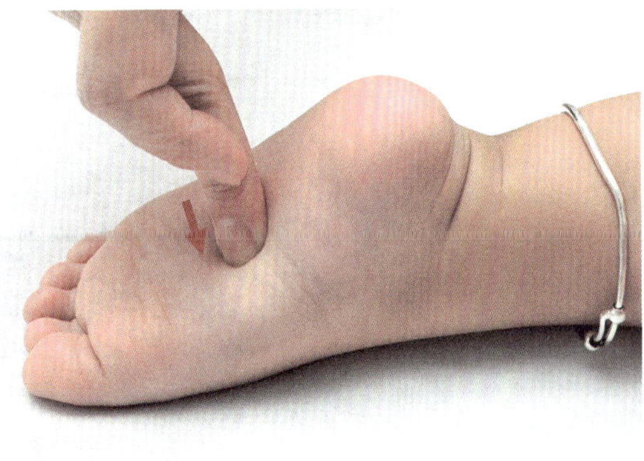

b. 中指按法

图 6-71　指按法

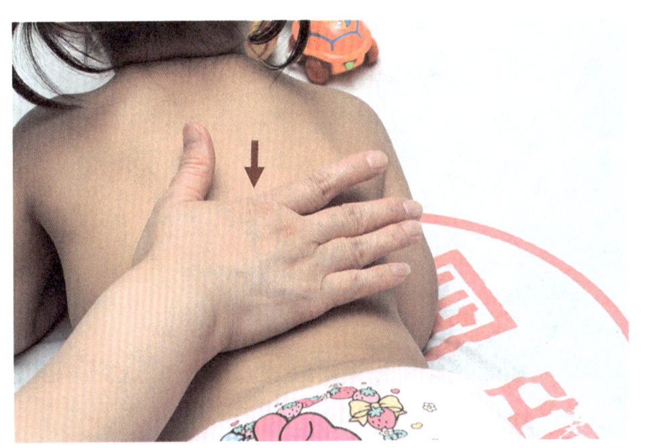

图 6-72　掌按法

【注意事项】

操作时，切忌用迅猛的暴力，以免造成组织损伤。按法结束时，不宜突然撤力，而应逐渐减轻按压的力量。

【适用部位】

指按法适用于全身各部的经络和穴位；掌按法适用于面积大而又较为平坦的部位，如腹部、腰背部等。

二、摩法

以示指、中指、无名指、小指四指指面或掌面着力，附着于体表一定的部位或穴位，做环形而有节律的移动摩擦，称为摩法。根据着力部位不同分为指摩法与掌摩法。

【操作】

1. 指摩法　示指、中指、无名指、小指四指并拢，掌指关节自然伸直，腕部微悬屈，以四指指面着力，附着在施术部位上，做顺时针或逆时针方向的环形移动摩擦（图 6-73）。

2. 掌摩法　掌指自然伸直，腕关节微背伸，用掌面着力，附着在施术部位上，以前臂带动腕关节及着力部分做顺时针或逆时针方向的环形移动摩擦（图 6-74）。

【动作要领】

操作时，肩、肘、腕均要放松，前臂主动运动，通过放松的腕关节而使着力部位形成摩动。

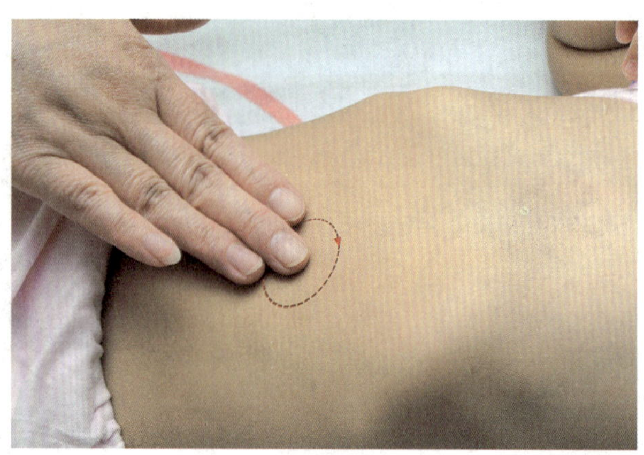

图 6–73 指摩法

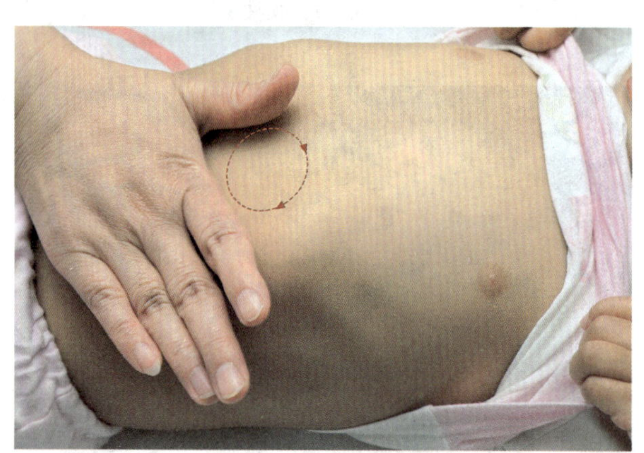

图 6–74 掌摩法

【注意事项】

同成人推拿手法中的摩法。

【适用部位】

指摩法和掌摩法主要适用于头面部及胸腹部。

三、掐法

用拇指指甲重刺穴位，称为掐法。又称“切法”“爪法”。

【操作】

医师手握空拳，拇指伸直，指腹紧贴在示指中节桡侧缘，以拇指指甲着力，吸定在施术穴位上，逐渐用力进行切掐（图 6–75）。

【动作要领】

操作时，应垂直用力切掐，可持续用力，也可间歇性用力以增强刺激，取穴要准。

【注意事项】

掐法是强刺激手法之一，掐时要逐渐用力，以力达深透为度，不宜反复长时间应用，更不能掐破皮肤。掐后常继用揉法，以缓和刺激，减轻局部的疼痛或不适感。

【适用部位】

适用于头面部和手足部的穴位。

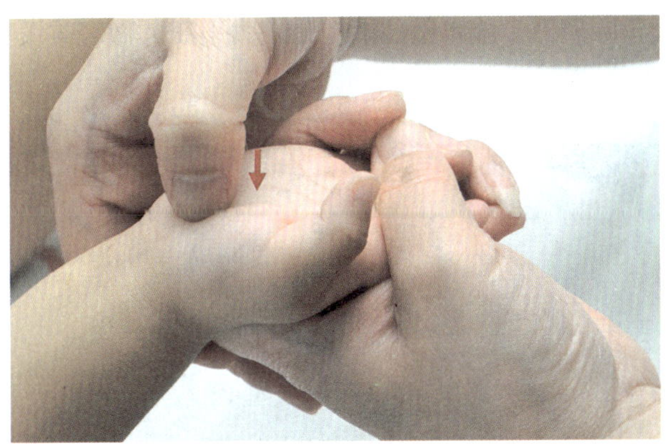

图 6–75　掐法

四、揉法

以手指的螺纹面或指端、手掌大鱼际、掌根等部位着力，吸定于一定的施术部位或穴位上，做轻柔缓和的顺时针或逆时针方向的旋转揉动，称为揉法。根据着力部位的不同，可分为指揉法、鱼际揉法、掌根揉法 3 种。

【操作】

1. 指揉法　以拇指或中指的螺纹面或指端，或示指、中指、无名指指面着力于体表，做轻柔缓和的顺时针或逆时针方向的旋转揉动。根据着力部位的不同，可分为拇指揉法、中指揉法，以及用示指、中指操作的双指揉法和用示指、中指、无名指操作的三指揉法（图 6–76）。

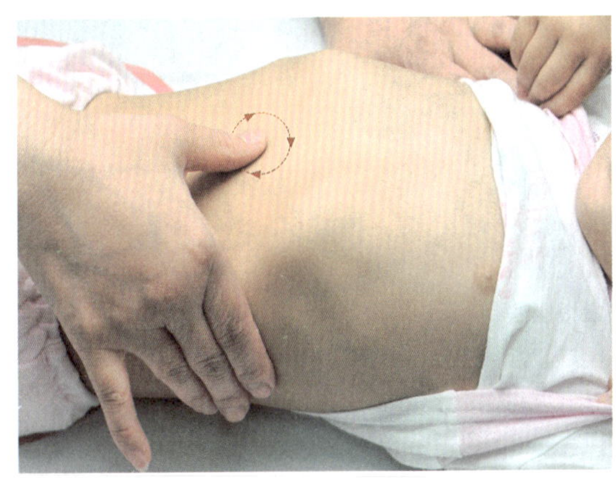

拇指揉法

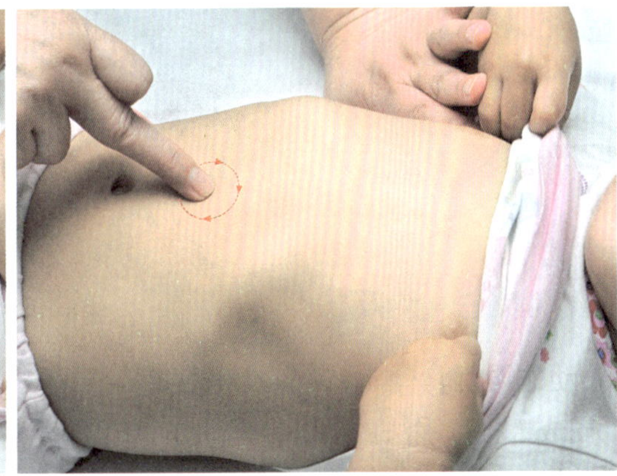

中指揉法

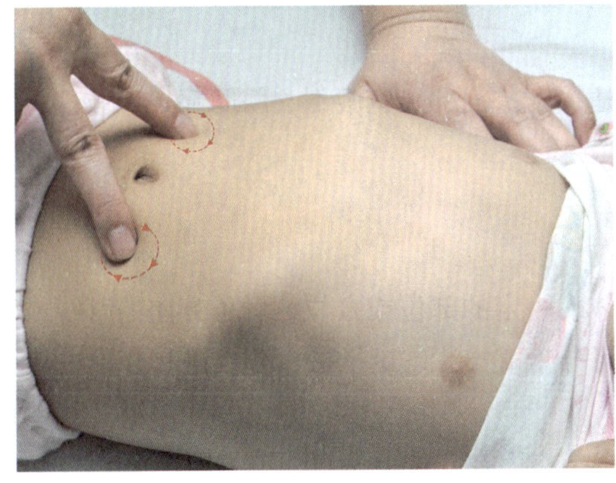

双指揉法

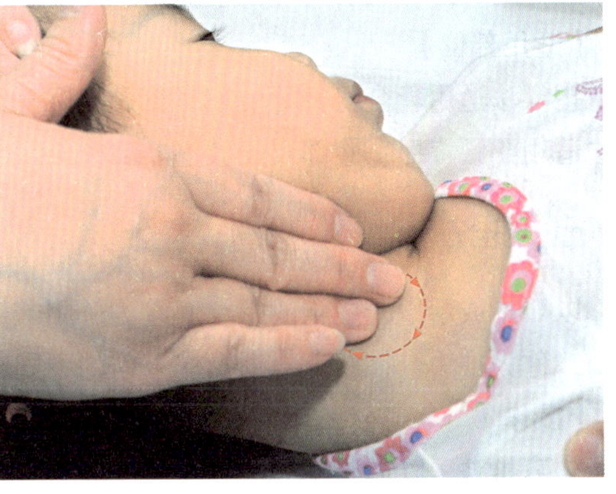

三指揉法

图 6–76　指揉法

2. 鱼际揉法 以大鱼际着力于施术部位上，稍用力下压，做轻柔缓和的顺时针或逆时针方向的旋转揉动（图 6–77）。

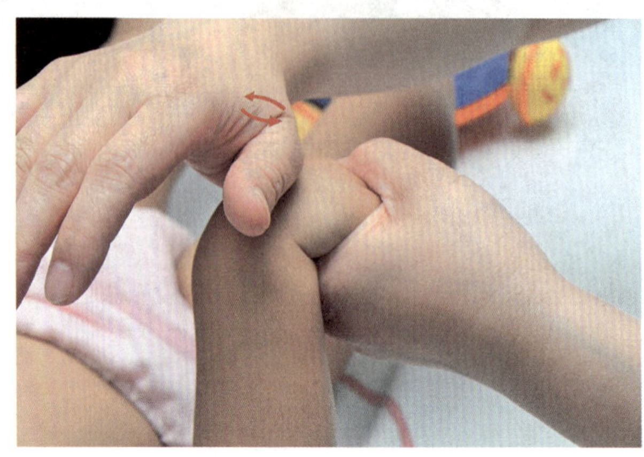

图 6–77 鱼际揉法

3. 掌根揉法 以掌根部分着力，吸定在施术部位上，稍用力下压，腕部放松，以肘关节为支点，做轻柔缓和的顺时针或逆时针方向的旋转揉动（图 6–78）。

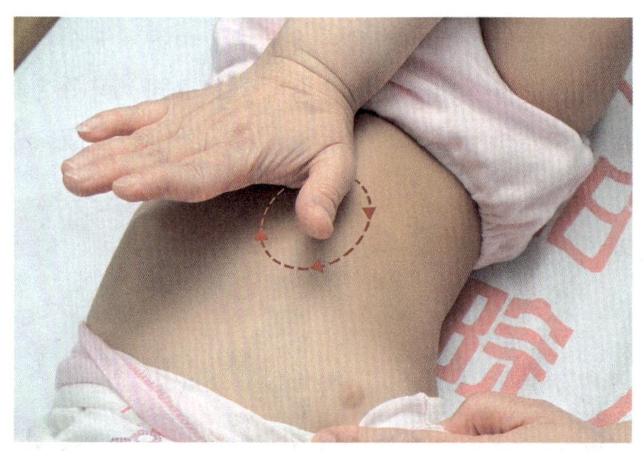

图 6–78 掌根揉法

【动作要领】

同成人推拿手法的揉法，但动作宜轻柔。

【注意事项】

操作时，医师的着力部位不能与患儿皮肤发生摩擦运动，压力要轻柔而均匀。

【适用部位】

指揉法适用于全身各部位或穴位；鱼际揉法适用于头面部、胸腹部、胁肋部、四肢部；掌根揉法适用于腰背部、腹部及四肢部。

五、推法

以拇指或示指、中指的螺纹面着力，附着于体表一定的部位或穴位，做单方向的直线或环旋移动，称为推法。临床上根据操作方向的不同，可分为直推法、旋推法、分推法和合推法。

【操作】

1. 直推法 以拇指桡侧或螺纹面，或示指、中指指面在穴位上做直线单方向推动（图 6–79）。频率以 160 ～ 200 次 / 分为宜。

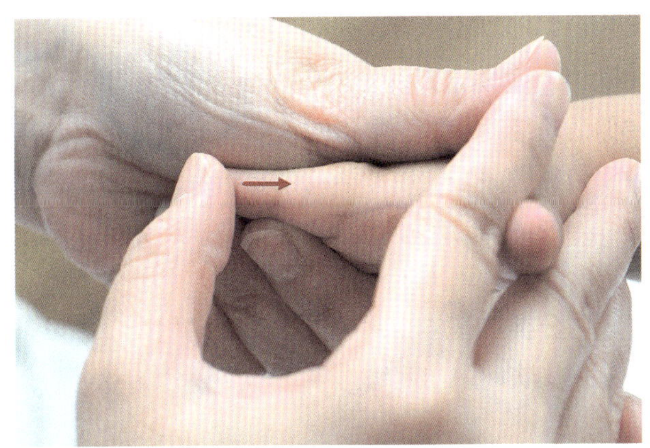

图 6–79　直推法

2. 旋推法　以拇指螺纹面在穴位上做顺时针或逆时针单方向旋转推动（图 6–80）。频率以 160 ～ 200 次 / 分为宜。

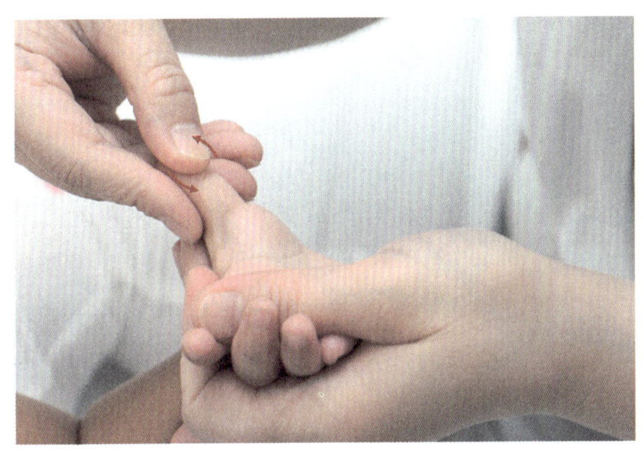

图 6–80　旋推法

3. 分推法　以双手拇指螺纹面或其桡侧缘，或示指、中指指面自穴位中间向两旁做分向推动或做“八”字形推动（图 6–81）。一般连续分推 30 ～ 50 次为宜。

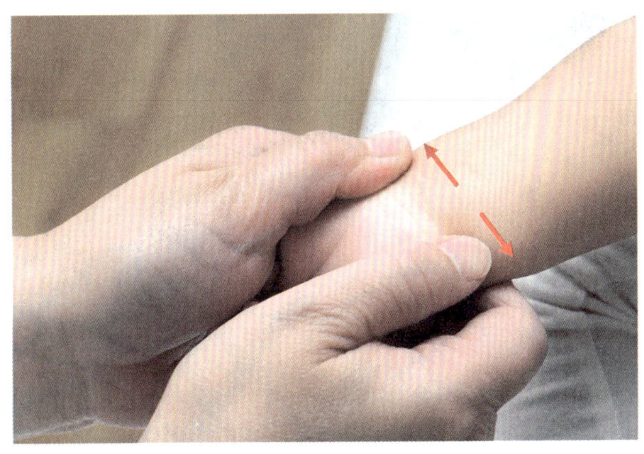

图 6–81　分推法

4. 合推法　合推法是与分推法相对而言，是用拇指螺纹面自穴位两旁向中间做相对方向的直线推动。一般可连续合推 30 ～ 50 次。

【动作要领】

1. 用拇指着力做直推法时，主要是拇指做内收和外展活动。用示指、中指着力做直推法时，主要依靠肘部小幅度的屈伸活动带动示指、中指的推动。推动时要有节律，用力要均匀连续。

2. 分推法操作时，主要依靠肘关节的屈伸活动带动指、掌着力部位做横向直线分推。依靠腕部和拇指掌指关节的内收、外展活动带动拇指着力部位做弧线分推。双手用力要均匀，动作要协调，节奏要平稳。

3. 合推法的动作和要求与分推法基本相同，但推动方向相反，主要是做直线合推，不做弧线合推，动作幅度较小，避免使皮肤向中间起皱。

【注意事项】

一般需要辅以介质，随蘸随推，以免推破皮肤。根据病情、部位和穴位的需要，注意掌握手法的方向、轻重、快慢，以求手法的补泻作用达到预期的效果。

【适用部位】

直推法常适用于小儿推拿特定穴中的线状穴位和五经穴，多用于上肢部、脊柱部；旋推法常用于手部五经穴；分推法常用于头面部、胸腹部、腕掌部及肩胛部等；合推法常用于腕掌部大横纹。

六、运法

以拇指或中指的螺纹面在一定穴位上做环形或弧形推动，称为运法。

【操作】

以一手托握住患儿手臂，使被操作的部位或穴位平坦向上，另一手以拇指或中指的螺纹面着力，轻附于治疗部位或穴位，做由此穴向彼穴的弧形运动，或在穴周做周而复始的环形运动（图 6–82）。频率为 60 次 / 分左右。

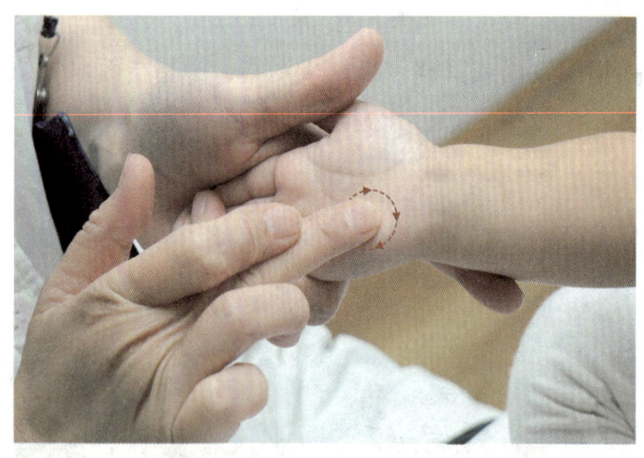

图 6–82 运法

【动作要领】

操作时，医师着力部位要轻贴体表。用力宜轻不宜重，操作频率宜缓不宜急。

【注意事项】

运法的方向常与补泻有关，操作时应视病情需要而选用。

【适用部位】

适用于弧线形穴位或圆弧形穴位。

七、搓法

用双手掌面夹住一定的治疗部位，相对用力地做快速搓动，并同时上下往返移动，称为搓法。

【操作】

以双手掌面夹住一定的治疗部位相对用力，以肘关节和肩关节为支点，前臂与上臂主动施力，两手做相反方向的快速搓动，并做上下来回往返移动（图 6-83）。操作时间一般在 1 分钟。

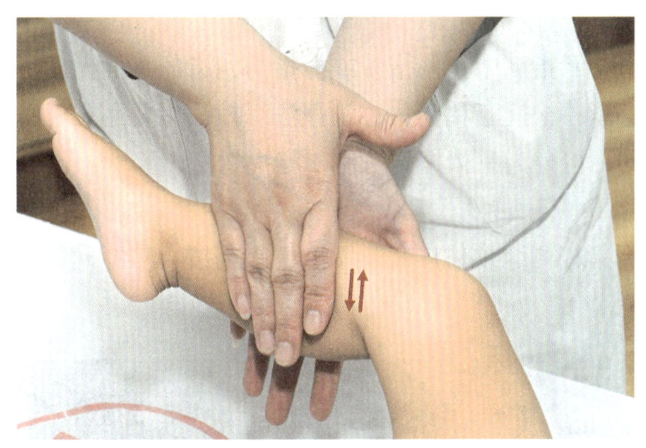

图 6-83　搓法

【动作要领】

医师双手用力要对称，搓动要快，移动要慢。搓法用于上肢时，要使上肢随手法而略微转动；搓法用于腰背、胁肋时，主要是搓摩动作。

【注意事项】

操作时动作要协调、连贯，重而不滞，轻而不浮。患者肢体要放松。

【适用部位】

搓法适用于腰背、胁肋及四肢部。一般常作为推拿治疗的结束手法。

八、摇法

将患儿肢体关节做被动性的环形旋转运动，称为摇法。

【操作】

医师一手托握住患儿需摇动关节的近端肢体，另一手握住患儿需摇动关节的远端肢体，做和缓的顺时针或逆时针方向的环形旋转运动（图 6-84）。

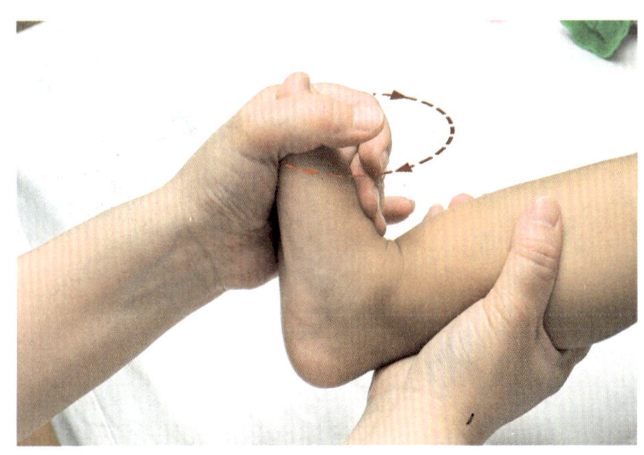

图 6-84　摇法

【动作要领】

医师两手要协调配合，动作宜缓不宜急，宜轻不宜重，用力要稳。

【注意事项】

不宜使用暴力，摇动的速度不可过快，摇动的幅度在生理范围之内。

【适用部位】

适用于肩、肘、腕及膝关节等。

九、捏法

以单手或双手的拇指与示指、中指两指，或拇指与四指的指面做对称性着力，夹持住患儿的肌肤，相对用力挤压并一紧一松逐渐移动，称为捏法。捏法主要用于脊背部，故又称捏脊法。临床上根据操作方法的不同，可分为三指捏脊法和二指捏脊法。

【操作】

1. 三指捏脊法　用拇指桡侧缘顶住皮肤，示、中指前按，三指同时用力提拿皮肤，双手交替捻动向前（图 6–85）。

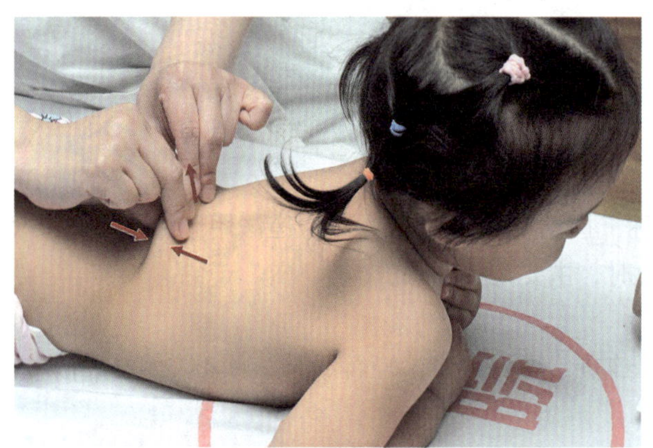

图 6–85　三指捏脊法

2. 二指捏脊法　用示指桡侧顶住皮肤，拇指前按，两指同时用力提拿皮肤，双手交替捻动向前（图 6–86）。

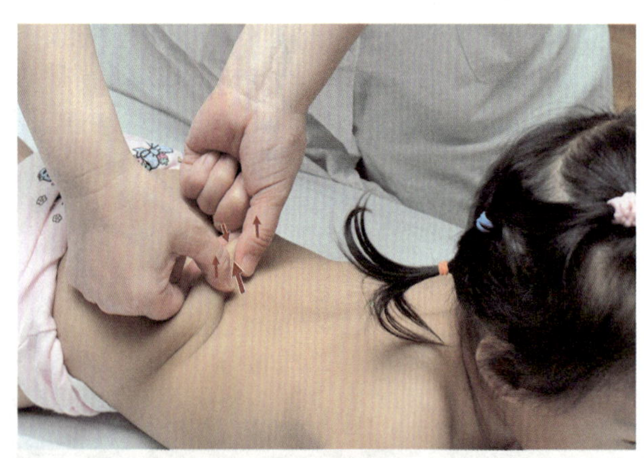

图 6–86　二指捏脊法

【动作要领】

操作时间的长短和手法力度的轻重，以及挤捏面积的大小要适中，用力要均匀。既要有节律性，又要有连贯性。操作时，可捏三下提拿一下，称为“捏三提一法”。

【注意事项】

捏脊时要用指面或桡侧着力，不能以指端着力挤捏，更不能将肌肤拧转，或用指甲掐压肌肤，否则容易产生疼痛。捏拿肌肤多少要适度，捏拿过多，则动作呆滞不易向前推进，过少则易滑脱。用力过重也易导致疼痛，过轻又不易得气。

【适用部位】

脊背部之督脉、膀胱经。

十、拿法

用拇指螺纹面和示、中两指指面，相对用力，提拿一定部位和穴位，进行一紧一松的拿捏，称为拿法。

【操作】

医师以拇指螺纹面与示、中两指指面着力，相对用力捏住施术部位的皮肤连同肌筋，逐渐用力内收并上提，轻重交替地做持续提捏动作（图 6–87）。

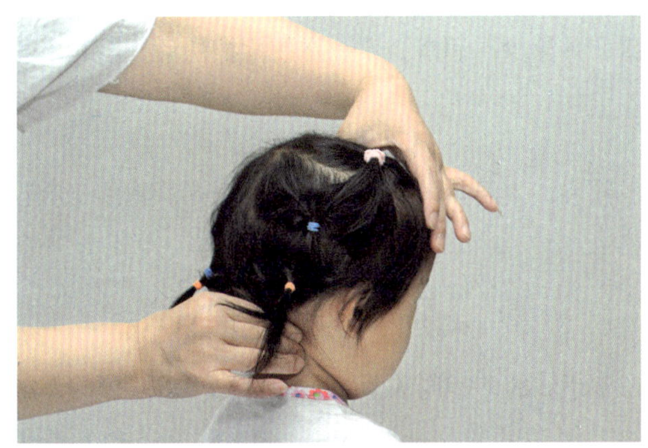

图 6–87　拿法

【动作要领】

操作时腕部要放松，手指指面着力，用巧劲提拿施术部位的深层肌筋，双手可交替操作。

【注意事项】

拿法动作要缓和连绵，不要断断续续，用力由轻到重，再由重到轻，不可突然用力。

【适用部位】

拿法刺激较强，常配合其他手法，适用于颈项、肩部和四肢等部位。

十一、擦法

用示、中、无名指指面、手掌、鱼际等部位紧贴患儿体表一定的部位，做直线来回摩擦，使局部产生热量的手法，称为擦法。

【操作】

医师用示、中、无名指指面、手掌、鱼际等部位紧贴体表治疗部位，腕关节伸直，使前臂与手掌基本相平，以肘关节为支点，前臂做主动屈伸运动，使着力部位在体表做直线来回摩擦移动，使产生的热能渗透到深层组织（图 6–88）。

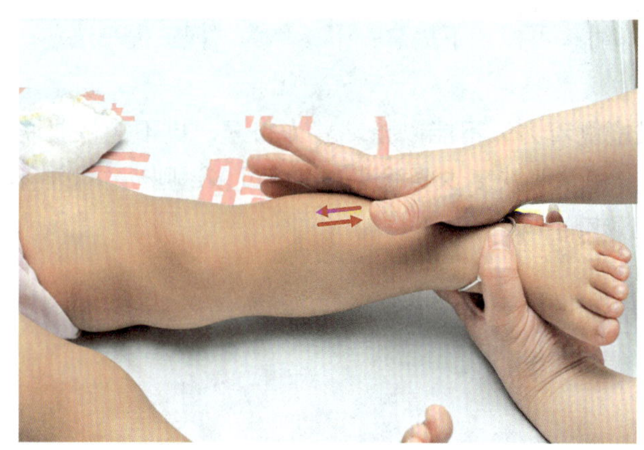

图 6–88 擦法

【动作要领】

医师呼吸自然，不可屏气。压力适中，直线往返，距离拉长，不可歪斜。着力部位要紧贴皮肤。

【注意事项】

治疗部位应充分暴露，并涂少许润滑介质。在使用擦法后，一般不可再在该部位施行其他手法，以免皮肤损伤。

【适用部位】

应根据施术部位的不同和产生温热效应的大小有所选择。常用于胸腹部、两胁部、背腰部及四肢部操作。

十二、捣法

用中指指端或示指、中指屈曲的指间关节，有节奏地叩击穴位的方法，称捣法。

【操作】

医师沉肩、垂肘，以腕关节的屈伸带动中指指端或示指、中指屈曲的近侧指间关节背侧，有节奏地叩击穴位（图 6–89）。

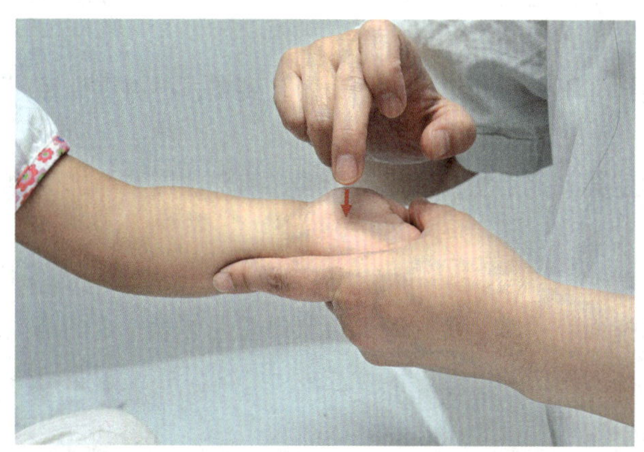

图 6–89 捣法

【动作要领】

操作时指间关节要自然放松，以腕关节屈伸带动着力部位，捣击时位置要准确，用力要有弹性。

【注意事项】

捣法要有节律性，频率适中，一般操作 5 ～ 20 次。

【适用部位】

本法常用于点状穴位，如小天心穴等。

十三、捻法

以拇指、示指夹捏住一定部位，做相对用力快速的往返捻搓，称为捻法。

【操作】

以拇指与示指螺纹面或拇指螺纹面与示指中节的桡侧缘相对着力，夹捏住施术部位，稍用力做对称性的快速捻搓，并可做上下往返移动。

【动作要领】

着力要对称，捻动时要灵活、快速，状如捻线。上下左右移动要慢，要有连贯性，做到紧捻慢移（图 6–90）。

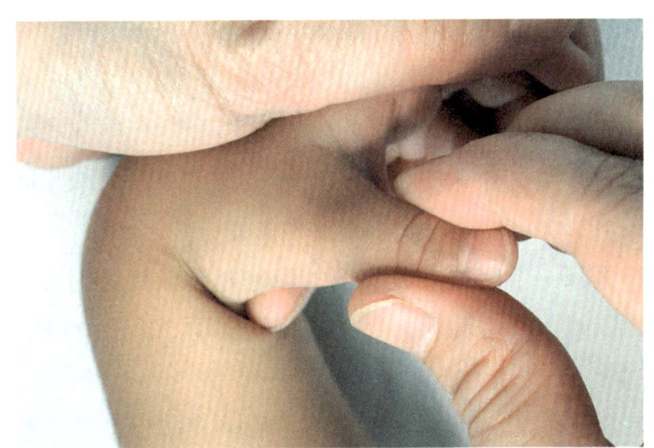

图 6–90　捻法

【注意事项】

捻动时，手法既不可呆滞，又不能浮动。

【适用部位】

手指、足趾小关节部与浅表肌肉、皮肤筋结处。

十四、刮法

以手指或器具的光滑边缘在施术部位的皮肤上做单方向的直线快速刮动，称为刮法。

【操作】

以拇指桡侧缘或示指、中指螺纹面，或示指第 2 指节背侧尺侧缘着力，或手握刮痧板、汤匙等器具，用其光滑的边缘着力，蘸清水、麻油、药水等液体润滑剂，在体表做由上向下或由内向外的直线单方向的快速刮动（图 6–91）。

【动作要领】

操作时，腕关节要放松，以肘关节为支点。节奏要轻快，用力要均匀。着力部位要紧贴皮肤，压力要轻重适宜，使用介质。

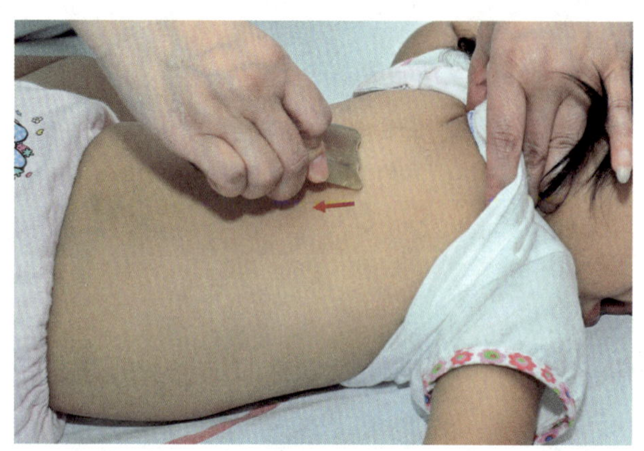

图 6–91 刮法

【注意事项】

不可用力过度，勿刮破皮肤，以皮肤出现紫红色印迹为度。所用器具边缘一定要整洁、光滑、圆钝。较小患儿可采用隔着一层衣服的间接刮法。

【适用部位】

本法刺激较大，主要适用于眉心、颈项、胸背等部位。

十五、黄蜂入洞

用示、中两指指端在患儿两鼻孔下缘揉动，称为黄蜂入洞，为小儿推拿复式操作法之一。

【操作】

患儿坐位或仰卧位。医师一手轻扶患儿头部，使患儿头部相对固定，另一手示、中两指指端紧贴患儿两鼻孔下缘处，以腕关节带动着力部位做反复揉动 50 ～ 100 次（图 6–92）。

【动作要领】

本法操作较为简单，仅用揉法。操作时要均匀、持续，用力要轻柔和缓。

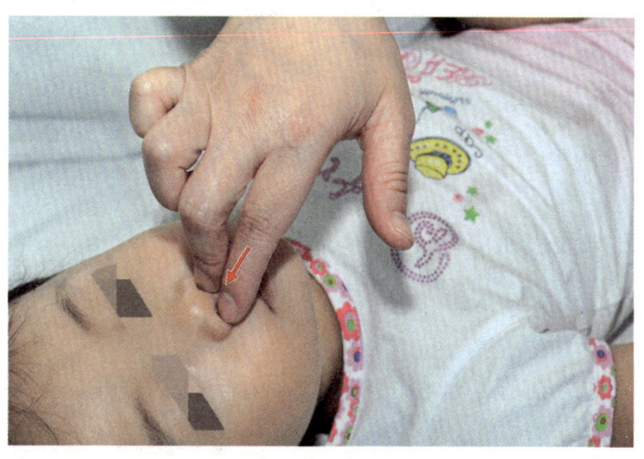

图 6–92 黄蜂入洞

【注意事项】

示、中两指紧贴于患儿两鼻孔下缘，不要伸入鼻孔。

【临床应用】

本法发汗解表，宣肺通窍，用于治疗外感风寒、发热无汗、鼻塞流涕、呼吸不畅等病症。尤其对婴儿期风寒表实证有显著疗效。

十六、运水入土

用拇指螺纹面沿着手掌边缘在患儿小指根和拇指根间进行运法操作，称为运水入土，为小儿推拿复式操作法之一。

【操作】

患儿坐位或仰卧位。医师一手握住患儿四指，使掌面向上，另一手拇指用运法，自患儿小指根起，沿手掌边缘，经大小鱼际交接处，运至拇指根止，呈单方向反复运 100 ～ 300 次（图 6–93）。

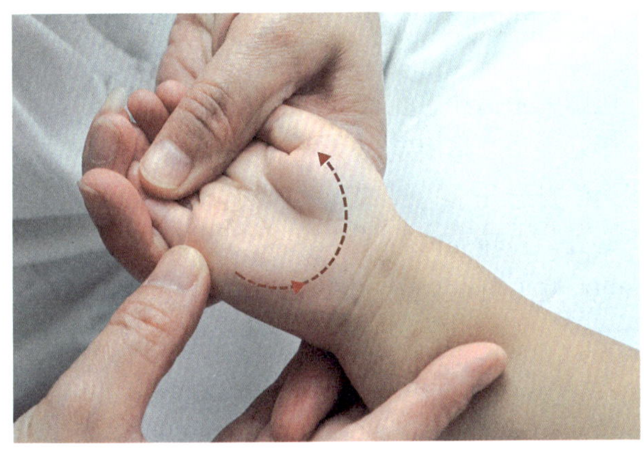

图 6–93　运水入土

【动作要领】

操作时要轻贴体表。用力宜轻不宜重，频率宜缓不宜急。

【注意事项】

根据文献记载，本法亦可从小指螺纹面的肾经穴运至拇指螺纹面的脾经穴止。

【临床应用】

本法健脾助运，润燥通便，用于久病、虚证。治疗脾虚食欲不振、便秘、腹胀、厌食、疳积等病症。

十七、运土入水

用拇指螺纹面沿着手掌边缘在患儿拇指根和小指根间进行运法操作，称为运土入水，为小儿推拿复式操作法之一。

【操作】

操作与运水入土方向相反。患儿坐位或仰卧位。医师一手握住患儿四指，使掌面向上，另一手拇指用运法，自患儿拇指根起，沿手掌边缘，经大小鱼际交接处，运至小指根止，呈单方向反复运 100 ～ 300 次（图 6–94）。

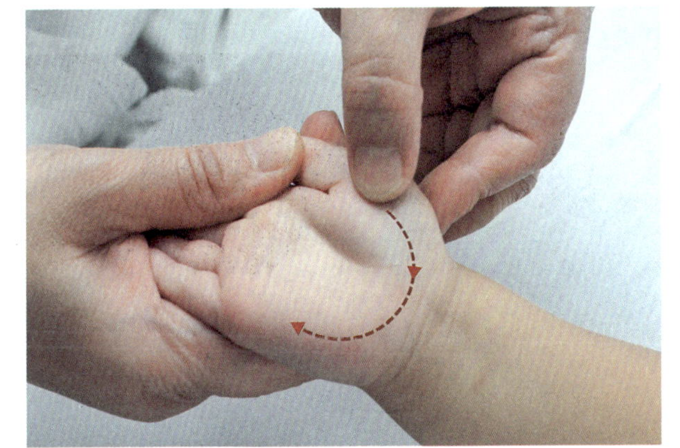

图 6–94　运土入水

【动作要领】

操作时要轻贴体表。用力宜轻不宜重，频率宜缓不宜急。

【注意事项】

根据文献记载，本法亦可从拇指螺纹面的脾经穴运至小指螺纹面的肾经穴止。

【临床应用】

本法清脾胃湿热，利尿止泻，用于新病、实证，治疗小便赤涩、小腹胀满、泄泻、痢疾等病症。

十八、水底捞月

用拇指螺纹面沿着手掌边缘在患儿小指根和掌心内劳宫之间进行运法操作，称为水底捞月，为小儿推拿复式操作法之一，又称水底捞明月、水中捞月、水里捞月、水中捞明月。

【操作】

患儿坐位或仰卧位。医师一手握住患儿四指，将掌面向上，另一手示、中二指固定患儿的拇指，然后用拇指运法自患儿小指根沿小鱼际尺侧缘运至小天心处，再转入内劳宫为一遍，一般操作 50 ～ 100 遍（图 6–95）。

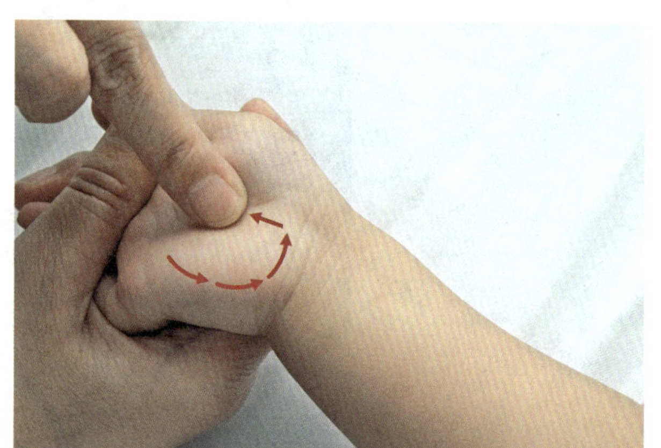

图 6–95　水底捞月

【动作要领】

操作时要轻贴体表。用力宜轻不宜重，频率宜缓不宜急。

【注意事项】

本法可滴凉水于患儿手掌心，运至内劳宫处，可做一拂而起状，形如捕捞之势。

【临床应用】

本法清心泻火，退热除烦，用于治疗一切高热神昏、烦躁不安、口渴、便秘等证属实热者。凡虚热证、寒证勿用。

十九、打马过天河

用示、中两指螺纹面沿患儿前臂天河水穴进行弹打操作，称为打马过天河，为小儿推拿复式操作法之一，又称打马过河。

【操作】

患儿坐位或仰卧位。医师一手握住患儿四指，使掌面向上，另一手先用中指运内劳宫，然后再以示、中二指螺纹面自总筋循天河水一起一落地弹打至洪池穴为 1 遍（图 6–96）。一般弹打 10 ～ 20 遍。

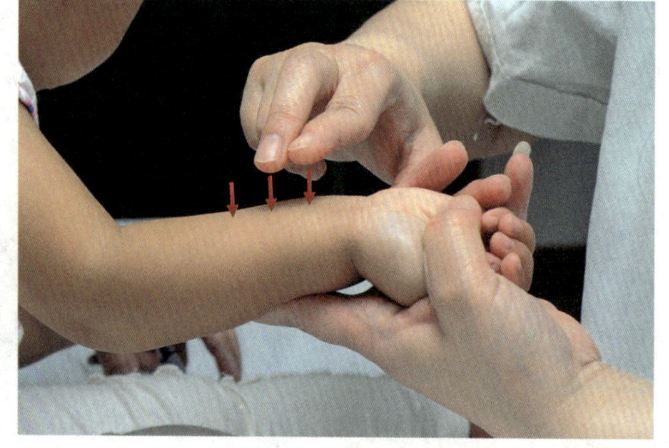

图 6–96　打马过天河

【动作要领】

运时用力宜轻不宜重，频率宜缓不宜急。弹打时宜连续、轻快、富有弹性。

【注意事项】

操作时可蘸凉水，边弹打边吹气。

【临床应用】

本法清实热，通经络，行气血，主治高热神昏等一切实热病症。虚热者不宜用此操作。

二十、开璇玑

先从璇玑穴处，沿胸肋自上而下向左右两旁分推，再从鸠尾穴向下直推至脐部，然后由脐部向左右推摩，最后由脐中推至小腹的操作，称为开璇玑，为小儿推拿复式操作法之一。

【操作】

本法操作分 4 步（图 6–97）：①分推璇玑膻中：用两拇指螺纹面从璇玑穴处，沿胸肋自上而下向左右两旁分推 50 次。②推中脘：用一手拇指螺纹面从鸠尾穴向下直推至脐部 50 次。③推摩神阙：由脐部向左右推摩 100 次。④推下神阙：用一手拇指螺纹面从脐中向下直推至小腹 50 次。

【动作要领】

分推璇玑膻中时要推在肋间隙，手法要持续均匀，一气呵成。

【注意事项】

操作时注意避风寒，室内要温暖，医师在操作前要搓热双手，尤其是在天冷时，更要注意。

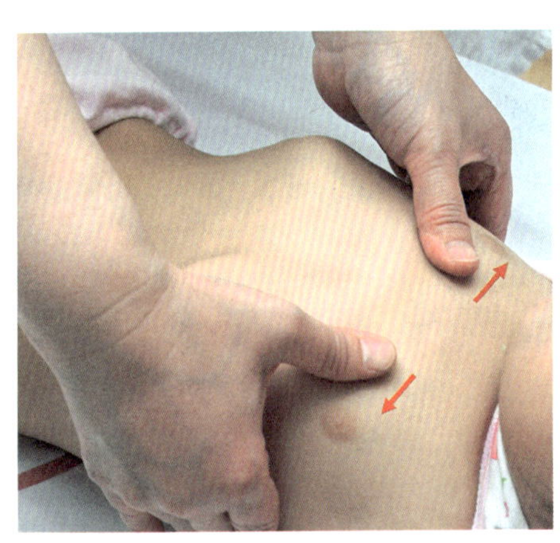

分推璇玑膻中

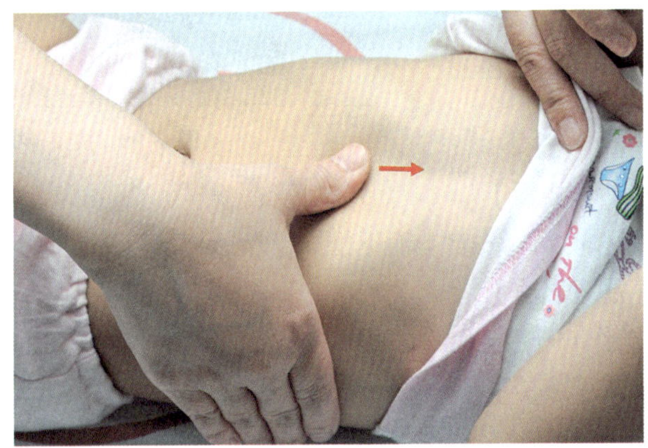

推中脘

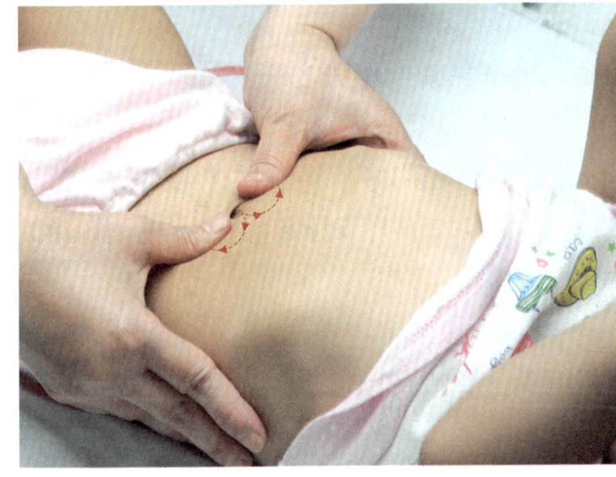

推摩神阙

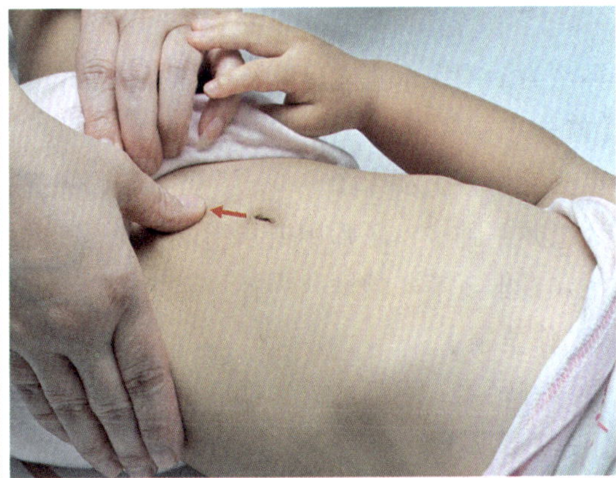

推下神阙

图 6–97　开璇玑

【临床应用】

本法可开通上焦，宣通中焦，主治胸闷气促、气息喘急、咳痰不畅、食积腹痛、积滞胀满、呕吐腹泻及发热不退等实热病症。

二十一、按弦走搓摩

因手掌贴紧皮肤如按弦之状，故名按弦走搓摩，为小儿推拿复式操作法之一，又称按弦搓摩。

【操作】

患儿坐位或家长将患儿面对面抱坐怀中，将患儿两手交叉搭在对侧肩上。医师位于其身后，用两手掌面着力，轻贴在患儿两侧胁肋部，呈对称性地搓摩，并自上而下搓摩至天枢处 50～100 次（图 6–98）。

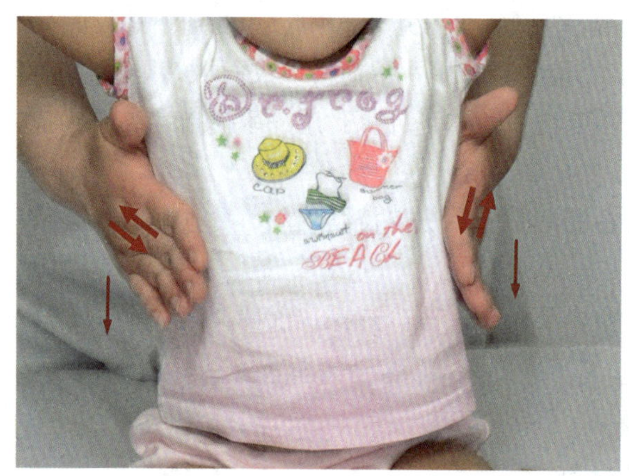

图 6–98 按弦走搓摩

【动作要领】

操作时可以先自上而下推抹，然后再从腋下起来回搓摩直到腹部。

【注意事项】

操作时呼吸自然，不可屏气。

【临床应用】

本法理气化痰，除胸闷，开积聚，主治胸闷、气促、咳嗽、积滞等病症。

二十二、揉脐及龟尾并擦七节骨

本法为治痢疾水泻之良法，具体操作如名，为小儿推拿复式操作法之一。

【操作】

本法操作分 3 步（图 6–99）：第 1 步，患儿仰卧位，医师先用中指指端揉神阙穴 50 次；第 2 步，令患儿俯卧位，医师用拇指指端揉龟尾穴 50 次；第 3 步，于七节骨穴用直推法操作 200 次，自龟尾穴直推至第 4 腰椎处为补，反之为泻。

【动作要领】

手法宜轻柔，不可过重。揉龟尾穴时注意拇指指面朝上，以免引起肛门不适。

【注意事项】

此法虽名曰擦七节骨，实为直推法，操作时根据患儿情况向上或向下单方向进行，不可来回操作。

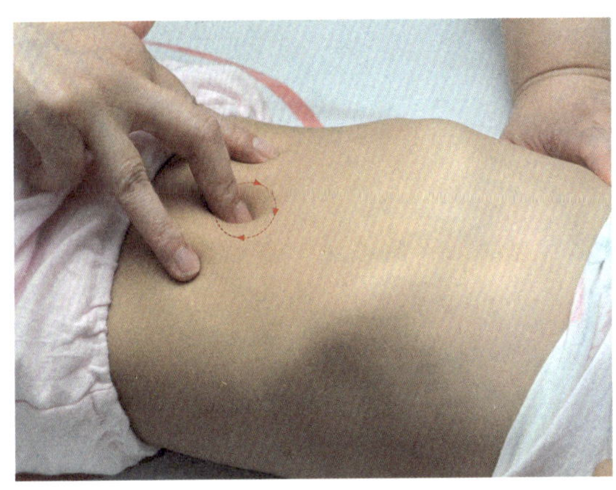

揉脐

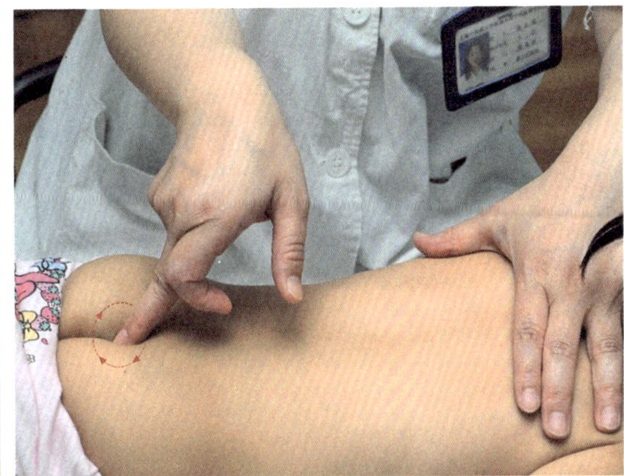

揉龟尾

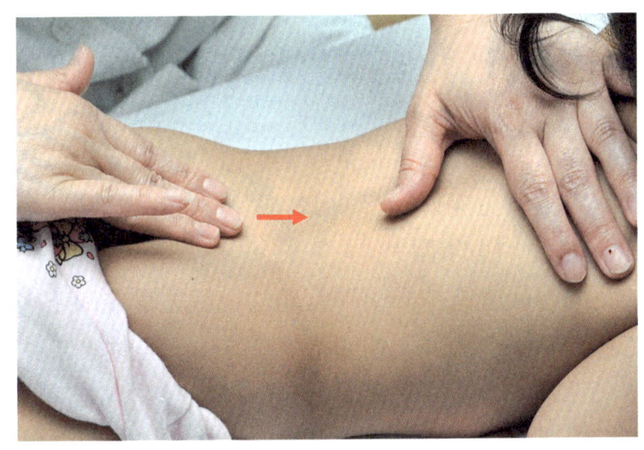

推七节骨

图 6–99　揉脐及龟尾并擦七节骨

【临床应用】

本法止泻止痢，升举阳气，主治腹泻、痢疾、脱肛等病症。本法的补泻主要取决于推七节骨的方向，推上七节骨为补，能温阳止泻；推下七节骨为泻，能泄热通便。

【思考题】

1. 推拿手法操作过程中，应该注意哪些方面?
2. 如何理解“持久、有力、均匀、柔和、深透”的基本技术要求?
3. 推拿手法操作结束后，应该注意哪些方面?
4. 推法和抹法操作的异同点是什么?
5. 一指禅推法的操作要点是什么?
6. 㨰法与滚法的区别是什么?
7. 扳法的注意事项和临床应用是什么?
8. 何谓小儿捏法? 其有什么特点?
9. 何谓运法? 简述运水入土及运土入水的操作方法，并叙述二者在治疗上有何不同。

第七章
推拿功法

扫一扫，查阅本章数字资源，含PPT、音视频、图片等

第一节　推拿功法的基本知识

推拿功法是一种强身壮体的锻炼方法，是推拿学的一个重要组成部分，既是推拿医师作为增强体质、提高推拿持续操作力量负荷能力且有助于掌握手法技巧的自我锻炼手段，也是借以指导和帮助病员进行功能训练、防治疾病的手段。

推拿功法历史悠久，我国古代就有“导引”等功法记载。早在两千多年前，人们在生产劳动和抗病斗争中，就创造出了“导引”“按跻”的防治疾病方法。当时“导引”的含义即是“摇筋骨，动肢节，长气血”，具有治疗和强身防病的作用。《庄子·刻意篇》中记载：“吐故纳新，熊经鸟伸，为寿而已矣，此导引之本、养形之人，彭祖寿考者之所好也。”《黄帝内经》又云：“中央者，其地平以湿……故其病多痿厥寒热，其治宜导引按跻，故导引按跻者，亦从中央出也。”均指出：导引不仅能强身，而且能治病。其后由“导引”演化而生的各种练功方法名目繁多，尤其与中医推拿、气功等学科形成了密不可分的关系。因此，推拿功法是继承了中国古代功法延续而来的。

一、推拿功法的意义和目的

推拿功法的目的就是通过功法锻炼，使锻炼者通过主观能动作用对形体和精神进行自我锻炼。这种锻炼方法是一种整体性锻炼，是一种主动的自我调整过程，对人体起到自我修复、自我调整等作用，不仅可以增强腰力、背力、腿力、臂力、指力等，而且能调整内脏功能、增强体质。

推拿医师练功时，可根据推拿手法的需要进行有针对性的锻炼，以提高手法治疗效果和工作效率。推拿手法是推拿医师防治疾病的主要手段，推拿手法的功力、技巧是疗效差异的关键，良好的手法必须是“均匀、柔和、持久、有力”的，这就需要推拿医师有一定的指力、臂力、腰腿力等身体的整体力量和手法所规定的手形、步形；推拿是一种脑力和体力相结合的劳动，因此，推拿医师必须在具备良好的心理素质的同时，还必须具备良好的身体素质，推拿功法为推拿医师具备上述条件打下了基础，这正是推拿功法的意义所在。

推拿功法同样适合正常人群和患者，其中某些功法也可以让患者自己进行锻炼，有利于消除病痛，康复身体。

二、推拿功法的学习方法

推拿功法的种类很多，练功方法也不少。学习推拿功法，就必须按照推拿功法锻炼的要求和

练功要点，循序渐进，持之以恒，方能“功到自然成”。

（一）推拿功法锻炼的要求

1. 做到“松”“静”“自然”　“松”是指练功时不但做到肢体放松，还要做到精神放松。“松”不是松弛、松懈或松散无力，而是以“松”为主，松中有紧。因为人在觉醒状态下，精神与形体都处于比较紧张的状态，机体活动虽然也有松有紧，有张有弛，但总是紧多松少，所以在练功时，就特别强调“松”字；“静”是指练功时精神的宁静，人在清醒的状态下，大脑总是在比较紧张地工作，所以大脑需要在一定的时间内有一个消除疲劳的安静状态，因此，“静”就是要不断地排除杂念，使得精神宁静，所以“静”是在觉醒中的一种特殊的安静状态，反过来说，是在安静的状态下的一种特殊的觉醒；“自然”是指练功时的姿势、呼吸和意守活动都应该在自然的前提下进行，而不能勉强，这一点极为重要，练功所讲的“贵乎自然”就是这个道理。

2. 牢记“圆”“软”“远”　“圆”是指练功时，躯干和肢体活动都要保持圆形（包括弧形），四肢各关节都不要僵直，以有利于气血的流通；“软”是指颈部、躯干和肌肉，以及全身各大小关节都要放松，不要僵硬，即在运动时都要保持一定的松软度；“远”是指要看得远。眼睛虽然轻轻闭着，但要平视前方，不可上视、下视或斜视，否则头部会感到不适。

3. 掌握“意”“气”“行”　“意”是指练功时的意念活动，包括思想、感情、意识、思维等；“气”是指内气；“行”是指形体的动作，即架势。练功必须通过架势关、意念关、调息关，三者缺一不可。其中意念活动起着主导作用，而架势和呼吸又可反作用于意念。轻松柔软的肢体活动和悠长匀细的呼吸有利于意念的放松，有利于大脑入静。意、气、行三者协调统一，才能疏通经络，调和阴阳，补益气血，增强自身的免疫功能，达到强身壮体、防病治疾的目的。

4. 树立“信心”“决心”“恒心”　练功者要从思想、生活、时间安排，以及场地选择等各个方面都要为长期坚持练功做好充分准备，只有真正树立了“信心”“决心”“恒心”，才能真正练好功。如果犹豫不决，举棋不定，“三天打鱼，两天晒网”，是不会产生效果的。

5. 练功要循序渐进，功到自然成　练功要真正取得成效，必须循序渐进，持之以恒。练功养生，增强体质绝非一朝一夕之功，俗语说：“欲速则不达。”“功到自然成”是很有道理的。循序渐进贵有恒，练功要想收效，必须要有一个过程，更要遵守循序渐进的原则。练功的循序渐进即是在动作上要由简单到复杂，锻炼时间上要由少到多，练功要求上要从浅入深，练功的运动量要逐渐增加。

（二）推拿练功要点

推拿练功的要点就是调身、调息、调心。要练好推拿功法，就必须明白“三调”的重要性。“三调”掌握得好，练功就容易见到成效，且弊病少。调身、调息、调心是推拿功法入门的关键，用六个字加以概括，即形松、气平、心定。

1. 形松——调身的关键　要求练功者的形体状态自然放松，不论哪种功法，对形体的姿势均有一定的要求。例如：静坐、站桩、躺卧或者行步等，然而尽管功种不同，姿势亦异，但对调身的要求都一样，就是要自然放松，不能用劲。这里讲的松，不是指松松垮垮，弛而不张，而是指松而不懈，柔和不僵。

2. 气平——调息的关键　要求练功者呼吸自然平和，在自然平和原则的指导下，尽力要做到深、长、匀、细。“深”指呼吸之气深达下焦（丹田）；“长”指一呼一吸的时间较长；“匀”指呼吸之气出入均匀，无忽快忽慢的现象；“细”指呼吸之气出入细微。这里必须指出的是，深、长、

匀、细的呼吸并不是每一个练功者开始均能达到的，而是在练功过程中安定情绪、集中意念的基础上慢慢出现的。所以练功者不要强求在短时间内即形成完整的深长呼吸，否则易使胸肌、腹肌紧张，阻遏气机下降，而出现气短、胸闷、胃胀、胁痛等症状。因此，要顺其自然，就像日常生活中根本不注意呼吸一样。这样才能逐步通过呼吸练习，使之由浅入深，由快至慢。练功到一定程度后，方可达到深长而匀细的呼吸。

3. 心定——调心的关键 要求把注意力（意念）集中到身体的某一特定的部位，或者把意念集中到某一事物上，再通过特定的呼吸，逐步使外驰的心神集中起来，练功杂念不断得到排除，渐至杂念平息，进入入静状态（介于醒觉与睡眠之间的中间时相）。这样，就易使肢体与各脏腑组织都得到自然放松，促使气血运行通畅。形松、气平、心定三者之间是密切相关、不可分割的。练功姿势的松弛与否，可直接影响到呼吸的匀、细、深、长。若呼吸能做到自然平和、深长匀细，以至若存若亡，绵绵不断，那么，练功杂念定会逐渐减少，外驰的心神就容易得到收敛。心神收敛，就易入静，入静可促使心定而不动（或者少动），心若定而不动，五脏六腑及四肢百骸就易处于放松状态，于是练功有素者就易进入练功状态，以致气血冲和。

三、功法练习的注意事项

1. 首先要端正态度，树立信心，明确锻炼的目的，要有不怕困难、勤学苦练、持之以恒的精神。

2. 练功前应认真做好准备活动，以防止肌肉、韧带、关节在运动中出现损伤。

3. 练功时应专心一致，排除杂念，养成全神贯注的习惯，以防止产生不良后果。

4. 练功一般宜在清晨，选择空气新鲜、无污染、避风的场所进行。

5. 练功时要求动作准确，姿势舒适自然，呼吸均匀、平稳、缓慢，意守丹田，不可屏气。

6. 练功时要求宽衣松带，不要穿太紧或太厚的衣服，宜穿运动鞋或布鞋，保证呼吸均匀，气血通畅，同时应注意保暖，忌汗后当风。

7. 过饱或过饥，均不宜练功。

8. 女子经期，应酌情练功。

9. 练功结束时，应做全身或局部的整理放松运动，以消除疲劳，促进体力恢复。

10. 练功期间注意饮食营养（质量和摄入量）及睡眠休息，以保证身体的需要和练功的预期效果。

四、功前准备和功后放松

（一）功前准备

进行练功前准备活动的目的，是在练功前通过各种练习进一步提高中枢神经系统的兴奋性，使它达到适宜水平，加强各器官系统的活动，克服各种功能活动的惰性，为正式练功做好准备，这样可以使人体在正式练功的开始，就能较快地进入练功紧张状态，防止肌肉、韧带等的损伤。

练功前的准备活动往往先采用包括走、跑、跳、徒手操和全身各关节、各方向最大范围的放松运动。这样能普遍提高中枢神经系统的兴奋性、全身的物质代谢水平、各器官系统的功能活动，以及肌肉韧带的柔韧性和弹性，并使体温略微升高，这些都将有助于练功效果的提高。准备活动持续时间的长短、强度的大小应适当，不必做得太久，防止引起疲劳，一般在正式练功之前2～3分钟较为适宜。

（二）练功后的结束活动

练功后的结束活动又叫整理活动，可消除疲劳，是促进体力恢复的一种方法。在各种运动之后，进行整理运动可使人体更好地由紧张的运动状态过渡到安静状态。练功中能量消耗较大，需要供应大量氧气，尤其是器械练功过程中，运动剧烈，肌肉活动常常是在缺氧的情况下进行的，这样练功后，内脏器官还得继续工作，以补偿练功时缺少的氧气。如果练功结束不做整理运动而突然静止下来，身体的静止状态首先就妨碍了强烈的呼吸动作，影响氧气的补充，同时也必然影响静脉血回流，心脏血液的输出量因而减少，血压必然降低，造成暂时性脑缺血而产生一系列不良反应。因此，整理运动并不是可有可无的，而是在练功后一定要做的活动。一般来说，整理运动包括呼吸运动和较缓慢的全身运动，量不可太大，并且逐步由大到小，并尽量使肌肉主动放松，使内脏器官及肌肉等逐渐恢复到常态。

第二节　呼吸锻炼方法

呼吸锻炼古代称为吐纳、练气、调气、养气、调息等，它是练功中的重要环节之一，我们每一个人无时不在呼吸着，正如古人所说："一呼一吸为息，不呼不吸亦为息。"在平时，人们一般不会有意识地去注意呼吸，而在锻炼时就要有意识地去注意自己呼吸的调整，不断地去体会和掌握与自己身体情况相适应的呼吸方法，这就是呼吸锻炼。人们的呼吸活动是由自主神经系统支配的，所以可以半直接地控制它，调整它，可以有意识地让它快些，或有意识地让它慢一些，也可以有意识让它深一些或浅一些。而呼吸活动又对人体生理各方面有着广泛的影响，不难想象，有意识地、合理地调整呼吸，选用某种呼吸方法，会使它对机体各方面的影响或增强或减弱，从而调整机体的功能。

一、呼吸锻炼的原则

呼吸锻炼要求善于掌握自己的活动和情绪，又要有一个调整呼吸练习的过程，其目的就是如何使自己的呼吸锻炼从风相→喘相→气相逐步炼成息相，从而达到深、长、细、匀的呼吸程度。因此，呼吸锻炼需要掌握以下原则。

1. 顺其自然　呼吸锻炼要在自然呼吸的基础上进行，要求做到自然轻松，清·李涵虚《道窍谈》中云："一呼一吸名曰一息，需顺其自然，勿听其自然。"

2. 循序渐进　练习呼吸时，要循序渐进，不能急于求成，要掌握"莫忘莫助"。既不能忘记主动调整呼吸，也不要勉强对呼吸状态提出某种要求。因为单纯追求呼吸就会变成如《仙佛合宗》中所批评的"徒播弄呼吸出入者，谓之守尸鬼子"，反而达不到预期效果。

3. 又练又养　呼吸锻炼要又练又养。当练功到一定时候，进入"静养"状态时，可暂时停止有意识的呼吸锻炼，以促进练功程度达到高度的安静状态。

4. 深长细匀的呼吸是功夫的积累　所谓呼吸深长，就是指呼吸深而次数少，平均 2 ～ 4 次 / 分，而不感到气闷不适，但这都是在功夫积累的基础上逐渐形成的，并不是主观地硬屏出来的。所谓呼吸细匀，就是指呼吸微细而均匀，这同样是功夫积累而成的，而且与深长是相互促进的。"功到自然成"，所以任何深长细匀的呼吸都要经过长期刻苦的锻炼才能成功。

二、推拿功法中常用的呼吸锻炼法

现代应用的各种呼吸方法，都是从古代方法中发展而来，由于男女生理上的差异及人们习惯

的不同，出现的呼吸形式也会不同。在生理上，男子以腹式呼吸为主，女子则胸式呼吸较多；体育运动员、武术运动员、演员、歌唱家等都是腹式呼吸，而更多的则是胸腹混合式呼吸。

胸式呼吸——呼吸时胸部随呼吸起伏。

腹式呼吸——呼吸时腹部随呼吸起伏。

混合呼吸——呼吸时胸腹部都随呼吸起伏，且起伏较为明显，也有人称此为全呼吸法。

常用的呼吸锻炼方法有如下几种。

（一）静呼吸法

静呼吸法是练功者在精神活动相对安静的状态下，有意识地把呼吸锻炼得柔和、细缓、均匀、深长的呼吸法。常用的静呼吸法包括如下三种：自然呼吸法、深长呼吸法和数息呼吸法。

1. 自然呼吸法　自然呼吸法是呼吸锻炼的基础呼吸法，也是呼吸锻炼的最低要求，是推拿方法中静呼吸法之一，是对呼吸进行锻炼的一个起点，也是呼吸锻炼的最低基本要求。在自然的前提下，以自己的意念活动逐步把呼吸锻炼得比平时柔和、细缓、均匀，并且达到“意气相随”的境界。

（1）*方法*　练功时，练功者对自己的呼吸要像平时那样，在思想上不要特别注意自己的呼气和吸气，但是这种呼吸锻炼方法又与平时呼吸不完全一样，是要求在身体放松、排除杂念、心神宁静的状态下，以自己的意念逐步地把呼吸锻炼到柔和、细缓、均匀的程度，并且达到“意气相随”的境地。

（2）*要求*　①心神宁静，排除杂念。②身体放松（全身放松，包括形态与精神）。③不要特别注意自己的呼气和吸气。

2. 深长呼吸法　在自然呼吸的基础上，逐步地把呼吸锻炼到深长程度的呼吸方法。

（1）*方法*　练功时，吸气，口齿轻闭，舌抵上门齿内，以意把“气息”徐徐引至丹田，自然地稍作停顿之后，再将气缓缓呼出。呼气时，舌尖自然，口齿微开一小缝，将“气”自丹田经口缓缓呼出，呼气后也自然地稍作停顿，如此一呼一吸反复进行，逐步把呼吸锻炼到深长的程度。

（2）*要求*　①吸气后与呼气后稍作停顿。②停顿都要在自然的前提下进行，不可憋气，以防流弊。

3. 数息呼吸法　一呼一吸为“一息”，数息就是用默数鼻端呼吸出入次数的方法对呼吸进行锻炼，可以数呼，也可以数吸，数呼是练呼，数吸是练吸，从一到十或到一百，周而复始，此为数息呼吸法。

（1）*方法*　数息法有很多种练法，当吸气时，口齿轻闭，从鼻吸气（鼻孔通气不畅时也可鼻口兼用），默数吸气次数，以意将气缓缓引至丹田；气达丹田后，自然地稍作停顿，随后进行呼气，呼气时口齿微开一小缝，将气缓缓从口呼出，同时默读“呼”字。如此“一呼→ 二呼→ 三呼→……”地默数下去。初学者可以数到二三十次（2～3分钟）时，然后休息片刻，息数可以逐渐增加到100次（10分钟左右）。当练到每分钟呼吸次数只有5次左右时，每次练习数息50次左右即可。

（2）*要求*　①在呼吸时，只需注意呼气，不需注意吸气。即吸气时将气引至丹田，同时默数呼气次数，呼气时将身体放松，同时默念“呼”。②呼吸停顿时要自然。

（二）腹式呼吸法

腹式呼吸法是随着吸气与呼气的运动，有意识地形成一种小腹部一张一缩的呼吸方法，这种呼吸法对肠胃运动和消化功能具有显著的改善作用，同时这种呼吸法由于膈肌上下活动幅度的增

大和腹壁前后活动幅度的增大，可对内脏器官起到按摩作用，并通过神经系统的反射作用，对大脑皮层的功能产生有益的影响。腹式呼吸法有以下几种：正呼吸法、反呼吸法、停闭呼吸法。

1. 正呼吸法　正呼吸法也叫作顺呼吸法，就是一般的腹式呼吸，吸气时腹部逐渐隆起，呼气时腹部逐渐收紧的呼吸方法。

（1）方法　练功时，吸气（鼻吸或鼻口兼用），舌体轻抵上颚（舌尖的稍后方自然地轻抵上颚），舌尖轻抵下门齿内侧，口齿轻闭，将气息缓缓地引至丹田，自然地稍作停顿（停顿时意守丹田），舌抵上颚不动，小腹随着吸气慢慢鼓起。随后将舌体放松，口齿微开，把气缓缓呼出，呼气后也自然地稍作停顿（也是意守丹田），同时随呼气将小腹慢慢地缩回。如此一呼一吸，小腹一起一伏地反复练习。

（2）要求　①吸气后与呼气后的停顿必须自然。②做深呼吸锻炼，不能过于勉强，更不能用憋气的办法。③呼气、吸气时腹肌自然地逐渐隆起与缩回。

2. 反呼吸法　反呼吸法又称为逆呼吸法，是指在吸气时腹肌逐渐收缩，腹部凹下，呼气时腹肌自然放松，腹部逐渐隆起的一种呼吸法。

（1）方法　这种呼吸法的小腹运动方式与正呼吸法相反。吸气时将舌体轻抵上颚，舌尖部轻抵下门齿内侧，口齿轻闭，将气缓缓引至丹田，随吸气将小腹慢慢地向里缩回，吸气后自然地稍作停顿，并意守丹田，舌抵上颚不动。随后将舌体放松，口齿微开，再把气自丹田从鼻缓缓呼出，同时随呼气将缩回的小腹慢慢向外鼓起，呼气后，也自然地稍作停顿，停顿时意守丹田。如此一吸一呼，小腹一起一伏地反复练习。

（2）要求　同正呼吸法。

3. 停闭呼吸法　停闭呼吸法是一种“以意领气”结合默念字句和呼吸的停闭（有意识地停顿呼吸），以增强锻炼腹式呼吸强度的方法，其练法有吸呼停法与吸停呼法两种。

（1）方法

1）吸呼停法：又称软呼吸法。具体练法（可以鼻吸鼻呼，也可鼻口兼用）是吸气时舌抵上颚，舌尖轻抵下门齿内侧，口齿轻闭，默念第一个字（如“自己静”的“自”字），同时自然地将气以意引至小腹部的气海穴处，吸气的同时将小腹慢慢鼓起，但不可用力。随后进行呼气，呼气时舌体放松，口齿微开默念第二个字（如“自己静”的“己”字），将气缓慢呼出，呼出的同时，将鼓起的小腹慢慢缩回，呼气后进行呼吸的自然停顿，停顿时舌体及缩回的小腹不动，并默念最后一个字（如“自己静”的“静”字）。如此按吸→呼→停→吸的次序反复练习。

2）吸停呼法：也叫硬呼吸法。具体练法（可鼻吸鼻呼，可鼻吸口呼，也可鼻口兼用）是吸气时舌抵上颚，舌尖轻抵下门齿内侧，口齿轻闭，默念第一个字（如“自己静”的“自”字），同时将气缓缓吸入，以意将气引至小腹部的气海穴处，小腹也随吸气慢慢鼓起。吸气后，进行呼吸的自然停顿，舌抵上颚不动，默念中间的字（如“自己静”的“己”字），小腹的运动也随呼吸的停顿而不动。停顿后将舌体放松，口齿微开，默念最后一个字（如“自己静”的“静”字），同时随呼气将鼓起的小腹慢慢缩回。如此按吸→停→呼→吸的次序反复练习。

（2）要求　①呼吸停顿时要自然，不可憋气。②吸呼停或吸停呼动作协调、自然、有节、均匀。③呼吸和停顿时，腹部收缩要配合自然。

（三）意呼吸法

意呼吸法是练功者在自己意念的诱导下，结合呼吸运动进行“气息”（呼吸和内气）锻炼的方法，其有胎息法、踵息法、开合呼吸法三种。

1. 胎息法　胎息法又称脐呼吸法、先天呼吸法，是指练功者在自己意念的诱导下产生更柔和

的腹式呼吸，腹部几乎不动，而想象腹部在呼吸，如若婴儿在胞胎中的一种呼吸方法。

（1）*方法* 吸气时，意想“气”是自丹田吸入，自觉有气自丹田向内收合的感觉，这时小腹随吸气自然地向里收缩，吸气后自然地稍作停顿，随后将气缓缓呼出。呼气时意想气是自丹田呼出，有气自丹田向外扩散的感觉，这时小腹将随呼气自然地向外鼓起，呼气后也自然地稍作停顿，随后将气缓缓地吸入。如此一呼一吸，吸气微微，呼气绵绵，口鼻呼吸即逐渐细微，若有若无，若存若亡，唯在丹田处有一起一伏、一开一合的感觉，反复练习。

（2）*要求* ①排除杂念，意念集中于丹田，所谓“意守丹田”。②呼吸慢、细、长。③腹部收缩放松，呼吸停顿自然。

2. 踵息法 踵息是指深息的意思，这是结合意守进行深长呼吸锻炼的一种方法，即在呼吸时把气息引导至脚心的涌泉穴处。

（1）*方法* 吸气时，以意将气引导到丹田，静守片刻，呼吸也自然地做相应的停顿，随后进行呼气。呼气时以意将气自丹田→会阴→沿两腿内侧引导到两脚的涌泉穴处，静守片刻，呼吸也自然做相应的停顿，随后进行吸气。吸气时以意将气自涌泉穴处经大腿的后侧沿骶骨（长强穴）→命门引导到丹田处。如此一呼一吸，气息一降一升地缓缓进行。

（2）*要求* ①以缓慢、柔和、均匀为主。②意念集中，排除杂念。③呼吸停顿自然。

3. 开合呼吸法 开合呼吸法是“以意引气”或配合一些动作而形成的，有如在体表有一呼一吸、一开一合的体会与景象的呼吸法，其有体呼吸法与气孔呼吸法两种。

（1）*体呼吸法* 是在丹田呼吸到纯熟时，结合“以意引气”而形成的一种开合呼吸。

1）方法：当行“丹田呼吸”到纯熟时，在口鼻呼吸逐渐细微，“若有若无”“若存若亡”的状态下，唯在丹田处有一起一伏、一开一合、一呼一吸的感觉，此时加意念导引，吸气时意想“气息”从身体的各部由远及近地向丹田集聚（向丹田内收合），意守片刻，并自然地做相应的停顿。随后进行呼气，呼气时意想“气息”自丹田由近及远地向身体各部扩散与充盈，在呼气后，自然地稍作停顿。久之，随着呼吸的进行，即可有一阵阵“气感”均匀地向身体各部充盈。

2）要求：①此法需在丹田呼吸纯熟的基础上进行。②意守丹田，排除杂念。③呼吸要求均细缓慢。

（2）*气孔呼吸法* 此为开合呼吸法之一，指意守丹田后“以意引气”，意想全身气孔随呼吸一开一合的呼吸法。

1）方法：意守丹田后在“丹田呼吸法”纯熟的基础上，随呼气意想“气息”向身体各部充盈，同时意想全身的气孔也随着呼气而开张，随后进行吸气。在吸气时，意想全身的气孔随吸气在收合，如此随呼吸的进行，意想全身气孔在一开一合，似乎全身的气孔都有“气息”充盈开合的感觉，一呼一吸数次，则有气从体表出入，或见体表温度升高，或见皮肤出汗潮湿。

2）要求：①需在“丹田呼吸法”纯熟的基础上进行。②意念集中，排除杂念，以意引气。③顺其自然，不要强求。

（四）其他呼吸法

1. 读字呼吸法 此法是以默读字音进行呼吸锻炼的方法，这类方法中最主要的是“六字气诀”。其中通过口呼结合默念“嘘、呵、呼、呬、吹、嘻”字音，以调整脏腑、祛除病邪的一种练呼为主的呼吸锻炼法，又称为“祛病延年六字法”“六字延寿诀”等。现存文献中最早记载“六字气诀”的《养性延命录》中说：“纳气有一，吐气有六，纳气一者谓吸；吐气六者，谓吹、呼、唏、呵、嘘、呬，皆出气也。”

（1）*准备工作* 平坐或自然站式。方向：在半夜 11 时至次日午前 11 时，面向东；在午前 11

时到半夜11时，面向南，做动功，叩齿36次，搅海9次，鼓漱10余次后，用意送咽口中津液。

（2）呼吸方法　向上稍仰头以鼻徐徐吸进天地之清气，以补脏腑本身之气，随后呼气，同时稍低头念六字音，以吐出相应脏腑有余之气（与脏腑相配字音：嘘－肝，呵－心，呼－脾，呬－肺，吹－肾，唏－三焦或胆），念毕呼尽后，再仰头（稍仰头）以鼻徐徐吸入天地之清气。

（3）默念次数　每天做1～2次，如六字通念，每字念6～12次；如单独念某字诀，则可念36次。

（4）意念运用　思想安宁，排除杂念，意念贯注在默念字音与呼吸上。

（5）要求　吸气时耳不得闻声，闻皆气粗，有损脏腑本身之气，念字音时耳不得闻声，闻也气粗，也有损脏腑本身之气。

（6）注意事项　①六字气诀是一种以泻实为主的锻炼方法，虚证显著者慎用，阳虚自汗者禁用。②操作过程中，如见虚汗淋漓、头晕、心悸时应即停止，喝些热水，静养片刻。

2. 内视呼吸法　内视呼吸法就是在意念中用"目光"注视阳气，引导它在体内运动的一种呼吸锻炼方法。

（1）方法　站、坐均可，吸气时，以意中之"目"视气，引气自鼻至胸，经腹部，纳入丹田，同时收腹、提肛、提外肾。吸气要由轻而重，尽力吸，吸至不能再吸，而后闭息3～5秒钟，再轻轻地、慢慢地呼气。吐气时松腹松裆，外肾下垂，全身放轻。吐气越慢、越轻越好。呼至不能再呼时，闭息3～5秒钟，再重新吸气。

内视呼吸法练得好，骨髓、毛发都好像会随着"内视"而呼吸。

（2）要求　①内视呼吸时，随着一呼一吸，全身都一张一弛地运动（内在的运动）。②吸气时，气由上而下运动，同时收腹、提外肾、提肛，这是一种由上而下的运动，要配合协调。③呼气时，气由下而上运动，同时全身放松、松腹、弛肛、外肾下垂，这是一种由下向上的运动，要配合协调。

3. 提肛呼吸法　吸气时，稍用意提起会阴部；呼气时，放下会阴部。本法可用于气虚下陷的内脏下垂、子宫脱垂等症。

第三节　基本步法

推拿练功中对身体的各部有一定的规定。每一种练功方法，虽然都有其各自的风格和要求，但都可以从下列基本姿势开始进行练习。

一、并步

1. 基本动作　两脚贴靠并拢立正，全脚掌着地；两腿髋、膝关节放松，伸直并立；头如顶物，两目平视前方，下颏微向里收，口微开，舌尖轻抵上颚；两肩关节放松，手臂自然下垂于身体两侧，五指并拢，中指贴近裤缝；挺胸收腹，直腰拔背，蓄臀收二阴；排除杂念，自然呼吸（图7-1）。

2. 动作要领　定心息气，神情安详；三直四平，三直即臂、腰、腿要直，四平即头、肩、掌、脚要平；两脚运用霸力。松肩，垂肘，挺胸收腹；舌抵上颚，呼吸自然，两目平视。

3. 应用　本动作是推拿练功各势锻炼前的预备动作，要求足部五趾抓地，两大腿内侧肌群，如趾骨肌、股薄肌、长收肌、短收肌及大收肌等收缩夹紧，运用霸力，劲由上贯下注足。上肢下垂，凝劲于四肢，使气贯四肢。四肢末端乃十二经脉之本，练习本动作可通调十二经脉气血，使其循行畅通，外荣四肢百骸，内灌五脏六腑，从而调和阴阳，疏通气血，调整脏腑功能，起到扶

正祛邪的作用。本动作是推拿练功的预备动作，适当延长并步的练习时间，可以较快地进入练功状态，为推拿练功的其他动作打下基础。

二、虚步

1. 基本动作 两脚前后开立，后腿屈髋屈膝下蹲，身体重心落于后腿上，后脚全脚掌着地，足尖略向外撇；前脚膝关节微屈，向前伸出，以脚尖虚点地面；两手护于腰部；头如顶物，两目平视，身体正直，呼吸自然。在练习中，练习者可根据自身的体质状况，调整身体重心的高度，当后腿膝关节屈曲成近 90°时，前腿脚背绷紧，仅以脚尖虚点地面时为低虚步；当后腿膝关节、髋关节微屈，前腿以脚的前脚掌着地以支撑身体部分重量时为高虚步（图 7–2）。

2. 动作要领 挺胸拔背，直腰收腹，虚实分明。

3. 应用 本动作是推拿练功中的主要步型之一，以锻炼下肢力量为主，通过下肢屈、伸肌群的相互作用，保持身体重心的稳定，为临床推拿治疗时，适应手法操作的高低打下基础。本动作前松后实，以意运气，以气随意，使全身气血得以畅达，这样使身体各部分保持充分潜力。

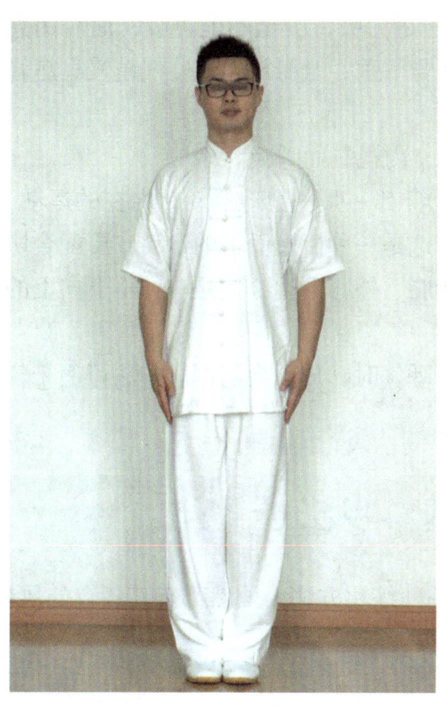

图 7–1 并步

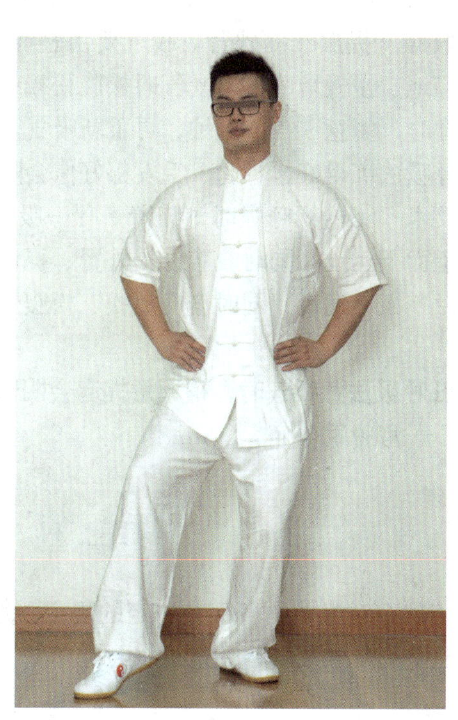

图 7–2 虚步

三、马步

1. 基本动作 两脚左右平行开立（距离约为肩宽的 2 倍），两脚掌着地成平行或微内扣，十趾用力抓地；两手护于两腰间；屈膝屈髋下蹲，两膝微向内扣，身体重心落于两足跟之间；头如顶物，两目平视，身体正直，呼吸自然（图 7–3）。

2. 动作要领 沉腰屈膝，挺胸收腹，重心平稳，两目平视，呼吸自然。

3. 应用 本动作是推拿练功中的主要步型之一，即所谓练“架力”的功夫，它要求以半腱肌、半膜肌、股二头肌、缝匠肌、股薄肌及腓肠肌为主，使两膝屈曲下蹲并使膝部和脚尖微向内扣，以其拮抗肌即股四头肌收缩，保持马步姿势。并通过骶棘肌和腹直肌、腹外斜肌、腹内斜肌和腹横肌等的作用以挺胸收腹，将重心放在两腿之间，从而达到健腰补肾之功。

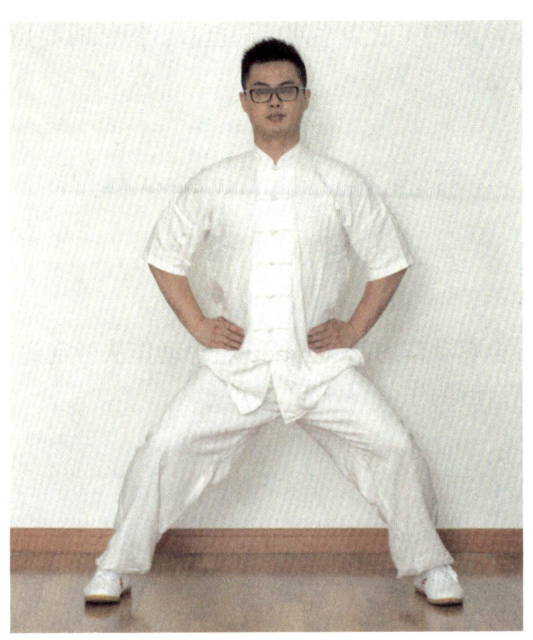

图 7–3　马步

四、弓步

1. 基本动作　两腿前后开立（距离可根据自己身体高矮取其自然），在前之腿屈膝半蹲，大腿与小腿约成直角，足尖微向内扣，全脚掌着地；在后之腿，膝部挺直，全脚着地，足尖略向外展 45°～ 60°，前足跟和后足尖在一直线上；两手握拳，护于两腰；上身正对前方，重心下沉，头如顶物，挺胸拔背，臀须微收（图 7–4）。

2. 动作要领　挺胸收腹，重心下沉，前弓后箭，蓄势待发，呼吸自然。

3. 应用　本动作是推拿练功中的主要步型之一，也是锻炼裆势的重要“运动”之一。要求成前弓后箭之势，即以髂腰肌、股直肌、阔筋膜张肌、缝匠肌及半腱肌、半膜肌、股二头肌和腓肠

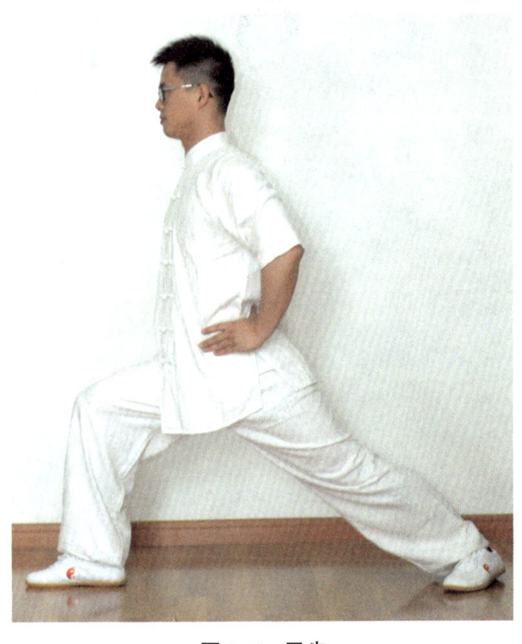

图 7–4　弓步

肌为主，使前腿屈髋屈膝；以股四头肌为主使后腿挺直。锻炼时要用劲后沉，使势有待发之态，练至一个阶段就可结合上肢动作。

第四节 实用练功方法

一、韦驮献杵势

韦驮献杵是“易筋经”全套动作的起始阶段，整个动作从静定到运动逐步活动开来，是轻微开启气机的过程，具有承前启后的作用，分为三势。

（一）韦驮献杵第一势

【预备】

并步，两目平视前方，头如顶物，口微开，舌尖抵上颚，下颌微向里收，平定气息，神情安详。含胸，直腰拔背，蓄腹收臀，提肛松肩，两臂自然下垂于身体两侧，中指贴近裤缝，两腘空松，不可挺直，两脚相靠，足尖并拢。

【基本动作】

1. 左脚向左平跨出一步与肩同宽，两膝微挺，五趾抓地。两臂同时外展至水平，掌心向下。
2. 两掌心向前，慢慢合拢。曲肘，两臂与腕徐徐内收，腕、肘、肩相平，十指朝天（图 7–5a）。
3. 两臂内旋，指尖对胸（与天突穴相平）（图 7–5b）。
4. 两肩徐徐拉开，双手在胸前成抱球状，距 4 ～ 5 寸，身体微前倾（图 7–5c）。
5. 收势：先深吸一口清气，然后徐徐呼出，并徐徐放下两手，恢复为预备姿势。

【动作要领】

本势两足之距与肩同宽，裆胯要立成长方形。全身放松，上身端正直立略前倾，两肩松开。

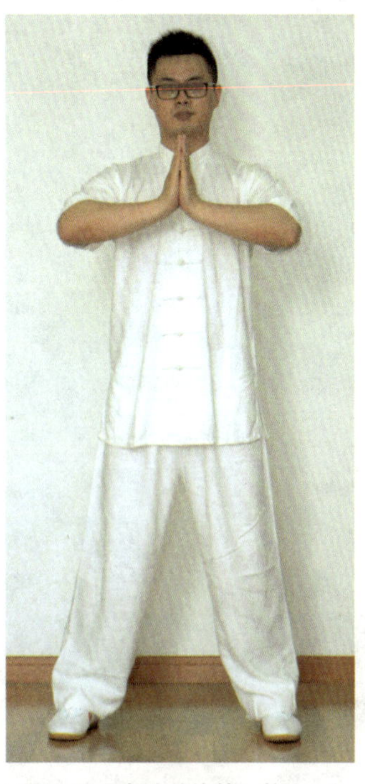

图 7–5a 韦驮献杵第一势（一）

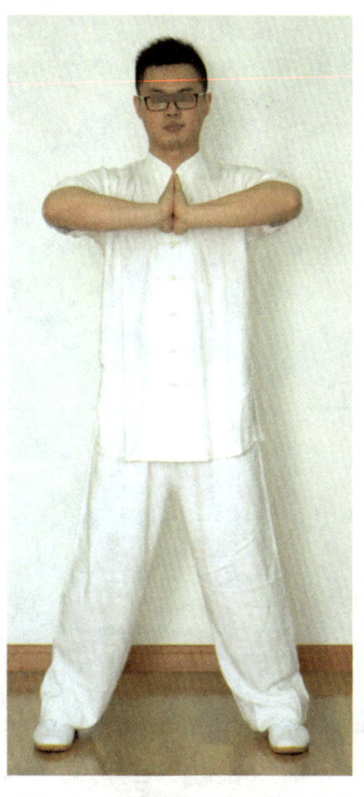

图 7–5b 韦驮献杵第一势（二）

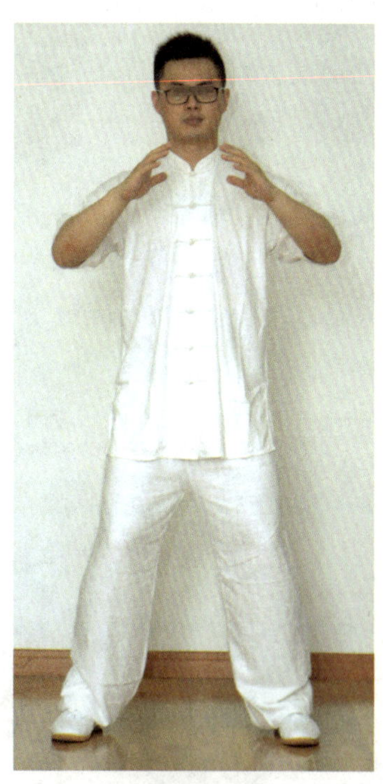

图 7–5c 韦驮献杵第一势（三）

两目平视，半开半闭，这样可起到澄心、敛神的作用，如果眼上视则心神上浮，下视则心神下降，不得平衡。头如顶物，口微开，舌尖顶上颚，紧吸慢呼，臀部微收，少腹含蓄，两腘空松，两掌心相对，这样能使肺脏上下、左右位置适中，升降开合自如，从而达到气定的要求。气定则心境澄清，神意内敛。

本势初练 3 分钟，1 周后，每周加 2 分钟。至 10 分钟后，每周加 1 分钟。以后再据实际情况，酌情加减，一般在 30 分钟左右。体弱者适当降低训练量。

（二）韦驮献杵第二势

【预备】

同韦驮献杵第一势。

【基本动作】

1. 左脚向左平跨一步，与肩等宽，两手用力下按，掌心朝地，指端向前，肘挺直，两目平视。

2. 两手翻掌上提至胸，拇指外侧着力，徐徐向前推出，与肩平高（图 7–6a）。

3. 两手同时向左右分开，以拇指外侧着力为主。两臂伸直，一字开。肩、肘、腕相平。翻掌，掌心向下（图 7–6b）。

4. 两膝挺直，足跟提起，前掌着地，两目圆睁。

5. 收势：先深吸气，然后徐徐呼出，并慢慢放下两手及两足跟，闭目片刻。

【动作要领】

本势两手平开，与肩一字平，两足跟提起，脚尖着力是关键。功夫深了就可以只用踇趾点地。在此动作中，心念一定要寄托在掌心与趾尖，才能心平气静，其外部征象就是目瞪口呆。如果两目乱视，口动气粗，就会适得其反，甚至导致站立不稳，徒劳无功。

本势初练 3 分钟，1 周后，每周增加 2 分钟，至 20 分钟后酌情加减，一般 30 分钟左右。体

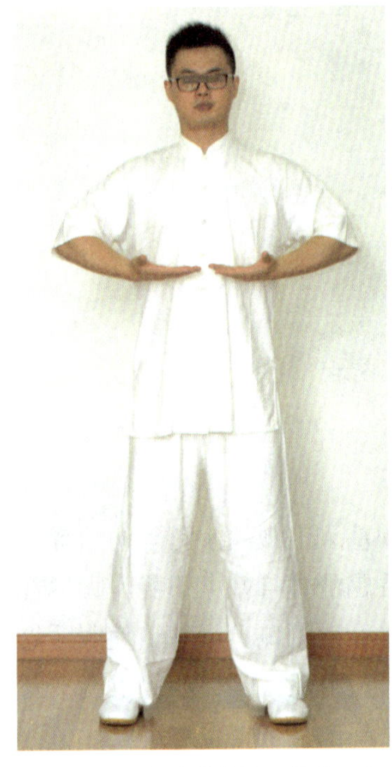

图 7–6a　韦驮献杵第二势（一）

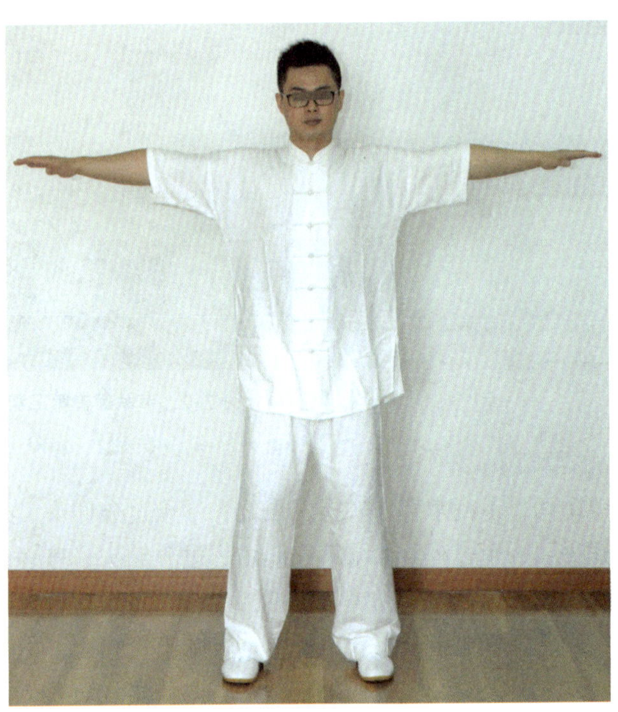

图 7–6b　韦驮献杵第二势（二）

弱多病者减半。

（三）韦驮献杵第三势

【预备】

同韦驮献杵第一势。

【基本动作】

1. 左脚向左横跨一步，与肩同宽，平心息气。

2. 两手同时上提至胸前，旋腕转掌，四指并拢，掌心向下，内凹，指端相距 1 ～ 2 寸，不高于肩。

3. 两手上举过头，同时翻掌，掌心朝天，指端相距约 1 寸，四指并拢，拇指外分，微触或对着天门处，两虎口相对。

4. 头向后仰，两目注视掌背，两膝微挺，足跟提起，前掌着实，咬牙致耳根有振动感（图 7-7）。

5. 收势：同韦驮献杵第二势收势动作。

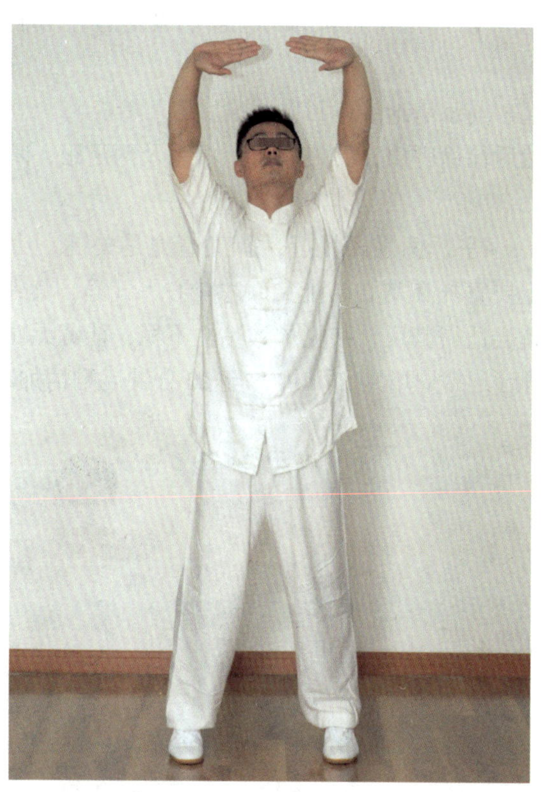

图 7-7　韦驮献杵第三势

【动作要领】

本势中两目上视掌背，实指内视之，不须过分仰头，必须从天门观两手背。初学者一时难以做到，这需要一个过程。如果不守此意，过分仰头，势必头昏脑涨，且站立不稳。脚尖着地要求至足跟不能再升为止，但初练者可不抬足跟。足跟抬起时要微微向两侧分开些，使阴跻收合而阳跻开，三阳脉之气血上升，合络督脉。督脉阳气均衡，背后三关自然流畅，姿势也就平衡了。此外，全身要充分放松，使气血随心所指。两臂切忌惯力，否则不能持久，提肛、咬牙、舌抵上颚以通督任二脉。

本势初练 3 分钟，1 周后每周加 2 分钟，至 20 分钟后，每周加 1 分钟，一般 30 分钟左右即可。体弱者减半。

二、摘星换斗势

【预备】

并步或其他指定步型。

【基本动作】

1. 右足向前跨半步，两足相隔一拳，成前丁后八式。双手同时动作，左手握空拳，靠于腰眼（十四椎旁），右手垂于右大腿内侧（图 7–8a）。

2. 左腿弯曲下蹲，右足尖着地，足跟提起离地约 2 寸，身体不可前倾后仰，不可左右歪斜。

3. 右手五指微握如钩状，屈腕沿胸向上举起，至身体右侧，肘向胸前，屈腕，指端向下（图 7–8b）。

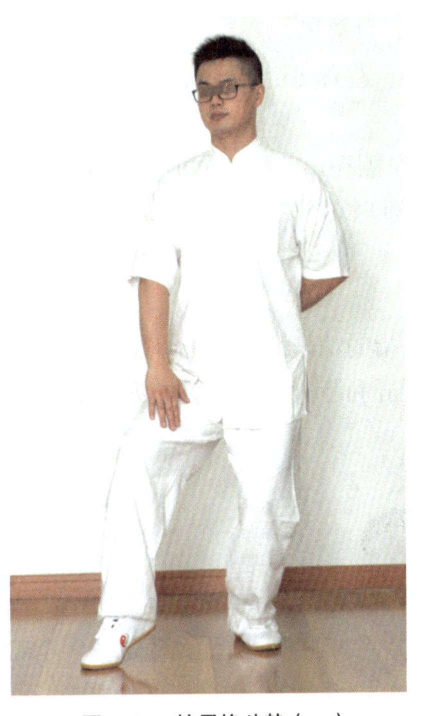

图 7–8a　摘星换斗势（一）

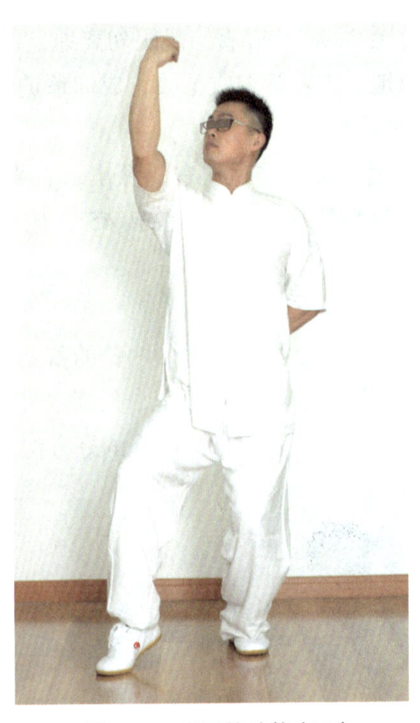

图 7–8b　摘星换斗势（二）

4. 指端向右略偏，头同时略向右侧抬起，双目注视掌心，紧吸慢呼，凝神使气下沉，两腿前虚后实，前腿虚中带实、后腿实中有虚。

5. 紧吸慢呼，同时还原至预备姿势。左右交换，要求相同。

【动作要领】

动作时身体不可前俯后仰，前腿虚中带实，约负担体重的 30%，后腿实中带虚，约负担体重的 70%；单手高举，五指必须微握，指端并齐；曲腕如钩状，离前额一侧约为一拳；松肩抬肘，肘部略高于肩部；舌抵上颚，调匀呼吸，目注掌心，气沉下丹田。

【应用】

本动作相比其他各势较难，在推拿练功中占重要地位。练时勿使肌肉紧张，以意运气，以气随意，使全身气血得以畅达。这样使身体各部分保持充分潜力，通过增加屈腕肌群、肱三头肌、下肢屈伸肌群及提肛肌的张力，可为临床应用㨰法、一指禅推法、击法等手法打下良好基础。练时循序渐进，切勿操之过急。

本动作久练之，会自觉掌心发热、发麻。初练 2 分钟，1 周后每周增 1 分钟，至 7 分钟后，每两周加 1 分钟，至 10 分钟后，应视具体情况而增加，一般 15 分钟即可。

三、青龙探爪势

【预备】

并步或其他指定步型。

【基本动作】

1. 左腿向左平跨一步，两足之宽约与肩等宽，两手成仰拳护腰势。身直，头端平，目前视。

2. 左上肢仰掌向右前上方伸探，掌高过肩，随势身略向右转侧，面向右前方，松肩直肘，腕勿屈曲，右拳仍作仰拳护腰势（图 7–9a）。目视于掌，两足踏实勿移。

3. 左手大拇指向掌心屈曲，双目视大拇指（图 7–9b）。左臂内旋，掌心向下，俯身探腰，随势推掌至地（图 7–9c）。膝直，足跟勿离地，昂首，目前视。

4. 左掌离地，围左膝上收至腰，成仰拳护腰势。左右交换，要求相同。

【动作要领】

两手握拳紧护腰，左手从右侧探出，右手从左侧探出，探出同时拳化掌；松肩直肘，仰掌时，目视向上摊平的掌心；身体约转 45°，俯身下推时尽可能触及地面，而膝关节伸直，足跟勿离地面。

【应用】

推拿医师练习本动作可以增加两臂的蓄劲和手指的功夫，是一指禅推法的入门功法之一。本动作是专练肺、肝胆、带脉的动作，久练之可起舒肝利胆、宣肺束带之功，故此功法是肺、肝胆系统疾患和妇科带脉弛张等自身锻炼的好方法。

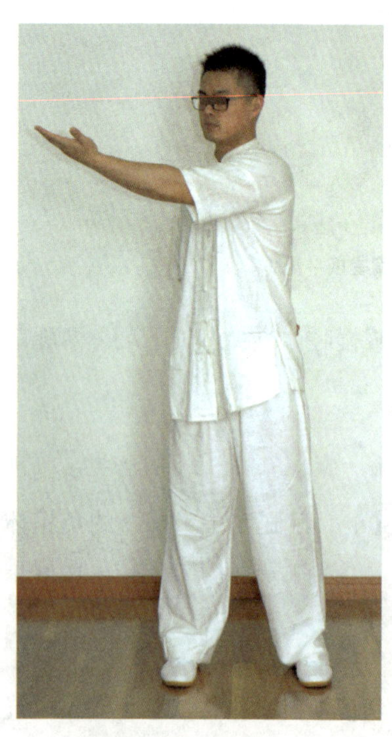

图 7–9a 青龙探爪势（一）

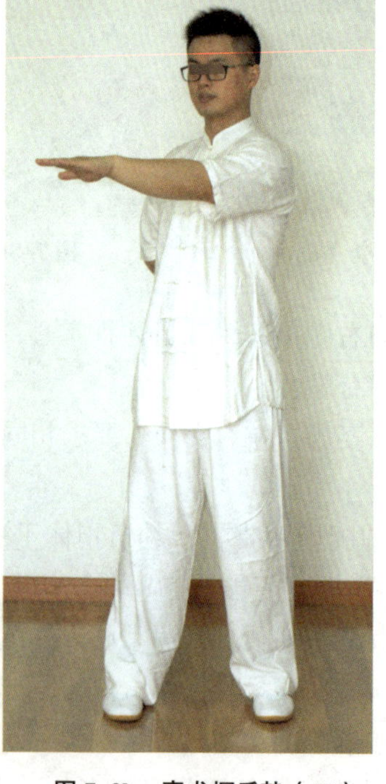

图 7–9b 青龙探爪势（二）

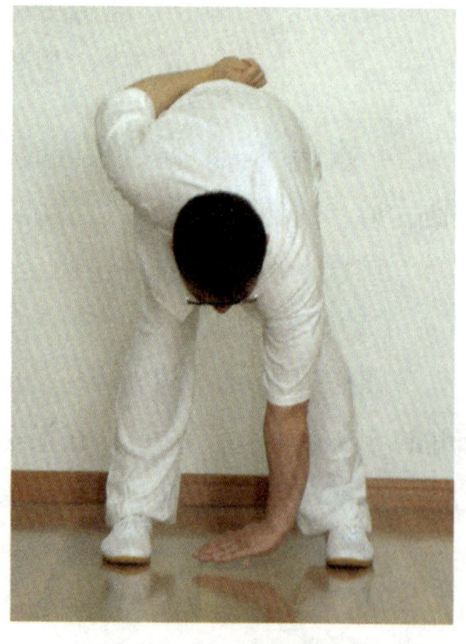

图 7–9c 青龙探爪势（三）

本动作初练 3 分钟，每周增加半分钟，至 7 分钟后，每两周增加 1 分钟，至 10 分钟后，可据情况适当增加。

四、饿虎扑食势

【预备】

并步或其他指定步型。

【基本动作】

1. 左足向左跨出一大步，右足稍向左偏斜，前弓后箭成左弓步。

2. 两手向前，五指着地，掌心悬空，后足跟略微提起，头向上抬（图 7–10a）。

3. 前足收回，足背放于后足跟之上，胸腹微收，低头（图 7–10b）。

4. 全身后收，臀部凸起，两肘挺直，头昂起，向前运行，约离地 2 寸。此时两肘弯曲，右足尖着地，全身向前，然后臀部凸出，成波浪形往返动作，势如饿虎扑食（图 7–10c）。

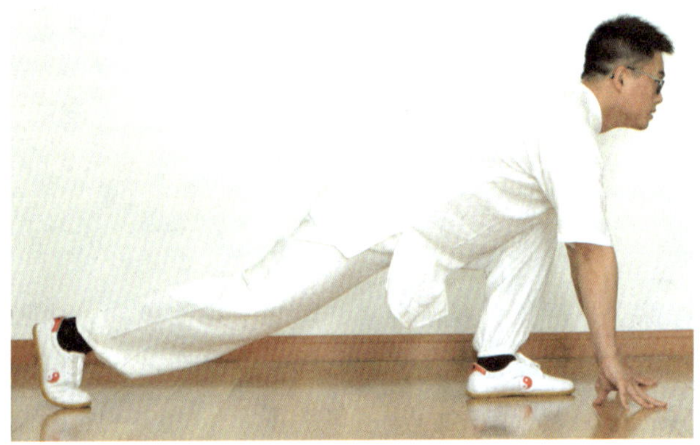

图 7–10a　饿虎扑食势（一）

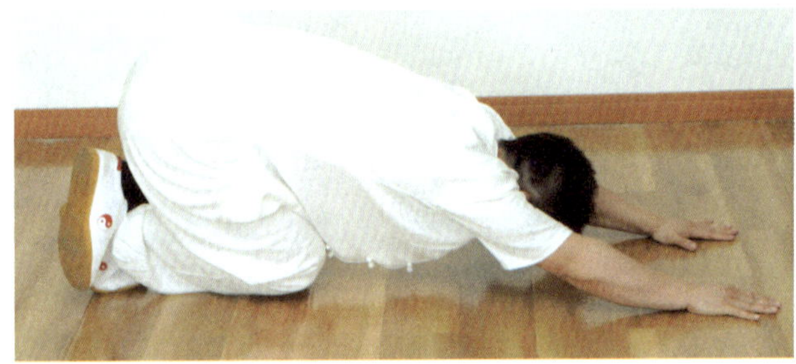

图 7–10b　饿虎扑食势（二）

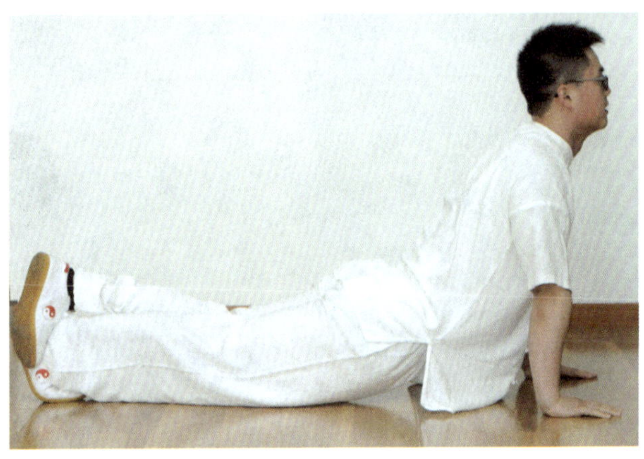

图 7–10c　饿虎扑食势（三）

5. 随呼吸徐徐起立。左右交换，要求相同。

【动作要领】

练功时，以五指指端或指腹着地；头上抬时，不可过高或过低；两肘和两膝必须伸直，但不可硬挺，应蓄力待发，而不可用力过猛；吸气时，全身向后收缩，臀部向后上方突出，胸腹内收，保持一定柔和的悬力，呼气时，将身体平衡地向前推送，呼吸往返动作，切勿屏气。

【应用】

本动作能强筋健骨，增强手指功夫、上肢屈伸肌肉的力量、脚尖的蓄劲，亦可起到锻炼腰腹肌群的作用。本动作初练时掌心可与五指同时着地，经过一个时期的锻炼后，在臂力增强的基础上，再用五指着地，掌心悬空，并逐渐减为三指着地（拇、示、中指）、二指（拇、示指）着地、一指（拇指）着地。本动作可以为一指禅推法、拿法、托法、拔伸法、弹拨法等手法的练习打下基础。

练本动作左右各起伏 4 次，以后每周增加 2 次，量力而行，切忌操之过急，体弱者更应注意。

五、掉尾势

【预备】

并步或其他指定步型。

【基本动作】

1. 两手仰掌由胸前徐徐上举过顶，双目视掌，随掌上举而渐移。两脚稍开立，身立正直。
2. 由上势十指交叉相握，旋腕反掌上托，掌心朝天，两肘欲直，目向上视。
3. 由上势仰身，腰向后弯，上肢随之而往，目上视掌（图 7–11a）。
4. 由上势俯身向前，推掌至地，昂首瞪目，膝直，足跟勿离地（图 7–11b）。
5. 随呼吸徐徐收势。

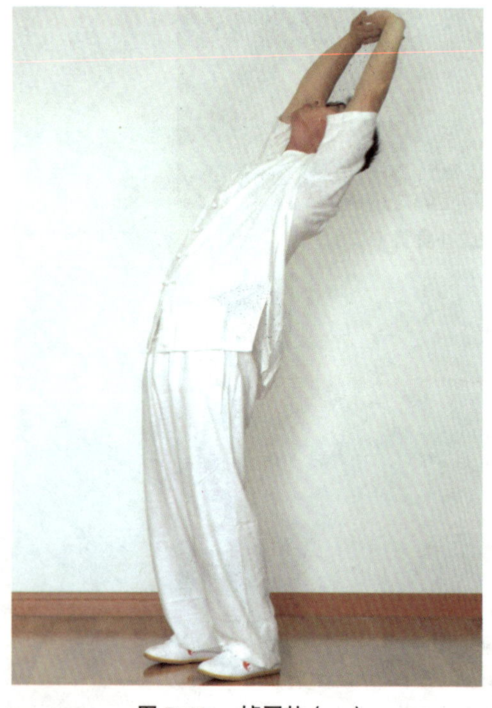

图 7–11a 掉尾势（一）

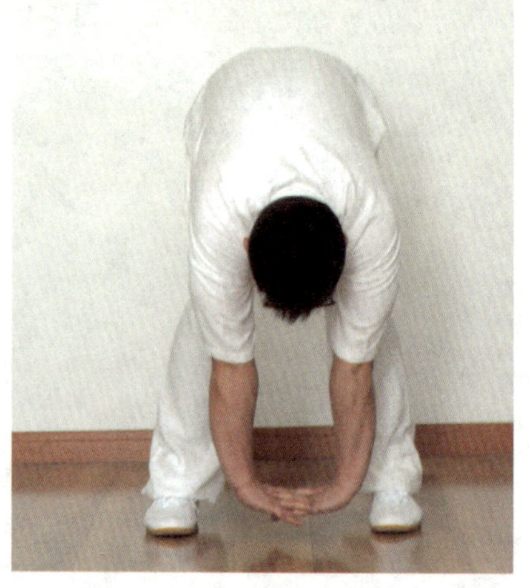

图 7–11b 掉尾势（二）

【动作要领】

本动作在手掌上举时，目光随掌而动；十指交叉相握，挺肘伸腕，保持身体正直，避免挺起胸腹；运动腰部时，身体尽可能后伸或前屈，前屈时，足跟踏实，膝不得弯曲，向下推尽两掌；呼吸始终保持自然状态。

【应用】

本动作能舒松经络，强健筋骨，增强腰和手臂的功夫，为推拿的临床打下基础。本动作为易筋经练习的主要基础功，也是易筋经的结束功法。本法能使全身十二经脉、奇经八脉通达调和，达到舒通气血的作用，使人练功后有种轻松愉快的感觉。

初练往返 3 次，每周增加 2 次，至 15 次后视具体情况增减。

六、坐裆势

【预备】

并步或其他指定步型。

【基本动作】

1. 两脚交叉，盘膝而坐，脚外侧着地，上身微向前俯（图 7–12）。

2. 两手握成空拳，掌心向上，腕要伸，使身平衡，两目平视。

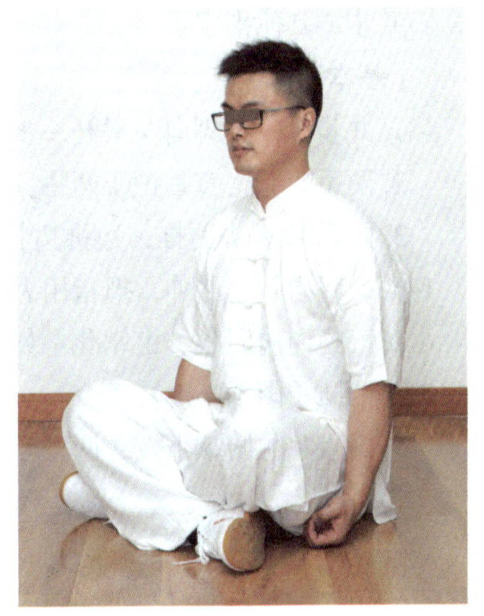

图 7–12　坐裆势

【动作要领】

盘膝而坐，脚外侧着地，上身微前俯。

【应用】

本动作又称为坐盘功架，要求在屈膝屈髋的基础上，增强臀中肌、臀小肌的后部肌束以及梨状肌等的收缩力量，使髋关节外旋而呈坐裆势。

七、前推八匹马势

【预备】

并步或其他指定步型。

【基本动作】

1. 并步时，左脚向左平开一步；其他步型时，视步型而定。

2. 两手屈肘，直掌护于两胁。

3. 两掌心相对，拇指用力外展伸直，其余四指并拢，蓄劲于肩臂指端，使两臂徐徐运力前推，推至肩、肘、腕成一水平线为度（图 7–13）。胸须微挺，臂略收，头勿左右盼顾，两目平视，呼吸自然。

4. 两手徐徐屈肘，收回于两胁。

5. 由直掌化俯掌下按，两臂后伸，恢复原裆势。

【动作要领】

两目平视微挺胸，头勿顾盼位正中，呼吸自然经络通，

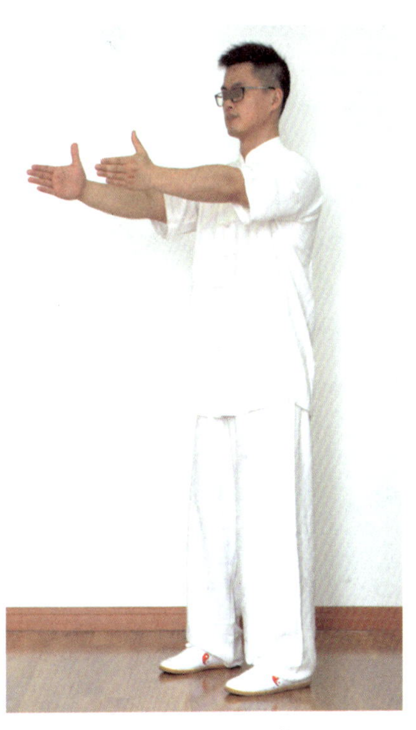

图 7–13　前推八匹马势

气力相随身体松。发力于腰，立掌运劲蓄于肩臂，贯于掌，达于指。

【应用】

本功势为内功推拿的基础练习功法，前推时蓄力于肩臂，达力于各指指端，两臂运力，其中尤以肱三头肌为主收缩，使两手指端蓄劲徐徐向前推动。此势主要以锻炼肱三头肌为主，是练习擦法、振法、推法、扳法等推拿手法的主要功法之一；在运动中，大拇指蓄力外分，为练习一指禅推法、指按法、指揉法打下基础；由于两手自胁肋两侧向前推出，使气机蓄行出于中焦，故能健脾和胃，促进胃肠功能。

八、倒拉九头牛势

【预备】

并步或其他指定步型。

【基本动作】

1. 并步时，左脚向左平开一步；其他步型时，视步型而定。

2. 两手屈肘，直掌护于两胁。

3. 两掌沿两胁前推，边推边将前臂渐渐内旋，至手臂完全伸直时，两手虎口正好朝下（图 7–14a）。四指并拢前伸，拇指用力外展外分，腕、肘、肩成一水平线。

4. 五指向内屈收，由掌化拳如握物状，劲注拳心，旋腕拳眼朝上，紧紧内收至胁肋部，化立掌护于两胁（图 7–14b）。

5. 由直掌化俯掌下按，两臂后伸，恢复原裆势。

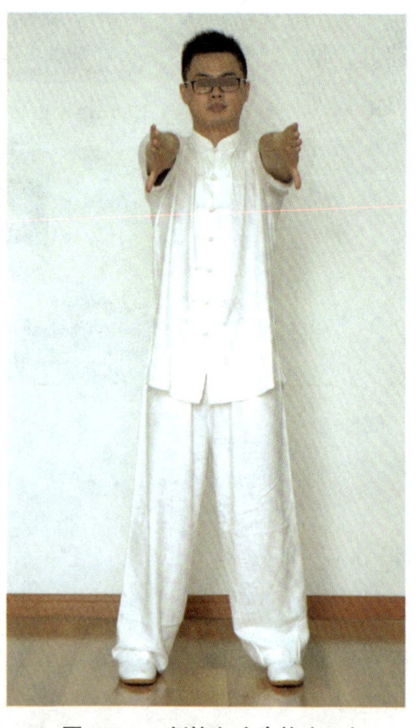

图 7–14a　倒拉九头牛势（一）

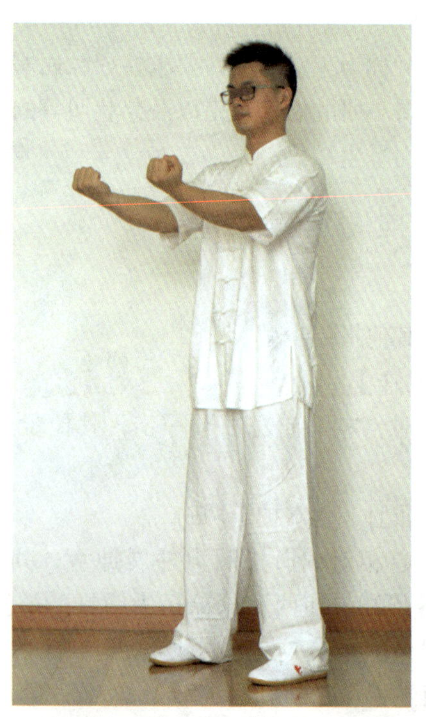

图 7–14b　倒拉九头牛势（二）

【动作要领】

全神贯注，直掌前推，边推边旋前臂，力求推至肩、肘、腕相平；两手握拳，劲注拳心，协调后拉。

【应用】

本动作前推时，要以肩胛下肌、胸大肌、背阔肌及大圆肌的练习为主，边推边将前臂内旋，当手臂伸直时，虎口正好朝下，再化掌握拳，拳眼朝上，锻炼以肱二头肌、肱肌、肱桡肌以及旋前圆肌收缩。本功势的锻炼可为㨰法、一指禅推法、推法、擦法等手法的练习打下基础。久练可健脾和胃，增强脾胃消化功能。

九、力劈华山势

【预备】

并步或其他指定步型。

【基本动作】

1. 并步时，左脚向左平开一步；其他步型时，视步型而定。
2. 两手屈肘，在上胸部成立掌交叉（图 7–15a）。
3. 两立掌缓缓向左右分推，两肩松开，肘部微曲，四指并拢，拇指后翘，掌心向前，力求成水平线（图 7–15b）。
4. 两臂同时用力下劈，连续三次，头勿转侧摇动，两目平视，待劈完最后一次，仰掌护腰。
5. 由仰掌化俯掌下按，两臂后伸，回原裆势。

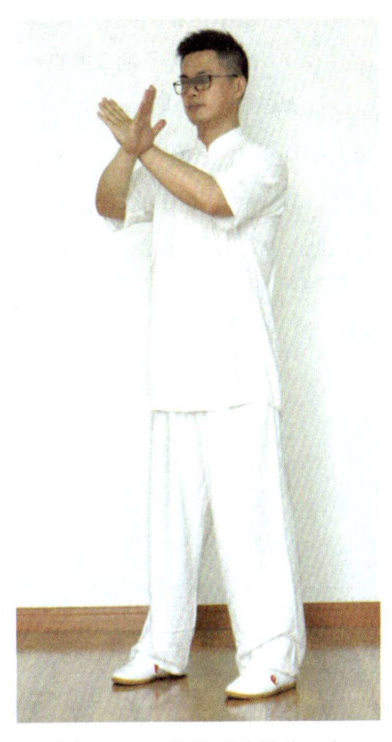

图 7–15a 力劈华山势（一）

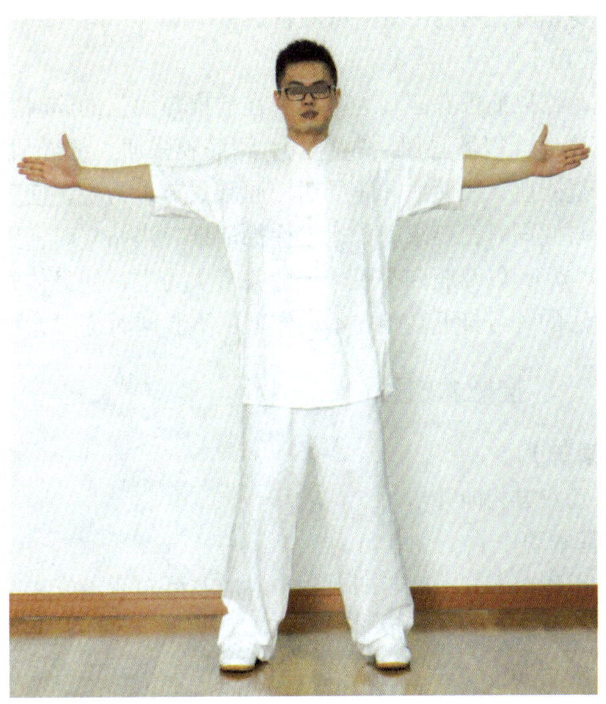

图 7–15b 力劈华山势（二）

【动作要领】

身体正直，两目平视；拇指外分，并拢其余四指，两臂蓄力，连续用力下劈。

【应用】

本动作立掌交叉，向左右分推，当两臂成水平线向下劈时，要求使斜方肌、背阔肌、胸大肌、大圆肌、肩胛下肌以及上臂肌群等蓄力，连续用力劈砍三次。本动作可为劈法、扳法、击

法、拍法等手法的练习打下基础。久练本动作，可使胸廓扩张，上焦气机得以舒展，起到宽胸理气、平肝健肺的作用；本法调整气机，使亢逆之肝阳下降，可防治高血压、眩晕等疾病。

十、三起三落势

【预备】

并步或其他指定步型。

【基本动作】

1. 并步时，左脚向左平开一步；其他步型时，视步型而定。

2. 两手屈肘，直掌护于两胁。

3. 两膝屈曲下蹲，同时两手前推，掌心相对，四指并拢，拇指运劲后伸。须保持原势要求，头勿随势俯仰摇动，两目平视（图 7-16）。

4. 两掌用劲后收，同时慢慢起立，待立直时两掌正好收至两胁，往返三次，须用劲均匀。

5. 由直掌化俯掌下按，两臂后伸，回原裆势。

【动作要领】

上肢运劲前推与下肢屈曲下蹲动作自然协调，缓慢均匀；上身正直，两目平视，呼吸自然。

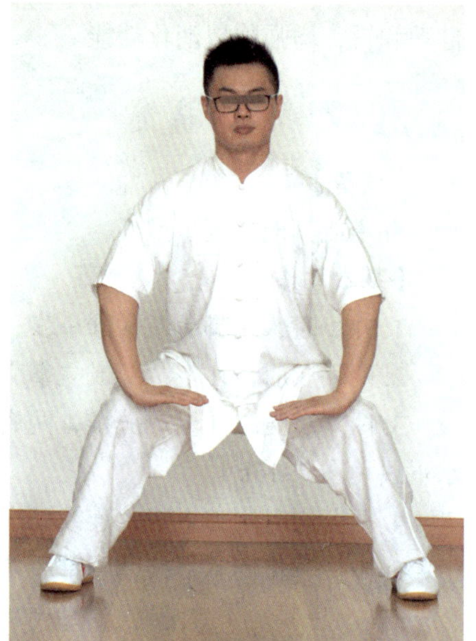

图 7-16 三起三落势

【应用】

本动作以前推八匹马为基础，在前推与回收的同时，配合身体的下蹲与站立，连续三次。当屈膝下蹲时，以髂腰肌、股直肌、阔筋膜张肌、缝匠肌（屈髋关节）及半腱肌、半膜肌、股二头肌、缝匠肌、股薄肌和腓肠肌（屈膝关节）为主，使身体下沉，增加下肢力量，适应推拿临床工作；与此同时，要求肩臂运力徐徐前推，当站立时，则以臀大肌、股二头肌、半腱肌、半膜肌（伸髋关节），以及股四头肌（伸膝关节）为主，使身体站立，上肢边立边蓄劲而收，为推法、擦法等手法的练习打下基础。本动作上、下肢同时练习，可强壮筋骨。

十一、推把上桥势

【预备】

甲乙双方相向并步。

【基本动作】

1. 甲乙双方同时一足向前一步各成右弓左箭步或左弓右箭步，各自两手屈肘成直掌护腰。

2. 甲方（蓝衣者）取主动，两手掌心相对，四指并拢，拇指用力上翘，两臂运劲；乙方（白衣者）两手亦主动去接按甲方两手，以两拇指在甲方虎口向内扣，示指按于腕之桡侧，余指由尺侧下内屈，虎口相咬，蓄劲待发（图 7-17a）。

3. 甲方（可“嗨”一声）两臂运劲，用足力气前推，乙方亦蓄劲用力前推，各不相让。甲乙双方争推时间量力而行，甲乙双方的上身略前俯，下部姿势均需踏实。由乙方逐渐蓄劲，让势，甲方占优势，两臂运劲前推（图 7-17b）。

4. 甲方推足时，主动（可“嗨”一声）由前推变为用力后拉，乙方即用拇指、示指和其他三指用力紧握，由前推变为后拉，不让甲方收回，双方争拉时间酌情而定。再由乙方逐渐蓄劲让势，使甲方占优势收回。

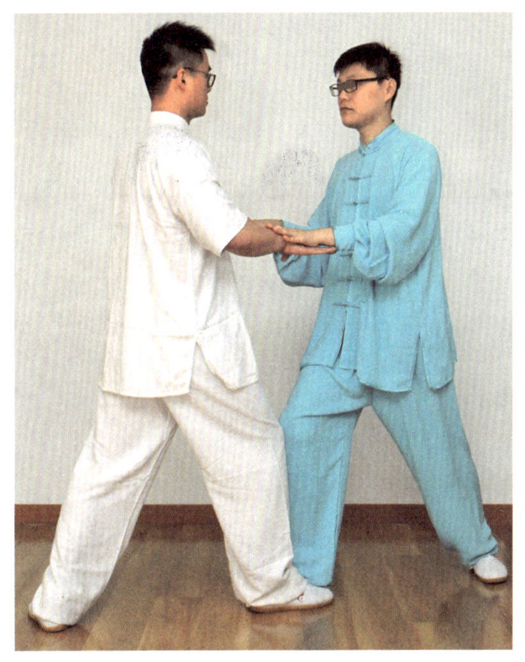

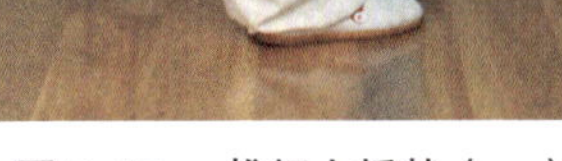

图 7–17a　推把上桥势（一）

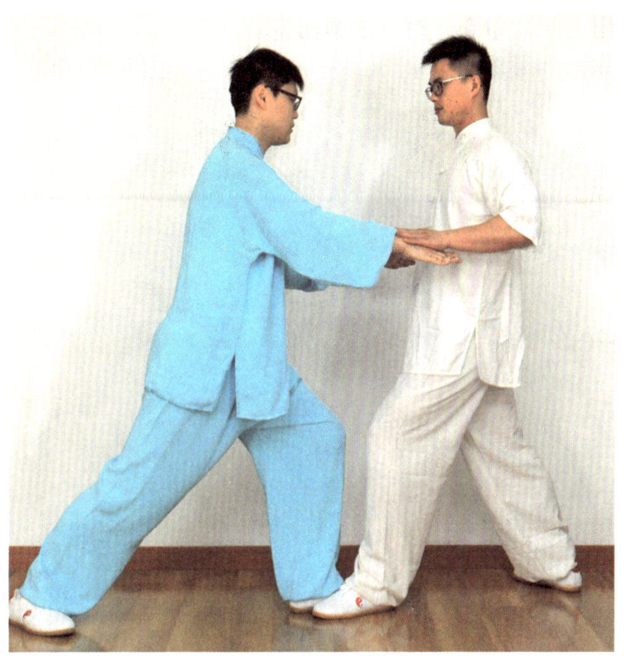

图 7–17b　推把上桥势（二）

5. 等甲方两手屈肘收回，乙方即主动（可“嗨”一声）五指用力内扣收回，甲方即用力向后争拉，双方争拉时间酌情而定；甲方逐渐蓄劲让势，由乙方占优势后拉。

【动作要领】

甲乙两人以前臂伸肌群、屈肌群相对用力推拉，下部踏实，脚掌着地，在推拉过程中，变化身体重心。两人酌情量力而推拉，切忌在推拉中突然使力。

【应用】

本功法在练习中，上、下肢动作同时变化，而上肢以推为主，使肱三头肌等前臂伸肌群得到全面的锻炼，为练习㨰法、擦法、推法、运动关节类等推拿手法打下基础；同时双人对练可以激发练习者的兴趣。

十二、双虎夺食势

【预备】

甲乙双方相向并步。

【基本动作】

1. 甲乙双方一足同时向前半步，各成左弓右箭步或右弓左箭步。两脚交叉，脚凹相对，相距约 10cm。

2. 甲方（蓝衣者）单手（掌心向下），与乙方（白衣者）单手（掌心向上）相合，双方四指内扣相握，拇指均向内屈收，各自左手虎口朝上叉腰（图 7–18a）。

3. 甲方取主动向内拉动（即向后拉，可“嗨”一声），在前腿勿跪，后腿劲欲蹬足。乙方以全力相争（向后拉），互相争拉用力不可松，下部姿势扎实不可移，重心踏平，用力均匀，争夺时间量力而行（图 7–18b）。

4. 乙方逐渐让势，四指仍向内扣紧，由甲方取胜。甲方占优势身向后迎，下部姿势由弓步变为伏虎势（一腿由屈变直，另一腿由直变屈），力在后腿，乙方上身略前俯，下部姿势含蓄不移。

5. 乙方采取主动（可“嗨”一声），前腿运力，上身蓄劲，四指用力内扣向后争拉，甲方即

用力向后争夺，时间酌情而定。

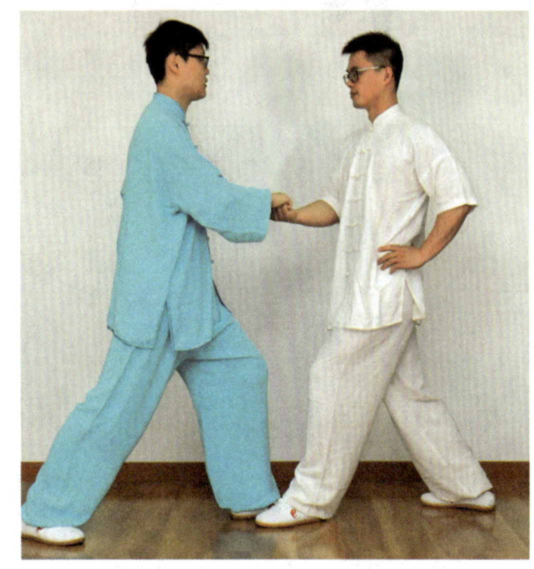

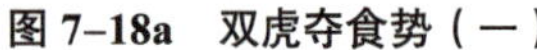

图 7–18a　双虎夺食势（一）

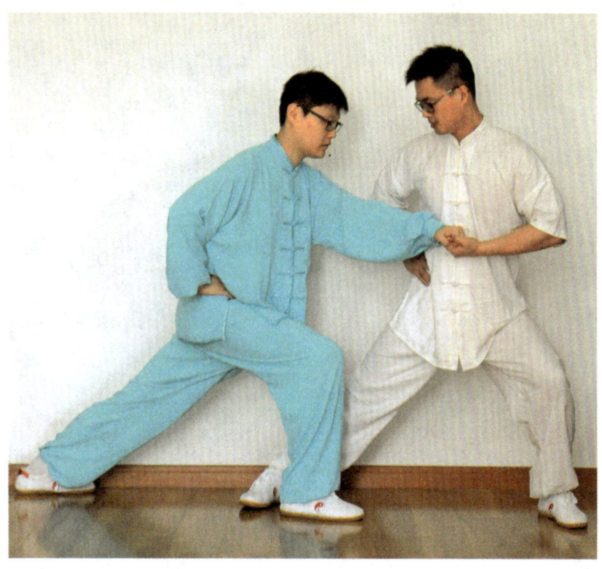

图 7–18b　双虎夺食势（二）

6. 甲方逐渐让势，四指仍欲运劲内扣，上身略前倾，下部由伏虎势变为弓步，乙方上身略后仰，下部由弓步变为伏虎势。

【动作要领】

甲乙两人以上肢动作用力相拉，下部踏实，脚掌着地，在相拉过程中，变化身体重心。二人酌情量力而拉，切忌在拉动中突然使力或送力。

【应用】

双虎夺食是少林内功功法中对拉运劲双人锻炼之势。在练习中，甲乙双方上、下肢动作同时变化，而上肢以拉为主，使肱二头肌等前臂屈肌群得到全面的锻炼，为练习㨰法、擦法、推法、运动关节类法等推拿手法打下基础；同时本法是双人对练动作，可以激发练习者的兴趣。

【思考题】

1. 试述摘星换斗势的动作要求和其功法功能及临床治疗保健运用。
2. 什么是功法?
3. 推拿练功的要点是什么?
4. 呼吸锻炼的原则及方法有哪些?

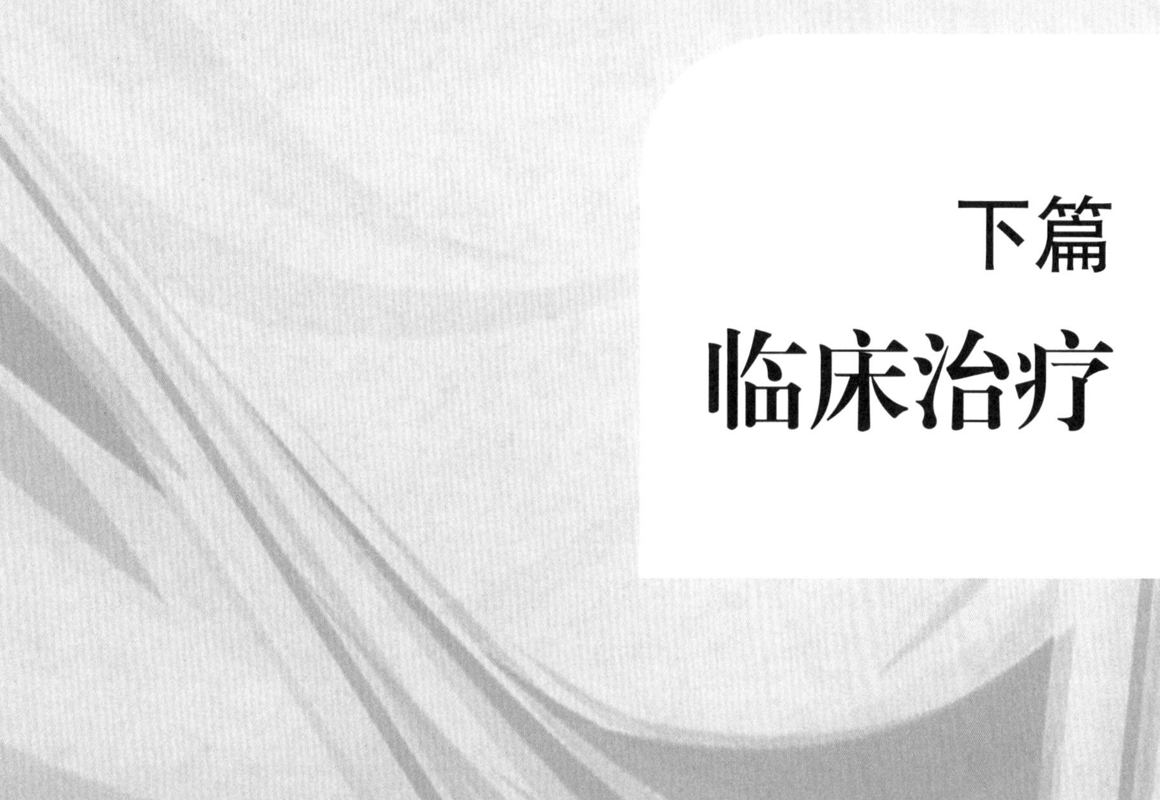

下篇

临床治疗

第八章
推拿治疗各论

扫一扫，查阅本章数字资源，含PPT、音视频、图片等

第一节　伤科病症

一、颈椎病

颈椎病是指由于颈椎间盘退行性改变、颈椎骨质增生和颈部损伤等因素引起脊柱内、外平衡失调，刺激或压迫颈神经根、椎动脉、脊髓或交感神经等组织而引起的一组症状复杂、影响广泛的临床综合征，又称颈椎综合征等。本病好发于 30 ～ 60 岁的人群。近年来，本病的发病率较高，并有明显的低龄化趋势。长期从事低头伏案工作、枕头高低或卧姿不当、颈部外伤、反复出现落枕等均与本病相关。临床将颈椎病分为颈型、神经根型、椎动脉型、交感神经型和脊髓型。本病属中医学“项痹”“眩晕”“痿证”“头痛”等范畴。

【病因病理】

1. 颈椎退行性改变　随着年龄增长，颈椎间盘组织逐渐出现退行性改变，使椎间盘变薄、椎间隙变窄，继而导致椎间关节不稳，不断发生病理性滑脱或轻微的创伤，久之则会出现反应性的椎体边缘、关节面的骨质增生，以及钩椎关节面增生的产生，待发展到一定程度，导致脊髓、神经根、椎动脉和交感神经等邻近组织受压，并引起相应症状。

2. 颈椎急慢性损伤　各种急性损伤如扭挫、跌仆等，均可造成韧带、后关节囊、椎间盘等软组织不同程度的损伤，使纤维环破裂、髓核突出，刺激脊髓、神经、血管出现相应的症状；或者因长期从事低头伏案工作、枕头与睡眠姿势不当、日常生活姿势不良、反复落枕等均可造成颈椎间盘、韧带、后关节囊、颈椎深浅肌肉等软组织不同程度的损伤，引起“筋出槽，骨错缝”而出现相应的症状。

3. 生物力学失衡　脊柱或者全身生物力学失衡、颈椎及肩胛胸壁关节失稳引起的颈椎周围肌肉群功能失调，继发颈椎关节或者肌肉代偿而出现相应的症状。

4. 风寒湿邪侵袭　颈项部受风寒湿邪侵袭，经脉阻滞，肌肉痉挛，致使局部组织缺血缺氧，也可出现颈椎病的一系列症状或诱发颈椎病。

5. 其他　脏腑、气血功能失调，经络不通或者筋脉失于濡养而出现诸症。

【临床表现】

1. 颈型颈椎病　颈型颈椎病是最早期的颈椎病，也称局部型颈椎病，其表现如下。

（1）早期可见颈项、肩背部的痉挛性疼痛，颈部不敢转动或歪向一侧，转动时往往和躯干一同转动。

（2）急性期过后，常常感到颈肩和上背部酸痛，不能持久伏案工作；可有头痛、后枕部疼痛和上肢无力；晨起后颈项发硬、发紧、活动不灵，反复出现“落枕”。

2. 神经根型颈椎病 神经根型颈椎病是中老年人的常见病、多发病。其表现如下。

（1）*疼痛* 主要发生于头、颈项、肩背、上肢和手部，疼痛可表现为钝痛、酸痛、灼痛，或隐隐作痛，或过电样窜麻痛。个别急性发作者疼痛剧烈，以致患者坐卧不安，日夜不眠。咳嗽、打喷嚏、排便、深呼吸，以及颈部疲劳和枕头高低不当等均可使疼痛加重。头颈部的活动或某种姿势和体位的改变，往往能加重或缓解疼痛，并可引起突然的窜痛。

（2）*麻木* 往往和疼痛部位相同，但麻木多出现在手指和前臂。麻木的程度不同，有的仅指尖部发胀、麻木，严重的手、前臂、上臂、肩背部和头颈部都可出现麻木感。有的患者上肢和手部因颈部活动或某一姿势时麻木加重，大部分患者夜间症状加重。

神经根型颈椎病多发部位依次为$C_{5\sim6}$、$C_{4\sim5}$、$C_{6\sim7}$、$C_7\sim T_1$和$C_{3\sim4}$，由于发病部位不同，所以疼痛、麻木部位也不一样。

3. 椎动脉型颈椎病 椎动脉型颈椎病是由于椎动脉受压迫等而导致椎动脉供血不足的一种病症。其表现如下。

（1）*眩晕* 常在头部转到某一方位或体位改变时，如头向上仰，突然转头或反复左右转头时发生眩晕或眩晕加重，再转回原方位时症状减轻。伴有视力减退、耳鸣、耳聋、恶心、呕吐、眼震等症状，发作时头重脚轻，站立不稳，感觉自身和周围景物都沿一定方向旋转；也有患者感到自身和地面有移动、倾斜及摇摆感。

（2）*猝倒* 是椎动脉型颈椎病特有的症状，在眩晕剧烈或颈部活动时发生。可突然出现四肢麻木、软弱无力而跌倒，但神志清楚，不伴有意识障碍，多能自己起来。这种猝倒发作与头部突然活动姿势改变有关。

（3）*头痛* 系椎-基底动脉供血不足引起侧支循环血管扩张的一种血管性头痛。头痛呈发作性或持续性，持续数分钟或数小时，甚至数日。往往在晨起、头部活动、乘车颠簸时头痛出现或加重。疼痛部位多出现于枕部、枕顶部或颞部，多呈跳痛、灼痛或胀痛，可向耳后、面部、齿部、枕顶部，甚至眼眶区和鼻根部放射，发作时可伴有恶心、呕吐、出汗、流涎、心慌、憋气，以及血压改变等自主神经功能紊乱的症状。个别病例发作时有面部、硬腭、舌和咽部的疼痛、麻木、刺痒或异物感等。

（4）*视觉障碍* 由于大脑后动脉缺血，继发大脑视觉中枢缺血性病损，引起视力减退、视物模糊、复视、眼前闪光、暗点、一过性黑蒙、暂时性视野缺损，甚至失明等视力障碍。

4. 交感神经型颈椎病 交感神经型颈椎病是由于颈椎退行性变，后关节增生等刺激或压迫颈部交感神经而出现的一组症候群。其表现如下。

（1）眼睑无力，视物模糊，眼窝部胀痛，流泪，视野内冒金星，怕光，视力减退，瞳孔扩大或缩小。

（2）头痛或偏头痛，头晕，面部发热、充血、麻木等。

（3）心慌，心悸，心律不齐，心前区疼痛，阵发性心动过速，血压时高时低。

（4）血管痉挛引起肢体发凉，局部皮温下降，皮肤凉且有刺痒感，继而出现红肿或疼痛加重，或因血管扩张引起指端发热、发红，疼痛或痛觉过敏，肢体、头、颈、面部麻木。

（5）局部肢体或半侧身体多汗或少汗，皮肤发绀、发凉、干燥、变薄，毛发过多或毛发干枯、脱落，指甲干燥无光泽，以及营养性皮肤溃疡等。

（6）耳鸣，听力减退，甚至耳聋。鼻咽部不适，疼痛，鼻塞或有异味感。咽喉部不适、发

干、异物感，嗳气，牙痛，舌麻木。可见恶心、嗳气、胃脘不适、疼痛、闭经等。不少患者还有失眠、多梦、心情烦躁、易于冲动等情志症状。

5. 脊髓型颈椎病　脊髓型颈椎病是由于颈脊髓受到压迫后引起的以肢体功能障碍为特征的一组症候群。早期患者常出现一侧上下肢或两侧上下肢单纯的运动障碍、感觉障碍或两者同时存在，亦可为一侧上肢和对侧下肢感觉、运动障碍，所以脊髓型颈椎病的症状较为复杂。其表现如下。

（1）*脊髓单侧受压*　临床比较少见，主要表现为一侧的脊髓前角、锥体束与脊髓丘脑束损害的症状，表现为病变水平以下同侧肢体呈不全性痉挛性瘫痪，肌张力增高，肌力减退，腱反射亢进，浅反射减弱，并出现病理反射；对侧肢体无运动障碍，但浅感觉减退，而且其上界也往往低于病变平面。另外，常常可见颈部和患侧肩部疼痛，上肢无力，但这种疼痛与神经根型颈椎病的根性痛不同，无放射感，咳嗽、打喷嚏和用力也不加重。

（2）*脊髓双侧受压*　较单侧受压多见，主要表现为缓慢进行性双下肢麻木、发冷、疼痛、步态不稳、步态笨拙、发抖无力等。患者主诉如“踩棉花感”“头重脚轻”“欲倒”等。初期常呈间歇性，劳累、行走过多等可使症状加剧。少数患者偶尔可在猛烈仰头时感到全身麻木、双腿发软，甚至摔倒。随着病情发展，症状可逐渐加剧并转为持续性，表现为上运动神经元或锥体束损害的不完全痉挛性瘫痪，以至卧床不起，甚至呼吸困难。膀胱、直肠括约肌症状也较常见，多表现为尿急、尿频、排尿无力、淋漓不尽和大便无力，个别患者有性功能障碍。少数患者有皮肤麻木、蚁行感或胸腰部有束带感，以至患者感到胸闷、嗳气等不适。脊髓型颈椎病多以下肢症状为主，上肢症状较轻，虽然可有上肢沉重无力、动作不灵活、肌肉萎缩等，但多无神经根疼痛。

另外，临床有两型或两型以上的颈椎病症状、体征者，即可视为混合型颈椎病。混合型颈椎病在临床较为常见，其主要原因是神经根、椎动脉、交感神经纤维、颈段脊髓等组织在解剖上密切联系，当椎间盘向后侧突出时，常同时压迫两种或两种以上的组织。因此，从解剖学和病理学上看，多种组织混合受累是绝对的，而单纯的神经根、椎动脉或脊髓受累是相对的。

【诊断要点】

1. 颈型颈椎病

（1）颈部肌肉痉挛，肌张力增高，颈项强直，活动受限。

（2）颈项部有广泛压痛，压痛点多在斜方肌、冈上肌、菱形肌、大小圆肌等部位。可触及棘上韧带肿胀、压痛及棘突移位。

（3）颈椎间孔挤压试验和臂丛神经牵拉试验多为阴性。

（4）颈椎X线检查见颈椎生理曲度变直、反弓或成角，有轻度的骨质增生。

2. 神经根型颈椎病

（1）颈项部肌肉痉挛，肌张力增高，颈项活动受限。

（2）病变棘突偏歪，椎间隙不等宽。在病变相应的棘突旁、棘上韧带或患侧肩胛骨内缘相应区域有压痛点，并具有典型的上肢放射痛和麻木感，其范围与颈脊神经所支配的区域一致。部分患者可触及条索状结节。

（3）手和前臂部位的感觉减退，少数有感觉过敏。病久者病变神经根支配的肌肉发生肌力减退，肌张力降低，手和上肢发冷，以及肌肉萎缩。肱二头肌、肱三头肌反射和桡骨膜反射减弱或消失。

（4）椎间孔挤压试验和臂丛神经牵拉试验阳性。

（5）颈椎X线检查，正位片可见颈椎侧弯、钩椎关节增生、棘突偏歪等；侧位片可见颈椎生理曲度变直、成角、反弓，椎间隙狭窄，椎体移位，椎体后缘增生，椎体前缘增生过大可形成骨桥，以及项韧带钙化等；斜位片可见椎间孔变小，钩椎关节增生。

3. 椎动脉型颈椎病

（1）后枕部触诊检查，患者棘突多有病理性移位，相应的关节囊部位肿胀、压痛。

（2）患者做颈部较大幅度的旋转、后伸活动时，可引起突然眩晕、四肢麻木、软弱无力而猝倒。

（3）旋颈试验阳性。

（4）颈椎 X 线检查，正位片可见颈椎侧弯、棘突偏歪、钩椎关节增生；侧位片可见颈椎生理曲度变直、反弓，以及椎体增生、椎间隙变窄等；颈椎斜位片可见椎间孔变小，钩椎关节增生。

（5）经颅多普勒超声（TCD）检查，椎－基底动脉血流速度降低，脑血流量减少（一部分为椎－基底动脉痉挛，流速加快）。

4. 交感神经型颈椎病

（1）颈部肌肉痉挛，活动障碍，棘突旁有压痛，棘突或横突偏移，棘突间隙变窄，项韧带钝厚等。

（2）颈椎 X 线检查，正位片可见钩椎关节增生；侧位片可见颈椎生理曲度变直，椎体前缘或后缘骨质增生，椎间隙变窄，项韧带钙化；斜位片可见椎间孔变小。

5. 脊髓型颈椎病

（1）肌张力增高，肌力减退，腱反射（肱二头肌、肱三头肌、跟腱、膝腱反射）亢进，浅反射（腹壁、提睾反射）减弱或消失。

（2）病理反射（霍夫曼征、巴宾斯基征等）阳性。

（3）颈椎 X 线片检查示颈椎生理曲度变直、成角，甚至反弓，颈椎椎体后缘骨质增生，椎间隙狭窄，椎间孔变小。

（4）颈椎 CT 检查能准确测量椎管狭窄程度，可见椎管变窄、椎体后缘骨质增生或椎间盘突出压迫脊髓。

（5）颈椎 MRI 检查可清楚看到椎间盘髓核及增生的骨赘、黄韧带凸入椎管内，压迫硬膜囊及脊髓。如病程较长，压迫过久，脊髓发生变性，图像上也能反映出来。此外，还可以看到硬膜外脂肪受压或中断，后纵韧带移位，椎间隙变窄、等宽或前窄后宽，并可见神经根受压。

【鉴别诊断】

1. 落枕 一般为晨起突发颈项强痛，且较为局限，多伴有病变部位的肌肉痉挛，一般无上肢症状。

2. 颈肩背部肌筋膜炎 可有颈肩和背部疼痛、僵硬、沉重，颈部活动受限等表现。阴雨、潮湿、风寒、疲劳等因素可使症状加重。晨起较重，活动后好转。病变部位肌肉可发僵、发硬，压之酸痛，可触及条索状结节。抗风湿药物效果明显，影像学检查无异常。

3. 肩关节周围炎 肩关节周围炎以肩局部疼痛为主，上肢主动和被动运动均受限，无上肢放射性疼痛及麻木。

4. 胸廓出口综合征 胸廓出口综合征系指臂丛神经和锁骨下血管在锁骨与第 1 肋骨间隙中，由于胸廓上口发生异常改变而受到压迫引起的一组临床症候群。有手及上肢酸痛、麻木、乏力，以及肌萎缩等。Adson 等试验阳性。但无颈椎旁压痛、活动受限，椎动脉扭转试验（旋颈试验）阴性。

5. 梅尼埃病　梅尼埃病多突然发作，有眩晕、头痛、恶心、呕吐、耳鸣、面色苍白、出汗、水平性眼球震颤、听力减退等症状。轻者感到四周景物和自身频频旋转或摇晃欲倒，严重者可猝倒。发作时多喜闭目卧床且怕光。本病的发作一般与体位、颈部活动无关。

6. 脊髓空洞症　脊髓空洞症是一种多发于颈胸段的慢性脊髓病，可有颈、肩、上肢和上胸部疼痛、麻木或寒冷、蚁行或刺痒等感觉，有时疼痛剧烈，呈灼痛或钻痛性质。发病年龄多为20～30岁。有脊髓节段型的分离性感觉障碍。可见鹰爪状手。MRI检查有助诊断。

7. 脊髓肿瘤　脊髓肿瘤常为脊髓外硬膜下肿瘤，其次为硬膜外肿瘤，可有颈、肩、枕、臂、手部疼痛和麻木，疼痛较剧，呈针刺样或刀割样，并呈进行性加剧，夜间加重。X线片可见压迫平面以下椎间孔加大，椎体或椎弓破坏。MRI检查可明确肿瘤的位置及大小。

【推拿治疗】

1. 治则　舒筋活血，解痉止痛，理筋整复。

2. 部位及取穴　枕后部、颈肩背部、肩胛骨内缘；风池、风府、颈夹脊、大椎、肩井、天宗、阿是穴等穴位。

3. 手法　㨰、一指禅推、拿、揉、按、拔伸、扳等法。

4. 操作

（1）*舒筋活血*　患者取坐位。医师站其身后，以㨰法和一指禅推法作用于患者颈部、肩部、上背部肌肉，约5分钟；随后，医师一手扶患者前额部，一手拿揉颈项部，重点拿揉肌肉痉挛处，并可配合颈项部屈伸运动，反复3～5遍。

（2）*解痉止痛*　患者取坐位。医师站其身后，用拇指按揉法作用于颈部、肩背部及肩胛骨内缘痛点，反复3～5遍；再用拇指按风池、风府、颈夹脊、大椎、肩井、天宗、阿是穴等穴位，每穴1分钟。

（3）*理筋整复*　患者取坐位。医师站其身后，对棘突偏歪者进行颈椎旋转扳法，对椎动脉型及脊髓型颈椎病患者慎用或禁用扳法。

5. 辨证加减

（1）*辨病理分型*　颈型以局部手法理筋正骨为主；神经根型可配合上肢循神经根放射部位手法刺激、颈椎拔伸牵引手法；椎动脉、交感神经型可配合头面部、侧颈部手法；脊髓型主要以四肢手法为主。

（2）*辨体质虚实*　体格壮实者手法可用中等以上力度，治疗时间稍长；对筋骨柔弱者，手法以轻柔为度，时间稍短，切忌粗暴手法，否则极易出现手法副作用，造成患者病情缠绵不愈。

（3）*辨脏腑、气血功能的偏颇*　根据症状、舌象、脉象来辨证脏腑、气血功能的偏颇情况，结合症状的主要部位，选择手法治疗的主要经络、穴位。

（4）*辨肌肉、筋膜及骨骼关节的功能*　辨颈椎周围肌肉群，比如稳定肌与动力肌、主动肌与协同肌、拮抗肌的功能协调关系，以及全身筋膜系统和各部位骨骼关节力学功能状态对颈椎的影响，力求手法治疗能超越对症处理的层次，达到治病求本的目的。

【功能锻炼】

1. 矫正患者上交叉综合征异常体态，尽可能让患者头部回到中立位，是其他功能锻炼取效的前提。

2. 头部保持中立位，进行颈椎俯卧、仰卧、侧卧位的静态锻炼，以激活深部稳定肌。

3. 对菱形肌、中下斜方肌、前锯肌的激活和强化有助于肩胛胸壁关节的稳定，为颈椎的稳定提供基础。

【其他治疗】

1. 中药治疗

（1）风寒湿型　治宜祛风散寒，祛湿通络，方用桂枝加葛根汤或羌活胜湿汤加减。

（2）气滞血瘀型　治宜行气活血，化瘀止痛，方用身痛逐瘀汤加减。

（3）痰湿阻络型　治宜祛湿化痰，通络止痛，方用半夏白术天麻汤加减。

（4）肝肾不足型　治宜补益肝肾，其中偏阳虚者用右归丸加减；偏阴虚者用左归丸加减。

（5）气血亏虚型　治宜益气养血，方用补中益气汤加减。

2. 针刺　可针刺风池、颈部夹脊、天柱、大椎、后溪等穴位，并根据不同类型进行随症加减，采用泻法或平补平泻法。

3. 拔罐　在大椎、大杼、肩井、天宗、肩外俞等穴位及肩、颈、背部疼痛处定罐或走罐。

4. 理疗　中频脉冲电疗并配合中药离子导入。

【注意事项】

1. 推拿手法操作宜轻巧适度，切忌暴力以免发生意外；遇见性格偏执的患者慎用扳法。
2. 疼痛较甚、颈项不敢转动者或脊髓型颈椎病，应选用颈围制动或卧床休息。
3. 平时加强颈部的功能锻炼，纠正日常生活中的不良姿势。
4. 注意睡眠姿势，选用高低合适的枕头。
5. 避免长期低头伏案工作。注意颈肩部的保暖。

附：落枕

落枕是指由于睡姿不良或枕头高低不当，致使头颈部肌肉较长时间内处于某一固定姿势，使颈部部分肌肉受到牵拉，导致颈项部肌肉痉挛，出现以疼痛、活动受限、颈部僵直为主要临床症状的一种病症。落枕又称“失枕”。本病是颈项部常见病症，轻者数日可自愈，重者疼痛严重迁延数周不愈。长期反复的落枕可发展为颈椎病。本病属中医“项痹”范畴。

【病因病理】

1. 睡姿不良或枕头高低不适　颈项部处于过伸或过屈状态，导致颈部胸锁乳突肌、斜方肌等肌肉的某一侧长时间处于高张力状态而引起损伤，肌肉缺血痉挛、僵直，引起疼痛，活动受限。

2. 急性扭伤　突然转头或扛抬重物可使颈部肌肉及软组织急性损伤，引起颈部疼痛。

3. 外感风寒　睡眠时颈肩部暴露于外，感受风寒之邪，致颈部肌肉收缩，局部血液循环受阻，经脉不通，发生拘急疼痛。

【临床表现】

1. 晨起后颈项剧烈疼痛，颈部活动时疼痛明显加重，疼痛可在一侧或两侧，严重者可放射至头及上肢。

2. 颈部活动明显受限，颈项相对固定在某一体位，各方向活动均受牵掣。当需转动颈部时，常借助身体代偿来转动，以减少颈部活动，缓解症状。

【诊断要点】

1. 颈项部肌肉疼痛紧张，常可触及胸锁乳突肌、斜方肌或肩胛提肌痉挛。

2. 颈项部受累肌肉有明显压痛。若为胸锁乳突肌痉挛，触诊胸锁乳突肌时，可触及肌紧张感和压痛；若为斜方肌痉挛，在锁骨外1/3处或肩井穴处或肩胛骨内侧缘处可触及肌紧张感和压痛；若为肩胛提肌痉挛，在第1～4颈椎棘突旁和肩胛骨内上角处可触及肌紧张感和压痛。

3. 可触及棘突偏移，或有棘突间隙的改变。

4. 被动运动颈部可诱发疼痛或使疼痛加剧。

5. X线检查一般无明显异常；少数患者可见颈椎生理曲度减小、椎体增生等。

【鉴别诊断】

1. 寰枢关节半脱位　往往有外伤史和肩部负重史，临床表现为颈项部疼痛、颈椎旋转活动明显受限。可摄颈椎张口位X线片协助诊断。

2. 颈椎结核　有结核病史和全身体征，如低热、消瘦、盗汗和疲乏无力等，多发于儿童和青壮年，需摄颈椎X线正侧位片协助诊断。

3. 颈椎病　反复落枕，起病缓慢，病程长。因颈椎关节不稳定而引起，常伴有椎间隙狭窄，骨质增生。需摄颈椎X线双斜位片或正位片协助诊断。

【推拿治疗】

1. 治则　活血舒筋，温经通络，解痉止痛。

2. 部位及取穴　颈项部、肩背部；风池、天柱、肩井、肩中俞、颈夹脊、天宗、落枕、阿是穴等穴位。

3. 手法　㨰、按、揉、弹拨、擦、扳等法。

4. 操作

（1）活血舒筋　患者取坐位。医师站其身后，先以㨰、一指禅推法作用于患侧颈项及肩部，反复3～5遍，同时配合颈项屈伸和侧屈被动运动；再以拇指按揉法作用于风池、天柱、肩井、肩中俞、天宗、落枕、阿是穴等穴位，每穴1分钟。

（2）温经通络　患者取坐位。医师站其身后，以拿法拿颈项部及风池、颈夹脊、肩井等穴位，同时配合颈项屈伸运动，约3分钟。

（3）解痉止痛　患者取坐位。医师站其身后，以弹拨法弹拨颈肩痉挛肌肉，以压痛点为重点，约3分钟。

（4）温经整理　患者取坐位。医师站其身后，以掌擦法作用于颈项部及肩背部，以透热为度。

（5）其他　如患者伴有棘突偏歪者可施以颈椎旋转定位扳法整复。

【功能锻炼】

待患者颈部疼痛减轻后，可适当进行颈项部的功能锻炼。其方法是做颈项部的前屈、后伸、侧屈、旋转等活动，每个方向5～10次，活动的速度不宜过快，活动的幅度可由小逐渐加大，每日早晚各1次，每次10分钟以内。

【其他治疗】

1. 中药外用　可在颈部热敷中药或者外贴膏药。

2. 针刺　可针刺阿是穴，以及肩井、风池、外关、合谷、养老、后溪等穴位，采用平补平泻法。

3. 拔罐　颈肩部定罐或走罐。

【注意事项】

1. 推拿治疗本病过程中，手法宜轻柔，切忌施用强刺激手法，防止发生意外。对于

疼痛较甚、颈项不敢转动者，可先按揉患侧天宗、阿是穴2～3分钟，同时让患者轻微转动颈项，疼痛减轻后再按上述手法治疗。

2. 急性疼痛时应选用颈围制动或卧床休息，治疗时可配合适度颈椎牵引。颈部肌肉损伤的早期可用冷敷减轻局部反应，后期局部可配合热敷以促进炎症消退。

3. 避免长时间单一姿势伏案工作。卧枕以舒适为宜，并保持良好睡姿。经常发生落枕的患者，睡卧时垫枕高低要适当，并注意颈项部的保暖，尽早采取有效措施治疗，避免病情加重或演变为颈椎病。

二、胸椎后关节紊乱

胸椎后关节紊乱是指由于突然的外力牵拉、体位变换不当、扭转等情况，使胸椎后关节发生解剖位置改变，且不能自行复位而导致局部疼痛、活动受限等症状的一种病症。本病好发于第3～7胸椎节段，以青壮年较常见，女性多于男性。本病属中医“错缝”范畴。

【病因病理】

胸椎后关节即关节突关节。由于胸椎后关节突关节面近似冠状位，两侧有肋骨支撑，胸椎的稳定性相对于颈椎和腰椎为强，所以发生后关节错缝的机会相对于颈椎和腰椎为少。但是如果在突然挤压或用力不当时可发生扭挫伤，甚至咳嗽、打喷嚏等情况下，也可引起胸椎后关节错位。典型的胸椎后关节紊乱患者在发病时往往可闻及胸椎后关节在突然错位时的“咔嗒”声响，轻者发生关节劳损，表现错位节段局部的疼痛和不适；重者可引起韧带撕裂、后关节错位，即“岔气”，牵掣颈肩背作痛，且感季肋部疼痛不适、胸闷、胸部压迫堵塞感、入夜翻身困难，以及相应脊神经支配区域组织的感觉和运动功能障碍。

【临床表现】

1. 患者在突然外力作用下有过度前屈或后伸肩背运动的受伤史，伤后即出现胸背部疼痛，痛连前胸，有背负重物之感，坐卧不宁，走路震动、咳嗽、打喷嚏、深呼吸等均可引起疼痛加重。

2. 部分患者可出现脊柱水平面有关脏腑反射性疼痛，如胆囊、胃部的疼痛。

【诊断要点】

1. 有外伤史或长期不良姿势史。

2. 错位节段的棘突有明显压痛、叩击痛或偏歪。棘旁软组织可有不同范围和程度的紧张甚至痉挛，触之常有条索样物感，压之常有疼痛感。

3. X线检查首先应排除脊柱结核、肿瘤、骨折等疾病。由于胸椎后关节错位为解剖位置上的细微变化，故X线摄片常不易显示，部分患者有患椎棘突偏歪的改变。

【鉴别诊断】

1. 脊柱肿瘤 症状呈进行性加重，夜间尤甚。X线检查可见椎体破坏。CT或MRI检查对本病有确诊意义。

2. 强直性脊柱炎 早期反复发作性下腰部疼痛、僵硬。累及胸椎时胸椎明显后凸，胸廓扁平。实验室检查HLA-B_{27}阳性，血沉增快。晚期X线检查脊柱可呈“竹节样”改变。

3. 急性胆囊炎 患者常首先出现右上腹痛，向右肩背部放散，疼痛呈持续性，阵发性加剧，可伴随恶心、呕吐。查体墨菲氏征阳性。血常规提示白细胞计数增高，B超或CT可见胆囊壁水肿。

【推拿治疗】

1. 治则 舒筋通络，行气活血，理筋整复。

2. 部位及取穴 错位棘突部位及其周围软组织，以阿是穴为主。背部膀胱经第1、2侧线及华佗夹脊穴等穴位。

3. 手法 㨰、按、揉、弹拨、扳等法。

4. 操作

（1）舒筋通络 患者俯卧位。医师站于一侧，以㨰法作用于上背部胸椎两旁，约5分钟，以解除痉挛。

（2）行气活血 患者取俯卧位。医师站于一侧，以弹拨法轻柔地弹拨背部肌肉，方向与肌腹垂直，由上而下，并按揉压痛点，交替操作5分钟。此法可缓解肌肉痉挛，改善局部血液循环。

（3）理筋整复 患者取坐位。医师站其身后，令患者两手交叉扣住，置于项部，然后两手从患者腋部伸入其上臂之前、前臂之后，并握住其前臂下段，用一侧膝部顶住患部脊柱，同时膝部前顶；若听到“咔嗒”声响，表示复位成功。

【其他治疗】

1. 针刺 可针刺华佗夹脊穴、阿是穴，以及偏歪棘突附近的穴位和两侧太阳膀胱经的穴位，采用平补平泻法。

2. 拔罐 背部定罐或走罐。

【注意事项】

1. 症状缓解或消失后，需适当休息，避免劳累，以稳定治疗效果。

2. 局部注意保暖，防止风寒湿邪侵犯经络，阻滞气血运行而加重病情。

3. 适当进行功能锻炼，逐渐加强胸背肌肉的力量，增强保护机制。

三、腰椎间盘突出症

腰椎间盘突出症是指由于腰椎间盘的变性、纤维环破裂，以及髓核突出刺激或压迫神经根、马尾神经所引起的以腰痛并伴有一侧或双侧下肢放射性疼痛等症状为特征的一种综合征，简称“腰突症”，又称为“腰椎间盘纤维环破裂症”。本病临床十分常见，好发于青壮年，男性多于女性，且以20～40岁居多。由于下腰部负重大、活动多，腰椎间盘突出症多发于第4～5腰椎及第5腰椎与第1骶椎之间的椎间盘。本病属中医“痹证”“腰痛”范畴。

【病因病理】

1. 内因

（1）解剖结构 腰椎间盘纤维环后外侧较为薄弱，加之后纵韧带自第1腰椎平面以下逐渐变窄，至第5腰椎和第1骶椎间后纵韧带只有原来的一半。而腰骶部是承受动、静力最大的部位，故后纵韧带的变窄造成了自然结构的弱点，使髓核易向后方两侧突出。

（2）椎间盘退变 人体青春期后，各种组织即出现退行性变化，其中椎间盘的退变发生较早，主要是髓核脱水，椎间盘失去其正常的弹性和张力，在此基础上由于较重的外伤或多次反复不明显的损伤，造成纤维环薄弱或破裂，髓核即由该处突出，从一侧（少数可同时在两侧）的侧后方突入椎管，也可由中央向后突出。

2. 外因 由于外力作用或风寒之邪刺激，导致腰脊柱内外力失衡，突出的髓核刺激周围组织产生损伤性炎症变化，形成混合性突出物，刺激或压迫神经根而产生神经根受损伤征象；压迫马尾神经，造成大小便障碍；进入椎管，可造成广泛的马尾神经损害。

【临床表现】

1. 腰部疼痛，可持续疼痛，也可反复发作，严重者不能久坐久立久行，翻身转侧困难，休息后症状减轻。下肢放射性疼痛可与腰痛同时出现，也可单独出现，咳嗽、大便用力、打喷嚏时疼痛及放射性疼痛加重。

2. 腰部前屈、后伸、侧弯、旋转等活动受限。

3. 久病患者常有主观麻木感，多局限于小腿后外侧、足背、足跟或足掌。

4. 中央型髓核突出可发生鞍区麻痹，甚至膀胱、直肠功能障碍。

5. 患侧下肢有发凉感。

【诊断要点】

1. 腰痛伴下肢放射性疼痛、麻木。腹压增高时，则腰腿痛加剧。

2. 第 4 ～ 5 腰椎或第 5 腰椎、第 1 骶椎棘旁及棘间两旁可触及明显的压痛点，按压痛点时，可引起小腿或足部的放射性疼痛；多数患者有不同程度的腰脊柱侧弯，生理前凸减小或消失，甚至后弓；腰部活动受限。

3. 屈颈试验阳性，严重者坐位屈颈试验不能完成；挺腹试验阳性；直腿抬高试验及加强试验阳性。

4. 小腿前外或后外侧皮肤感觉减退；患侧跟腱反射减退或消失；甚至肌肉萎缩。根据突出椎间盘位置的不同，可以出现足背伸、跖屈肌力的减弱。

5. X 线检查可见脊柱侧弯，椎间隙变窄，椎体边缘唇状增生。

6. CT、MRI 检查可见椎间盘后缘或后侧缘有局限性软组织密度影凸向椎管，有时突出物伴有钙化，同时可见黄韧带增厚、侧隐窝狭窄等；椎管与硬膜囊之间的脂肪层消失；或可见硬膜囊受压移位和神经根受压移位；有时可见突出物突破后纵韧带而游离于硬膜外间隙中。

【鉴别诊断】

1. 急性腰扭伤 有明显的外伤史，病程短，局部压痛明显，痛点进行局部封闭后可使疼痛明显减轻或消失。一般无放射性坐骨神经痛症状，无肢体感觉异样，无腱反射异常。直腿抬高试验可为阳性，但加强试验阴性。

2. 慢性腰肌劳损 病程长，症状轻，压痛点广泛，无下肢坐骨神经放射痛及定位体征。可有骶棘肌僵硬和下肢反射性疼痛。

3. 退行性脊柱炎 本病发病年龄大，病程缓慢，腰腿痛受寒湿、劳累后加重，疼痛不受体位改变的影响，压痛点广泛，直腿抬高试验阴性，腱反射无异常。X 线检查可见椎间隙变窄，椎体前后缘有明显的骨质增生。

【推拿治疗】

1. 治则 疏经通络，解痉止痛，行气活血，理筋整复。

2. 部位及取穴 背腰部、下肢部；肾俞、大肠俞、腰阳关、环跳、承扶、殷门、委中、承山、昆仑穴等穴位。

3. 手法 㨰、按、揉、拔伸、弹拨、扳、擦、运动关节等法。

4. 操作

（1）疏经通络 患者取俯卧位。医师站于一侧，先以㨰法在脊柱两侧膀胱经施术 3 ～ 5 分钟，以腰部为重点；然后再以㨰法在患侧臀部及下肢后外侧部施术 3 ～ 5 分钟。

（2）解痉止痛 患者取俯卧位。医师站于一侧，分别以按揉、弹拨等法在患侧腰臀部及下肢后外侧施术 5 ～ 7 分钟，以改善肌肉紧张痉挛状态。

（3）行气活血　患者取俯卧位。医师站于一侧，以拇指或肘尖点压腰阳关、肾俞、居髎、环跳、承扶、委中、阿是穴等穴位；横擦腰骶部，以透热为度。

（4）增宽间隙　患者取俯卧位。医师站于一侧，在助手配合拔伸牵引的情况下，医师以拇指顶推或肘尖按压患处，使椎间隙增宽，增加盘外压力，降低盘内压力，促使突出的髓核回纳，减轻突出物对神经根的压迫，并且增强腰部肌肉组织的痛阈。

（5）调整关节　患者取侧卧位。医师站于一侧，以腰部斜扳法，左右各一次，以调整后关节紊乱，松解粘连，改变突出物与神经根的位置。然后再嘱患者仰卧位，强制直腿抬高以牵拉坐骨神经与腘绳肌，可起到松解粘连的作用，并可使脊椎后部和后纵韧带牵拉，增加椎间盘外周的压力，相对减轻了盘内的压力，从而迫使髓核变位或复位。

【功能锻炼】

1. 矫正患者下交叉综合征异常体态，尽可能让患者腰椎回到中立位是其他功能锻炼取效的前提。

2. 骨盆的稳定性训练是基础。

3. 对腹横肌、多裂肌、腰方肌、盆底肌功能的激活和强化有助于腰部稳定及整体功能的提高。

【其他治疗】

1. 中药治疗

（1）寒湿阻络型　治宜散寒祛湿，舒筋通络，方用肾着汤加减。

（2）瘀血阻络型　治宜活血通络止痛，方用身痛逐瘀汤加减。

（3）湿热阻络型　治宜清热祛湿，通络止痛，方用四妙散加减。

（4）肝肾不足型　治宜补益肝肾，方用六味地黄丸加减。

2. 针刺　可针刺阿是穴，以及环跳、殷门、阳陵泉、承山、悬钟、肾俞、委中等穴位，采用平补平泻法，可加灸。

3. 拔罐　背部定罐或走罐。

4. 牵引治疗　主要采用骨盆间歇性牵引，以力量为体重的30% 开始牵引，每日 1 次，30 分钟 / 次，10 次为 1 个疗程。

【注意事项】

1. 推拿治疗前应排除骨、关节疾病及推拿禁忌证。

2. 手法操作应柔和，避免使用暴力和蛮力。

3. 推拿治疗时，对突出物巨大或有钙化、马尾神经受压、继发椎管狭窄者，应慎用后伸扳法。

4. 治疗期间，患者宜卧硬板床休息，腰围固定，并注意腰部保暖，尽量避免弯腰动作。

5. 病情好转后，适当进行腰背肌肉功能锻炼，促进康复。

附一：急性腰扭伤

急性腰扭伤是指腰骶、骶髂及腰背两侧的肌肉、筋膜、韧带、关节囊，以及滑膜等软组织的急性损伤，从而引起腰部疼痛及活动功能障碍的一种病症，俗称“闪腰”“岔气”。本病是腰痛疾病中常见的一种。多发于青壮年体力劳动者、长期从事弯腰作业和平时缺乏锻炼肌肉不发达的人群，男性较女性为多。此病若治疗及时，手法运用恰当，治疗效果极佳。本病属中医“腰痛”范畴。

【病因病理】

1. 内因 腰部是脊柱运动的一大枢纽，承担着身体1/2以上的体重，是日常生活和劳动中活动最多的部位之一，因此，也是最易受伤之处。

2. 外因 腰部软组织急性损伤，多因突然遭受暴力所致，或由于腰部活动时姿势不正确，用力不当，或用力过度，或搬运抬扛重物时，肌肉配合不协调，以及跌仆闪挫，使腰部肌肉、韧带受到强烈的牵拉、扭转而损伤。其病理变化为损伤组织出血、水肿和吸收修复过程。

【临床表现】

1. 腰部损伤后即出现典型的腰痛，疼痛一般较剧烈，呈持续性，部位局限固定，患者多能准确指出疼痛部位。

2. 轻者以手撑腰能勉强行走，重者则完全不能活动，甚至不能翻身、起床，咳嗽、深呼吸时疼痛加剧。

3. 为了减少疼痛，患者常用一手或两手撑住腰部以保护，行走时步履缓慢，迈步较小，落脚平稳，表情痛苦。

【诊断要点】

1. 损伤后腰部剧烈疼痛，疼痛性质可为刺痛、胀痛或牵扯样痛。部位局限，且有局部肿胀，部分患者可伴有臀部牵扯痛。

2. 损伤局部有明显的压痛点。

3. 多数患者有单侧或双侧腰部肌肉紧张痉挛，多位于骶棘肌、腰背筋膜等处。

4. 腰椎生理曲度消失，并伴不同程度的脊柱侧弯，且多数向患侧侧弯。

5. 直腿抬高试验及骨盆旋转试验可为阳性。

6. X线检查可明确是否有腰椎各部的骨折、脱位、椎间隙明显变窄等，并可排除肿瘤、结核等。

【鉴别诊断】

1. 腰椎间盘突出症 起病缓慢，病程较长，多因急性损伤诱发或加重，腰痛伴一侧或双侧下肢放射性疼痛、麻木。直腿抬高试验及加强试验阳性。CT、MRI可见髓核突出。

2. 棘上韧带断裂 腰背部受直接暴力，棘突上有明显压痛。重者可合并椎体骨折、棘间韧带和棘突损伤。X线检查可资鉴别。

3. 椎体压缩性骨折 多有明显暴力受伤史，伤后疼痛剧烈，大便困难，腹胀气。X线检查可资鉴别。

【推拿治疗】

1. 治则 疏经通络，解痉止痛，理筋调整。

2. 部位及取穴 背腰部、下肢部；腰背夹脊穴、肾俞、大肠俞、命门、腰阳关、环跳、委中、承山等穴位。

3. 手法 按、揉、拿、㨰、点、弹拨、扳、擦等法。

4. 操作

（1）疏经通络 患者俯卧位。医师站于一侧，先以按揉法在腰椎两侧骶棘肌上下往返施术3～5分钟；然后以两手拇指与其余四指对称用力，轻柔地拿揉腰背夹脊穴、肾俞、气海俞、命门、腰阳关、大肠俞等穴位，每穴半分钟，以酸胀为度；再以㨰法沿腰脊柱两侧夹脊穴上下往返施术3～5遍；如有臀部及下肢的酸胀疼麻者，加揉下肢，并

配合腰部后伸被动运动数次。

（2）解痉止痛　患者俯卧位。医师站于一侧，以双手拇指点按肾俞、大肠俞等背俞穴及压痛点，每穴1分钟；然后在痛点或肌痉挛处施弹拨法，每处2～3次，以解痉止痛。

（3）调整复位

1）后伸扳腰法：患者取俯卧位。医师站于一侧，以双手叠掌置于腰段，自上而下按压腰脊柱3～5遍，重点按压腰骶部，力量要适度，不可暴力；然后用后伸扳腰法，先扳健侧，再扳患侧，各3～5次，幅度不要太大，用力要轻柔。

2）腰椎斜扳法：患者侧卧位。患侧下肢在上，屈膝屈髋，健侧在下，自然伸直，全身放松。医师与患者面对而立，一手扶按肩部，另一手扶按屈膝屈髋下肢的髂部；两手轻用力做相反方向的摇摆，使腰脊牵拉，关节放松，然后两手用力推扳至极限时，扶按髂部的一手再施一快速灵巧的扳动，常可听见“咔嗒”声，但不强求“咔嗒”声。此法可调整腰椎后关节紊乱，使错位的关节复位，嵌顿的滑膜回纳。

3）屈膝屈髋摇腰法：患者取仰卧位。医师站于一侧，将患者双下肢屈膝屈髋，一手扶按双膝，另一手扶按双足踝部，做顺、逆时针方向摇转腰骶部，再向腹部推压各3～5次。最后分别牵抖双下肢数次。

（4）温经整理　患者俯卧位。医师站于一侧，以掌根着力，在患者腰骶部施揉按手法，从上至下，先健侧后患侧，边揉按边移动，反复3～5次；然后以小鱼际擦法直擦腰部两侧膀胱经，横擦腰骶部，以透热为度。必要时配合局部湿热敷，以达到疏经通络、散瘀活血的目的。

【功能锻炼】

扭伤急性期宜卧硬板床休息，以减轻疼痛，缓解肌肉痉挛，促进损伤恢复；可用腰围保护，待疼痛缓解后，宜适量做腰部后伸锻炼，后期宜加强腰肌的各种功能锻炼，如仰卧位拱桥式锻炼、俯卧位的飞燕式锻炼，早晚各1次，每次各做20～30次，有利于腰背肌力的恢复。

【其他治疗】

针刺　可针刺阿是穴，以及肾俞、命门、志室、大肠俞、腰阳关、委中、承山等穴位，多采用强刺激手法，留针5～10分钟。或针刺后溪穴，每日1次，左右手交替。

【注意事项】

1. 急性腰扭伤应积极治疗，治疗要及时、彻底，以免转为慢性劳损。

2. 治疗期间，宜卧硬板床，制动3～5天，以利损伤组织的修复。

3. 在手法治疗中，应根据患者的具体情况，选择适宜的手法，避免加重损伤或造成新的损伤。

4. 注意局部保暖，病情缓解后，逐步加强腰背肌肉锻炼。

附二：慢性腰肌劳损

慢性腰肌劳损主要是指腰背部肌肉、筋膜，以及韧带等软组织的慢性损伤，导致局部无菌性炎症，从而引起腰臀部一侧或两侧的弥漫性疼痛，又称“功能性腰痛”“腰背肌筋膜炎”等。本病在慢性腰腿痛中占有相当大的比重，常与职业和工作环境关系密切，外伤史可不明显，多见于青壮年。本病属中医“腰痛”范畴。

【病因病理】

慢性腰肌劳损是一种慢性积累性损伤。主要是由于腰部肌肉过度疲劳，致使肌肉、筋膜及韧带持续牵拉，使肌肉、筋膜内的压力增加，血供和代谢受到影响，这样肌肉纤维在收缩时消耗的能量等得不到及时补充，产生大量乳酸和代谢产物，积聚过多，从而引起炎症、粘连。如此反复，日久即可导致组织变性、增厚及挛缩，并刺激相应的神经纤维而引起慢性腰痛。此外，由于先天性病变，如腰椎骶化、脊椎隐裂，造成结构上的不稳定，部分肌肉和韧带失去附着点，从而诱发劳损，产生腰痛。

【临床表现】

1. 长期反复发作的腰背部酸痛或呈钝性胀痛，腰部重着板紧，时轻时重，缠绵不愈。充分休息、加强保暖、适当活动或改变体位姿势可使症状减轻，劳累或遇阴雨天气则症状加重。

2. 腰部活动功能基本正常，偶有牵掣不适感。不能久坐久站，弯腰稍久直腰便困难。喜双手捶击腰背部以减轻疼痛。

3. 急性发作时，诸症明显加重，可有明显的肌痉挛，甚至出现腰脊柱侧弯，下肢牵掣作痛等症状。

【诊断要点】

1. 腰背部压痛范围较广泛，压痛点多在骶髂关节面、骶棘肌、腰椎横突，以及髂嵴后缘等部位。轻者压痛多不明显，重者伴随压痛可有一侧或双侧骶棘肌痉挛、僵硬。

2. 触诊时腰部肌肉紧张痉挛，或有硬结及肥厚感。

3. X 线检查示除少数有腰椎先天畸形或腰椎骨质增生外，一般多无明显异常。

【鉴别诊断】

1. 退行性脊柱炎　退行性脊柱炎的腰痛主要表现为休息痛，即夜间、清晨腰痛明显，起床活动后腰痛减轻。脊柱后伸功能稍差。X 线检查可见腰椎骨钙质沉着和椎体边缘增生骨赘。

2. 腰椎结核　腰椎结核有低热、盗汗、消瘦等全身症状。血沉加快。X 线检查可见腰椎骨质破坏或椎旁脓肿。

3. 腰椎间盘突出症　腰椎间盘突出症有典型的腰痛伴下肢放射痛，腰部活动受限，脊柱侧弯和腱反射异常，皮肤感觉障碍等神经根受压症状。CT、MRI 可见髓核突出。

【推拿治疗】

1. 治则　舒筋通络，行气活血，解痉止痛。

2. 部位及取穴　腰臀部；肾俞、腰阳关、大肠俞、关元俞、八髎、秩边、委中、承山等穴位。

3. 手法　㨰、按、揉、点、弹拨、擦、运动关节等法。

4. 操作

（1）舒筋通络　患者取俯卧位。医师站于一侧，先以㨰法沿两侧膀胱经上下往返施术 5～6 遍，用力由轻到重；然后以双手拇指按揉肾俞、腰阳关、大肠俞、八髎等穴位，以酸胀为度，并以掌根在痛点周围按揉 1～2 分钟。

（2）行气活血　患者取俯卧位。医师站于一侧，先以揉法在腰臀及大腿后外侧依次施术，并点按秩边、委中、承山等穴位，约 5 分钟。此法能改善局部血供，改善腰部症状。

（3）解痉止痛　患者取俯卧位。医师站于一侧，以弹拨、点压等法施术于痛点及肌痉挛处，反复3～5遍，以达到提高痛阈、松解粘连、解痉止痛的目的。

（4）理筋调整　患者取俯卧位。医师站于一侧，以小鱼际擦法直擦腰背两侧膀胱经，横擦腰骶部，以透热为度。然后患者取侧卧位。医师面向患者站立，施腰部斜扳法，左右各1次，再取仰卧位，做屈髋屈膝被动运动数次，以调整腰椎后关节，解除肌肉痉挛。

【功能锻炼】

加强腰背伸肌锻炼，如仰卧位拱桥式锻炼、俯卧位飞燕式锻炼，早晚各1次，每次各做20～30次，有利于腰背肌力的恢复。

【其他治疗】

1. 针刺　选用阿是穴，以及肾俞、腰阳关、委中、昆仑等穴位，采用平补平泻法，并可配合艾灸等。

2. 拔罐　背部定罐或走罐。

【注意事项】

1. 日常生活和工作中，宜睡硬板床，纠正不良姿势，经常变换体位，勿使腰部过度疲劳。

2. 注意腰部保暖，加强腰背肌肉锻炼，节制房事。

四、退行性腰椎滑脱症

退行性腰椎滑脱症是指由于腰椎退变而引起椎弓完整的腰椎体向前、向后或向侧方的移位而引起一系列临床症状的疾病，又称“假性腰椎滑脱症”。临床上以向前滑脱多见，好发于第4、5腰椎。退行性腰椎滑脱症常见于女性，以45岁以上者居多。本病属中医学“腰痛”范畴。

【病因病理】

本病原因尚未完全明了。妇女更年期内分泌紊乱发生软组织、椎骨退变；长期工作姿势不当；腰椎结构发育异常，腰椎失稳是造成代偿性位移（滑脱）的主要原因。此外，与妇女产后恢复不良、中年后肥胖等有关。

【临床表现】

1. 下腰部长期慢性疼痛　腰痛，或臀部痛、大腿痛，呈持续性或间歇性钝痛，并向双下肢放射，站立、行走负重时疼痛加重，卧床休息则减轻。

2. 马尾神经受压症状　可见单侧或双侧小腿皮肤感觉迟钝，肌肉萎缩及间歇性跛行，甚者出现会阴部麻木及小便失禁或尿潴留。

3. 腰活动受限　腰背部板滞，腰部屈伸活动时可加重症状。

【诊断要点】

1. 有急性外伤史或持续劳损史。

2. 反复发作下腰痛，劳累后加重，休息后减轻。

3. 有坐骨神经痛或马尾神经受压症状。

4. 腰椎前凸增加，甚至腰骶交界处凹陷或呈现横纹，滑脱棘突有压痛，滑脱节段可触及“台阶感”。

5. X线检查，一般正侧位片即能明确诊断。正位片可见椎板形态，侧位片可见滑脱程度，斜位片能判断有无椎弓峡部裂。CT检查可见硬膜囊在椎间盘后缘和上方移位椎体后弓之间受压，致椎管狭窄，黄韧带肥厚。

6. 根据椎体滑脱的程度可分为Ⅳ度，即将滑脱腰椎下一椎体的上平面纵分为4等份，以滑脱椎体在此平面上移动的距离来评定滑脱的程度，每滑动1等分为Ⅰ度，以此类推。

【鉴别诊断】

1. 椎弓崩裂性脊柱滑脱 又称真性滑脱，是指在椎弓根峡部断裂的基础上椎体、椎弓根、上关节突在下位椎体上面向前滑脱。X线检查是诊断此病的主要依据，其斜位片可见椎弓根崩裂，酷似“狗颈”戴上“项链”。其边缘不规则，并伴有硬化。

2. 老年型骨质疏松症 多见于停经后的老年妇女。患者胸腰段脊柱多呈圆形后突，腰背部持续疼痛，可有放射痛。X线片示脊柱呈广泛性骨质疏松，骨小梁变细、变小，椎体呈“鱼跃”状凹陷性改变。

【推拿治疗】

1. 治则 补肾强腰，疏通经络，整复滑脱。

2. 部位及取穴 腰骶部、患肢部；志室、腰眼、肾俞、大肠俞、环跳、委中、承山、阿是穴等穴位。

3. 手法 㨰、揉、点、按、擦、扳等法。

4. 操作

（1）补肾强腰 患者取俯卧位。医师站于一侧，先在其腰臀部及患肢施㨰法5分钟；继以按揉法在腰部两侧棘旁及肾俞穴操作5分钟，以补肾强腰。

（2）疏通经络 患者取俯卧位。医师站于一侧，点按志室、腰眼、肾俞、大肠俞、环跳、委中、承山穴及阿是穴，3～5分钟；再以小鱼际擦法横擦腰骶部，以透热为度。

（3）整复滑脱

1）腰椎微调手法：患者取俯卧位。医师站于一侧，一手置于一侧髂后上棘内侧，另一手按压骶骨下端，缓慢增加按压力至关节弹性限制位后，适时加力推冲，按髂后上棘之手向外下方用力，按骶骨下端之手向头端及腹侧用力，使骶骨后旋、髂骨前旋。再转到对侧骶髂关节做同样手法。调整完骶髂关节之后，嘱患者面向床端而立，床端适度垫枕，缓慢俯下卧于床头，双下肢自然下垂，两足不着力自然置于地面；医师两手掌前后交叉，掌根分别置于向前滑脱之腰椎的上下椎体的棘点上（或一侧掌根置于向后滑脱之腰椎的棘点上），先以缓慢渐增的力将上下椎纵向牵开，以紧张腰椎周围韧带，当上下椎间隙拉开，患者腰腿痛减轻时，手掌适时向下推冲腰椎棘突，以矫正滑脱椎体的前或后位移。

2）屈膝屈髋垫枕复位法：患者仰卧位，屈膝屈髋。医师将两只枕头叠放在一起，对折后压住开口一头，助手抬起患者臀部，使枕头呈30°楔形垫入患者臀部下方，并以手顶住枕头，医师站于床端，双手向前、向下按压患者膝部1分钟，之后嘱患者在屈膝屈髋抱膝位留枕仰卧20～30分钟。

3）腰椎旋转斜扳复位法：患者侧卧位。医师与患者相对而立，一手按住侧卧上方屈膝屈髋下肢的髋髂后上棘，一手推按患者侧卧上位同侧肩部，两手相对逐渐用力，在患者腰椎旋转至最大生理角度时，再给予一快速冲力，时常可闻及“咔嗒”声，本法主要纠正侧方滑脱。

【功能锻炼】

1. 弓步压髋法 患者取前后弓步，交替下压髋部约5分钟。适用于向后滑脱。

2. 爬行法 收髋弓腰，缓慢爬行5～10分钟。适用于向前滑脱。

3. 弯腰锻炼法　双足与肩同宽，向前弯腰，双手向下触摸足尖数次。适用于向前滑脱。

【其他治疗】

1. 中药治疗　可用补肾壮筋汤或独活寄生汤加减。

2. 针刺　可针刺志室、肾俞、大肠俞、腰椎夹脊、环跳、委中、承山等穴位，采用平补平泻法，可加灸。

3. 拔罐　患部定罐或走罐。

【注意事项】

1. 推拿治疗仅适用于Ⅱ度以下假性腰椎滑脱者。若腰椎滑脱超过Ⅱ度或伴有马尾神经症状者，建议患者手术治疗。

2. 椎弓峡部裂伴有滑脱者，慎用扳法及旋转法。

3. 避免弯腰搬重物或体力劳动，注意休息及腰部保暖，避免突然转身及不恰当地腰部锻炼。

4. 根据滑脱方向，选择正确的导引练功，坚持每日 1 ～ 2 次。

五、第三腰椎横突综合征

第三腰椎横突综合征是指第三腰椎横突及其周围软组织的急慢性损伤、劳损，使第三腰椎横突处发生无菌性炎症、粘连、变性和增厚，刺激附近的腰脊神经而引起腰臀部疼痛的综合症候群，又称“腰三横突周围炎”或“腰三横突滑囊炎”，以第三腰椎横突处明显压痛为主要特征。本病多发生在青壮年体力劳动者。本病属中医“筋伤”“腰痛”范畴。

【病因病理】

1. 外伤　第 3 腰椎居 5 个腰椎的中心，活动度较大，其两侧横突最长，是腰肌和腰方肌的起点，并有腹横肌、背阔肌的深部筋膜附着其上。腰部突然前屈或侧屈时，因外力作用，使附着于第 3 腰椎横突上的肌肉、筋膜超过其承受力量，而致损伤。严重时可并发横突撕脱性骨折。

2. 劳损　长期从事弯腰工作的人，因动作的不协调，腰背部肌肉收缩而使肥大的第 3 腰椎横突周围的软组织被牵拉，附于横突上的深筋膜被撕裂而造成损伤，或因为腰部肌肉上下滑动于第 3 腰椎横突形成保护性滑囊，在同侧或对侧肌肉牵拉作用力与反作用力影响下形成损伤。

其病理表现为第 3 腰椎横突附着肌或筋膜损伤后，纤维撕裂出现水肿、血肿、炎症，或血肿机化所致的瘢痕刺激周围神经，引起腰肌或神经支配区的肌肉痉挛和疼痛。

【临床表现】

1. 腰臀部疼痛　腰部一侧酸痛或钝痛，对侧腰部可有牵掣痛。弯腰及旋转腰部时疼痛加剧，劳累后明显加重。部分患者疼痛可波及臀部、股后、膝下和股内侧肌等处，有的可沿大腿向下放射到小腿外侧，疼痛多呈持续性。

2. 腰部活动受限　腰部俯仰转侧活动受限，尤以健侧侧屈和旋转时为甚。

【诊断要点】

1. 腰部有负重或不同程度的劳损史，以从事体力劳动的男性青壮年多见。

2. 多表现为腰部疼痛及同侧肌紧张或痉挛，腰部及臀部弥散性疼痛。

3. 在第 3 腰椎横突外缘，相当于第 3 腰椎棘突旁 4cm 处，可触及明显压痛及局限性肌紧张或肌痉挛。按压时，可刺激第 3 腰神经分支而引起大腿及膝部的放射痛。

4. 局部可触及条索状或结节状物，并有弹响感。

5. 直腿抬高试验可为阳性，但加强试验为阴性。

6. X 线检查一般无异常发现，少数患者可见第 3 腰椎横突较长或肥大改变，有时横突左右不对称，生理前凸减小或消失。

【鉴别诊断】

1. 慢性腰肌劳损 压痛范围广泛，除腰部外，腰骶部或臀部有时也有压痛。而第3腰椎横突综合征压痛比较局限。

2. 梨状肌综合征 疼痛从臀部开始，可沿坐骨神经分布区域出现下肢放射痛，但无腰痛症状。压痛点局限在臀部梨状肌体表投影区。梨状肌紧张试验阳性。

3. 腰椎间盘突出症 腰痛伴一侧下肢放射痛，呈阵发性加剧。腰部活动受限，尤以屈伸为主。脊柱侧弯、直腿抬高及加强试验均为阳性，压痛点在腰椎棘突旁或腰骶部，且有叩击放射痛。CT、MRI检查可见髓核突出。

【推拿治疗】

1. 治则 舒筋通络，解痉止痛，活血化瘀。

2. 部位及取穴 腰臀部、同侧内收肌部；阿是穴、大肠俞、肾俞、风市、环跳、委中、足三里、阳陵泉等穴位。

3. 手法 按、揉、㨰、弹拨、擦、运动关节等法。

4. 操作

（1）舒筋通络 患者俯卧位。医师站于一侧，以按揉法和㨰法分别作用于患侧臀部及大腿后外侧、小腿外侧3～5遍，配合点按环跳、风市、委中、足三里、阳陵泉等穴位。患者仰卧位。医师站于一侧，以手掌按揉大腿内收肌，结合“4”字形被动运动，在内收肌部位施以㨰法。

（2）解痉止痛 患者俯卧位。医师站于一侧，先在第三腰椎横突周围施以柔和的㨰、按、揉等法3～5分钟，配合点按肾俞、大肠俞穴，以酸胀为度。随后做与条索状硬结垂直方向的弹拨数次，手法要由轻到重，由浅入深，要柔和深透，并配合揉法进行操作。

（3）活血化瘀 患者俯卧位。医师站于一侧，沿腰部两侧膀胱经施㨰、揉法3～5分钟；配合腰部后伸等被动运动数次；最后以小鱼际擦法直擦背部两侧骶棘肌，以透热为度。

【功能锻炼】

患者身体直立，两足分开，与肩同宽，两手叉腰，两手拇指由后向前顶压第3腰椎横突并进行揉按。然后旋转、后伸和前屈腰部，以利于舒通筋脉，放松腰肌，解除粘连，消除炎症。

【其他治疗】

1. 针刺 可针刺气海俞、肾俞、阿是穴等穴位，采用泻法，可加灸。

2. 针刀 在第三腰椎横突尖部（即压痛点处），可用针刀治疗。

3. 穴位注射 取局部压痛点，使用丹参注射液或威灵仙注射液注射1～2mL。

4. 拔罐 第3腰椎横突局部定罐。

【注意事项】

1. 治疗期间用腰围护腰，避免腰部过多屈伸旋转活动。
2. 卧硬板床休息，注意局部保暖。
3. 患者应配合腰背肌功能锻炼。

六、肩关节周围炎

肩关节周围炎是指肩关节囊及周围滑囊、韧带、肌腱等软组织损伤、退变而引起的一种慢性无菌性炎症，以肩关节疼痛、活动功能障碍和肌肉萎缩为临床主要特征，简称肩周炎，又称为“五十肩”“冻结肩”“肩凝症”“漏肩风”等。本病常发生在单侧肩部，偶见双侧同时发病。多见于 50 岁左右的女性。本病属中医“肩痹”范畴。

【病因病理】

肩关节是人体活动范围最广的关节，其关节囊相对松弛。其维持关节的稳定性主要依靠周围肌腱与韧带的力量。肩关节附近肌腱较多，且多是细长的肌腱，由于肌腱本身血供差，随年龄增长而出现退行性改变；另一方面由于肩关节在日常生活学习工作中活动比较频繁，肩部软组织经常受到上肢重力和肩关节大范围运动的牵拉、扭转，以及保持特定体位时韧带长期处于紧张状态，容易引起各种急慢性损伤。损伤后，肩关节周围软组织的充血、水肿、渗出、增厚等炎性改变如得不到有效的治疗与缓解，久之则可发生肩关节局部软组织粘连形成，甚至肌腱钙化，继而导致患侧肩关节活动功能严重障碍。另外，部分研究认为雌激素与甲状腺激素分泌异常对韧带等结缔组织的代谢影响可能与肩周炎的发病有关。

【临床表现】

1. 肩部疼痛　急性期，又称冻结进行期。常感肩部前上方、肱二头肌长头附着点、结节间沟及肩峰下方的三角肌附着点等多处疼痛，疼痛可急性发作，也可逐渐发展，常因天气变化和肩关节劳累诱发。初期疼痛为阵发性，后期逐渐发展为持续性酸痛，并逐渐加重，甚至肌肉痉挛。昼轻夜重，夜不能寐。肩部受牵拉挤压或碰撞后，可引起剧烈疼痛。患侧肩部畏风寒湿冷，不敢向患侧卧。该疼痛可持续数月。

2. 功能障碍　慢性期，又称冻结期。早期功能障碍增多，为患者畏惧疼痛不敢向受限方向活动所致，本期疼痛逐渐减轻而肩关节周围已形成广泛粘连，致肩关节僵硬，各方向活动功能受限，尤以外展、内收、内旋及后伸功能受限最为明显。特别是当肩关节外展时，可出现典型的“扛肩”现象。梳头、穿衣、举臂托物、向后腰结带等动作均难以完成，肩关节周围软组织呈“冻结”状态，严重影响生活质量。日久可发生三角肌等肌肉的失用性萎缩。本期可持续数月乃至一年。

3. 自愈性　功能恢复期。疼痛与关节活动障碍逐步自行改善，最终大部分患者肩关节功能可恢复正常或接近正常。

【诊断要点】

1. 肩部有外伤、劳损或感受风寒湿邪的病史。

2. 肩部疼痛，疼痛的性质多为钝痛，活动时疼痛加剧，且可向上臂及肘部放射。

3. 压痛较广泛，常见于喙突、喙肱韧带、肩峰下、冈上肌、肱二头肌长头腱、三角肌附着处、四边孔等部位。

4. 发病一段时间后疼痛较前减轻而出现明显的肩关节活动受限。

5. 发病时间长久可出现肩部及上臂肌肉萎缩。

6. X 线检查一般无异常，后期可出现骨质疏松，关节间隙变窄或增宽，以及骨质增生、软组织钙化等。

7. MRI 检查部分无任何异常；部分可出现两个典型征象，即关节囊增厚并水肿、喙肱韧带处纤维组织增生。

【鉴别诊断】

1. 冈上肌肌腱炎　疼痛多在肩外侧冈上肌肌腱止点处，局部压痛，且可触及肌腱增粗、变硬等。患侧肩外展 60°～ 120°时疼痛加剧，当小于或大于这一范围，则无疼痛。

2. 肱二头肌长头腱鞘炎　疼痛部位局限在肩前肱骨结节间沟处。少数患者可触及条索状物。肩关节内旋试验及抗阻力试验阳性。

3. 肩峰下滑囊炎 疼痛部位在肩外侧深部，并向三角肌止点放射。活动受限以肩关节外展、外旋为主。

【推拿治疗】

1. 治则 温经活血，通络止痛，松解粘连，滑利关节。

2. 部位及穴位 肩臂部；肩井、肩髃、肩前、肩贞、天宗、秉风、曲池、手三里、合谷等穴位。

3. 手法 㨰、揉、拿、点、弹拨、摇、搓、抖、推、扳等法。

4. 操作

（1）温经活血 患者取坐位。医师站于患侧，以一手托住患者上臂使其微外展，另一手施㨰法及揉法于肩臂部，重点在肩前部、三角肌部及肩后部等压痛明显处，同时配合患肢的被动外展、旋外和旋内活动，并拿捏上臂部，约 5 分钟，以温通经络。

（2）通络止痛 患者取坐位。医师站于患侧，以点按、弹拨法依次点压、弹拨肩井、肩髃、肩前、肩贞、天宗、秉风等穴位，约 5 分钟，以酸胀为度。

（3）松解粘连 患者取坐位。医师站于患侧，对粘连部位或痛点视患者的疼痛耐受能力酌情施弹拨法，以解痉止痛，剥离粘连。

（4）滑利关节 患者坐位。医师站于患侧，一手扶住患肩，另一手握住其腕部或托住肘部，以肩关节为轴心做环转摇动，幅度由小到大，反复 10 次；然后做肩关节内收、外展、后伸及内旋的扳动各 3 次。医师施拿捏法于肩部周围，约 2 分钟，然后握住患者腕部，将患肢慢慢提起，使其上举，并同时做牵拉提抖，反复 10 次。

（5）松筋整理 患者坐位。医师站于患侧，以搓法从肩部到前臂反复上下搓动 3 遍，并牵抖患肢半分钟，自肩部沿上臂外侧向下掌根推 2 次，结束治疗。

【功能锻炼】

1. 旋转运动法 患肢在可耐受范围内做大幅度 360°环转轮臂动作，由前向后数次，再由后向前数次。

2. 上举运动法 患者面对墙壁用患侧单手沿墙壁缓慢向上摸高爬动，使患肢尽量上举，然后再缓慢向下回到原处，反复进行，循序渐进，不断提高爬墙高度，也可让患者站在单杠下用单手或双手握住单杠对肩关节进行牵拉，以解除粘连。

3. 搭肩运动法 患者患侧上肢取屈曲位，将手搭于对侧肩部，肘部尽量接近胸壁，每次坚持该动作数分钟。

4. 摸耳运动法 患侧上肢自枕后向对侧耳后靠拢接近直至触及，重复该动作数次。

5. 拉手运动法 双手向后背伸，用健手拉住患肢腕部，逐渐向上提拉，反复进行。亦可健肢在前，患肢置于身后，以一绳（毛巾也可）从健侧肩部绕过，双手分别握住绳子两端，健肢向下拉动绳子以带动患肢向后上运动。

【其他方法】

1. 针刺 可针刺肩井、秉风、天宗、肩内陵、肩贞、肩髃等穴位，采用平补平泻法，可加灸法治疗。

2. 拔罐 在患部闪罐或留罐。

3. 理疗 红外线照射及超短波治疗等。

4. 针刀 小针刀或浮针等局部松解治疗。

5. 局部封闭 痛点药物注射，行局部封闭。

6. 手法松解术　排除禁忌可考虑麻醉下行手法松解术。

【注意事项】

1. 运用手法视患者年龄、体质、耐受能力与有无禁忌需轻重得法，高龄、体质弱、耐受力差与重度骨质疏松患者慎用重手法。

2. 注意局部保暖，防止受凉，以免加重病情，影响治疗效果。

3. 进行适当的肩部功能锻炼，并要求持之以恒，循序渐进。

七、肱骨外上髁炎

肱骨外上髁炎是指由于急、慢性损伤而致的肱骨外上髁周围软组织的无菌性炎症，以肘关节外侧疼痛、旋前功能受限为主要临床表现的疾病，又称肱骨外上髁综合征、肱桡关节外侧滑囊炎、肱骨外上髁骨膜炎，因网球运动员好发本病，故也称为“网球肘”。本病多见于中年人，属中医“筋伤”范畴。

【病因病理】

本病可因急性扭伤或拉伤而引起，但多数患者起病缓慢，一般无明显外伤史。与职业工种有密切关系，好发于网球运动员、木工、钳工、泥瓦工等。多因长期劳累，伸腕肌起点反复受到牵拉刺激，引起部分撕裂和慢性炎症，进而在损伤肌腱附近发生粘连，以致纤维变性而引起本病，出现外上髁骨膜炎、滑膜炎、环状韧带创伤。

【临床表现】

1. 疼痛以肘关节外侧，肱骨外上髁处局限性酸痛为主。其疼痛在旋转、背伸、提拉、端、推等动作时更为剧烈，如拧衣、扫地、端茶壶、倒水等，同时沿伸腕肌向下放射。

2. 功能受限。轻者症状时隐时现，有的经数日或数月后自愈；重者可反复发作，疼痛为持续性，前臂旋转及握物无力，局部可呈肿胀。

【诊断要点】

1. 疼痛多见于劳动强度较大的青壮年工人，并有肘部急性损伤或腕关节的反复屈伸劳损史。

2. 压痛以肱骨外上髁处、环状韧带或肱桡关节间隙处明显，以及沿伸腕肌行走方向的广泛压痛。

3. 前臂伸肌紧张试验阳性，密耳试验（网球肘试验）阳性。

4. X 线检查一般无异常，部分可见外上髁粗糙或钙化阴影。

【鉴别诊断】

1. 肘关节外伤性骨化性肌炎　以肘关节活动障碍为主要症状，X 线检查可见肌间隙有钙化阴影。

2. 肱骨内上髁炎　疼痛部位在内上髁部，疼痛位置明显不同，同时前臂屈肌紧张试验阳性故可鉴别。

【推拿治疗】

1. 治则　行气活血，通络止痛，理筋解痉。

2. 部位及穴位　前臂桡、背侧；阿是穴、尺泽、曲池、手三里、外关、合谷等穴位。

3. 手法　㨰、点、按、揉、拿、弹拨、擦法等法。

4. 操作

（1）行气活血　患者取坐位或仰卧位。医师站或坐于患侧，以轻柔的㨰法从肘部沿前臂背侧治疗，往返 10 次。

（2）通络止痛　患者取坐位或仰卧位。医师站或坐于患侧，以拇指点揉曲池、手三里、尺泽、少海等穴位，约2分钟，以酸胀为度；同时配合拿法沿伸腕肌往返提拿10次。

（3）理筋解痉　患者取坐位或仰卧位。医师站或坐于患侧，医师右手持腕，使患肢右前臂旋后位，左手用屈曲的拇指端压于肱骨外上髁前方，其余四指放于肘关节内侧；右手逐渐屈曲肘关节至最大限度，左手拇指用力按压肱骨外上髁的前方，然后再伸直肘关节；同时医师左手拇指推至患肢桡骨头之前上面，沿桡骨头前外缘自后弹拨伸腕肌起点，或将前臂旋前位，放置桌上，肘下垫物，医师以拇指向外方紧推邻近桡侧腕长、短伸肌，反复10次，弹拨范围可上下移动。

（4）温经整理　患者取坐位或仰卧位。医师站或坐于患侧，以掌擦法自肘外侧沿伸腕肌治疗2分钟，以透热为度。

【功能锻炼】

1. 甩鞭法　前臂在旋前的同时屈肘，然后迅速伸直肘关节。

2. 各种练习　如握力练习、伸腕练习、屈腕练习、中立位伸拉练习、旋前练习、旋后练习等，开始练习时，重量不要很重，重复10次为一组，每天3组，逐渐增加重复次数，以重量耐受为度。

【其他方法】

1. 针刺　可针刺曲池、手三里、少海、合谷、阿是穴等，采用平补平泻针法，可加灸。

2. 局部封闭　复方倍他米松注射液1mL、利多卡因2mL，痛点注射，每周1次，3次为一个疗程。

3. 针刀　松解桡侧腕长、短伸肌腱及指总伸肌腱的粘连与瘢痕，一般1～3次治疗可痊愈。

【注意事项】

1. 急性损伤起病者，推拿手法宜轻柔，避免产生新的损伤。

2. 从事腕力劳动较多的患者，可根据情况改变原有的姿势，有助于本病的康复。

3. 患者坚持自我推拿和康复功能锻炼，对本病的恢复有益。

4. 局部应注意保暖。

八、腕管综合征

腕管综合征是指由于正中神经在腕管内受到压迫而引起的手指麻木、疼痛等症状的疾病，是周围神经卡压综合征中最常见的一种。本病好发于40～60岁中年女性，属于中医“筋伤”范畴。

【病因病理】

腕管是由屈肌支持带与腕骨沟共同围成的骨纤维隧道，内有指浅、深屈肌腱及屈肌总腱鞘、拇长屈肌腱及其腱鞘、正中神经通过。在正常情况下腕管对通过其内的屈指肌腱和神经起到十分重要的保护作用。但腕管相对狭窄和坚韧，缺乏延展性和对压力的缓冲作用。腕骨骨折、脱位、屈肌支持带增厚、滑膜腱鞘肿胀和肿瘤占位等原因都能引起腕管内容积减小，压力增高，压迫正中神经而出现神经压迫症状。常见病因如下。

1. 腕部外伤。包括骨折、脱位、扭伤、挫伤，改变了腕管的形状，减小了腕管原有的容积。

2. 腕管内各肌腱周围发生炎性病变。如非特异性滑膜炎、类风湿关节炎、痛风、钙化性肌腱炎、感染性疾病等，引起滑膜鞘增生，腕管内容积减小。

3. 占位性病变如腱鞘囊肿、良恶性肿瘤引起腕管内容物增多。

4. 慢性劳损，如打字员、乐器演奏员、编织艺人等职业反复屈伸腕指活动，反复上肢振动，或屈腕尺偏固定时间过长，睡姿影响（夜间手腕不自主屈曲位固定）等。

5. 与内分泌紊乱有关，见于糖尿病、甲状腺功能减退，也可见于妊娠、绝经期的妇女。

【临床表现】

1. 早期　主要为正中神经受压症状，患手拇、示、中指及无名指桡侧半手指麻木、疼痛，腕关节反复屈曲和伸展活动时症状加重，夜间加重可有麻醒史，醒后甩手或搓手后好转。腕部不适偶尔可向前臂、肘部，甚至肩部放射。患肢可伴握力减弱和活动受限。

2. 晚期　患者出现大鱼际肌萎缩、麻痹及肌力减弱，拇指外展、对掌无力。拇指处于手掌的一侧，不能单侧外展（即拇指不能与掌面垂直）。肌萎缩程度常与病程长短有密切关系，一般病程在四个月以后可逐步出现。

【诊断要点】

1. 病史　腕部有外伤史或劳损史。

2. 感觉障碍　多数患者桡侧三个半手指痛觉减退，指端感觉消失。

3. 运动障碍　大鱼际肌萎缩，手指运动无力，拇指外展、对掌功能受限。

4. 叩击试验阳性　在腕部近端轻叩正中神经时，可诱导出手指正中神经分布区疼痛和麻木症状。

5. 屈腕试验阳性　患者将两侧腕关节屈曲 90°，同时使两手背相互靠紧，如 1 分钟内出现症状则为阳性。腕管综合征的患者一般会在起初的 10 ～ 20 秒出现症状。

6. 止血带试验阳性　上臂止血带充气后观察，压力超过收缩压时，60 秒内出现感觉异常，应考虑腕管综合征可能。

7. 肌电图检查　大鱼际肌可出现神经变性。

8. X 线检查　可明确一些病因，如腕部骨折、脱位等骨性改变。

【鉴别诊断】

1. 颈椎病　神经根型颈椎病亦可出现手部桡侧的麻木、疼痛、感觉减退，但往往整个上肢有放射性疼痛、麻木及感觉减退症状，可伴有颈部不适。颈椎 X 线及肌电图检查有助于两者的鉴别。

2. 多发性神经炎　症状常为双侧性，且不局限于正中神经，尺、桡神经均受累，呈手套样感觉减退。

【推拿治疗】

1. 治则　舒筋通络，活血化瘀。

2. 部位及穴位　腕部；曲泽、鱼际、阳池、阳溪、大陵、合谷、内关、劳宫、列缺、外关、阿是穴等穴位。

3. 手法　一指禅推、点、揉、拔伸、摇、擦等法。

4. 操作

（1）患者正坐伸手，腕背部垫枕，掌心朝上置放桌上。医师坐于同侧，以一指禅推法在前臂至手腕沿手厥阴心包经往返治疗，反复 3 ～ 4 遍，在腕管及大鱼际处应重点治疗，手法应先轻，然后逐渐加重。在施术中配合以拇指点揉曲泽、内关、大陵、鱼际等穴位，约 2 分钟，以局部酸胀为度。

（2）患者正坐，前臂置于旋前位，手背朝上。医师站于患者对面，以双手握患者掌部，一手在桡侧，另一手在尺侧，而拇指平放于腕关节的背侧，以拇指指端按入腕关节背侧间隙内，在拔伸情况下摇晃腕关节；然后，将手腕在拇指按压下背伸至最大限度，随即屈曲，并左右各旋转其

手腕 2 ～ 3 次；再以摇法摇腕关节及指关节，依次拔伸第 1、2、3、4 指，以发生弹响为佳。

（3）以掌擦法擦腕掌部 1 分钟，以透热为度。

【功能锻炼】

1. 腕关节活动法 经常进行腕关节背伸、掌屈及旋转活动锻炼。

2. 指活动法 拇指与各指轮流画圈，拇指压各指间第 2 关节，促进功能恢复。

【其他方法】

1. 针刺 可针刺曲泽、内关、大陵、鱼际、劳宫、阳溪等穴位，采用平补平泻法，可加灸。

2. 腕部制动 减少腕部活动，并将腕部固定于功能位。腕关节制动对缓解腕管内充血水肿有一定效果。

3. 局部封闭 复方倍他米松注射液 1mL、利多卡因 2mL，痛点注射，24 ～ 48 小时内症状可加重，而后减轻。

4. 其他 手法治疗无效，或有大鱼际萎缩者，可考虑采取小针刀松解治疗或手术治疗。

【注意事项】

1. 治疗期间，患侧腕关节应避免用力和受寒。

2. 因骨折、脱位引起本病者，应在骨折愈合、关节复位后，再考虑给予推拿治疗。

3. 拔伸摇腕时，切忌强力、暴力，以免发生新的损伤。

4. 对症状反复发作，手法治疗无效，或因占位性病变及骨折脱位引起者，应考虑行手术治疗。

5. 对内分泌紊乱等原因引起本病者，应结合病因治疗。与妊娠相关者，妊娠结束后多可自愈。

九、膝骨关节炎

膝骨关节炎是指膝关节的退行性改变和慢性积累性关节磨损造成的一种以关节软骨的变性、破坏及骨质增生为主要病理特征的慢性关节病，又称退行性关节炎、老年性关节炎等，是最常见的骨关节炎，女性多于男性。本病属中医“骨痹”范畴。

【病因病机】

膝骨关节炎的病因以“虚”和“瘀”为主，并由风、寒、湿等外邪引发。中医学认为肾主骨，肝主筋，人至中年以后，肝肾逐渐亏虚，骨与关节失养，造成膝关节局部劳损瘀阻，复感风寒湿等外邪，在膝关节周围形成寒凝、痰阻、瘀滞，不通则痛，不荣则痛，所以局部症状较全身症状更为突出。因此，肝肾亏虚是本病的基本病机，风、寒、湿等外邪侵袭及跌仆扭伤为诱发因素，血瘀为病理产物，亦为致病因素。西医学认为生物力学失衡是膝关节退变的主要原因。

【临床表现】

1. 膝关节疼痛 活动时疼痛，初起时，疼痛为发作性，后为持续性，劳累和夜间疼痛较重，上下楼梯时明显。

2. 关节活动受限 跑、跳、跪、蹲均受不同程度的限制；膝关节活动时可有摩擦或弹响音，部分患者关节肿胀。

【诊断要点】

1. 病史 多有膝关节疼痛伴关节活动受限病史。以中老年女性多见，发病高峰在 50 ～ 60 岁。

2. 膝关节疼痛 活动时疼痛，初起时，疼痛为发作性，后为持续性，劳累和夜间疼痛较重，

上下楼梯时明显。膝髌处有明显压痛。

3. 关节活动受限　跑、跳、跪、蹲均受不同程度的限制；膝关节活动时可有摩擦或弹响音，部分患者关节肿胀。股四头肌萎缩或关节挛缩。

4. X 线检查　可见股、胫骨内外髁增生，胫骨髁间窝变尖，胫股关节面模糊，关节间隙变窄，髌骨边缘骨质增生，髌韧带钙化。

5. 实验室检查　血、尿常规检查、血沉检查、抗链球菌“O”及类风湿因子检查均未见异常。

【鉴别诊断】

1. 化脓性膝关节炎　膝部皮温改变明显，局部红肿疼痛及关节活动受限症状较本病为重，多伴有高热，白细胞计数及中性粒细胞增高明显，血沉加快。早期 X 线可无明显变化，后期可见骨质破坏，关节间隙变窄或消失。

2. 半月板损伤　疼痛主要位于关节间隙，旋转运动可使疼痛加重，其弹响比髌骨软骨软化的摩擦音更响亮，其关节为真性交锁，引起的痛苦及恐惧感均比假性交锁重。

3. 膝关节结核　一般起病缓慢，病史较长，多有低热、盗汗等全身结核中毒症状。X 线检查可见关节间隙变窄，骨质破坏。

【推拿治疗】

1. 治则　舒筋通络，活血化瘀，松解粘连，滑利关节。

2. 部位及取穴　膝关节周围；鹤顶、内外膝眼、阳陵泉、血海、梁丘、伏兔、委中、承山、风市等穴位。

3. 手法　点、揉、按、㨰、弹拨、拿、擦、摇等法。

4. 操作

（1）舒筋通络　患者取仰卧位。医师站于一侧，以揉法作用于大腿股四头肌，重点在髌骨上部操作，约 5 分钟；点揉鹤顶、内外膝眼、阳陵泉、血海、梁丘、伏兔、风市等穴位，约 3 分钟。

（2）活血化瘀　患者取俯卧位。医师站于一侧，以㨰法作用于大腿后侧、腘窝及小腿后侧，约 3 分钟，拿委中、承山穴数次。

（3）松解粘连　患者仰卧位。医师站于一侧，以按揉与弹拨法交替作用在髌韧带、内外侧副韧带，重点在鹤顶、内外膝眼、阳陵泉、血海、梁丘等穴周围进行治疗，约 3 分钟。提拿髌骨数次。以掌擦法擦患膝周围部，以透热为度。

（4）滑利关节　患者仰卧位，屈髋屈膝。医师站于一侧，一手扶按患膝髌骨，另一手握持小腿远端，做屈膝摇法，配合膝关节的屈伸、旋转等被动活动数次。

【功能锻炼】

膝骨关节炎以主动锻炼为主，通过主动锻炼可使肌纤维本身收缩和舒张，改善血液循环和肌肉组织的营养，避免肌肉的萎缩，增强肌肉的力量；而被动锻炼主要在肌肉瘫痪或肌力很弱时使用，以防止关节僵硬，扩大关节活动范围。

1. 阻抗双髋外展、内收、屈曲

（1）外展　患者平卧，双下肢自然伸直并向外侧展开，与肩同宽，同时助手在双膝关节外侧给予适度的反向作用力阻止其外展，患者在阻力作用下持续用力外展，每次持续 3 ～ 5 秒，每组 10 次。

（2）内收　患者平卧，双下肢自然伸直并向外侧展开，与肩同宽，同时助手在双膝关节内侧

给予适度的反向作用力阻止其内收，患者在阻力作用下持续用力内收，每次持续 3 ～ 5 秒，每组 10 次。

（3）屈曲 患者平卧，双下肢自然伸直，并拢双髋，患者一侧膝有意识地向上抬起（屈髋动作），同时助手适度用力向下按住膝关节，患者在阻力作用下尽量做屈髋动作，每次持续 3 ～ 5 秒，每组 10 次；另一侧亦然。

2. 阻抗双膝伸直、屈曲

（1）伸直 患者平卧，一侧屈髋屈膝，然后用力伸直膝关节，同时助手扶起患者的小腿并给予反向作用力对抗其伸膝运动，患者在阻力作用下持续用力伸膝，每次持续 3 ～ 5 秒，每组 10 次；另一侧亦然。

（2）屈曲 患者平卧，一侧屈髋屈膝，然后用力屈曲膝关节，同时助手扶起患者的小腿并给予反向作用力对抗其屈曲运动，患者在阻力作用下持续用力屈曲，每次持续 3 ～ 5 秒，每组 10 次；另一侧亦然。

3. 阻抗踝关节背伸、跖屈、内旋、外旋

背伸 患者平卧，双下肢自然伸直并向外侧展开，与肩同宽，同时助手在踝关节前侧给予适度的反向作用力阻止其背伸，患者在阻力作用下持续用力背伸，每次持续 3 ～ 5 秒，每组 10 次；用同样的方法做踝关节跖屈、内旋、外旋等阻抗运动。

每组 10 次，每天 3 ～ 5 组，30 天为 1 个疗程，有条件者可借助器械锻炼。

【其他治疗】

1. 中药熏洗 膝痛熏洗方（透骨草、伸筋草、威灵仙、木瓜、五加皮、牛膝、川椒、海桐皮、刘寄奴各 15g，加水煎），趁热熏洗患膝。

2. 针刺 可针刺鹤顶、内外膝眼、阳陵泉、血海、梁丘、伏兔、委中、承山、风市等穴位，采用平补平泻法，可加灸。

【注意事项】

1. 膝关节肿痛严重者应卧床休息，避免膝关节超负荷活动，减轻膝关节负担。

2. 患者应尽早进行主动膝关节功能非负重锻炼，如卧位或坐位膝关节的主动屈伸和旋转活动，改善膝关节的活动范围及加强股四头肌力量。

3. 肥胖患者应注意节食，以减轻膝关节负荷。

4. 对有持续性疼痛且伴有明显关节破坏、关节间隙狭窄及明显功能障碍者可考虑手术治疗。

十、踝关节扭伤

踝关节扭伤是指踝关节在跖屈位，足踝强力内翻或外翻，致使踝部软组织相应损伤，引起局部肿胀、疼痛和功能障碍的一种病症。踝关节扭伤包括踝部韧带、肌腱、关节囊等软组织的损伤，本节主要是指韧带的损伤。任何年龄均可发病，尤以青壮年更为多见。本病属中医“筋伤”“踝缝伤筋”范畴。

【病因病理】

中医学认为，本病多因跌仆闪扭或外力直接打击造成足踝部经筋扭挫、气血凝滞、经络痹阻所致。西医学认为，本病多是由于行走时不慎踏在不平的路面上或腾空后足跖屈落地，足部受力不均，而致踝关节过度内翻或外翻而造成踝关节软组织损伤。根据踝部扭伤时足所处位置的不同，可以分为内翻扭伤和外翻扭伤两种，其中尤以跖屈内翻位扭伤最多见。内翻位扭伤多造成踝部外侧的距腓前韧带和跟腓韧带损伤，距腓后韧带损伤则少见。外翻位扭伤多损伤踝部内侧的三

角韧带，但由于三角韧带较坚韧，一般不易造成韧带的损伤而常发生内踝的撕脱骨折。

【临床表现】

1. 疼痛损伤后局部疼痛，尤以内、外翻活动及行走时疼痛明显。

2. 肿胀轻者可见局部肿胀，重者则整个踝关节均肿胀。踝部的软组织较少，损伤后常可引起局部血管破裂，见皮下瘀血明显，尤其是在伤后 2 ～ 3 天，皮下瘀血青紫更为明显。

3. 活动受限主要表现为跛行，走路时患足不能用力着地，同时损伤部位疼痛可致踝关节活动受限。

【诊断要点】

1. 有明确的踝部扭伤史。

2. 伤后踝部即有疼痛，步行困难，甚则跛行。伤处压痛、肿胀明显，甚至局部瘀斑，踝关节活动受限。

3. 内翻扭伤时，一般是外侧副韧带损伤，疼痛肿胀部位主要集中在外踝前下方，外翻扭伤时，一般是内侧副韧带损伤，肿胀疼痛部位主要集中在内踝前下方。

4. X 线检查没有直接意义，但可排除踝部的撕脱骨折、脱位等。被动足内翻或外翻位应力位片可见距骨倾斜的角度增大，甚至可见移位现象。

【鉴别诊断】

1. 踝部骨折　两者都有踝部扭伤史。踝部骨折局部肿胀严重，疼痛剧烈，压痛可能位于内踝、外踝、内踝尖、外踝尖，有时可触及异常活动或骨擦音。X 线片检查可确诊。

2. 第五跖骨基底骨折　两者都有踝部扭伤史。第 5 跖骨基底骨折疼痛及压痛部位在第 5 跖骨基底部。X 线片检查可确诊。

【推拿治疗】

1. 治则　疏经通络，活血散瘀。

2. 部位及取穴　踝关节周围；阳陵泉、丘墟、绝骨、然谷、照海、申脉等穴位。

3. 手法　按、揉、一指禅推、拔伸、摇、擦等法。

4. 操作

（1）疏经通络　患者取仰卧位。医师站于患侧，以拇指按揉法作用于踝部，先从患部到周围，接着自外踝经小腿外侧至阳陵泉穴按揉 3 遍，重点在阳陵泉、丘墟、绝骨、然谷、照海、申脉等穴位，以酸胀为度；再以一指弹推法作用于痛处，从局部向周围扩展，约 3 分钟。

（2）活血散瘀　患者取仰卧位。医师站其足侧，拔伸踝关节数次，并做小幅度内外旋动；继而做踝关节摇法数次；以小鱼际擦法擦足背部，并经踝至小腿，以温热为度。

【功能锻炼】

踝关节扭伤后再次扭伤的概率比正常踝关节高出 40%～ 70%。因此，急性期过后的踝关节功能康复锻炼，不仅可以促进病情的恢复，还可以预防再次扭伤，锻炼时要循序渐进，不可急于求成。

1. 踝关节活动度扩展训练

患者取坐立位，伸直膝关节，做如下练习。

（1）背伸　向后牵拉脚到极限并持续 15 秒钟，复原后再重复，1 组 10 次。

（2）跖屈　向前牵拉脚到极限并持续 15 秒钟，复原后再重复，1 组 10 次。

（3）内翻　向内牵拉脚到极限并持续 15 秒钟，复原后再重复，1 组 10 次。

（4）外翻　向外牵拉脚到极限并持续 15 秒钟，复原后再重复，1 组 10 次。

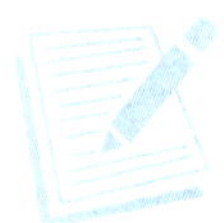

2. 等长力量训练

（1）外翻等长力量训练　患者取坐位，患足外侧抵住固定的物体，向外侧用力使肌肉收缩并持续15秒钟，复原、放松10秒钟后，再重复5～10次。

（2）内翻等长力量训练　患者取坐位，患足内侧抵住固定的物体，向内侧用力使肌肉收缩并持续15秒钟，复原、放松10秒钟后，再重复5～10次。

3. 抗阻力力量训练

（1）背伸抗阻力力量训练　伸直膝关节，运动踝关节使脚面向后抵抗橡皮筋的阻力并持续15秒钟，复原后再重复，1组10次。

（2）跖屈抗阻力力量训练　伸直膝关节，运动踝关节使脚向前抵抗橡皮筋的阻力并持续15秒钟，复原后再重复，1组10次。

（3）内翻抗阻力力量训练　伸直膝关节，运动踝关节使脚向内抵抗橡皮筋的阻力并持续15秒钟，复原后再重复，1组10次。

（4）外翻抗阻力力量训练　伸直膝关节，运动踝关节使脚向外抵抗橡皮筋的阻力并持续15秒钟，复原后再重复，1组10次。

4. 半负重训练

（1）小腿部肌肉力量训练　患者坐在椅子上，患足放在地面上，保持脚趾在地面上，尽量提起脚后跟，复原后再重复，1组10次。

（2）单腿站立　患者扶住固定物体站立，重心向患足分担部分并维持该姿势15秒钟，再把重心放到健侧脚上，1组10次。

5. 完全负重训练

单腿站立　患者站立，提起健侧脚，重心转移至患足，持续15秒钟。复原到起始姿势，重复10次。

【其他治疗】

1. 中药熏洗　选用舒筋活血汤（羌活、防风、荆芥、独活、当归、续断、青皮、牛膝、五加皮、杜仲、红花、枳壳等，水煎），熏洗患踝。

2. 针刺　可针刺阳陵泉、丘墟、绝骨、然谷、照海、昆仑、申脉等穴位，采用平补平泻法，可加灸。

【注意事项】

1. 推拿治疗前，应排除踝部骨折、脱位及韧带完全断裂。
2. 对急性损伤患者，早期宜冰敷压迫，止血止痛，需在24小时后再行推拿治疗。
3. 治疗期间抬高患肢，利于肿胀消退。注意踝部保暖，避免重复扭伤。
4. 治疗间隙期应做踝部外固定，特别是防止踝关节的背伸内翻活动。2周后，可以练习踝关节各方向的主动活动，循序渐进，逐渐增大活动范围。

十一、跟痛症

跟痛症是指跟骨结节周围软组织急、慢性损伤导致以足跟底部疼痛及行走困难为主要临床表现的病症，又称足跟痛，常伴有跟骨结节前缘骨刺形成。多见于中老年人，体形肥胖的妇女易患此症。本病属中医学“筋伤”范畴。

【病因病理】

足底为足太阳经筋所结，足跟部为肾经之所主，足少阴肾经起于足下趾，斜行足心，至内踝后，下入足跟。阳跻脉、阴跻脉均起于足跟，各主人体左右之阴阳。因足底着力不当，跟骨受损，牵掣经筋，气血瘀滞，筋挛黏结故痛甚，行走不便。或年老体衰，肝肾亏虚，肝主筋，肾主骨，久虚入骨，以致骨赘形成而为骨痹。

西医学认为，各种外力引起脂肪垫、滑液囊损伤，表现为脂肪垫充血肿胀，滑液渗出增多，囊壁增厚，跟骨骨膜增厚等病理改变，导致跟底疼痛。或因腰椎生理曲度改变、扁平足弓，致人体重心移至足跟，或因过度运动牵张足拇展肌、趾短屈肌及跖腱膜，使跟骨结节附着部反复受到牵拉，引起炎症，形成骨刺，产生跟痛。

【临床表现】

1. 进行性足跟痛　晨起站立或行走过久后疼痛加重，一般疼痛部位较局限，可伴有足底麻胀和疲劳感。多在中年以上发病，起病缓慢，可有数月或数年的病史。

2. 肿胀　足底局部可见肿胀，且有明显压痛。

【诊断要点】

1. 多有慢性进行性足跟痛病史。多在中年以上发病，起病缓慢。

2. 晨起站立或行走过久后疼痛加重，一般疼痛部位较局限，可伴有足底麻胀和疲劳感。

3. 跟骨结节前内侧压痛多为跟骨骨刺或跖腱膜炎；跟骨结节下方正中或偏后缘压痛多为跟骨脂肪垫变性；足跟后上方压痛多为跟腱炎、跟骨皮下滑囊炎。

4. X 线检查常见足跟后部及底部软组织阴影增厚，有时可见足骨疏松、骨膜增厚及跟骨基底结节部有粗糙刺状突或骨质增生。排除跟骨器质性病变。

【鉴别诊断】

本病根据病史、症状及相关检查可做出诊断。但应注意与跟骨骨髓炎、跟骨结核等疾病进行鉴别。

1. 跟骨骨髓炎　跟骨骨髓炎虽有跟痛症状，但局部可有明显的红肿热痛等急性感染的征象，严重者伴有高热等全身症状。血常规和 X 线检查可明确诊断。

2. 跟骨结核　本病多发于青少年，局部微热，肿痛范围大，全身情况差，常伴低热盗汗、疲乏无力、食欲不振等。化验及 X 线检查可鉴别。

【推拿治疗】

1. 治则　活血止痛，疏通经络。

2. 部位及取穴　跟骨周围；三阴交、金门、然谷、太冲、照海、昆仑、申脉、涌泉等穴位。

3. 手法　点、按、揉、拿、弹拨、摇、擦等法。

4. 操作

（1）活血止痛　患者取仰卧位。医师站其患侧，点按三阴交、金门、然谷、太冲、照海、昆仑、申脉、涌泉等穴位，以及足跟部，每处半分钟；以掌跟或握拳叩击痛点，连续数十次。

（2）疏通经络　患者取俯卧位。医师站其患侧，从小腿腓肠肌起，至跟骨基底部施按揉、拿法，上下反复操作 5 分钟；横行足趾方向弹拨足底跖筋膜 1 分钟。

（3）松筋整理　患者取仰卧位。医师站其足侧，轻摇踝关节，屈伸踝关节，反复数十次；以小鱼际擦法沿跖筋膜走行方向擦足跟部及涌泉穴，均以透热为度。

【自我按摩】

患者盘坐，以拇指在足跟部痛点按揉 3 ～ 5 分钟，继以拇指末节在跟骨结节及压痛点弹拨、点压数次，再用掌根在足跟及周围用擦法治疗，以透热为度，每日自我治疗 2 ～ 3 次。

【注意事项】

1. 急性期宜休息，减少承重所致的疼痛；症状缓解后，应减少站立和步行。

2. 宜穿软底鞋或在患足鞋内放置海绵垫。

3. 跟痛症临床常伴骨刺形成，但疼痛与骨刺的大小无关，与骨刺的方向有部分关系。

十二、颞颌关节紊乱症

颞颌关节紊乱症是以颞颌关节在咀嚼运动时疼痛、开口或闭口时发生杂音或弹响、张口度受限制为主要表现的综合症候群。多发于 20 ～ 40 岁的青壮年，常为单侧发病。中医学又称为“颌痛”“颊痛”“口噤不开”等。

【病因病理】

中医认为肝肾不足，气血虚弱，则经筋失养，关节不利，易受损伤；或因咀嚼硬物过劳伤筋，加之感受风寒，使经气凝滞而成本病。

西医学对本病发病原因目前尚未完全阐明，可能与以下因素有关。

1. 关节损伤或运动过度　因遭受外力打击、跌仆等外伤，可使关节受到创伤；或突然张口过度，经常咀嚼硬物，口腔手术时间过久等，使关节周围肌肉过度疲劳，产生水肿，日久则形成轻度的瘢痕，而致颞颌关节运动障碍。

2. 关节周围肌肉过度兴奋或抑制　过度的兴奋与抑制致使周围的肌筋组织产生紧张或松弛，而使颞颌关节功能紊乱。

3. 牙齿咬合功能的紊乱　牙齿咬合与颞颌关节的功能活动有着密切的关系，牙齿相互咬合关系是协调的互动关系，当这种关系出现紊乱时，则会反射地引起颞颌关节周围肌群的痉挛而发生本病。

4. 神经、精神因素　神经衰弱患者、更年期妇女、精神紧张者等，可使颞颌关节周围的神经、肌肉经常处于过度兴奋状态，容易劳损而发生本病。

【临床表现】

1. 颞颌部周围疼痛，以酸痛为主，咀嚼活动、张口刷牙等均感疼痛；患者不敢大笑、打哈欠及咬较硬食物。

2. 关节弹响或杂音，可为单声清脆音或多声杂音；关节运动异常，表现为开口度过大或过小，开口时下颌偏斜或歪曲，以及张口、闭口时发生障碍等。

3. 本病还可伴有耳痛、耳鸣、头晕、视力减退和慢性疲劳等症状。

【诊断要点】

1. 大多慢性起病，偶有外伤史。

2. 疼痛。有单侧或双侧颞颌部疼痛，以酸痛为主，咀嚼活动、张口刷牙时加重。疼痛有时可放射到眼眶、颊、额、枕、颈、肩等处。

3. 张口受限。患者不能做张口动作，不敢大笑、打呵欠及咬较硬食物，严重者甚至牙关紧闭。

4. 部分患者可出现传导性耳鸣、耳聋、耳疼、眼胀、畏光、眩晕、头痛、心悸，以及放射性疼痛，病程较长时，可出现面部不对称。

5. X 线检查下颌关节一般无明显变化，但可排除颞颌关节部的骨折、脱位等病变。

【鉴别诊断】

局部酸胀或疼痛、弹响和运动障碍是本病的基本特征，仍需与颌面肿瘤、颞下颌关节脱位等疾病鉴别。

1. 颌面部肿瘤　颌面深部肿瘤也有开口困难或牙关紧闭，若有开口困难，特别是同时伴发脑神经症状或其他症状者，应考虑是否存在颌面深部肿瘤。行颌面部 CT 可鉴别。

2. 颞下颌关节脱位　颞下颌关节脱位者可见口半开不能闭合，咬食不便，流涎等症状。双侧脱位者可见下颌骨下垂、向前突出；单侧脱位者可见口角㖞斜，下颌骨向健侧倾斜，X 线摄片可见骨组织位置改变。

【推拿治疗】

1. 治则　舒筋通络，理筋整复。

2. 部位及取穴　颞颌关节、面颊部；颊车、下关、翳风、合谷等穴位。

3. 手法　按揉、挤压、一指禅推、擦等法。

4. 操作

（1）松筋　患者正坐或仰卧位，先用指按揉法在面颊部进行缓和轻柔的操作约 2 分钟，以舒松颞颌关节周围肌肉，再用轻快柔和的一指禅推法在颊车、下关、翳风、颊车、下关穴治疗，点揉合谷穴，约 3 分钟。

（2）整复　医师两手拇指按住患者两侧颊车，两手的其余四指扣托住下颌骨的下缘。然后两拇指按揉颊车，两手同时轻微地活动下颌。如有半脱位者，患者常可感到有轻微的弹跳感。下颌骨向健侧偏歪，咬合关系异常者，则让患者端坐位，医师站其身后，一手掌大鱼际按在患侧颞部和髁状突处，另一手掌按在健侧下颌部，令患者做张口和闭口运动，同时医师两手相对用力挤按，调整其咬合关系。

（3）理筋　在患侧颞颌部用大鱼际擦法，以热为度。

【功能锻炼】

复位后每日可进行张口咬合练习 20 ～ 30 次。

【注意事项】

1. 忌食生冷、坚硬食物，纠正不良的咀嚼习惯，避免单侧咀嚼及过度张口。

2. 注意颜面部保暖，防止寒邪侵袭。

3. 如有骨性改变，推拿疗效欠佳，需要矫正咬合关系者，应转入口腔专科检查治疗，必要时应考虑外科手术治疗。

第二节　内科及妇科病症

一、头痛

头痛是患者自觉头部疼痛的临床常见症状，可单独出现，也可兼见于多种急、慢性疾病引起。西医学将头痛分为原发性和继发性两类，前者也可称为功能性头痛，常见的如偏头痛、紧张性头痛；后者包括各种颅内病变如脑血管疾病、颅内感染、颅脑外伤、全身性疾病和滥用精神活性药物等所致的头痛。头痛在一年四季、任何年龄均可发生。本病属于中医“头风”“脑风”“首风”等范畴。

【病因病理】

头为“诸阳之会”“清阳之府”，又为髓海之所在，居于人体之最高位，五脏之精血、六腑之清气皆上注于头，手足三阳经亦上会于头。若六淫之邪上犯清窍，阻遏清阳；或痰浊、瘀血痹阻经络，壅遏经气；或肝阴不足，肝阳偏亢，上扰清窍；或气虚清阳不升；或血虚头窍失养；或肾精不足，髓海空虚，均可导致头痛的发生。

【诊断要点】

1. 颈源性头痛 起病或急或缓，有长时间低头伏案工作或落枕史，头痛连及颈项，伴颈椎活动不利，或头晕、恶心、畏光、目胀等，在患侧风池周围及上位颈椎关节突关节附近可触及明显压痛和结节状物。

2. 外感头痛 起病较急，有明显感受外邪史，或头痛连及项背，或胀痛欲裂，或头痛如裹；可伴有发热、恶寒或恶风、身困、鼻塞、流涕、咽痛、咳嗽等症状。

3. 偏头痛 反复发作的一侧或双侧头痛，女性多于男性，发作前多有先兆，常因紧张、忧郁等诱发。麦角胺治疗可缓解症状。

4. 内伤头痛 可因肝阳上亢、血虚不荣、痰瘀阻络、肾虚失充等引起，表现各异，参照《中医诊断学》和《中医内科学》进行诊断。

头痛的诊断应以经络辨证为主，结合脏腑辨证，同时，注意检查是否存在颈部“筋出槽”或“骨错缝”的病理变化，综合分析，才能做出正确判断。

【鉴别诊断】

根据头痛病史及症状特点，进行血压、血常规等检查，必要时可做经颅多普勒、脑电图、脑脊液、颅脑 CT 或 MRI 和相应的五官科检查，从而与颅内占位性病变、颅脑外伤、各类脑病、脑血管意外、五官科疾病等所致的头痛相鉴别。

【推拿治疗】

1. 治则 疏经，通络，止痛。

2. 部位及取穴 头面部六阳经及督脉循行部位，如印堂、神庭、鱼腰、攒竹、头维、太阳、百会、四神聪等穴位；项肩部太阳经、少阳经及督脉循行部位，如风府、风池、新设、项根、肩井、大椎。

3. 手法 一指禅推法、㨰法、擦法、摩法、分推法、平推法、按揉法、击法、拿法、抹法、拨法、扫散法。

4. 操作

（1）患者取坐位或仰卧位。医师行一指禅“小∞字”和“大∞字”推法，反复分推 3 ～ 5 遍。继之指按、指揉印堂、神庭、攒竹、鱼腰、太阳、百会、四神聪等穴位，每穴约 1 分钟；结合抹前额 3 ～ 5 遍；从前额发际处至风池穴处做五指拿法，反复 3 ～ 5 遍。行双手扫散法约 1 分钟；指尖击前额部至头顶，反复 3 ～ 6 遍。

（2）患者取坐位或俯卧位。用一指禅推法沿项部膀胱经、督脉上下往返操作，结合揉、拨、推上述穴位 3 ～ 5 分钟。继之拿风池穴、项部两侧肌群、肩井，各半分钟；在项、肩、上背部施以㨰法约 2 分钟。

（3）在太阳、头维穴区行一指禅推法，以较重力量按揉风池穴 3 ～ 5 分钟。

（4）肝阳头痛者，按揉肝俞、阳陵泉、太冲、行间，每穴约 1 分钟；推眉弓 30 次左右，两侧交替进行；扫散法操作 20 次。血虚头痛者，指按揉中脘、气海、关元、足三里、三阴交、膈俞，每穴约 1 分钟；掌摩腹部 5 分钟左右；擦背部督脉，以透热为度。痰浊头痛者，用一指禅推法推中脘、天枢穴，每穴约 2 分钟；摩腹部 5 分钟左右；指按揉脾俞、胃俞、大肠俞、足三里、丰隆穴，每穴约 1 分钟。肾虚头痛指按揉肾俞、命门、腰阳关、气海、关元、太溪，每穴 1 ～ 2 分钟；擦背部督脉、腰骶部，以透热为度。瘀血头痛者，分抹前额 1 ～ 2 分钟；指按揉攒竹、太

阳，每穴 1 ～ 2 分钟；指按揉合谷、血海、太冲，每穴约 1 分钟；擦前额部，以透热为度。

【预后】

外感头痛一般起病较急，病程较短，经推拿治疗后头痛多快速好转、消失；若头痛进行性加重，伴颈项强、呕吐频频，甚至神昏、抽搐者，为病情危重。内伤头痛一般起病缓慢，病程较长，常反复发作，大多经治疗后，病情可逐渐好转，乃至痊愈；若头痛呈进行性加重，或伴颈项强直，或伴视力障碍，或口舌㖞斜、一侧肢体不遂者，为病情危重；若头痛伴眩晕、肢体麻痹者，当预防中风发生。

【注意事项】

引起头痛的原因较为复杂，推拿虽对缓解头痛症状有较好疗效，但治疗时必须审证求因，按治病务必求其本的原则辨证论治。推拿治疗头痛时，手法应轻柔，尤其应避免在头面部使用暴力和蛮力，以避免造成医源性损伤。

二、眩晕

眩是指眼花或眼前发黑，晕是指头晕或感觉自身或外界景物旋转。二者可以单独出现，也可同时并见。故称为“眩晕”；轻者闭目即止，重者如坐车船，旋转不定，不能站立。或伴有恶心、呕吐、汗出，甚则昏倒等症状。

【病因病理】

眩晕的病因主要有外邪、情志、饮食、体质、年龄、作息、外伤等方面。或由身心过动，或由情志抑郁，或由地气上腾，或由冬藏不密，或由年高肾液已衰，水不涵木，以致目昏耳鸣，震眩不定。其病性有虚实两端，属虚者居多，如阴虚易肝风内动，血虚则脑失所养，精亏则髓海不足，均可导致眩晕。属实者多由于痰浊壅遏，化火上蒙；或瘀血凝滞，经脉痹阻而形成眩晕。

【诊断要点】

1. 颈椎源性眩晕　眩晕发作与颈椎位置改变密切相关，以目眩为主，可伴恶心、呕吐、汗出、目胀、畏光等，影像学检查有颈椎退行性改变。

2. 内伤眩晕　可因肝阳上亢、痰浊中阻、肾精不足、气血亏虚、瘀血内阻引起，表现各异，参照《中医诊断学》和《中医内科学》进行诊断。

【鉴别诊断】

中风以猝然昏仆，不省人事，口舌㖞斜，半身不遂，失语，或无昏仆，仅以㖞僻不遂为特征。眩晕之甚者晕倒与中风昏仆相似，但晕倒者记忆空白，瞬间即清，且无半身不遂、口舌㖞斜诸症。也有部分中风患者，以眩晕、头痛为其先兆表现，故临证当注意中风与眩晕的区别与联系。

厥证以突然昏仆、不省人事、四肢厥冷为特征，发作后可在短时间内苏醒，严重者可一厥不复而死亡。眩晕严重者也有欲仆或晕眩仆倒的表现，但眩晕患者记忆空白，意识并不丧失。

【推拿治疗】

1. 治则　补虚泻实，调整阴阳。

2. 部位及取穴　前额、颠顶、眼眶等部位，如印堂、攒竹、鱼腰、睛明、四白、百会、太阳穴；项肩部太阳经、少阳经及督脉循行部位，如风府、风池、新设、肩井、大椎。

3. 手法　一指禅推法、㨰法、抹法、推法、按法、揉法、平推法、拿法、拨法、扫散法。

4. 操作

（1）患者坐位或仰卧位。医师行一指禅“小∞字”和“大∞字”推法，反复分推 3 ～ 5 遍。

继之指按、指揉印堂、攒竹、鱼腰、四白等穴位，每穴约1分钟；结合抹前额3～5遍；从前额发际处至风池穴处做五指拿法，反复3～5遍。行双手扫散法，约1分钟；指尖击前额部至颠顶，反复3～6遍。

（2）患者取坐位或俯卧位。用一指禅推法沿项部膀胱经、督脉上下往返操作，揉、拨、推上述穴位3～5分钟。拿风池、风府3～5分钟。继之拿风池穴、项部两侧肌群、肩井各半分钟；在项、肩、上背部施以㨰法，约2分钟。

【预后】

眩晕多虚实互见，迁延反复，时作时止。眩晕发作时，积极治疗每可终止眩晕或减轻眩晕程度；迁延日久者，要积极寻找病因并治疗原发疾病，才能达到治疗目的。极少数患者治疗不当或不及时，有发为中风之虞。

【注意事项】

眩晕一证在临床较为多见，其病变以虚实夹杂为主。其中因肝阳上亢而导致的眩晕最为常见，其患者应当警惕有发生中风的可能，必须严密监测血压、神志、感觉等方面的变化，以防止病情突变、还应嘱咐患者忌恼怒急躁，肥甘醇酒，按时服药，控制血压，定期就诊，监测病情变化。

三、失眠

失眠是指以经常不能获得正常睡眠为特征的一种病症，轻者入眠困难，或睡中易醒，或时寐时醒，醒后不能再寐；严重者可彻夜不眠。古代称为“不寐”“不得眠”“不得卧”，本症可单独出现，也可以与头痛、健忘、眩晕、心悸等症同时出现。多见于西医学的神经官能症和围绝经期综合征等。

【病因病理】

1. 心脾两虚　长期思虑劳倦，伤及心脾，营血耗损，不能养心，以致心神不安而成失眠。

2. 阴虚火旺　素体虚弱，或久病体虚，或房劳过度，肾阴亏损，心肾不交，水不制火，则心火独亢而神志不宁，导致失眠。

3. 痰热内扰　饮食不节，肠胃受伤，宿食停滞，痰热内生，痰热上扰，胃气不和，以致失眠。

4. 肝郁化火　恼怒伤肝，肝失调达，气郁不舒，郁而化火，火性炎上，扰动心神，神不得宁则失眠。

【诊断要点】

1. 失眠表现　入睡困难，入睡时间超过30分钟。

2. 睡眠质量　睡眠质量下降，睡眠维持障碍，整夜觉醒次数≥2次、早醒、睡眠质量下降。

3. 总睡眠时间　总睡眠时间减少，通常少于6小时。

【鉴别诊断】

1. 暂时性失眠　指因生活环境的改变或情志影响，而引起的一时性失眠，不属于病态。

2. 少眠　指因特殊原因导致睡眠时间减少，但无其他不适感觉者，不应视为病态，老年人半夜醒后不能再睡，多数为正常现象。

【推拿治疗】

1. 治则　宁心安神，平衡阴阳。

2. 取穴及部位　背部督脉、华佗夹脊等部位，以及印堂、神庭、太阳、睛明、攒竹、鱼腰、角孙、百会、风池、安眠、心俞、肝俞、脾俞、胃俞、肾俞等穴位。

3. 手法　一指禅推法、㨰法、抹法、按揉法、扫散法、拿法、捏法、击法、掌推法。

4. 操作

（1）患者坐位或仰卧位，医师行一指禅“小∞字”和“大∞字”推法，反复分推 3 ～ 5 遍。继之指按、指揉印堂、攒竹、睛明、鱼腰、太阳、神庭、角孙、百会，每穴 1 分钟；结合抹前额 3 ～ 5 遍；从前额发际处至风池穴处做五指拿法，反复 3 ～ 5 遍。行双手扫散法约 1 分钟；指尖击前额部至头顶，反复 3 ～ 6 遍。

（2）患者俯卧位，医师用㨰法在患者背部、腰部操作，重点治疗心俞、肝俞、脾俞、胃俞、肾俞、命门等部位，时间约 5 分钟。自下而上捏，3 ～ 4 遍。自上而下掌推背部督脉 3 ～ 4 遍。

【预后】

失眠因病情不一，预后各不相同。病程短，病情单纯者，治疗收效较快；病程较长，病情复杂者，治疗难以速效，而且病因不除或治疗不当，易产生情志病变使病情更复杂，治疗难度增加。痰热扰心证者，如病情加重有成狂或癫之势。心胆气虚证者，日久不愈亦有成癫之虑。

【注意事项】

1. 消除思想顾虑，避免情绪激动。
2. 睡前不吸烟，不喝酒和浓茶。
3. 养成良好的生活习惯，每天适当参加体力劳动。
4. 多参加体育锻炼，增强体质。
5. 推拿治疗失眠选择晚上临睡前效果更佳。

四、中风

中风是以猝然昏仆、半身不遂、口眼㖞斜、舌强语謇为主症的一类疾病，又称为半身不遂、偏枯、偏瘫等。多见于中老年人，或高血压、心脏病患者。病轻者可无昏仆而仅见口舌㖞斜或伴有半身不遂等症状，本病一年四季均可发病，但以冬春两季为高发季节。由于肢体功能的丧失，患者的健康受到严重威胁。推拿治疗对促进肢体功能的康复具有不同程度的效果，一般以早期治疗为宜。

【病因病理】

本病多因气血亏虚，心肝肾三脏失调，复因劳逸失度，内伤积损、情志不遂、饮酒饱食或外邪侵袭等触发，导致机体阴阳失调，气血运行受阻，肌肤筋脉失于濡养；或阴亏于下，肝阳偏亢，阳化风动，血随气逆，肝阳暴涨，夹痰夹火，横窜经隧，蒙蔽清窍，而成上实下虚、阴阳互不维系的危重证候。

【临床表现】

1. 临床症状　半身不遂以单侧上下肢瘫痪无力、口眼㖞斜、舌强语謇等为主症。初期患者肢体软弱无力，知觉迟钝或稍有强硬，活动功能受限，以后逐渐趋于强直挛急，患侧肢体姿势常发生改变和畸形等。

2. 检查

（1）口眼㖞斜　口角及鼻唇沟歪向健侧，两腮鼓起漏气，但能做皱额、蹙眉和闭眼等动作。

（2）半身不遂　患侧肢体肌张力增高，关节挛缩畸形，感觉略减退，活动功能基本丧失，患侧上肢肱二头肌、肱三头肌腱反射亢进，下肢膝腱和跟腱反射均为亢进，健侧正常。

（3）血压　脑出血和脑血栓形成患者血压偏高，蛛网膜下腔出血的患者脑膜刺激征阳性，脑梗死患者可出现神经系统体征。

（4）脑脊液检验　脑出血和蛛网膜下腔出血患者为血性；脑血栓形成和脑梗死患者均为正常。

【诊断与鉴别诊断】

1. 诊断要点

（1）既往有高血压、心脏病和头痛、眩晕等病史。

（2）猝然仆倒、不省人事或静止状态下逐渐出现半身不遂、口眼㖞斜、舌强语謇是其主症，病轻者可无昏仆而仅见口舌㖞斜及半身不遂等症状。

（3）平素有心烦易怒、眩晕、头痛、心悸等症，或有长期烦劳过度、精神紧张、形体肥胖等病史。

（4）发病前多有头晕、头痛、肢体一侧麻木等先兆症状。

（5）多急性起病，好发于40岁以上人群。

2. 鉴别诊断

（1）脑肿瘤　发病一般较缓慢，症状进行性加重，见同侧眼睑下垂，眼球外视，不能内转，瞳孔散大及对光反射消失，伴有发作性头痛，后期则可见全身或局限性癫痫发作。

（2）脑外伤　有脑外伤史。本病由于脑部病变情况不同，预后也不同，因此，要加以鉴别。

【推拿治疗】

1. 治则　平肝息风，行气活血，舒筋通络，滑利关节。

2. 取穴及部位　大椎、肩井、臂臑、曲池、手三里、合谷、居髎、环跳、殷门、承扶、委中、承山、昆仑、血海、足三里、阳陵泉、风市、梁丘、肾俞、大肠俞、命门等穴位。

3. 手法　一指禅推法、㨰法、按法、揉法、拿法、摇法、擦法、捻法，配合患肢关节的被动运动。

4. 操作

（1）患者取俯卧位，医师先以按法作用于背部脊柱两侧5～8分钟，按腰骶部的同时，配合腰后伸被动运动；接着按揉臀部、下肢后侧及跟腱3分钟，在臀部同时配合髋外展被动运动；然后按揉大椎、膈俞、肾俞、命门、大肠俞、环跳、委中、承山诸穴，以酸胀为度，擦腰骶部以透热为度。

（2）患者取侧卧位，医师施㨰法于居髎、风市、阳陵泉穴3分钟，并按揉上述穴位以酸胀为度。

（3）患者取仰卧位，医师施㨰法于大腿前侧、小腿前外侧至足背部，并使患侧膝关节做极度屈曲，背伸踝关节，然后按揉伏兔、梁丘、两膝眼、足三里、丘墟、解溪、太冲诸穴位，以酸胀为度，拿委中、承山、昆仑、太溪穴位，以有酸、胀、麻的感觉为佳。

（4）患者取坐位，医师施㨰法于肩井和肩关节周围到上肢掌指部5分钟，在肩前缘时结合肩关节上举、外展的被动运动，在腕部时结合腕关节屈伸被动运动，按揉肩内陵穴以酸胀为度，拿曲池、合谷穴以酸胀为度，摇掌指关节，捻指关节，最后搓肩部及上肢。

（5）患者取坐位或仰卧位，医师施一指禅推法于下关、颊车、地仓、人中、承浆穴5～8分钟，拿两侧风池、肩井穴结束治疗。

【预后】

中风病的预后与体质强弱、正气盛衰、邪气浅深、中风轻重及治疗正确与否、调养是否得当等相关。中经络一般病情较轻、预后较好。中脏腑者，神志由昏迷逐渐转清，半身不遂趋于恢复，病势为顺，预后多好。若出现顽固性呃逆、呕血、厥脱者，此为中风变证，多致正气散脱。若邪盛正伤，虽经救治，终因正气已伤，致病程迁延，可成为中风后遗症。

【注意事项】

推拿疗法适用于中风患者，其疗效令人满意。且本病病程的长短与瘫痪肢体的康复有直接关系，故应尽早对本病进行治疗，避免使用暴力和蛮力，手法轻柔。一般在中风后两周进行，血压稳定后可行推拿治疗。

患者须有长期与疾病做斗争的信心，树立乐观主义精神，克服对本病的恐惧心理和悲观情绪，避免精神刺激。生活要有规律，不宜过度疲劳，可在医师指导下进行适当的体育锻炼，并预防褥疮和尿路感染等，忌食动物的脂肪、内脏，避免烟酒刺激。

五、面瘫

面瘫是指以口眼㖞斜为主要症状的一种疾病，临床分为周围性和中枢性两种，俗称“歪嘴巴”。本病可发生于任何年龄，但以 20 ～ 40 岁为多见，男性多于女性，通常为单侧发病，双侧同时发病的极为少见。

【病因病理】

中医认为本病的发生多因正气不足，经络空虚，风寒或风热之邪乘虚而入，导致面部少阳、阳明经经气阻滞，经筋失养，筋肉弛纵不收而发病。

【诊断要点】

1. 有面部受风邪侵袭的病史。

2. 一侧面部表情肌瘫痪，面部歪向健侧。

3. 患侧不能做蹙眉、皱眉、露齿、鼓腮、吹口哨等动作，口角向健侧㖞斜，眼裂变大，露睛流泪，额纹消失，嚼食障碍，口角流涎，患侧鼻唇沟变浅或消失，眼睑闭合不全。

4. 耳郭、外耳道、鼓膜等处疼痛，可见到疱疹。

5. 发病时检查面部肌电图有病理电位和运动电位减少。

【鉴别诊断】

1. 中枢性面瘫　中枢性面瘫仅限于眼部以下的肌肉瘫痪，故皱额、蹙眉皆无障碍，且常有一侧上、下肢体瘫痪。上面肌不受影响，仅限于下面肌瘫痪，无面肌萎缩，为对侧锥体束损害引起，常见于脑血管疾病、脑肿瘤、脑外伤等。

2. 急性感染性多发性根性神经炎　该病患者面瘫常为双侧，有感染病史和肢体感觉、运动障碍。

3. 腮腺炎和腮腺肿瘤　可累及面神经而出现面瘫，但伴有腮腺肿大等表现。

【推拿治疗】

1. 治则　舒筋通络，活血化瘀。

2. 取穴及部位　印堂、睛明、阳白、四白、迎香、下关、颊车、地仓、风池、合谷。

3. 手法　一指禅推法、按法、揉法、擦法、拿法。

4. 操作　以患侧颜面部为主，健侧做辅助治疗。

（1）患者取坐位或仰卧位，医师立于患侧，用一指禅推法自印堂、阳白、睛明、四白、迎香、下关、颊车、地仓穴进行往返治疗，并可用揉法或按法先患侧后健侧，配合擦法治疗，但在施手法时注意防止颜面部破皮。

（2）患者取坐位，医师站于患者背后，用一指禅推法施于风池及项部，随后拿风池、合谷穴

1～2分钟，结束治疗。

【预后】

不完全性面瘫起病后1～3周即可开始恢复，1～2个月内可望恢复并逐渐痊愈，年轻者预后良好；轻度面瘫无论治疗与否痊愈率可达92%以上。完全性面瘫患者1周内检查面神经传导速度有助于预后判定。平时注意休息，忌熬夜、劳累和受风，保持心情舒畅。

【注意事项】

1. 推拿治疗面瘫疗效较佳，但面瘫早期面部操作时手法应轻柔，避免使用重刺激手法。

2. 叮嘱患者注意面部保暖，免受风寒刺激，并避免过度疲劳。

3. 眼裂不能闭合者，可用金霉素眼膏涂抹眼睛或戴眼罩，保护角膜以防损伤。

4. 患者平时可用湿毛巾或热水袋热敷于患侧耳下方。

六、胃痛

胃痛是以上腹胃脘部近心窝处发生疼痛为主的一种脾胃系病症，古代又称为“心痛”和“心下痛”。它是临床消化道疾病常见的一个症状，多见于西医学急慢性胃炎、溃疡病和胃肠功能紊乱等疾病。本症易反复发作，病情缠绵。

【病因病理】

1. 病邪犯胃 外感寒邪，邪犯于胃，或过食生冷，寒积于中，皆使胃寒而痛，尤其是脾胃虚寒者更易感受寒邪而疼痛，又如饮食不节，过食肥甘，内生湿热，可以发生热痛或食积痛。此外，虫积也可导致胃脘疼痛。

2. 肝气郁结 忧郁、恼怒伤肝，肝气失于疏泄，横逆犯胃而致胃脘痛。肝气郁结，进而可以化火，火邪又可伤阴，均可使疼痛加重或使病程缠绵。

3. 脾肾阳虚 肾阳衰微，或劳倦过度，饥饱失常，均可损伤脾胃，使中气虚寒而痛。

西医学认为长期精神紧张，造成大脑皮质功能失调；或饮食不节、过饥过饱和过食刺激性食物；或胃液分泌失常等，可导致胃炎或胃、十二指肠溃疡等，从而出现胃痛。

【诊断要点】

1. 有胃脘部疼痛的症状和病史。

2. 体格检查可见胃脘部有明显压痛点，无肌紧张及肿块。

3. 胃镜、组织病理活检和上消化道X线钡餐检查等有助于诊断。

【鉴别诊断】

1. 胃下垂 本病多见于瘦长体形，站立时脘部凹陷，腹部凸出，有下坠感，下腹部发胀，食后尤为明显，纳呆消化不良，便秘、排出粪便如羊屎状，也有便秘和腹泻交替出现等症。

2. 真心痛 真心痛是心脏疾病变所引起的心痛症状，根据其表现与现代心肌梗死相近似，除剧烈心痛外，还可有休克、心衰等表现，实验室检查有血清酶谱变化和心电图S–T段变化、T波倒置等。临床上不难与之鉴别。

3. 胃癌 胃癌患者临床表现有恶病质，出现进行性消瘦，恶性贫血；左锁骨上或左腋下淋巴结肿大，腹部可扪及肿块和腹水；X线钡餐造影可见边缘呈现凹凸不平的充盈缺损和多发性、不规则小龛影；胃镜检查结合黏膜活检是目前早期胃癌最可靠的诊断方法。

【推拿治疗】

1. 治则 “理气止痛”为临床通用之法，但还需辨证论治。寒邪客胃者宜温胃散寒，饮食停滞者宜消食导滞，肝气郁滞者宜疏肝理气，脾胃虚寒者宜温中健脾。

2. 部位及穴位　两胁部；中脘、气海、天枢、足三里、肝俞、脾俞、胃俞、三焦俞、肩井、手三里、内关、合谷等穴位。

3. 手法　一指禅推、摩、按、揉、弹拨、拿、搓、抹等法。

4. 操作

（1）患者仰卧位，医师以一指禅推法作用于中脘、气海、天枢穴，每穴1～2分钟。

（2）掌摩胃脘部5分钟，使热量渗透于胃腑。

（3）中指揉中脘、气海、天枢穴，每穴1分钟，按揉足三里1～2分钟。

（4）患者俯卧位。医师以一指禅推法作用于背部脊柱两旁膀胱经第一侧线，从肝俞至三焦俞，往返3遍。

（5）按揉肝俞、脾俞、胃俞、三焦俞穴，每穴1～2分钟；拇指弹拨脾俞、胃俞穴，以左侧为主，以患者能忍受为度，每穴1分钟。

（6）患者坐位。医师以拿法作用于肩臂部，从肩井穴循臂肘而下至腕部2遍。

（7）按揉手三里、内关、合谷穴，每穴1分钟。

（8）搓肩臂，从肩部至腕部2遍；搓两胁，由上而下3遍；抹两胁，由上而下3遍。

【功能锻炼】

1. 跪姿前倾　双膝跪地，从膝盖到脚趾都要接触到地面，上半身保持直立，双手自然下垂。缓慢坐下，直到体重完全压在脚踝上，双手自然放在膝上，保持正常呼吸。保持该姿势约30秒，放松后再将上半身向前倾，重复做3～5次。该动作有助于消除胀气、胃肠综合征（如胃肠痉挛、腹泻等）。

2. 伏地挺身　俯卧（趴在床或地板上），全身放松，前额触碰地面，双腿伸直，双手弯曲与肩平行，手肘靠近身体，掌心向下。双手支撑，抬起头、胸部，双腿仍接触地面，直到感觉胸腹完全展开。保持该姿势约10秒钟，重复做3～5次。此动作能消除胀气，解除便秘，锻炼背肌，对脊椎矫正有一定的帮助。

3. 站立弯膝　双脚分开与肩同宽站立，双手轻放膝上，身体微向前弯。深吸气，吐气时缓慢收缩腹部肌肉，让腹部肌肉呈凹陷状，但不要勉强用力，否则会感到不舒服。保持该姿势5～20秒，不要憋气，然后顺势将肺部气体排出，放松肌肉，重复4～7次。

4. 其他　有条件者还可练习太极拳、八段锦、五禽戏等，增强自身免疫力。

【预后】

胃痛预后一般较好，实证治疗较易，邪去则胃安；虚实并见者则经常反复发作，治疗难度偏大。若影响进食，营养摄入不足，则正气日衰，形体消瘦。胃病的患者平时要注意精神与饮食方面的调摄护理。保持精神愉快，劳逸结合，少食多餐，饮食清淡易消化；保证睡眠质量，增强体质，提高机体免疫力。

七、便秘

便秘是指以大便秘结不通，排便时间延长，或虽有便意，而排便困难为主要表现的病症。本症可单独出现，也可见于多种病症中。其发病无明显季节性，也无性别和年龄的差别，但可能与饮食习惯和缺乏活动有关。它与西医学的“习惯性便秘”“直肠性便秘”等病症相似。

【病因病理】

1. 胃肠燥热　素体阳盛，或饮酒过度，嗜食辛热厚味，以致胃肠燥热；或热病之后，津液耗伤，导致肠道燥热，津液失于输布而不能下润，于是大便干结难于排出。

2. 气机郁滞　忧愁思虑，情志不舒而致肝气郁结，脾气不舒，胃失通降；肺气不足或郁滞，升降无力，肺与大肠相表里，致使大肠传导失司。两者均可使气机郁滞，胃肠传导无力，糟粕内停，不得下行而成便秘。

3. 气血亏损　劳倦内伤，病后体虚或老年人气血不足，气虚则大肠传送无力，大便排出艰难；血虚则津枯，不能下润大便，而致大便干燥，排便不畅，甚至秘结不畅。

4. 阴寒凝结　阳虚体质或年老体衰，阳气不足，温煦无权，寒自内生，凝滞肠胃而致大便艰难。

西医学认为，习惯性便秘是因为排便反射的神经调节功能紊乱引起，直肠性便秘是因为粪便长期排出不完全，在直肠内形成逐渐增多的坚硬粪块，充塞于肠腔，经久不能排出。

【诊断要点】

1. 有大便秘结、数日排便 1 次史或大便不畅史。

2. 腹部检查可在左下腹降结肠和乙状结肠部位触及硬实的粪块，无压痛，可移动。

3. 直肠指检可发现直肠扩张及填充的粪块，还可发现有无直肠癌、痔疮、肛裂、炎症、狭窄及外来压迫。

【鉴别诊断】

1. 肛门疾患所引起的排便不利　痔疮、肛裂、肛周脓肿等肛门疾病，往往造成排便时疼痛，有时疼痛剧烈，致使患者不敢排便，形成大便减少。属主观抑制性的排便减少，而非真正的大便秘结。但肛门疾患多伴有便秘，或可引起便秘。

2. 不完全性肠梗阻　无明显年龄层次，出现腹痛、便秘等症，但腹痛一般较缓慢，有反复发作史，可伴呕吐、腹胀、肠鸣音亢进。腹部平片可发现小肠充气或见肠腔内有液平面。

【推拿治疗】

1. 治则　以“和肠通便”为总法。胃肠燥热者宜清热降浊；气机郁滞者宜疏肝理气；气血亏损者宜健脾胃，和气血；阳虚阴寒凝结者宜壮阳散寒。

2. 部位及穴位　腹部及背腰部；中脘、天枢、大横、关元、肝俞、脾俞、胃俞、肾俞、大肠俞、八髎、长强等穴位。

3. 手法　一指禅推、㨰、摩、按、揉等法。

4. 操作

（1）患者仰卧位，医师以一指禅推法作用于中脘、天枢、大横穴，每穴 2 ～ 3 分钟。

（2）顺时针方向摩腹 8 分钟。

（3）患者俯卧位，医师以一指禅推法作用于肝俞、脾俞、胃俞、肾俞、大肠俞、八髎穴，每穴 1 ～ 2 分钟。

（4）沿脊柱两侧从肝俞、脾俞到八髎穴施以擦法，往返治疗约 5 分钟。

（5）按揉肾俞、大肠俞、八髎、长强穴，每穴 1 分钟。

【功能锻炼】

1. 呼吸肌和盆底肌群锻炼　平卧或坐卧位，进行腹式呼吸运动；吸气时鼓腹并放松肛门、会阴；呼气时收腹并缩紧肛门、会阴，气呼尽略加停顿再呼吸，如此反复 6 ～ 8 次。

2. 腹部按摩　取仰卧位或半卧位，自然放松，用大小鱼际在脐周 10cm 范围内沿顺时针方向按摩，以轻推、轻揉为主。

【预后】

推拿对习惯性便秘疗效卓著。同时患者需保持精神舒畅，养成定时排便习惯；多喝开水（可晨起饮服温开水），平时应多食蔬菜、水果，忌食辛辣刺激性食品；进行适当的户外活动，配合做下蹲起立及仰卧屈髋压腹动作；每日可自行顺时针方向摩腹2次，每次5分钟。

八、虚劳

虚劳又称虚损，是由于禀赋薄弱、后天失养及外感内伤等多种原因引起的，以脏腑功能衰退、气血阴阳亏损、日久不复为主要病机，以五脏虚证为主要临床表现的多种慢性虚弱证候的总称。

【病因病理】

虚劳可由多种原因导致。《理虚元鉴·虚症有六因》曰："有先天之因，有后天之因，有痘疹及病后之因，有外感之因，有境遇之因，有医药之因。"对引起虚劳的原因做了比较全面的归纳。多种病因作用于人体，引起脏腑气血阴阳的亏虚，日久不复而成为虚劳。结合临床所见，引起虚劳的病因病机主要有以下五个方面。

1. 禀赋薄弱，因虚致病　多种虚劳证候的形成都与禀赋薄弱、体质不强密切相关。或因父母体弱多病、年老体衰，或胎中失养、孕育不足，或生后喂养失当、水谷精气不充，均可导致禀赋薄弱。先天不足、禀赋薄弱之体，易于罹患疾病，并在病后易形成久病不复的状态，使脏腑气血阴阳亏虚日甚，而成为虚劳。

2. 烦劳过度，损伤五脏　适当的劳作，包括脑力及体力的劳动，为人的正常生活以及保持健康所必需。但烦劳过度则有损健康，因劳致虚，日久而成虚劳。

3. 饮食不节，损伤脾胃　暴饮暴食、饥饱不调、嗜食偏食、营养不良、饮酒过度等原因，均会导致脾胃损伤，不能化生水谷精微，气血来源不充，脏腑经络失于濡养，日久形成虚劳。

4. 大病久病，失于调理　大病之后，邪气过盛，脏气损伤，正气短时难以恢复，日久而成虚劳。

5. 误治失治，损耗精气　由于辨证诊断有误，或选用药物不当，以致精气损伤。若多次失误，既延误疾病的治疗，又使阴精或阳气受损难复，从而导致虚劳。

6. 其他　在现今的临床实践中，也有过用某些化学药物或接触有害物质（如放射线）过多，使阴精及气血受损，而形成虚劳者。

【诊断要点】

1. 多见神疲体倦，心悸气短，面容憔悴，自汗盗汗，或五心烦热，或畏寒肢冷，脉虚无力等症。若病程较长，久虚不复，症状可逐渐加重。

2. 具有引起虚劳的致病因素及较长的病史。

3. 排除类似病症。应着重排除肺痨及其他病症中的虚证类型。

【鉴别诊断】

1. 肺痨　在唐代以前，尚未将这两种病症加以区分，一般都统括在虚劳之内。宋代以后，即对虚劳与肺痨的区别有了明确的认识。两者鉴别的要点：肺痨系正气不足而被痨虫侵袭所致，主要病位在肺，具有传染性，以阴虚火旺为其病机特点，以咳嗽、咳痰、咯血、潮热、盗汗、消瘦为主要临床症状，治疗以养阴清热、补肺杀虫（抗结核）为主要治则；而虚劳则由多种原因所导致，久虚不复，病程较长，无传染性，以脏腑气、血、阴、阳亏虚为其基本病机，分别出现五脏气、血、阴、阳亏虚的多种症状，以补虚扶正为基本治则，根据病情的不同而采用益气、养血、滋阴、温阳等法。

2. 其他病症中的虚证类型　虚劳与内科其他病症中的虚证在临床表现、治疗方药方面有类似

之处，但两者是有区别的。其主要的区别有二：①虚劳的各种证候均以精气亏虚的症状为特征，而其他病症的虚证则各以其病症的主要症状为突出表现。②虚劳一般病程较长，病势缠绵，其他病症中的虚证类型虽然也以久病属虚者为多，但亦有病程较短而呈现虚证者。

【推拿治疗】

1. 治则 虚劳以本虚为主，故治疗以“虚则补之，损者益之”为基本原则；虚损不甚，兼有实邪者，治以祛邪为主，补虚为辅；因虚感邪者，扶正为主，祛邪为辅，扶正以祛邪。

2. 部位及取穴 背腰部、腹部；大椎、关元、中脘、气海、足三里、三阴交等穴位。根据五脏的不同配以五脏的背俞穴，如肺俞、心俞、肝俞、脾俞、肾俞。

3. 手法 一指禅推、揉、㨰、擦、摩等法。

4. 操作

（1）患者仰卧位，医师以一指禅推法作用于中脘、气海、天枢穴，每穴 1 ～ 2 分钟。

（2）掌摩胃脘部 5 分钟，使热量渗透于胃腑。

（3）中指揉中脘、气海、天枢穴，每穴 1 分钟，按揉足三里 1 ～ 2 分钟。

（4）患者俯卧位，医师以一指禅推法及㨰法作用于背部脊柱两旁膀胱经第一侧线，重点作用于五脏背俞穴。直擦背部督脉、膀胱经，以透热为度。

【功能锻炼】

患者平日可常进行太极拳、八段锦及五禽戏的练习，以匡扶正气，提高自身免疫力；练习的强度可由轻到重，由简到繁。

【预后】

虚劳病情的轻重往往与损伤的脏腑、伤及气血阴阳的程度有密切关系。一般来说，脾肾未衰，元气未败，纳食尚可，脉象和缓者，病属顺证，预后良好；反之，元气先衰，脾肾已败，形神衰惫，不思饮食，喘急气促，腹泻不止，脉象微弱、数疾、迟涩者，病属逆证，预后不良。

九、痛经

痛经是指女性在行经前后或正值行经期间，出现小腹及腰部疼痛，甚至剧痛难忍，常伴面色苍白、头面冷汗淋漓、手足厥冷、泛恶呕吐等症，并随着月经周期发作，中医学又称为“经行腹痛”。西医学将痛经分为原发性痛经和继发性痛经。原发性痛经多见于未婚女性。

【病因病理】

中医学认为痛经的主要发病机制是气血运行不畅。因经水为血所化，血随气行，气充血沛，气顺血和，则经行畅通、无疼痛之感。若情志抑郁，肝气不舒，气机不利，冲任失畅，气滞血瘀于胞宫而作痛；或经期涉水感寒，过食生冷，寒湿伤及胞宫，经血为寒湿所凝，运行不畅而作痛；素体虚弱，或大病久病之后，气血不足，肝肾亏损，经行则气血更虚，以致胞脉失养而作痛。

西医学认为原发性痛经为自初潮起即有痛经，与自主神经功能紊乱、子宫痉挛收缩有关；亦可由于子宫发育不良、子宫过度屈曲等，影响经血畅行而致；继发性痛经则常继发于生殖器官器质性病变，如子宫颈狭窄、炎症、子宫肌瘤或子宫内膜异位症等。

【诊断要点】

1. 有经行腹痛、经期产后冒雨涉水、过食寒凉或房事不节史。

2. 每遇经期或经行前后小腹疼痛，随月经周期性发作，严重者疼痛难忍，甚或伴有呕吐汗出，面清肢冷，以致晕厥。也有部分患者经期疼痛连及腰骶，放射至肛门或两侧股部。

3. 原发性痛经者，妇科检查多无明显病变，部分患者可有子宫体极度屈曲，宫颈口狭窄。子宫内膜异位症多有痛性结节、子宫粘连，活动受限，或伴有卵巢囊肿；子宫腺肌症的子宫多呈均匀性增大，局部有压痛。

4. 盆腔 B 超有助于诊断，必要时行腹腔镜检查。

【鉴别诊断】

1. 月经不调　月经不调指月经周期提前或延后，无疼痛的表现。而痛经则在经期前后出现小腹及腰部疼痛，甚至剧痛难忍等症状。

2. 闭经　闭经是指年逾 18 岁，月经尚未来潮，或曾来而又中断，达 3 个月以上者，亦无小腹及腰部疼痛等症状。

3. 崩漏　崩漏指妇女不在行经期间，阴道突然大量出血，或淋沥下血不断。

【推拿治疗】

1. 治则　以“通调气血”为主。如因虚而致痛经者，以补为通；因气郁而致血滞者，以行气为主，佐以活血；因寒湿凝滞而引起瘀滞不通者，以温经化瘀为主。

2. 部位及穴位　气海、关元、章门、期门、足三里、地机、肾俞、八髎、肝俞、膈俞、脾俞、胃俞等穴位。

3. 手法　一指禅推、摩、按、揉、擦等法。

4. 操作

（1）患者仰卧位，医师以掌摩法顺时针方向摩小腹部 5 分钟。

（2）一指禅推气海、关元穴，每穴约 2 分钟。继而按揉章门、期门、足三里、地机等穴。

（3）患者俯卧位，医师以㨰法作用于腰部脊柱两旁及骶部 5 分钟。

（4）按揉肾俞、八髎穴，每穴 1 ～ 2 分钟。

（5）掌擦法横擦八髎穴，使之有温热感。

【功能锻炼】

1. 下蹲运动　双脚分开同肩宽，两手叉腰，两腿慢慢下蹲，下蹲时全身放松，站立时肛门极力收缩，如此反复 25 ～ 30 次。

2. 膝胸运动　跪在床上，把腰弯下，前臂屈曲贴在床上，使胸部尽量向下压床，臀部高高拱起，然后轻轻向前移动，每次坚持 5 分钟。

3. 背部伸展　患者坐在床上或干净的地板上，背部挺直，伸直右腿；弯曲左腿膝关节成 90°，并把脚（跟部）横置于右膝盖外侧旁；左手抓握右肩部，抬起肘；右手外展成 45°角，与身体一起转至右后方；静止 8 ～ 10 秒后还原，左右两侧交替 4 ～ 6 次。

【预后】

推拿治疗痛经疗效肯定。但痛经病因复杂，容易反复，需坚持治疗。患者平时起居要有一定规律，情绪安定，避免暴怒；积极做好经期卫生，注意经期保暖；经期注意饮食，忌食寒凉生冷食品。

十、积乳症

积乳症俗称“奶结”，是因乳管不畅、乳汁淤积导致乳房局部出现包块、胀痛等临床症状的综合征，为哺乳期妇女的常见症，轻者可引起患者不适感，影响哺乳，重者可以引发乳腺炎，严重影响乳母的健康。

【病因病理】

1. 肝郁气滞　情志抑郁或产后七情所伤，肝失条达，气机不畅，乳络、乳脉滞涩，使乳汁运行受阻。

2. 痰气壅塞　素体脾肾阳虚，水湿不化，积食生痰或产后多食膏粱厚味，脾伤失运，湿浊成痰，痰气壅阻，乳络不通而致乳汁淤积。

3. 饮食不当　过食酸性食物，可影响厥阴经经气的调畅，经气不畅导致乳汁排出不畅而形成积乳症。

4. 外伤因素　哺乳期的乳腺组织脆弱，挤压、碰撞等动作均有可能导致乳房经络损伤，瘀血阻滞，经气不行，乳汁不畅。

西医学认为积乳症或因原发性乳腺结构不良、畸形，乳腺腺叶或小叶导管上皮脱落阻塞导管；或孕、哺乳期着装不当压迫导管；亦有因初乳富含蛋白质和有形物质较多，故质稠，流动不畅，加之产后早期未能有效地哺乳，致乳汁过多或婴儿吸乳少，导致乳汁排出不畅而瘀滞在导管内，使导管扩张，刺激乳腺周围组织，从而引起乳房内静脉充盈，间质充血，组织水肿、粘连，乳房胀实、变硬。

【诊断要点】

本病的特点是乳房胀痛，但乳汁排出少；出现肿块或硬结，质韧、界清、活动，按之胀痛；乳房局部无红肿，皮温不高；无全身畏寒或发热症状；相应腋区淋巴结无肿大。

【鉴别诊断】

1. 乳痈　又称急性乳腺炎，是有细菌侵入乳管和乳腺组织而引起的急性炎症。乳房局部红肿热痛甚至化脓，患侧淋巴结可有肿大。全身寒战、高热、烦躁、乏力。相应化验检查可见白细胞计数升高。

2. 缺乳　以产后排出的乳汁量少，甚或全无，不能满足婴儿需要为主要特点。

【推拿治疗】

1. 治则　消肿散结，通络下乳。

2. 部位及取穴　胸部；乳根、天溪、屋翳、膺窗、膻中。

3. 手法　推、揉、按等法。

4. 操作　患者取仰卧位，医师先在患乳皮肤涂抹少量粉剂润滑。首先，以左手端托患乳，右手四指采用推、揉、按的手法，疏通患乳的硬结、肿块，用揉、摩法施于乳房及周围的乳根、天溪、屋翳、膺窗、膻中穴，约 2 分钟。然后用手掌在乳房周边向心性按摩，再用右手五指指腹顺输乳管的放射方向从乳房周边至乳晕部轻揉，呈向心性挤压，疏通瘀乳。重复上述手法，直到瘀乳排出，以乳房松软为度。

【自我按摩】

患者可在家自行操作，每周坚持 2 ～ 3 次，每次 5 分钟左右，具有调畅气血、通络散结等作用。

1. 抹推　左手托乳，右手的四指从乳房外上、外下缘向乳头方向抹推 3 遍；右手托乳，左手的四指从乳房内上、内下缘向乳头方向推抹 3 遍。右手托乳，左手的四指从乳房外上、外下缘向乳头方向推抹 3 遍；左手托乳，右手四指从乳房内上、内下缘向乳头方向抹推 3 遍。

2. 摩搓　四指并拢，拇指自然张开，将手掌贴近皮肤，以乳头为中心环摩乳房 10 圈。双手交错，用手掌搓胁肋 10 下。

3. 指按　中指点按膻中、期门、乳根、足三里、太冲穴 10 秒。

4. 揉拿　拇指和示指揉拿对侧乳房肿块，无肿块者，揉拿乳房，方向由乳房内侧至腋窝处。

5. 托颤　双手托住乳房，抖颤乳房 30 下。

6. 指击　四指指尖轻击对侧乳房，以乳晕为中心，环状叩击 5 遍。

【预后】

推拿手法对产后积乳症疗效较好，可以有效疏通瘀积的乳汁，松解乳房黏着状态，还能促进乳房局部血液循环，增强产后的泌乳功能。

预防本病的关键是产妇做好预防的措施，包括调畅情志，注意饮食健康，不过食肥甘厚味；做好哺乳期的乳房保健工作，如保持乳头清洁；养成良好的哺乳习惯，定时哺乳，防止乳汁潴留；及时医治乳头破损或皲裂，防止感染，待伤口愈合后再行哺乳。

第三节　儿科病症

一、发热

发热是指体温异常升高超过正常范围高限。正常小儿腋下体温一般为 36 ～ 37℃，故腋下温度超过 37℃，可认为发热。37.1 ～ 37.9℃为低热，38 ～ 38.9℃为中度发热，39 ～ 41℃为高热，超过 41℃为超高热。由于小儿“阳常有余，阴常不足”，故朱丹溪有“凡小儿有病皆热”，王肯堂有“小儿之病为热居多”等论述。因此，发热为儿科最常见的症状之一，可分为外感发热和内伤发热两大类型，常见于儿科多种急、慢性疾病的某一个发展阶段。西医学的上呼吸道感染、急性扁桃体炎、流行性感冒、肺炎和消化不良等引起的发热均属本病范畴。

【病因病理】

小儿脏腑娇嫩，形气未充，腠理疏薄，卫表不固，加上冷热不能自调，易为六淫之邪侵袭，其中尤以感受风寒、风热或暑热为多。外邪侵袭机体，邪正相争于肺卫，卫外之阳被郁而致发热。外感误治，入里化热，或乳食积滞，环境改变等可致脾胃运化功能失司，郁而发热，属脾胃实热；先天不足、后天失养或热病耗阴，虚火上炎，致阴虚内热。

西医学认为，发热可分为感染性发热和非感染性发热两大类。感染性发热常与细菌、病毒、支原体、寄生虫、螺旋体及立克次体等感染有关；非感染性发热常见于机械性挤压伤、肿瘤、某些血液病、结缔组织病及一些急性代谢障碍性疾病等。

【诊断要点】

1. 外感发热常有感受外邪病史；内伤发热常伴饮食不节或不洁、热病耗阴等病史。

2. 以体温异常升高为主要症状。外感风寒兼头痛、发热恶寒、无汗、鼻塞、流清涕、苔薄白、指纹鲜红或脉浮紧等风寒表证证候；外感风热兼恶寒畏风、发热少汗、口干、咽痛、鼻塞、流脓涕、苔薄黄、指纹红或紫或脉浮数等风热表证证候；暑热证兼长期发热不退、口渴多尿、少汗、倦怠嗜睡等证候；内伤发热兼腹痛拒按、面红唇赤、嗳腐吞酸、便秘或溏、苔黄腻、指纹深紫或脉弦滑数等肺胃实热证证候或午后低热、心烦易怒、潮热盗汗、形瘦、纳呆、舌红苔剥、指纹淡紫或脉细数等阴虚内热证证候。

3. 合并细菌感染者血白细胞总数增高，中性粒细胞比例增高。临床检查除测量体温外，还需注意检查咽喉、口腔黏膜、中耳、鼻腔、心、肺等部位是否有炎性疖肿；是否有脑膜刺激征等。必要时做血培养或脑脊液检查。

【鉴别诊断】

1. 婴幼儿急疹 表现为发热，起病急，无鼻塞、流涕等上呼吸道症状，3～4天后体温骤降，同时全身出现玫瑰红色小丘疹的一种急性出疹性疾病。

2. 急性淋巴细胞白血病 急性淋巴细胞白血病（ALL）是一种起源于淋巴细胞的B系或T系细胞在骨髓内异常增生的恶性肿瘤性疾病。ALL发病时多有发热，但同时伴皮下瘀点或瘀斑、鼻出血、牙龈出血、女性月经过多、消化道出血，甚至危及生命的中枢神经系统出血等。80%以上因贫血出现神疲乏力、心悸、头晕等症状。超过1/4的患者表现出骨及关节疼痛。骨髓及血细胞生化检查可确诊。

【推拿治疗】

1. 推拿治疗指征 非严重感染、非严重组织损伤的发热患儿。

2. 基本治法 清退热邪。表证发热者发散外邪，清热解表；里证发热者辅以泻肺通腑，清解里热或滋阴清热。

3. 基本处方

（1）患儿取仰卧位。开天门50次，推坎宫50次，揉太阳100次，清肺经300次，清天河水100次。

（2）患儿取俯卧位。先用摩法轻摩患儿脊柱，自上而下3～5遍，再用示、中二指指腹直推脊柱穴100次。

4. 辨证加减

（1）风寒表证 在基本处方基础上加具有发汗解表作用的操作法。如拿风池10次，拿肩井10次，揉耳后高骨100次；自上而下直推天柱骨100次；推三关100次，揉外劳宫50次；掐二扇门5次，揉二扇门100次。

（2）风热表证 将基本处方中的揉太阳100次改为运太阳50次，再加上具有辛凉解表作用的操作法。如运耳后高骨50次；分推迎香30次，分腕阴阳50次，分背阴阳100次。夹痰者另加分推膻中50次，示、中二指同时揉双侧肺俞50次，揉丰隆50次；夹惊者加清肝经100次，掐小天心5次，揉小天心100次，掐五指节各3次，揉五指节各30次。

（3）暑热证 在基本处方基础上加具有健脾益气、清解暑热作用的操作法。如补脾经300次，揉板门50次，推五经100次；开璇玑50次，摩中脘100次，揉脐及天枢100次；捏脊3～5遍。

（4）脾胃实热证 在基本处方基础上加具有泻肺通腑、清解里热作用的操作法。如清胃经300次，清大肠100次，清小肠100次，打马过天河20遍，退六腑100次，按弦走搓摩50次，逆时针方向摩腹3分钟，推下小腹100次，揉龟尾100次，推下七节骨100次。

（5）阴虚内热证 在基本处方基础上减去清肺经300次，清天河水100次，加具有益气养阴清热作用的操作法。如补肺经300次，补脾经100次，补肾经200次，揉肾顶100次，揉二人上马100次，按揉足三里100次，推涌泉100次，捏脊3～5遍，按揉肺俞、脾俞、肾俞，每穴约半分钟。烦躁不眠者加清肝经100次，清心经100次，按揉百会100次。

【注意事项】

1. 加强护理，慎衣着，适寒热，避风邪。

2. 注意调节饮食，不吃不洁食物，以顾护脾胃，促进患儿早日康复。

3. 积极治疗原发病，感染严重者可配合药物治疗。

【预后】

喂奶或饭后，哭闹或运动后，衣被过厚或室温过高等原因可致患儿体温暂时升高，通常可高达 37.1℃左右，甚至偶达 38℃，尤其是新生儿或小婴儿更易受以上因素影响。故诊断发热首先要排除以上因素。使用推拿退热的临床疗效与患儿发热的程度无关，而与疾病的性质有关。若患儿经推拿治疗后，体温降至正常，同时导致发热的因素也被祛除，则显示出较好的疗效。若推拿治疗后，患儿的体温降至正常或比原来有所下降，但致热因素未被祛除，则患儿的体温可能再度上升。此时，一方面可再行推拿，另一方面可配合药物进行病因治疗，特别是伴有细菌感染者，可配合抗感染治疗；体液丧失过多者，适当配合液体疗法以缩短疗程，提高疗效。

二、儿童单纯性肥胖症

儿童单纯性肥胖症是指儿童体内的热量摄入远远大于消耗与利用，造成脂肪在体内积聚过多，进而导致体重超常的一种综合征。儿童单纯性肥胖症的形成原因尚不明确，可能是一种由特定的生化因子引起的一系列进食调控和能量代谢紊乱的疾病，属多因素的营养障碍性疾病，其发病过程是过剩的能量以脂肪的形式逐渐积存于体内的过程。流行病学调查显示：儿童单纯性肥胖症的发病率呈逐年增高的趋势，我国目前为 5% ～ 8%。肥胖不仅影响儿童的身心健康，其中 50% ～ 80% 的肥胖患儿还会延续发展为成人肥胖，进而增加了患心血管疾病、糖尿病、胆石症、痛风等疾病的危险性，故对本病的防治应引起家庭和社会的重视。本症属中医学“肥人”“胖人”“脂膏”“痰浊”“肥满”“痰湿”等范畴。

【病因病理】

肥胖症的发生主要与先天禀赋异常、饮食不节、运动过少，以及脏腑功能失调等因素有关，发病机制主要责之于气虚、痰、湿、瘀等几个方面，具体表现为气虚即阳虚为本，阴盛即水湿、痰瘀、脂质浊阴之邪为标，其中气虚又主要是以脾肾功能失调为病理基础。病理机制为本虚标实，本为脾胃不足，运化失司，甚者脾肾阳虚；标为痰、湿、热、滞为患；病位在脾、胃、大肠，涉及肝、肾。

【诊断要点】

1. 小儿体重超过同性别、同身高参照人群均值 20% 以上即可诊断为肥胖症；超过 20% ～ 29% 者为轻度肥胖，超过 30% ～ 49% 者为中度肥胖；大于或等于 50% 者为重度肥胖。可发生于任何年龄，但最常见于婴儿期、5 ～ 6 岁和青春期。

2. 以形体肥胖、喜食肥甘、疲乏无力为特征。虚胖患儿伴少气懒言、头晕胸闷、动则汗出、舌淡苔薄、指纹色淡及脉细弱等脾虚湿阻证候；或浮肿尿少、四肢厥冷、动则气喘、舌淡苔嫩、指纹色淡及脉虚无力等脾肾阳虚证候。实胖（痰脂郁积）患儿兼见头重肢困、多食善饥、口臭、苔腻、指纹紫滞及脉滑等胃热湿阻型证候；或烦躁易怒、胸胁胀满等肝郁气滞型证候。临床上常表现为虚实夹杂，即本虚标实之证。

3. 实验室检查示血清胆固醇、甘油三酯和低密度脂蛋白不同程度增高；常有高胰岛素血症，血生长激素水平减低，生长激素刺激试验的峰值也低于正常儿童。超声检查部分患儿可发现脂肪肝。

【鉴别诊断】

1. 甲状腺功能减退症　体脂主要积聚在面、颈，常伴有黏液水肿，生长发育明显低下，基础代谢率与食欲都低下。

2. 库欣综合征　有肾上腺皮质肿瘤和长期应用肾上腺皮质激素史。

3. Prader-Willi 综合征 是一种先天代谢病，从婴儿晚期开始肥胖，还有肌张力低下、体矮、小手足、智能低下，以及生殖腺发育不全、斜视等症状，往往到青年期并发糖尿病。

【推拿治疗】

1. 推拿治疗指征 排除累及下丘脑的创伤、肿瘤、炎症及局部手术等引起的下丘脑性肥胖，库欣综合征等糖皮质激素过多性肥胖，甲状腺功能低下等内分泌疾病引起的肥胖，Alstrom 综合征、Prader-Willi 综合征及 Laurence-Moon-Biedl 综合征等遗传性疾病引起的肥胖。

2. 基本治法 温阳健脾，化痰除湿祛瘀。虚胖患儿重在健脾益气，实胖患儿以化痰除湿祛瘀为主。

3. 基本处方

（1）患儿取仰卧位。补脾经 500 次，清胃经 300 次，清大肠 300 次，开璇玑 50 次，摩腹 10 分钟，揉脐及天枢 100 次，点按水分、气海、天枢、滑肉门、外陵、大横等穴位，每穴约半分钟。

（2）患儿取俯卧位。捏脊 3 ～ 5 遍，依次按揉肺俞、脾俞、胃俞、大肠俞、膀胱俞等穴位，每穴约半分钟；揉龟尾 500 次，推下七节骨 300 次。

4. 辨证加减 肥胖的临床分型可采用多种方法，如根据患儿的腰 - 臀围比值（腰围是以肋缘与髂嵴连线的中点为水平的周径，臀围是以臀部最突出点为水平的周径，WHR）可分为周围型肥胖和中心型肥胖，WHR ＜ 0.8 为周围型肥胖，WHR ≥ 0.8 为中心型肥胖；根据肥胖的脏腑辨证，可分为脾虚湿阻型、脾肾阳虚型、胃热湿阻型和肝郁气滞型等；根据肥胖的全身表现可分为虚胖和实胖两类。推拿临床常在基本处方基础上按虚胖和实胖随症加减。

（1）虚胖 将基本处方中的摩腹调整为顺时针方向摩 10 分钟，加上具有健脾益气、消脂减肥作用的操作法。如补肾经 300 次，推三关 100 次，揉外劳 100 次；摩中脘 3 分钟，振腹 1 分钟或以热为度；按揉气海、关元、足三里、血海、三阴交，每穴约半分钟；由下而上摩脊柱 3 ～ 5 遍，擦肺俞、脾俞、胃俞、肾俞、大肠俞和八髎穴，以热为度。

（2）实胖 将基本处方中的摩腹调整为逆时针方向摩 10 分钟，加上具有化痰除湿、祛瘀消脂作用的操作法。如揉板门 200 次，清小肠 300 次，运内八卦 100 次；按弦走搓摩 100 次，分腹阴阳 300 次；按脊柱，自上而下 5 遍；按揉足太阳膀胱经背部第一侧线和第二侧线，由上而下 3 ～ 5 遍；分背阴阳 100 次；拿风池、肩井、曲池、合谷、委中、承山、昆仑等穴位，每穴 5 ～ 10 次。

【注意事项】

1. 加强饮食指导 儿童处于生长发育阶段，禁食不能作为减肥方法，应根据患儿的具体情况，教会家长或患儿计算每天所需的热量和营养物质，合理饮食。

2. 适度的运动锻炼 适度的运动能促进脂肪分解，并使脂肪合成减少，蛋白质合成增加，促进肌肉的发育。但过量则会使食欲大增、心慌气促。故运动要循序渐进，以活动后轻松愉快、不感觉疲劳为原则。

3. 注意心理调节 肥胖儿童体形臃肿，动作笨拙，在集体活动中常成为取笑的对象，容易造成自卑、抑郁等不良心理现象，应注意纠正。

【预后】

肥胖给患儿的身心带来许多危害。目前西药治疗肥胖症的常规减重药物如苯丙醇胺、芬特明、右芬氟拉明、芬氟拉明、西布曲明、奥利司他等尽管有一定疗效，但副作用明显，且具有成瘾性，不适宜儿童使用。儿童处于生长发育的最佳时期，传统减肥用的节食疗法也不可取。推拿运用手法治疗不仅安全简便，而且是医师与患儿直接接触的一种治疗方法，在整个治疗过程中，医师不仅可通过手法刺激达到治疗效果，而且还可通过语言和患儿进行充分的交流，使患儿了解肥胖的一般常识及其危害性，自觉地从饮食、睡眠、运动等多方面配合医师的治疗。这样，不仅可治疗患儿的疾病，还可促进患儿的心理健康，这种治疗方法越来越被人们认同并广泛应用于临床。但是，肥胖的形成是多因素长期慢性积累的过程，治疗的疗程也相对较长，所以，我们还是提倡以预防为主。

三、感冒

感冒是指因感受风、寒、暑、湿、燥、火及疫疠之气等外邪引起的一种常见的肺系疾病，以鼻塞、流涕、喷嚏、咳嗽、发热、咽痛为主要特征。本病一年四季均可发生，以气候骤变及冬春二季时发病率较高。感冒可分为四时感冒和时行感冒两类，四时感冒由于感受六淫之邪而发病，一般无传染性，临床症状较轻；时行感冒由于感受时行疫疠之气而发，具有传染性，临床症状较重。婴幼儿脏腑娇嫩，肺、脾常不足，肝常有余，故患病后，易出现夹痰、夹滞、夹惊等兼证。相当于西医学的“上呼吸道感染”。

【病因病理】

小儿感冒多因外感风、寒、暑、湿等六淫之邪及时邪疫毒所致，以感受风邪为主，常夹杂寒、热、暑、湿等。小儿脏腑娇嫩，正气相对不足，若遇气候变化、起居失常、调护不当或过度疲劳，即容易感受外邪侵袭而为病。该病症病位主要在肺系，可累及肝、脾。病机主要为卫表不和，肺失宣肃。

西医学认为，该病主要是在患儿机体免疫力相对较低的状态下，受到病毒或细菌的侵袭而致，其中大部分为病毒感染。根据感染病毒类型的不同，可分为急性上呼吸道感染（简称上感）或流行性感冒（简称流感）。儿科常见的多种急性传染病早期，也可表现出类似感冒的症状，临床须注意鉴别，避免误诊。

【诊断要点】

1. 常有气候骤变、冷暖失调、过度疲劳，或与感冒患者接触等病史。

2. 以鼻塞、流涕、喷嚏、咳嗽、发热、咽痛为主要临床表现。风寒感冒以恶寒，发热，无汗，头痛，鼻塞流清涕，喷嚏，咳嗽，痰稀白易咳，口不渴，舌淡红，苔薄白，脉浮紧或指纹浮红等风寒表证证候为主要特征；风热感冒以发热，恶风，有汗或少汗，头痛，鼻塞流浊涕，咳嗽，痰稠色白或黄，咽红肿痛，哭闹不安或烦躁不宁，口渴，舌质红，苔薄黄，脉浮数或指纹浮紫等风热表证证候为主要特征；暑邪感冒多在夏季发病，以发热，无汗或汗出热不解，头晕，头痛，鼻塞，身重困倦，纳呆，恶心呕吐，泄泻，小便短赤，舌质红，苔黄腻，脉数或指纹紫滞等为特征；时邪感冒起病急骤，全身症状重，可见高热寒战，无汗或汗出热不解，头晕，头痛，肌肉骨节酸痛，或有呕吐，泄泻，舌质红或红绛，苔黄燥或黄腻，脉数或指纹紫滞等证候；感冒伴有兼证者，可见夹痰、夹滞和夹惊等证候。

3. 某些特殊类型的感冒可见咽部充血，腭咽弓、腭垂、软腭等处有直径为 2 ～ 4mm 数量不等的疱疹，或滤泡性眼结膜炎及颈部、耳后淋巴结肿大等体征。血常规检查提示，病毒感染者白细胞总数正常或偏低，继发细菌感染者血白细胞总数及中性粒细胞比例增高。必要时可做病原学检查。

【鉴别诊断】

1. 麻疹　是以感受麻疹时邪（麻疹病毒）引起的急性出疹性传染病，临床以发热恶寒，咳嗽咽痛，鼻塞流涕，泪水汪汪，口腔两颊近臼齿处可见麻疹黏膜斑，周身皮肤按序发麻粒样大小的红色斑丘疹，皮疹消退时皮肤有糠麸样脱屑或色素沉着斑等为特征。

2. 水痘 是以水痘带状疱疹病毒引起的一种传染性疾病。以发热，皮肤黏膜分批出现瘙痒性皮疹、丘疹，疱疹、结痂同时存在为主要特征。

3. 流行性乙型脑炎 是感染乙型脑炎病毒引起的以高热、抽搐、昏迷为主症的一种传染性疾病。初起持续发热无汗，头痛呕吐，嗜睡或烦躁不安。血常规、脑脊液检查、补体结合试验、神经系统检查可鉴别。

4. 急性咽喉炎 初起仅表现为发热、微咳，当患儿哭闹时可闻及声音嘶哑，病情较重时可闻及犬吠样咳嗽及吸气性喉鸣。

【推拿治疗】

1. 推拿治疗指征 非严重感染，未并发严重心、脑、肾病变的感冒患儿。

2. 基本治法 疏风解表。风寒感冒宜辛温解表，风热感冒宜辛凉解表，暑邪感冒宜清暑解表，时邪感冒宜清热解毒；夹痰者兼化痰止咳，夹滞者兼消食导滞，夹惊者兼清热镇惊。

3. 基本处方

（1）患儿取仰卧位。开天门 30 次，推坎宫 30 次，揉太阳 100 次；清肺经 100 次，清大肠 100 次。

（2）患儿取俯卧位。先用摩法轻摩患儿脊柱，自上而下 3 ～ 5 遍，再用示、中二指指腹直推脊柱 100 次。

4. 辨证加减

（1）风寒感冒 在基本处方基础上加具有辛温解表作用的操作法。如揉迎香 50 次，揉耳后高骨 100 次；拿风池 10 次，拿肩井 5 次，拿合谷 10 次；推三关 100 次，揉外劳宫 50 次；掐二扇门 5 次，揉二扇门 100 次；揉膻中 100 次，揉乳根及乳旁 50 次，擦膻中，以热为度。

（2）风热感冒 将基本处方中的揉太阳 100 次改为运太阳 50 次，再加上具有辛凉解表作用的操作法。如运耳后高骨 50 次；分推迎香 50 次，揉风池 100 次；按风门 10 次，分推肺俞 100 次；分推膻中 50 次。

（3）暑邪感冒 在基本处方的基础上加具有健脾益气、清暑解表作用的操作法。如补脾经 300 次，揉板门 100 次，顺运内八卦 100 次；揉膻中 100 次，推下中脘 100 次，揉脐及天枢 100 次；捏脊 3 ～ 5 遍，按揉风门、肺俞、脾俞、胃俞，每穴约半分钟。

（4）时邪感冒 在基本处方基础上加具有清热解毒作用的操作法。如揉板门 100 次，清胃经 300 次，清心经 100 次，清肝经 100 次；清天河水 200 次，退六腑 100 次；按弦走搓摩 50 次；揉龟尾 100 次，推下七节骨 300 次。

【注意事项】

1. 注意气候变化，及时增减衣服。

2. 保持居室空气流通，感冒流行期间，每日可用食醋熏蒸法进行室内空气消毒。

3. 避免与感冒患者接触，感冒流行期间少去公共场所。

4. 宜摄入清淡、易消化的食物，忌食辛辣、冷饮、油腻及不洁食物。

【预后】

小儿感冒症状复杂，变化多端。感冒以发热为主症者可参照发热治疗，以咳嗽痰多为主症者可参照咳嗽治疗，暑邪感冒以湿滞较明显者兼消食导滞，夹惊者兼清热镇惊。发热、咳嗽若伴细菌感染者，在用推拿治疗的同时，应及时配合抗感染治疗。哺乳期患儿，若其母亦患感冒，应母子同治，不可单顾患儿忽略其母，以免增加治疗难度。若本病治疗及时，则预后好。但因小儿脏腑娇嫩，需要加强护理，如果发生变证，需要综合治疗。

四、咳嗽

有声无痰为咳，有痰无声为嗽，有声有痰为咳嗽，这里指以咳嗽为主要症状的一种儿科常见肺系病症。咳嗽的目的是排出气管及支气管内的分泌物或异物。本病一年四季均可发生，其中以冬春二季发病率较高。《幼幼集成·咳嗽证治》指出："凡有声无痰谓之咳，肺气伤也；无声有痰谓之嗽，脾湿动也；有声有痰谓之咳嗽，初伤于肺，继动脾湿也。"即所谓"咳嗽不止于肺，而不离乎肺"。

【病因病理】

小儿肺常不足，腠理疏薄，卫表不固，六淫之邪侵袭肌表，肺失宣肃，气逆痰动发为外感咳嗽；或脏腑内伤，痰浊内生，阻碍肺司肃降之职，导致内伤咳嗽。"脾为生痰之源，肺为贮痰之器"，咳嗽的病位主要责之于肺和脾。

西医认为，咳嗽是一种爆发性的呼气动作，作为一种临床症状常见于急慢性咽炎、扁桃体炎、支气管炎、肺炎等呼吸道疾病及胸膜炎等其他系统疾病。多由病毒与细菌混合感染引起，主要为鼻病毒、合胞病毒、流感病毒及风疹病毒；较常见的细菌为肺炎球菌、溶血性链球菌、葡萄球菌、流感杆菌、沙门菌属和白喉杆菌等。

【诊断要点】

1. 好发于冬春季节，常因气候骤变诱发，外感咳嗽有感受外邪病史。

2. 以咳嗽为主要症状。外感咳嗽兼发热、头痛、鼻塞、流涕、苔薄、脉浮等表证证候；风寒咳嗽多有咳声频作，痰白清稀，恶寒无汗，苔薄白，脉浮紧或指纹浮红等特征；风热咳嗽多有咳嗽不爽，痰少黏稠，口干多饮，苔薄黄，脉浮数或指纹浮紫等特征。内伤咳嗽为久咳，干咳少痰或咳嗽痰多，兼见食欲不振、神疲乏力等全身证候；咳嗽痰多，色黄难咳，发热口渴，烦躁不宁，大便干结，小便短少，舌质红，苔黄腻，脉滑数或指纹紫滞为痰热蕴肺之象；咳声重浊，痰多壅盛，色白而稀，苔白腻，脉滑或指纹淡红为痰湿咳嗽之象；咳声嘶哑，干咳少痰，舌红苔少，脉细数为阴虚燥咳之象；咳嗽日久，咳声低微，神倦好卧，舌淡苔薄，脉弱为肺脾气虚之象。

3. 合并细菌感染者白细胞总数及中性粒细胞比例增高。需要测量患儿的体温，并进行心肺听诊检查、口腔及咽喉检查。必要时可做 X 线及病原学检查。

【鉴别诊断】

1. 原发性肺结核　以低热、咳嗽、盗汗为主要症状，多有结核病接触史，结核菌素试验≥20mm，胸部 X 线检查提示活动性原发性肺结核改变。

2. 百日咳　是一种由百日咳杆菌引起的急性呼吸道传染病，以咳嗽逐渐加重，呈典型的阵发性、痉挛性咳嗽，咳嗽终末出现深长的鸡鸣样吸气性吼声为特征，因病程较长，可迁延 2 ～ 3 个月，故有百日咳之称。病原学及血清学检查可鉴别。

【推拿治疗】

1. 推拿治疗指征　非结核、肿瘤及气道异物引起的咳嗽患儿。

2. 基本治法　宣肺止咳。风寒咳嗽辅以祛风散寒，宣肺化痰止咳；风热咳嗽佐以疏风解表，清热止咳；内伤咳嗽则宜健脾益肺，化痰止咳。

3. 基本处方

（1）患儿取仰卧位。清肺经100次，顺运内八卦100次；按揉天突50次，双指揉乳根及乳旁50次，揉膻中100次。

（2）患儿取俯卧位。双指揉双侧风门100次，揉双侧肺俞100次；轻摩脊柱，从上而下3～5遍。

4. 辨证加减

（1）风寒咳嗽　在基本处方基础上加具有祛风散寒作用的操作法。如开天门50次，推坎宫50次，揉太阳100次；拿风池5次，拿肩井10次，拿合谷5次；掐二扇门5次，揉二扇门100次；推三关100次，揉外劳50次。

（2）风热咳嗽　将基本处方中的揉膻中100次改为分推膻中50次，再加上具有疏风解表、宣肺清热作用的操作法。如开天门50次，推坎宫30次，运太阳50次，运耳后高骨50次；分推迎香50次，清天河水100次，推五经50次；推脊柱100次，分推肺俞100次。

（3）痰热咳嗽　将基本处方中的揉双侧肺俞100次改为分推肺俞100次，再加具有清热化痰作用的操作法。如清胃经100次，清大肠200次；清天河水100次，退六腑300次，揉掌小横纹100次；开璇玑50次，按弦走搓摩50次；揉龟尾100次，推下七节骨100次。

（4）痰湿咳嗽　在基本处方基础上加具有燥湿化痰作用的操作法。如补脾经300次，揉板门100次，清胃经100次；摩中脘2分钟，按弦走搓摩50次，揉脐及天枢100次；按揉足三里、丰隆，每穴约半分钟。

（5）阴虚燥咳　将基本处方中的清肺经100次改为补肺经300次，再加具有养阴清热作用的操作法。如补肾经100次，揉肾顶100次，揉二人上马100次，推小横纹100次；清天河水100次，运内劳宫30次；推涌泉100次；捏脊3～5遍，按揉肺俞、脾俞、肾俞，每穴约半分钟。

（6）脾肺气虚　将基本处方中的清肺经100次改为补肺经200次，再加具有健脾益气作用的操作法。如补脾经300次，揉板门100次；推三关100次，揉外劳宫50次；捏脊3～5遍，按揉肺俞、脾俞、足三里，每穴约半分钟。伴干性啰音者加推小横纹100次；伴湿啰音者揉掌小横纹100次，刮大椎以局部皮肤轻度充血为度。

【注意事项】

1. 注意推拿治疗指征，即排除结核、肿瘤及气道异物等引起的咳嗽患儿。
2. 注意根据气候变化添加衣被，以防外感加重咳嗽。
3. 合理安排户外活动，积极锻炼身体，以增强机体抗病能力。
4. 积极治疗呼吸道急、慢性感染性疾病，注意隔离，防止交叉感染。

【预后】

由于小儿呼吸道解剖、生理特点、过敏因素及免疫功能低下等原因，常易诱发咳嗽，治疗时应注意排除诱因。推拿治疗本病有较好的疗效，但若继发细菌感染需配合抗菌治疗；若伴营养不良、贫血及佝偻病等应合理喂养，积极防治原发病。

五、厌食

厌食是指小儿较长时期见食不贪，食欲下降，食量减少，甚至拒食的一种儿科常见病症。本病以1～6岁小儿多见，夏季暑湿当令时节，脾为湿困，常会加重病情。患儿一般精神状态正常，但若长期不愈，可致水谷精微摄取不足无以生化气血，使体重减轻，抗病能力下降，易罹患他病，甚至影响生长发育而转为疳证。

【病因病理】

喂养不当，饮食不节，或久病伤脾，或先天禀赋不足，脾失健运，胃失受纳，或致肝失调达，乘脾犯胃而致。病位主要责之于脾和胃。

西医学认为，厌食症是一种全身性慢性疾病，可以由多种全身性和消化道疾病，甚至心理、家庭等因素引起。以上致病因素导致患儿消化液分泌减少，酶活性下降和胃肠平滑肌舒缩功能紊乱，引起小儿对食物产生厌倦，消化吸收功能减低，进而影响其他系统，尤其是内分泌系统功能。患儿体内常缺乏多种微量元素，尤其是锌，若不及时补充，易诱发厌食。

【诊断要点】

1. 有喂养不当病史，如进食无定时定量，过食生冷、甘甜之物，过吃零食及嗜食、偏食等饮食习惯。或有先天不足、病后失养及情志失调等病史。

2. 以长期食欲不振，厌恶进食，食量明显少于同龄正常儿童为特征，病程超过 1 个月。仅见食欲不振或厌恶进食，面色少华，形体消瘦，但精神尚好，活动如常，苔薄白或薄白腻，脉有力者为脾失健运证；若不思饮食，食而不化，伴精神萎靡，面色萎黄，大便溏薄或夹有不消化食物残渣，舌淡，苔薄，脉缓无力者为脾胃气虚证；不欲进食，伴口舌干燥，食少饮多，面色欠华，皮肤失润，大便偏干，小便黄赤，舌红少津，苔少或花剥，脉细数者为脾胃阴虚证。

3. 腹软，无明显压痛或脐周轻压痛。小肠上段吸收功能及胰淀粉酶分泌功能差；尿 D– 木糖吸收排泄率及尿淀粉酶含量较低；多种微量元素含量偏低。

【鉴别诊断】

1. 疰夏　为夏季季节性疾病，临床表现除食欲不振外，还可见精神倦怠、心烦少寐、多汗，或有低热等外感热病的临床症状。常是因素体虚弱、复感暑热之气引起。一般夏季过后，病情可自愈，部分患者可出现逢暑必发的周期性特点。

2. 其他　其他躯体疾病或精神疾病引起的厌食，伴明显的原发病症状。

【推拿治疗】

1. 推拿治疗指征　非躯体疾病或其他精神疾病引起的厌食患儿。

2. 基本治法　健脾和胃。脾失健运者重在运脾开胃，脾胃气虚者宜健脾益气，脾胃阴虚型则佐以滋养胃阴。

3. 基本处方

（1）患儿取仰卧位。揉板门 100 次，补脾经 300 次，清胃经 300 次；摩腹 3 分钟，揉脐及天枢 100 次；按揉足三里 100 次。

（2）患儿取俯卧位。捏脊 3 ～ 5 遍；按揉脾俞、胃俞，每穴约半分钟。

4. 辨证加减

（1）脾失健运　在基本处方基础上加具有运脾开胃作用的操作法。如运内八卦 100 次，掐四横纹各 5 次；摩中脘 2 分钟，逆时针方向摩腹 3 分钟，分腹阴阳 100 次。

（2）脾胃气虚　在基本处方基础上加具有健脾益气作用的操作法。如补大肠 100 次，推三关 100 次，揉外劳宫 50 次；揉中脘 100 次，顺时针方向摩腹 3 分钟，揉气海及关元 100 次；揉龟尾 100 次，推上七节骨 100 次。

（3）脾胃阴虚　在基本处方基础上加具有滋养胃阴作用的操作法。如清肝经 100 次，揉外劳宫 100 次，揉二人上马 100 次；揉中脘 100 次，顺时针方向摩腹 3 分钟，揉丹田 100 次；按揉血海、三阴交，每穴约半分钟。

【注意事项】

1. 注意饮食调节。合理膳食，纠正不良饮食习惯，少食肥甘黏腻之品，不随意吃零食。

2. 注意心理调适。尽量让患儿接受一些健康教育，让其认识到合理饮食的重要性，并保持良好的情绪，以增强食欲，但不可强迫患儿进食。

3. 注意调节生活起居。保证患儿充足的睡眠，培养有规律的生活起居习惯。

4. 注意排除严重佝偻病、贫血及心、脑、呼吸、肝、肾等其他系统疾病。

【预后】

小儿“脾常不足”，饮食不能自调，食物不知饥饱。如果家长缺乏育婴保健知识，片面强调高营养的滋补食物，超越了脾胃正常的运化能力，以及过于溺爱，乱投杂食，或恣意投其所好，养成偏食，或进食不定时，生活无规律，皆可导致脾失健运，胃不思纳，进而导致厌食。年龄稍大一些的女性患儿，因有意识的节食而导致神经性厌食者，近年来也有逐渐增多的趋势。故该病重在预防。若由其他躯体性或精神性疾病引起的厌食，应及时治疗原发病。

六、疳证

疳证是由于喂养不当，或多种疾病影响，导致脾胃功能受损，气液耗伤，肌肤、筋骨、经脉、脏腑失于濡养而形成的一种慢性消耗性病症。临床以形体消瘦、面黄发枯、精神萎靡或烦躁、饮食异常为特征。“疳者甘也”，言其病因，是指小儿恣食肥甘厚腻，损伤脾胃所致；“疳者干也”，指其病机及主症，以气液干涸、形体羸瘦为特征。本病起病缓慢，病程迁延，病情严重者可影响小儿的生长发育，故古人视之为恶候，列为儿科四大要证之一。

【病因病理】

多由饮食不节，喂养不当，感染虫证及某些慢性疾病如久病吐泻，先天不足等病因导致脾胃运化腐熟功能失调，气血精微化源不足，机体脏腑失于濡养，形体羸瘦。疳证的主要病变部位在脾胃，其病机变化为脾胃受损，津液消亡。

西医学认为，小儿消化功能尚未健全，胃酸及消化酶活力低，如喂养不当，饮食失于调节或其他疾病迁延不愈，影响胃肠的消化吸收功能，日久不愈引发营养障碍即为本病。故本病泛指因消耗性疾病或消化不良引起的婴幼儿营养障碍性疾病，以及由此引起的并发症。

【诊断要点】

1. 有喂养不当，或病后失调及长期消瘦病史。发病无明显季节性，5 岁以下小儿多见。

2. 以形体消瘦（体重低于同性别、同年龄正常儿童平均值 15% 以上），毛发干枯，精神萎靡或烦躁，饮食异常为主要临床表现。起病初期，形体略瘦，面色少华，毛发稍稀，食欲不振，大便干稀不调，精神如常，舌淡苔薄或微黄，脉细有力，为“疳气”阶段。病情进一步发展，形体明显消瘦，肚腹膨胀，甚则青筋暴露，面色萎黄无华，发结如穗，烦躁易怒，夜眠不宁，食欲不振或善食易饥，嗜食异物，舌淡苔腻，脉沉细而滑，为“疳积”阶段。患儿形体极度消瘦，毛发干枯，皮肤干瘪起皱，腹凹如舟，精神萎靡，大便稀溏或便秘，唇干，舌淡嫩，苔少，脉细弱，为“干疳”阶段，此为“疳”之重证，亦称“疳极”。

3. 体重不同程度地降低，皮下脂肪减少；血红蛋白及红细胞计数不同程度地减少；血清淀粉酶、脂肪酶、胆碱酯酶、转氨酶、碱性磷酸酶、胰酶和黄嘌呤氧化酶等活力不同程度地降低；血清锌或发锌测定降低；出现肢体水肿者，血清总蛋白量大多在 45g/L 以下，人血白蛋白在 20g/L 以下。

【鉴别诊断】

1. 厌食　以长期食欲不振，厌恶进食，食量明显少于同龄正常儿童为特征，无明显消瘦，精神尚好，病在脾胃，不涉及他脏，一般预后良好。

2. 积滞　以不思乳食、食而不化，脘腹胀满，嗳气酸腐，大便不调为特征，与疳证以形体消瘦为特征有明显区别。但两者也有密切关系，若积久不消，影响水谷精微化生，致形体日渐消瘦，积滞日久可致疳证。

【推拿治疗】

1. 推拿治疗指征　非寄生虫病、结核病或其他消耗性疾病引起的疳证。

2. 基本治法　健脾和胃。根据疾病发展的不同阶段，则有疳气以和为主，疳积以消为主，或消补兼施，以及干疳以补为要的具体治法。

3. 基本处方

（1）患儿仰卧位。补脾经 100 次，揉板门 100 次，掐四横纹各 5 次；摩腹 3 分钟，按揉足三里 100 次。

（2）患儿俯卧位。捏脊 3 ～ 5 遍，按揉脾俞、胃俞，每穴约半分钟。

4. 辨证加减

（1）疳气　在基本处方基础上加具有和中理气作用的操作法。如清胃经 100 次，运内八卦 100 次；揉中脘 100 次，逆时针方向摩腹 3 分钟，按弦走搓摩 50 次；揉龟尾 100 次，推下七节骨 100 次。

（2）疳积　在基本处方基础上加具有消食化滞作用的操作法。如清胃经 300 次，清大肠 100 次，清心经 100 次，清肝经 100 次，揉小天心 50 次；开璇玑 50 次，分腹阴阳 100 次；揉龟尾 300 次，推下七节骨 100 次。

（3）干疳　在基本处方基础上将补脾经 100 次调整为补脾经 500 次，再加具有补益脾肾作用的操作法。如补肾经 300 次，揉肾顶 100 次，推三关 100 次，揉外劳宫 100 次；摩中脘 2 分钟，顺时针方向轻摩腹 3 分钟，振法施于腹部 1 分钟；按揉肺俞、心俞、肝俞、肾俞、大肠俞，每穴约半分钟；按揉血海、三阴交，每穴约半分钟。

【注意事项】

1. 合理喂养　乳幼儿提倡母乳喂养，不要过早断乳，断乳后给予易消化而富有营养的食物；添加辅食应遵循由单一到多样，由少量到多量的原则，乳食宜定时定量，不宜过饥过饱；小学生早餐要吃饱，午餐应保证供给足够的能量和蛋白质。

2. 合理安排生活起居　坚持户外活动，多晒太阳，多呼吸新鲜空气，保证充足的睡眠，纠正偏食、挑食、吃零食等不良的生活习惯。

3. 积极防治传染病和先天畸形　按时进行预防接种，对患有唇裂、腭裂及幽门狭窄等先天畸形者应及时治疗原发病。

【预后】

推拿治疗疳证以“疳气”阶段效果最为明显，“疳积”阶段可配合健脾消食中药治疗，“干疳”阶段最好配合高质量的营养保健食品，方能取得较好的疗效，故早诊早治尤为重要。临床应积极推广应用生长发育检测图，定期体检，若发现小儿体重不增或减轻，皮下脂肪减少，应尽快查明原因，及时治疗。对早产儿、人工喂养儿、长期腹泻、大面积烧伤等可能引起营养缺乏者，可适量补充氨基酸、葡萄糖、高能量脂肪乳等营养物质和锌等微量元素。预防该病的发生，可单用“捏脊疗法”。

七、便秘

便秘是指排便间隔时间延长，大便干结难解，或欲大便而坚涩不畅的一种病症。

【病因病理】

1. 饮食不节 饮食不调，食物停滞，气滞不行，郁久化热，或因过食辛辣厚味，以致肠胃积热，耗伤津液，腑气不通，大肠传导失司。

2. 气血不足 素体虚弱或久病之后，气血不足，气虚则大肠传送无力，血虚则津液无以滋润大肠，肠道干涩以致大便排出困难。

【临床表现】

1. 实秘 大便干结，面赤身热，口臭唇红，小便短赤，胸胁痞满，纳食减少，腹部胀痛，苔黄燥，指纹色紫。

2. 虚秘 面色𫄨白无华，形瘦无力，神疲乏力，大便努挣难下，舌淡苔薄，指纹色淡。

【诊断要点】

1. 大便量少、干燥。

2. 大便难于排出，排便时有痛感。

3. 腹部胀满、疼痛。

4. 食欲减退。

【推拿治疗】

1. 实秘

治则：顺气行滞，清热通便。

处方：清大肠、退六腑、运内八卦、按揉膊阳池、按揉足三里、推下七节骨、揉天枢、摩腹、搓摩胁肋。

方义：清大肠、揉天枢以荡涤肠腑邪热积滞；摩腹、按揉足三里以健脾和胃，行滞消食；搓摩胁肋、运内八卦以疏肝理气，顺气行滞；推下七节骨、按揉膊阳池配退六腑以通便清热。

2. 虚秘

治则：益气养血，滋阴润燥。

处方：补脾经、清大肠、运水入土、推三关、揉上马、按揉膊阳池、按揉足三里、捏脊、按揉脾俞、按揉肾俞。

方义：补脾经、推三关、捏脊、按揉足三里、运水入土、按揉脾俞以补养气血，健脾调中，强壮身体；清大肠、按揉膊阳池配揉上马、按揉肾俞以滋阴润燥，理肠通便。

【其他治疗】

1. 中药内服 虚秘者以补中益气汤加减；实秘者以五仁丸加减。

2. 中药外敷 用芒硝、大黄、木香等理气、润肠通便的中药材贴肚脐，对皮肤比较薄的小儿来说，治便秘效果很好。

3. 其他

（1）把肥皂削成条状塞入肛门。

（2）用涂油的肛门表插入肛门，轻轻摆动亦可引起通便作用。

（3）将小儿开塞露的 1/3 支注入肛门，可刺激直肠壁反射引起排便。

【注意事项】

1. 培养按时排便的习惯。

2. 补充足够的水分，宜多食带纤维的蔬菜水果，少食辛辣厚味。

3. 适当加大运动量。

八、腹泻

腹泻是以大便次数增多，粪便稀薄，甚至如水样便为主症，是小儿常见疾病之一。尤以 2 岁以下婴幼儿为常见。本病一年四季皆可发生，尤以夏、秋季节为甚。推拿治疗本病疗效显著，其中对单纯性消化不良疗效甚佳，若中毒性消化不良，应进行综合治疗。如治疗不及时，迁延日久可影响小儿的营养、生长和发育。重症患儿还可产生脱水、酸中毒等一系列严重症状，甚至危及生命。故临诊时必须十分注意。

【病因病理】

1. 感受外邪 小儿脏腑娇嫩，藩篱不密，易为外邪所侵。寒、湿、暑、热之邪皆能引起腹泻，尤以湿邪引起者为多。湿困脾阳，对饮食水谷消化吸收发生障碍而致腹泻。

2. 内伤乳食 由于调护失宜、哺乳不当、饮食失节或过食生冷瓜果，或进不易消化食物，皆可损伤脾胃。宿食内停，清浊不分，并走大肠故成泄泻。

3. 脾胃虚弱 小儿脏腑娇嫩，脾常不足，脾胃负担相对较重，一旦遇到外来因素的影响，就能导致脾胃受损，使水谷不得运化，则水反为湿，谷反而滞，水湿滞留，下注肠道而为腹泻。

西医学认为小儿腹泻的内因是婴儿消化系统发育不成熟，功能不完善，神经调节功能较差，胃酸与消化酶分泌较少，酶的活力低等，外因则可由饮食失调或感受寒冷造成，或由肠道内感染致病性大肠杆菌、病毒、真菌或原虫等造成，严重者可由水、电解质紊乱而引起脱水或酸中毒等危症。

【临床表现】

1. 寒湿泻 大便清稀多沫，色淡不臭，肠鸣腹痛，面色淡白，口不渴，小便清长，苔白腻，脉濡，指纹色红。

2. 湿热泻 腹痛即泻，急迫暴注，色黄褐热臭，身有微热口渴，尿少色黄，苔黄腻，脉滑数，指纹色紫。

3. 伤食泻 腹痛胀满，泻前哭闹，泻后痛减，大便量多酸臭，口臭纳呆或伴呕吐酸馊，苔厚或垢腻，脉滑。

4. 脾虚弱 久泻不愈或伴反复发作，面色苍白，饮食不振，便稀夹有奶块及食物残渣，或每于食后即泻，舌淡苔薄，脉濡。

【诊断要点】

1. 大便次数增多，每日 3 ～ 5 次，甚者多达 10 次以上，呈淡黄色，如蛋花汤样，或色褐而臭，可有少量黏液，或伴有恶心、呕吐、腹痛、发热、口渴等症。

2. 有乳食不节、饮食不洁或感受时邪的病史。

3. 重者腹泻及呕吐较严重者，可见小便短少、体温升高、烦渴神萎、皮肤干瘪、囟门凹陷、目珠下陷、啼哭无泪、口唇樱红、呼吸深长、腹胀等症。

4. 大便镜检可有脂肪球，少量红、白细胞。

5. 大便病原体检查可有致病性大肠杆菌等生长，或分离轮状病毒等；

6. 重症腹泻有脱水、酸碱平衡失调及电解质紊乱。

【鉴别诊断】

痢疾 临床表现为腹痛、腹泻、里急后重、排脓血便，伴全身中毒等症状。婴儿对感染反应不强，起病较缓，大便最初多呈消化不良样稀便，病程易迁延。3 岁以上患儿起病急，以发热、腹泻、腹痛为主要症状，可发生惊厥、呕吐。志贺氏或福氏菌感染者病情较重，易出现中毒型痢疾，多见于 3 ～ 7 岁儿童。人工喂养儿体质较弱，易出现并发症。

【推拿治疗】

1. 寒湿泻

治则：温中散寒，化湿止泻。

处方：补脾经、推三关、补大肠、揉外劳宫、揉脐、按揉足三里、推上七节骨、揉龟尾。

方义：推三关、揉外劳宫温阳散寒，配补脾经、揉脐、按揉足三里以健脾化湿，温中散寒；补大肠、推上七节骨、揉龟尾以温中止泻。

腹痛、肠鸣重者加揉一窝风、拿肚角；体虚者加捏脊；惊惕不安者加清肝经、掐揉五指节。

2. 湿热泻

治则：清热利湿，调中止泻。

处方：清脾胃、清大肠、清小肠、退六腑、揉天枢、揉龟尾。

方义：清脾胃以清中焦湿热；清大肠、揉天枢清利肠腑湿热积滞；退六腑、清小肠清热利尿除湿；配揉龟尾以理肠止泻。

3. 伤食泻

治则：消食导滞，和中助运。

处方：补脾经、清大肠、揉板门、运内八卦、揉中脘、摩腹、揉天枢、揉龟尾。

方义：补脾经、揉中脘、揉板门、运内八卦、摩腹以健胃和脾，行滞消食；清大肠、揉天枢疏调肠腑积滞；配揉龟尾以理肠止泻。

4 . 脾虚泻

治则：健脾益气，温阳止泻。

处方：补脾经、补大肠、推三关、摩腹、揉脐、推上七节骨、揉龟尾、捏脊。

方义：补脾经、补大肠以健脾益气，固肠实便；推三关、摩腹、揉脐、捏脊温阳补中；配推上七节骨、揉龟尾以温阳止泻。

肾阳虚者加补肾经、揉外劳宫；腹胀者加运内八卦；久泻不止者加按揉百会以升阳止泻。

【其他治疗】

1. 穴位注射 天枢、上巨虚。用小檗碱注射液，或用维生素 B_1、B_{12} 注射液，每穴每次注射 0.5 ～ 1mL，每日或隔日 1 次。

2. 敷脐法 吴茱萸 30g，丁香 2g，胡椒 30 粒，研末。每次用药末 1.5g，调陈醋或植物油，制成糊状，敷于脐部，外以纱布固定，每日换药 1 次。

3. 中药治疗 寒湿泻者以藿香正气散加减；湿热泻者以葛根黄芩黄连汤加减；伤食泻者以保和丸加减；脾虚泻者以参苓白术散加减。

【注意事项】

1. 注意饮食卫生，不吃不洁食物。

2. 合理喂养，提倡母乳喂养，避免在夏季和小儿有病时断奶。添加辅助食品时，品种不宜过多，变换不宜过频。

3. 加强户外活动，及时增减衣服，避免腹部受凉。

4. 治疗期间，宜进食易消化和清淡食物。

九、夜啼

夜啼是指小儿白天如常，入夜则啼哭，时哭时止，或每夜定时啼哭，甚至通宵达旦，故曰夜啼，民间俗称“哭夜郎”。有的阵阵啼哭，哭后仍能入睡，患此症后，持续时间少则数日，多则经月。

【病因病理】

1. 脾虚寒　婴儿素禀虚弱，脾常不足，至夜阴盛，脾为阴中之阴，若护理略有失意，寒邪内侵，脾寒乃生。夜属阴，阴胜脾寒愈盛，寒邪凝滞，气机不通，故入夜腹痛而啼。

2. 心经积热　乳母平日恣食辛辣肥甘，或焦燥炙煿动火之食物，或贪服性热之药，火伏热郁，积热上炎。心主火属阳，阳为人生之正气，至夜则阴盛而阳衰，阳衰则无力与邪热相搏，正不胜邪，则邪热乘心，心属火恶热而致夜间烦躁啼哭。

3. 惊骇恐惧　小儿神气不足，心气怯弱，如有目触异物，耳闻异声，使心神不宁，神志不安，常在梦中哭而作惊，故在夜间惊啼不寐。

4. 乳食积滞　婴儿乳食不节，内伤脾胃，“胃不和则卧不安”，因脾胃运化失司，乳食积滞，入夜而啼。

【临床表现】

1. 脾脏虚寒　睡喜伏卧，曲腰而啼，四肢欠温，食少便溏，面色青白，唇舌淡白，舌苔薄白，脉沉细，指纹青红。

2. 心经积热　睡喜仰卧，见灯火则啼哭愈甚，烦躁不安，小便短赤或大便秘结，面赤唇红，舌尖红，舌苔白，脉数有力，指纹青紫。

3. 惊骇恐惧　睡中时作惊惕，唇与面色乍青乍白，紧偎母怀，舌多无异常变化，但脉来急数。

4. 乳食积滞　夜间阵发啼哭，脘腹胀满，呕吐乳块，大便酸臭，舌苔厚，指纹紫。

【诊断要点】

1. 白天如常，入夜则啼哭。

2. 每夜定时啼哭，甚至通宵达旦。

3. 必要时辅以有关实验室检查，排除外感发热、口疮、肠叠套、寒疝等疾病引起的啼哭。

【鉴别诊断】

本病需与不适、拗哭相鉴别。小儿夜间若喂哺不足或过食，尿布潮湿未及时更换，环境及衣被过冷或过热，襁褓中夹有缝衣针或其他异物等，均可引起婴儿不适而啼哭，采取相应措施后则婴儿啼哭即止。有些小婴儿因不良习惯而致夜间拗哭，如夜间开灯而寐，摇篮中摇摆而寐，怀抱而寐，边走边拍而寐等，要注意加以纠正。

【推拿治疗】

1. 脾虚寒

治则：温中健脾。

处方：补脾经、推三关、摩腹、揉中脘。

方义：补脾经、摩腹、揉中脘以健脾温中；推三关以温通周身阳气。

2. 心经积热

治则：清热导赤。

处方：清心经、清小肠、清天河水、揉总筋、揉内劳宫。

方义：清心经、清天河水以清热退心火；清小肠以导赤而泻心火；揉总筋、揉内劳宫以清心经热。

3. 惊骇恐惧

治则：镇惊安神。

处方：推攒竹、清肝经、揉小天心、揉五指节。

方义：推攒竹、清肝经、揉小天心以镇惊除烦；揉五指节以安神。

4. 乳食积滞

治则：消食导滞。

处方：清补脾经（先清后补）、清大肠、摩腹、揉中脘、揉天枢、揉脐、推下七节骨。

方义：清补脾经以健脾利湿；清大肠、推下七节骨以清利肠腑，泄热通便；摩腹、揉中脘、揉天枢、揉脐以健脾和胃，消食导滞。

【其他治疗】

1. 中药内服 脾虚寒者以乌药散加减；心经积热者以导赤散加减；惊骇恐惧以朱砂安神丸加减；乳食积滞者以消乳丸加减。

2. 中药外治 将艾叶、干姜粉炒热，用纱布包裹，熨小腹部，从上至下，反复多次。或用丁香、肉桂、吴茱萸等量研细末，置于普通膏药上，贴于脐部。用于脾寒气滞证。

3. 针刺 取穴中冲，不留针，浅刺出血。用于心经积热证。

4. 艾灸 艾灸神阙，将艾条燃着后在神阙周围温灸，不触到皮肤，以皮肤潮红为度。每日 1 次，连灸 7 日，用于脾寒气滞证。

【注意事项】

1. 平素寒温宜调护，防受寒受凉，饮食不宜过凉。
2. 脾寒夜啼者睡眠时要保暖腹部。
3. 心热夜啼者睡眠时勿过暖。
4. 惊吓夜啼者睡眠时，周围环境要安静。

十、汗证

小儿汗证是指不正常出汗的一种病症，即小儿在安静状态下，日常环境中，全身或局部出汗过多，甚则大汗淋漓。多发生于 5 岁以下的小儿。

【病因病理】

汗是人体五液之一，是由阳气蒸化津液而来。如《素问·阴阳别论》说："阳加于阴，谓之汗。"心主血，汗为心之液，阳为卫气，阴为营血，阴阳平衡，营卫调和，则津液内敛。反之，若阴阳脏腑气血失调，营卫不和，卫阳不固，腠理开阖不利，则汗液外泄。小儿汗证的发生多由体虚所致。其主要病因为禀赋不足，调护失宜。

小儿脏腑娇嫩，元气未充，腠理不密，所以容易出汗。若先天禀赋不足，或后天脾胃失调，肺气虚弱，均可自汗或盗汗。肺主皮毛，脾主肌肉，肺脾气虚，表虚不固，故汗出不止。

气属阳，血属阴。小儿血气娇弱，若大病久病之后，气血亏损；或先天不足，后天失养的体弱小儿气阴虚亏，气虚不能敛阴，阴亏虚火内炽，迫津外泄而为汗。

小儿脾常不足，若平素饮食甘肥厚腻，可致积滞内生，郁而生热。甘能助湿，肥能生热，蕴阻脾胃，湿热郁蒸，外泄肌表而致汗出。

由此可见，小儿汗证有虚实之分，虚证有肺卫不固、气阴两虚，实证则为湿热迫蒸。

【临床表现】

1. 肺卫不固　自汗为主，或伴盗汗，以头部、肩背部汗出明显，动则尤甚，神疲乏力，面色少华，平时易患感冒，舌淡，苔薄，脉细弱。

2. 气阴两虚　盗汗为主，也常伴自汗，形体消瘦，汗出较多，神萎不振，心烦少寐，寐后汗多，或伴低热，口干，手足心灼热，哭声无力，口唇淡红，舌质淡，苔少或见剥苔，脉细弱或细数。

3. 湿热迫蒸　自汗或盗汗，以头部或四肢为多，汗出肤热，汗渍色黄，口臭，口渴不欲饮，小便色黄，色质红，苔黄腻，脉滑数。

【诊断要点】

1. 小儿在安静状态下、正常环境中，全身或局部出汗过多，甚则大汗淋漓。

2. 寐则汗出，醒时汗止者称盗汗；不分寤寐而出汗者称自汗。

3. 排除维生素 D 缺乏性佝偻病、结核感染、风湿热、传染病等引起的出汗。

【鉴别诊断】

本病需与维生素 D 缺乏性佝偻病、结核感染等疾病相鉴别，小儿维生素 D 缺乏性佝偻病常伴有小儿易激惹、烦躁、睡眠不安、夜惊、夜哭，实验室检查骨碱性磷酸酶测定对佝偻病早期诊断敏感性高；小儿结核感染常常表现为低热和结核中毒症状，呼吸系统症状多不明显。实验室检查结核菌素试验（结素试验）可明确诊断。

【推拿治疗】

1. 肺卫不固

治则：益气固表，调和营卫。

处方：清补肺经、补脾经、揉肾顶、揉太阳太阴、开天门、推坎宫、掐揉耳后高骨、揉肺俞、揉足三里。

方义：补肺经以补肺气，实卫表；清肺经以清除在表之邪气；补脾经以补益脾气，补土生金，实卫固表；揉肾顶能固表止汗；揉太阳太阴、开天门、推坎宫、掐揉耳后高骨构成头面四大手法，以调和阴阳，疏风解表，止汗；揉肺俞以补肺固表；揉足三里以培土生金，敛汗。

2. 气阴两虚

治则：益气养阴。

处方：心肝同清、清天河水、揉二人上马，揉太阳太阴、清补肺经、补脾经、揉肾顶、补肾经、水底捞月、揉太溪、横擦八髎。

方义：清心经以清心，除烦，凉血，敛汗；清肝经以清肝，平肝，潜阳，止汗，二穴相配，相得益彰；清天河水以清热，凉血；揉二人上马以养阴清热，滋汗源；补肺经以补肺气，实卫表；清肺经以清除在表之邪气；补脾经以补益脾气，补土生金，实卫固表；揉肾顶能固表止汗；补肾经以滋阴补肾，敛汗；水底捞月以清热泻火，养阴敛汗；揉太溪以养阴止汗；横擦八髎既能培补元气，固表止汗，又能利小便，减少汗出。

3. 湿热迫蒸

治则：清热化湿。

处方：心肝同清、清天河水、揉二人上马、运土入水、横纹推向板门、退六腑、清天柱骨、推箕门。

方义：清心经以清心，除烦，凉血，敛汗；清肝经以清肝，平肝，潜阳，止汗，二穴相配，相得益彰；清天河水以清热，凉血；揉二人上马以养阴清热，滋汗源；运土入水以清泻脾胃湿热；横纹推向板门以健脾化湿；退六腑以清热通腑；清天柱骨能清能降，利于止汗；推箕门能清利湿热，利尿通淋而止汗。

【其他治疗】

1. 五倍子粉适量，温水或醋调成糊状，每晚临睡前敷脐中，用橡皮膏固定。用于盗汗。

2. 龙骨、牡蛎粉适量，每晚睡前外扑。用于自汗、盗汗、汗出不止者。

【注意事项】

1. 进行适当的户外活动和体育锻炼，增强小儿体质。

2. 注意病后调理，避免直接吹风。

3. 加强预防接种工作，积极治疗各种急、慢性疾病。

4. 注意个人卫生，勤换衣被，保持皮肤清洁和干燥，拭汗用柔软干毛巾或纱布擦干，勿用湿冷毛巾，以免受凉。

5. 汗出过多致津伤气耗者，应补充水分及容易消化而营养丰富的食物。勿食辛辣、煎炒、炙烤、肥甘厚味。

6. 室内温度、湿度要调节适宜。

十一、遗尿

遗尿是指 3 周岁以上的小儿睡中小便自遗，醒后方觉的一种病症，又称遗溺、尿床等。3 岁以内的婴幼儿，由于脑髓未充，智力未健，排尿的自控能力尚未形成，或年长儿童因贪玩疲劳过度，睡前多饮等，偶尔遗尿者，皆不属病态。

遗尿多自幼得病，如病延日久，就会妨碍儿童的身心健康，影响发育，因此，必须及早治疗。

【病因病理】

1. 肾气不足 小儿先天不足，肾气虚弱，下元虚冷。《诸病源候论》曰：“遗尿者，此由膀胱虚寒，不能约水故也。”肾主闭藏，开窍于二阴，职司二便，与膀胱互为表里；如肾与膀胱之气俱虚，不能制约水道，因而发生遗尿。

2. 肺脾虚弱 脾主运化，喜燥而制水，肺脾功能正常，体摄有节，才能维持机体水液的正常输布和排泄。尤在泾说：“脾肺气虚，不能约束水道而病为不禁者，《金匮要略》所谓上虚不能制下者也。”饮食入胃，经脾的运化散精，上归于肺，然后下输膀胱，维持正常的排尿功能。肺为水上之源，属上焦，脾胃属中焦。脾肺气虚，则水道制约无权，因而发生遗尿。

3. 肝经郁热 肝主疏泄，肾主闭藏。由于肝经郁热所致的疏泄作用超过了肾的闭藏作用，使肾关开合制约失力，膀胱不藏而发生遗尿。

【临床表现】

1. 肾气不足 面色㿠白，智力迟钝，较大儿童能主诉神疲乏力，肢冷形寒，腰腿酸软，小便清长而频，或伴有头晕，舌质淡，苔薄白，脉沉细无力。

2. 脾肺气虚 面色无华，气短自汗，形瘦乏力，食欲不振，或大便溏薄，舌质淡，苔薄白，脉缓无力。

3. 肝经郁热 溲黄短赤，频数不能自忍，性情急躁，手足心热，面赤唇红，口渴喜饮，甚或目睛红赤，舌质红，苔黄腻，脉弦数。

【诊断要点】

1. 多发生于 3 周岁以上儿童。

2. 睡眠较深，不易唤醒，轻者数夜尿床 1 次，重者一夜尿床多次。

3. 小便常规及尿培养多无异常。

4. 部分患儿 X 线片显示隐性脊柱裂。

【鉴别诊断】

本病需与热淋（尿路感染）相鉴别，热淋常见有尿频尿急、尿痛，白天清醒时小便也急迫难耐而尿出，裤裆常湿，小便常规检查有白细胞或脓细胞。

【推拿治疗】

1. 肾气不足

治则：温肾固涩。

处方：补肾经、推三关、揉外劳、按揉百会、揉丹田、按揉肾俞、擦腰骶部、按揉三阴交。

方义：补肾经、按揉肾俞、揉丹田、擦腰骶部以温补肾气，壮命门之火，固涩下元；按揉百会、推三关、揉外劳宫以温阳升提；按揉三阴交以通调水道。

2. 脾肺气虚

治则：益气固涩。

处方：补脾经、补肺经、揉外劳宫、按揉百会、揉中极、按揉足三里、按揉膀胱俞。

方义：补脾经、补肺经、按揉足三里以补脾肺而益气；按揉百会、揉外劳宫以温阳升提；揉中极、按揉膀胱俞以调膀胱气化，固涩水道。

3. 肝经郁热

治则：清肝泻热。

处方：泻肝经、泻心经、补脾经、揉二马、揉三阴交、揉涌泉。

方义：泻肝经、泻心经以清热除烦；揉二马、揉三阴交、揉涌泉以壮水制火，引热下行；补脾经以健脾扶正。

【其他治疗】

1. 中药治疗　肾气不足者以菟丝子散加减；脾肺气虚者以补中益气汤合缩泉丸加减；肝经郁热者以龙胆泻肝汤加减。

2. 耳针　取皮质下、神门、内分泌、肾、肺、脾。

【注意事项】

1. 使儿童养成按时排尿的习惯；安排合理的生活制度，不使其过度疲劳。

2. 已经发生遗尿者，要给予积极的治疗和适当的营养，并注意休息；临睡前 2 小时最好不要饮水，少吃或不吃流质食品。

3. 夜间入睡后，家长应定时叫其起床排尿。

十二、小儿肌性斜颈

小儿肌性斜颈是指婴儿出生后数日时发现一侧颈部肿块，头偏向患侧、前倾，颜面旋向健侧及颈部活动受限的一种常见小儿疾病，又称先天性斜颈、原发性斜颈。临床上，斜颈除极个别视力障碍的代偿姿势性斜颈，脊柱畸形引起的骨性斜颈和颈部肌麻痹导致的神经性者外，一般系指

一侧胸锁乳突肌痉挛造成的肌性斜颈。

【病因病理】

本病的病因尚未完全明了，目前主要有如下说法。

1. 产伤学说 多数认为与损伤有关。分娩时胎儿一侧胸锁乳突肌受产道或产钳挤压至出血，机化形成挛缩。

2. 宫内发育障碍学说 认为分娩时胎位不正，阻碍一侧胸锁乳突肌的血液供给，引起该肌缺血性改变，肌纤维水肿、坏死及继发性纤维增生，最后引起肌肉挛缩。

3. 缺血性肌痉挛 认为由于胎儿在子宫内，头偏向一侧偏斜所致，阻碍一侧胸锁乳突肌血运供应，引起该肌缺血性改变，而与生产过程无关。

肌性斜颈初起病理主要是患侧胸锁乳突肌发生纤维性挛缩，可见纤维细胞增生和肌纤维变性，最终全部为结缔组织所代替。

【临床表现】

1. 肿块型 肿块位于患侧胸锁乳突肌的中下段，且肿块大小不一，质地坚硬，形状不一，有卵圆形，也有条索状。患侧颜面小于正常颜面，头部畸形，下颌指向健侧。

2. 非肿块型 患侧胸锁乳突肌轻度痉挛，无肿块，头部畸形，下颌指向健侧，患侧颜面小于正常颜面，头部活动功能受限。

【诊断要点】

1. 刚出生或出生后数月内发现头颈倾斜。

2. 患侧胸锁乳突肌触及硬结物。

3. 患儿颈项活动障碍，尤以向患侧旋转及向健侧侧屈受限明显。

4. 排除其他可引起斜颈的疾病。

【鉴别诊断】

1. 骨性斜颈 是因颈椎“半椎体”畸形而引起斜颈，此为脊柱畸形引起。由颈椎正位 X 线片鉴别。

2. 斜视 患儿视物时必须采取斜颈姿势以避免复视，胸锁乳突肌无挛缩，斜颈可自动或被动矫正。

3. 寰枢关节半脱位 一般均有外力作用于头颈部史，可有上颈部疼痛，颈部僵硬，转动不灵，头偏斜。轻者可无神经系统症状及体征；较严重者可出现脊髓受压的症状和体征。颈椎张口位片及侧位片可见齿状突向一侧偏移或倾斜；MRI 检查可检出脊髓受压情况。

【推拿治疗】

1. 治则 舒筋活血，软坚散结，纠正头歪畸形，改善和恢复颈椎活动功能。

2. 处方与操作

（1）患儿取坐位或仰卧位，医师于患侧的胸锁乳突肌施用推揉法，可用拇指螺纹面揉，或示、中、无名指螺纹面揉 5 ～ 6 分钟。

（2）捏拿患侧胸锁乳突肌往返 3 ～ 5 分钟，用力宜轻柔。

（3）*牵拉扳颈法* 医师一手扶住患侧肩部，另一手扶住患儿头顶，使患儿头部渐渐向健侧肩部牵拉倾斜，逐渐拉长患侧胸锁乳突肌，幅度由小渐大，在生理范围内反复进行数次。

（4）再于患侧胸锁乳突肌施术推揉法 3 ～ 5 分钟。

（5）最后配合轻拿肩井 3 ～ 5 次结束。

3. 方义　推揉及拿捏患侧胸锁乳突肌，能舒筋活血，改善局部血运供给，缓解肌肉痉挛，促使肿物消散；伸展扳拉患侧胸锁乳突肌，能改善和恢复颈部活动功能。

【注意事项】

1. 经常做被动牵拉运动，动作要轻柔。

2. 随时纠正姿势，以助矫正。如眠时垫枕，醒时以玩具或喂奶吸引注意力，使患儿头经常向患侧旋转，以助纠正。

3. 本病多发现于出生后 2 周左右，病程在 3 个月以内者治疗为佳，治疗越早，效果越好。

4. 此病以中医保守疗法为主，如治半年无效者，应考虑手术。

5. 临床注意与其他病症相鉴别，如因颈椎结核、肿瘤、炎症、骨及关节发育异常引起的斜颈和局部肿块，不能用推拿治疗，诊断时应加以注意。

十三、小儿桡骨小头半脱位

小儿桡骨小头半脱位指当肘关节突然受到牵拉时，肘关节腔内的负压将关节囊和环状韧带吸入肱桡关节间隙，环状韧带可向上越过尚未发育成熟的桡骨小头，嵌于肱骨小头和桡骨小头之间，阻碍了桡骨小头回复原位，故也称之为牵拉肘、肘错环、肘脱环。本病是婴幼儿常见的肘部损伤之一，其中 2 ～ 3 岁发病率最高。

【病因病理】

因婴幼儿桡骨小头发育尚不健全，桡骨小头与桡骨颈的直径几乎相等，有时桡骨小头甚至还小于桡骨颈；关节囊与环状韧带比较松弛，当幼儿前臂被过度向上牵拉时（如穿衣、跌跤或上楼梯时，肘部在伸直位受到牵拉力的影响），则桡骨小头易从包绕桡骨颈的环状韧带中滑脱，环状韧带被嵌夹在肱桡关节面之间，阻碍桡骨小头回复原位，即形成桡骨小头半脱位。

【临床表现】

1. 伤侧肘部疼痛，伤肘保持半屈曲，前臂处于内旋位。患儿哭闹，不能屈肘、举臂，常拒绝别人触动伤肢及拒绝检查。

2. 伤肘外侧部无肿胀和畸形（即便有肿胀，也很轻微，常不能触及），前臂不能外旋，肘关节被动屈、伸活动时，患儿会因疼痛加重而哭闹。患儿肩部及锁骨部均为正常。

【诊断要点】

1. 有牵拉损伤史。

2. 患儿肘部疼痛、啼哭，拒绝使用患肢。

3. 桡骨小头部位有明显压痛。

4. 患肢前臂旋前，不敢旋后，不能抬举取物，不能屈肘。

5. X 片检查显示无异常。

【鉴别诊断】

肱骨髁上无移位骨折　多有跌打外伤史，局部有不同程度的肿胀，压痛点在肱骨髁上部位，拍肘关节 X 线正侧位片可鉴别。

【推拿治疗】

1. 治则　理筋整复，舒筋通络。

2. 处方与操作

（1）家长抱患儿于坐位，并固定其伤肢上臂。

（2）医师于患侧的肘关节上下施用捏拿法往返 3 ～ 5 分钟，用力宜轻柔。

（3）牵引旋臂屈压法　医师立其对面，一手握患儿伤肢肘部，拇指压住桡骨小头外侧稍前方，另一手握伤肢腕部，稍用力牵引前臂并将其外旋、过伸，同时握肘之拇指向内后方轻压桡骨小头，握腕的手将肘关节屈曲至最大限度，内旋前臂，伸直肘关节，半脱位即可整复。

（4）再于患侧的肘关节上下施用捏拿法往返 3 ～ 5 分钟。

3. 方义　拿捏患侧肘关节上下肌群，能舒筋活血，改善局部血运供给，缓解肌肉痉挛；牵引旋臂屈压患侧肘部，能理筋整复。

【注意事项】

1. 复位后，一般不需固定，可嘱家长在 3 日内避免牵拉患儿伤肢，以防止复发。

2. 6 岁以上儿童因桡骨小头发育，不易发生半脱位。肘关节损伤应注意有否肱骨髁上骨折或桡骨上端骨折。

3. 整复手法应轻缓柔和，牵引力不可过大过猛。

十四、小儿脑瘫

小儿脑瘫是指患儿在出生前后或出生时，由于各种原因引起脑神经系统损伤，出现非进行性、持续的运动障碍和姿势异常，并伴有多种脑部症状的疾病。属中医“五迟”“五软”“痿症”范畴。

【病因病理】

小儿脑瘫的病因复杂，一般将致病因素归纳为出生前、出生时、出生后三类。

1. 出生前　主要有胚胎脑发育不全，孕母早期严重营养缺乏、创伤、感染、出血、缺氧、妊娠高血压综合征、糖尿病等。

2. 围生期　主要有胎膜早破、羊水堵塞、脐带绕颈等所致的窒息，或核黄疸、早产、产程过长、产钳所伤、低出生体重儿等。

3. 出生后　主要有新生儿时期的各种重症感染、窒息、外伤等。

脑组织对缺氧极为明感。以上因素均可致脑组织缺氧、淤血或出血。新生儿尤甚，可在短时间内导致该组织死亡而丧失其正常功能。淤血和出血可因压迫患处脑组织，或影响其血液循环及新陈代谢而致病。由于缺氧又可增加血管内皮的渗透性和脆性，而促使脑血管的损伤，故缺氧对脑组织的损伤起双重作用。出血是脑损伤的直接或间接结果，也可由血液病、血压的急剧变化和血管痉挛诱发。小儿脑瘫常见的病理改变诱发不同程度的大脑皮质萎缩和脑室扩大，可有神经细胞数目减少和胶质细胞增生，锥体束对缺氧的耐受性极低，故肢体运动障碍发病率最高。病变可波及局部脑区，也可累及整个半球或双侧受累。皮质下白质萎缩，髓鞘形成不良，或有白质囊性变。核黄疸可引起苍白球及下视丘部对称性脱髓鞘。由于病变的部位及损伤的严重程度不同，临床上可出现不同类型的症状。

【临床表现】

脑瘫患儿症状自婴儿期就有所表现，主要为非进行性、中枢性运动障碍，可能在出生后几天即出现脑损伤症状，当时难以发现，几个月后当出现不能抬头和坐立时才被发现。病儿肢体动作较少，尤其下肢更为明显。被动运动时，因肌张力增高，肢体难以移动。重症者多伴有智力和言语障碍。由于脑瘫的病因多样，其临床表现也不同。

1. 椎体束病变时，主要表现为痉挛性瘫痪，下肢比上肢明显。

2. 椎体外束或脑底节病变时，主要表现为动作异常，如手足徐动、震颤；小脑病变时，主要表现为共济失调、步态不稳。

3. 病变涉及脑及其他区域时，可出现相应伴随症状，如语言和智力障碍、抽搐、癫痫、视听障碍、面肌麻痹、流口水等。

【诊断要点】

1. 小儿出生不久经常少哭、少动、哭声低弱，过分安静；或多哭、易激惹、易惊吓或反复出现惊跳。

2. 出生后喂哺困难，如吸吮无力，吞咽困难，口腔闭合不佳。

3. 动作不协调、不对称，随意运动很少。

4. 经常出现异常肌张力和异常的姿势和动作模式。

5. 运动发育落后。

【鉴别诊断】

进行性肌营养不良 是一组原发于肌肉的遗传性疾病，大多有家族史。临床以缓慢进行性加重的对称性肌无力、肌肉萎缩为特征，个别类型可有心肌受累。不同类型往往表现为不同的发病年龄、临床特征和病肌分布，但多见于儿童和青少年。该病可见“翼状肩胛”“游离肩”“小腿肌肉假性肥大”“Gowers 征”等特征性表现。以其进行性症状加重、发病年龄、临床特征及家族史可与小儿脑瘫鉴别。

【推拿治疗】

1. 治则 补益肝肾，舒筋通络。

2. 处方与操作

（1）患儿仰卧或家长抱于怀里，先在头部治疗。开天门、分推前额，按揉印堂、百会、风池、风府、哑门，扫散头部运动区。

（2）体位同上，一手握住肢体的远端，一手拿捏患侧肢体肌肉，上下往返 3 ～ 5 遍；按揉肩井、肩髃、肩贞、极泉、臂臑 、手三里、内关、外关、合谷、梁丘、足三里、昆仑、太溪、解溪等。摇肩、肘、腕、髋、膝、踝关节 3 ～ 5 次，重点在踝关节做背伸、跖屈数次，使之尽量背伸，以预防足下垂。

（3）患儿俯卧位，按揉背部两侧背俞穴，重点按揉心俞、肝俞、脾俞、肾俞、关元俞，推膀胱经、督脉 3 ～ 5 遍，擦肾俞、命门、八髎，以发热为佳；接着按揉环跳、风市、委中、承山、昆仑、太溪等穴位。

随症加减：肝肾不足者，重点按揉肝俞、肾俞，加按揉太溪、太冲穴。脾肾两亏者，重点按揉脾俞、肾俞，加按揉太溪、三阴交，摩中脘 3 分钟，按揉足三里穴。气血两虚者，重点按揉心俞、肝俞、脾俞，加按揉足三里、血海，摩关元、气海穴 3 分钟。

【其他治疗】

1. 针刺 取肩髃、肩贞、手三里、内关、外关、合谷、梁丘、足三里、昆仑、太溪、解溪、夹脊穴等，对本病的轻型有一定效果，可以改善症状，并应重视早期治疗。

2. 头针 取百会、四神聪、运动区、语言区、平衡区、足运感区、四神针、智三针、脑三针、颞三针，采用平补平泻手法。

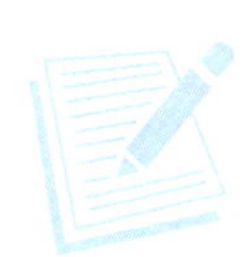

【注意事项】

1. 本病须家长配合治疗，尤其要注意加强对患儿的智能和体能训练，并做好家庭护理。

2. 对本病的预防尤为重要。做好孕妇的保健，防止早产；出生后要防止窒息及颅内出血；对出现高胆红素血症的新生儿要及时对症治疗；对低体重婴儿要注意营养，防止血糖过低。

【思考题】

1. 简述颈椎病的分型与推拿处方。
2. 如何推拿治疗腰椎间盘突出症？
3. 简述肩周炎的临床特点及推拿治疗。
4. 如何推拿治疗膝骨关节炎？
5. 简述中风后遗症的主症与推拿治疗。
6. 如何推拿治疗痛经？
7. 简述小儿肌性斜颈的临床表现与推拿治疗。
8. 小儿泄泻如何辨证分型与推拿治疗？

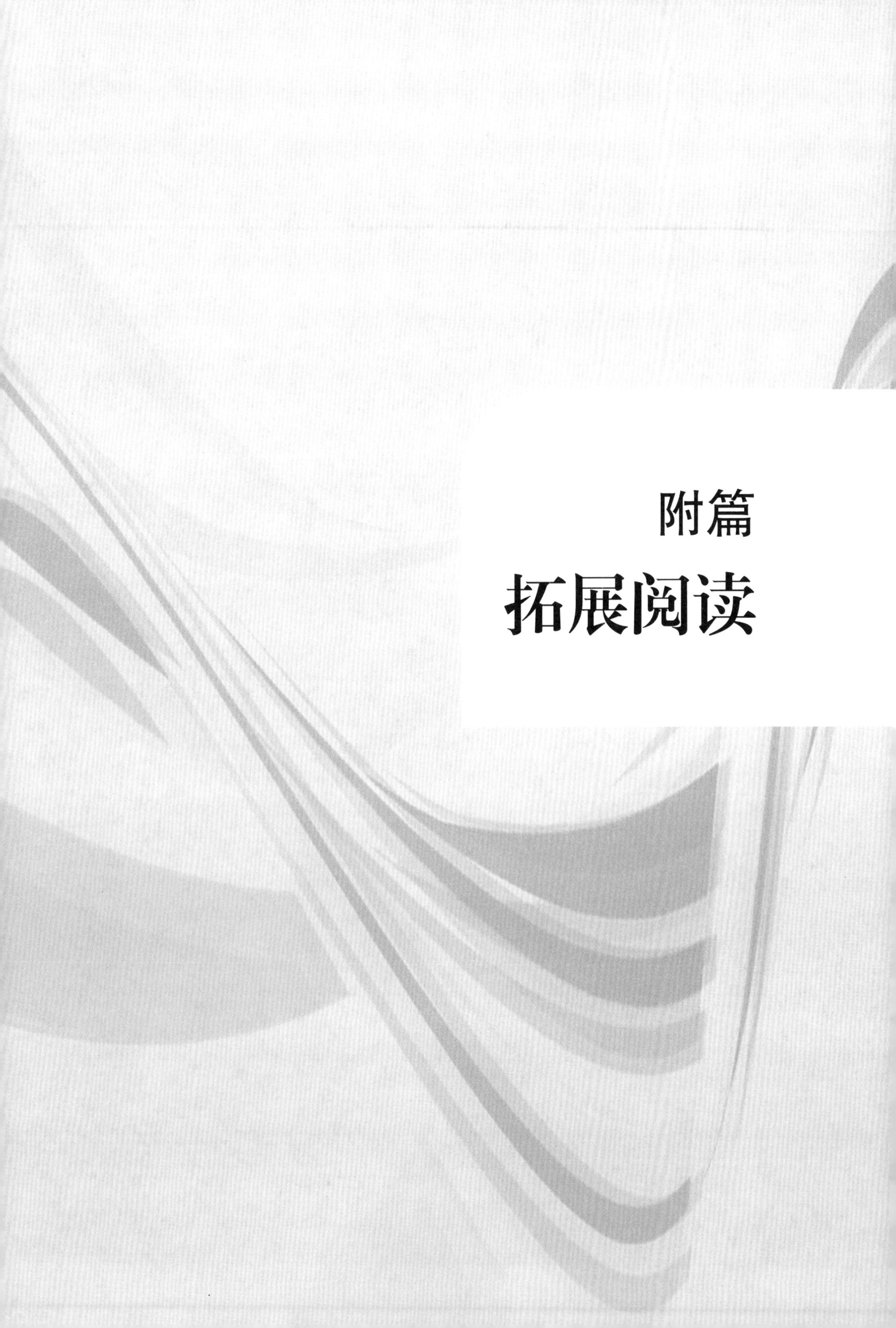

附篇

拓展阅读

第九章 推拿主要流派介绍

扫一扫，查阅本章数字资源，含PPT、音视频、图片等

中国推拿历史悠久，在其漫长的发展过程中，由于学术渊源、师承关系、主治对象及地域人文等原因，逐渐形成了各具特色的学术流派与分支，在当今推拿学术领域均有相当的影响。

一般而言，推拿流派的形成和发展大多具有以下几个特点：第一，有较长的发展史，并在一个地区内流传而且有一定的声誉。第二，有一定的学术理论为指导，有丰富的实践经验，并具有擅长的主治范围和独特的练功及专业训练方法。第三，每一流派都有其独特手法（主要手法）和多种辅助手法，并形成套路。

基于以上特点，当今中国推拿的流派有数十种之多，各种流派均以其各自的历史源流、学术理论、医学风格及适用范围而自成体系。而一些推拿大家或者某些流派的传承人往往忙于临床诊治，或者仅尊崇口口相传，致使许多宝贵的推拿诊疗经验至今仍散在于民间，而未能及时系统地著书立说。因此，本章仅就一些文字记载较为详细的流派做一简介。

第一节　一指禅推拿流派

一指禅推拿流派因以一指禅推法为其代表手法而得名。

【流派简介】

一指禅推拿流派是在我国江、浙一带流传的较大的推拿流派之一。百余年来，在推拿学术界有着重要的地位及广泛的影响。一指禅推拿流派起源于何时，到目前尚无确凿的文献记载，其师承关系可上溯到清同治年间（1862 ～ 1874 年）河南的李鉴臣。李鉴臣擅长一指禅推拿法，当时因客居江苏扬州，便授技于当地丁凤山。从此以后，代代相传，直至现在。

【学术思想】

一指禅推拿流派的手法有着自己独特的风格，它既不像我国北方的流派那样大刀阔斧、以力为主，也不同欧美国家的按摩师仅仅在人体局部使用一些粗犷的或机械性的刺激。一指禅推拿流派借鉴《医宗金鉴・正骨心法要旨》所云："法之所施，使患者不知其苦，方称为手法也。" 特别强调手法既要柔和深透，又要均匀有力，尤其是以柔和为贵，即柔中有刚，刚中有柔，刚柔相济。然而，一指禅推拿流派的手法也比其他派别的手法要难以掌握。它首先要求学习者必须练功，如练 "易筋经" 及在米袋（或沙袋）上练指力等，除此之外，一指禅推拿流派是以中医基础理论和经络学说为指导，学习者必须掌握经络学说在临床上的意义，只有这样，才能在临床治疗中根据患者不同的病情、不同的部位，使用不同的手法，做到 "有的放矢"，从而提高治疗效果。

【手法操作】

一指禅推拿流派的手法种类很多，但主要有一指禅推法、拿法、按法、摩法、滚法、捻法、

抄法、搓法、缠法、揉法、摇法、抖法12种，而以一指禅推法为主。

一指禅推法与其他手法有着明显的区别，它的力是在“点”的基础上连贯成“线”，即通常所说的“推穴道，走经络”。其动作要领是“沉肩，垂肘，腕端平，指（拇）吸定，行时如直线，捺劲要大（向外摆动的力量），回劲要小（向内收的力量）”。此外，还要掌握拇指要实（着力部分），手掌要虚，除了拇指着力以外，其余的动作都要体现出一个“松”字，如肩、肘放松则不容易疲劳，腕关节放松则摆动灵活而均匀，使力能集中在拇指上。所以，从外表看来，医师的动作非常轻松而自如，并且富有节律，似乎没有用劲，但患者被治疗的部位却有一股柔和而舒适的力，由点成面，渐渐地渗透到肌体的深部，从而起到治疗的作用。

一指禅推法在临床运用中，根据病情和治疗部位的不同，可将着力点用在拇指的指端（如用于肩背部时），也可将着力点用在拇指的螺纹面或偏锋（如用于头、面部时），还可以将拇指屈曲，将着力点用在拇指背侧的末节部，故又称之为跪推法（如用于腹部时）。

一指禅推法手法变化繁多，动作轻松自如，腕关节摆动灵活，手法节律感强，深透柔和度高，给人体以一种良性的刺激，对一些内、妇科疾病的治疗确有其独到之处，可以说，是比较理想的、患者最乐于接受的一种外治法。

【临床经验】

由于一指禅推法深透、柔和的特点，因此在临床治疗中，适应证也比较广泛。一指禅推拿流派尤其擅长治疗内科杂病，如头痛、失眠、眩晕、劳倦内伤、高血压及月经不调等病症；胃肠道疾病，如胃脘痛、胃下垂、久泄、便秘、肠粘连等病症；骨伤科疾病，如漏肩风、颈椎病、腰痛、膝痛、关节酸痛等病症；也适用于小儿疾病，如婴儿泄泻、遗尿，小儿肌性斜颈、近视、小儿麻痹后遗症等病症。

【传人著作】

李鉴臣将一指禅推拿法授技于江苏扬州丁凤山。丁凤山于江苏、上海广收门徒13人，代表性传承人是王松山、钱福卿、丁树山、沈希圣等。王松山又授徒于王子余、王纪松、王百川等10余人。丁树山传给丁季峰、朱春霆等。钱福卿则收徒钱志坚、韩樵等。其中以丁树山一支成就最为辉煌，其弟子朱春霆是上海中医学院（现上海中医药大学）附属推拿学校的首任校长，开创了推拿现代教育的先河；丁树山之子丁季峰，在1940年创立了㨰法推拿流派，是推拿创新发展的代表人物。第四代传人中的代表性传承人主要有曹仁发、严隽陶、金义成、钱裕麟、董家麟、沈国权、是有康、朱鼎成、赵毅等；第五代代表性传承人有房敏、程英武、张宏、陈志伟、孙武权、龚利、顾非、吕强、吕嘉容等，是目前一指禅推拿流派的中坚力量。

一指禅推拿流派的代表著作有《一指定禅》手抄本，成书于1894年，作者自喻为“邗江钓叟”，又名趾禅、趾道人。著作《推拿名家朱春霆学术经验集》（1996年）也在一定程度上反映了一指禅推拿流派的学术渊源和发展概况。

第二节 㨰法推拿流派

㨰法推拿流派因以㨰法为其代表手法而得名。

【流派简介】

20世纪40年代，丁季峰（1914—1998）在一指禅推拿的基础上，潜心研究诸家手法的特点，吸收了祖传一指禅推拿流派及其他流派各种手法的长处，结合中医经络学说及西医学有关运动系统软组织的解剖、生理及病理学知识，创造了㨰法推拿手法，即用第五掌指关节背面、小鱼

际和掌背作为接触面，并增加了腕关节的屈伸运动，既增加了刺激量，又富有柔和感，为与一指禅原来的滚法相区别，故取名㨰法。后来又将该法与关节被动运动相结合，并辅以揉法和按、拿、捻、搓等法，形成了风格独特的㨰法推拿流派。㨰法以其对软组织损伤、运动系统与神经系统疾病独特的疗效，逐渐得到了患者的欢迎和推拿界的认可，成为中国最有影响的手法之一。㨰法推拿亦被应用于临床各科，丰富了推拿的流派体系。

【学术思想】

丁季峰认为，手法使用贵精不宜多，应讲究实效，目的性明确，针对性强。其㨰法推拿学术流派是从一指禅推拿基础上发展而来的，因而保留了传统的一指禅推拿的特点。㨰法推拿在理论方面不但有传统的中医经络学说，而且融合了现代生理、解剖、病理学知识，在辨证与辨病方面，更注重于辨病，探究发病机制，做出明确诊断，从而指导临床实践。

㨰法推拿流派的学术观点主要体现在三个方面。一是在手法的操作应用上，提出“柔为贵，刚柔相济”的观点。二是在手法的作用部位上，提出“点为主，点面结合”的观点。三是在治疗方式上，提出“动为先，动静结合”的观点。

“柔为贵，刚柔相济”：柔和是维持手法良性刺激的基本前提。㨰法推拿均强调以柔和为贵。手法要求持久、有力、均匀、柔和、深透，把柔和作为手法的最高要求，追求“法之所施，令患者不知其苦”。实际操作时，还需要刚中寓柔、柔中寓刚、刚柔相济。

“点为主，点面结合”：点是穴位点和压痛点（经外奇穴），面是经筋和皮部，点面结合就是经脉和经筋的结合。按法是点状刺激的标志性手法；㨰法推拿流派的代表性手法㨰法是面状刺激的标志性手法，是在保持点状良性刺激的特性基础上发展起来的，保持了一指禅推法的柔和性和持续性，又扩大了刺激面。

“动为先，动静结合”：㨰法推拿流派运动的范围包括肢体运动、呼吸运动和精神运动，也可以分被动运动和主动运动。一方面通过医师的运动促进患者的运动，另一方面需要患者的主动运动，结合功法训练健身强体，促进疾病尽快愈合。

【手法操作】

㨰法推拿的手法是由㨰法、揉法、按法、捻法、拿法和搓法六种手法及配合治疗运动而成的。其中㨰法作为㨰法推拿流派的代表性手法，具有刺激力量强、作用面广等特点，其操作要领在于手法的刺激不但要持久有力，而且必须富有柔软性，才能产生较好的治疗效应。

㨰法推拿的操作，要求医师站立患者一侧，相距一尺左右，切忌医师身体倚靠在患者身上，两足与肩成等距，略挺胸、收腹，身体稍作前倾下俯，沉肩，双臂自然下垂，肘部微屈约为120°，手指呈半握拳状，以小指掌指关节背侧部分、小鱼际的侧面贴在患部，运用腕关节的力量，前臂向外旋转，带动手不停地滚动。操作时要求患者坐、卧舒适，自然放松。滚动的力量以“刚柔相济”之力渗透到组织的深部，促使气血流畅，但这种力不是粗暴蛮力，而是一种技巧力，若施术不当，可使局部组织受伤，手法的快慢频率为100次/分钟左右。所谓“刚柔相济”就是手法既有深透的治疗作用，又不会因过重过硬的手法刺激使患者因不能忍受而产生不良反应，甚或变生他症，只有如此，才能在临床工作中产生良好的治疗效果。

㨰法推拿只有掌握正确的操作姿势和要领，医师才能轻松自如并持久地操作，否则容易造成医师自身肌肉、关节的损伤；㨰法推拿具有作用面积大、压力呈周期性变化的特点。一方面降低了手法集中于某一微小部位可能产生组织损伤的风险；另一方面又由于广泛作用于穴位及穴位之间的经筋、皮部而提高了手法效应。

【临床经验】

㨰法推拿适应证广泛，适用于神经系统、运动系统的某些疾病和损伤，如各种慢性关节炎、腰背及四肢部软组织扭挫伤、颈椎病、腰椎间盘突出症、肩关节周围炎、腱鞘炎、头痛、半身不遂、小儿麻痹后遗症、周围神经损伤性疾病、面神经麻痹、躯干及四肢关节各部的各种慢性疼痛和功能障碍、小儿斜颈、先天性马蹄足、脊柱侧弯等各种早期畸形等。其中㨰法适用于颈项、肩、四肢及腰背等部位软组织损伤和疾病的治疗；揉法是胸腹部及头面部软组织损伤和疾病治疗的主要手法；而按法、捻法、拿法和搓法则是根据病理及患病部位不同来配合的辅助手法。治疗运动包括被动运动和自主运动两种。㨰法推拿流派中的㨰法具有刺激面积大、刺激力量强的特点，因而手法渗透力强，加强了经络的感应，促进了气血的运行，有利于解除肌痉挛，消除软组织粘连，改善肢体之功能，加之配合治疗运动，所以对神经系统、运动系统中如关节僵硬、强直、肌肤麻木、萎缩等病症及气滞血瘀所致的疼痛效果尤为见长。

【传人著作】

㨰法推拿流派的创始人丁季峰老前辈桃李满天下，培养了中国首批推拿学科学术带头人，如严隽陶、吴文豹、徐光耀、饶小康、骆均梵、夏惠明等。1980 年，丁老成为第一位推拿专业硕士导师，将推拿带入一个新境界，其学生中成就较高的当属严隽陶和沈国权。

㨰法推拿流派的代表性著作包括丁季峰的《中国医学百科全书·推拿学》，曹仁发的《中医推拿学》，金义成的《小儿推拿学》和《海派小儿推拿》，严隽陶的《推拿学》，以及沈国权的《推拿手法图谱》等。

第三节　内功推拿流派

内功推拿流派因主张医师、患者在治疗过程中都必须有选择地练习少林内功而得名。

【流派简介】

内功推拿是以自我锻炼配合整体推拿治疗来防治疾病的一种推拿疗法，是在锻炼“少林内功”以强身健体和武术锻炼之后进行恢复活动的基础上，再加上对内外伤的治疗经验，经过历代辗转相传，逐渐形成和发展起来的。内功推拿流派的师承脉络可追溯到清末山东济宁的李嘉树。李氏擅长武艺，且精于手法疗伤。李嘉树传同乡马万起（1884—1941），20 世纪 20 年代，马万起以内功推拿行医于上海，以后马万龙、邓德峰、李锡九等进一步发扬光大了内功推拿，之后逐渐发展而形成内功推拿流派，该流派以内功锻炼与推拿治疗相结合为主要特色，以作用面大和温通疏导经络作用较强的擦法为主要代表手法。

【学术思想】

内功推拿流派的特点是强调整体观念，扶正强身，并要求患者练习“少林内功”的有关功式，结合整体推拿治疗，达到扶正祛邪的功效。

营卫气血学说是内功推拿流派的理论基础，临床上通过“四诊”“八纲”以辨明疾病，审因求证，运用刚柔相济之功，将循经络、揉穴道等手法施治于患者，达到祛邪治病之目的。

内功推拿有以下几点学术特色。

1. 先练后推，功法锻炼和手法治疗有机结合。内功推拿在治疗内科虚损性疾病时，有先练后推的要求，即先指导患者练习少林内功，待患者脏腑和气血功能增强后再增加手法治疗。

2. 扶正祛邪，强调整体观念。内功推拿治病的原则强调扶正祛邪和整体观念。少林内功的锻炼是为了扶助正气，正强则邪自去，其他手法操作的应用同样贯彻了扶正祛邪的思想。如平推法中的平推督脉、平推膀胱经，以及平推肾俞、命门、左侧脾胃区都是建立在补后天之本和先天之本即脾肾二脏的基础之上的。

3. 擅长热敷，以综合疗法取胜。内功推拿在临床上的另一特色是热敷法的应用。热敷在内功推拿中又称为上水。热敷法主要用于治疗关节风湿痹痛，治疗时间多选择夏季。由于热敷把具有祛风散寒、温通经络、理气活血止痛的中草药外治结合在一起，其疗效明显优于清水热敷。

4. 以力带气，练气不见气。少林内功是一种非常特殊的功法，它不强调呼吸吐纳，而是讲究练气不见气，以力带气，气贯四肢。锻炼时，要求两下肢用足劲，以五趾抓地，足跟踏实，脚尖内收，两股夹紧，下肢挺直；躯干挺拔，收腹含颏；上肢在做各式功法练习时，凝劲于肩、臂、肘、腕、指，气达于四末腰背。这样，气血就会应力而行，注于经脉，荣贯四肢九窍、五脏六腑，使阴阳平衡，气血充沛。

从运动生理学观点来看，少林内功的这种锻炼方法是以关节拮抗肌同时做强制性静力收缩的运动方式，属于肌肉等长收缩运动，是一种最有效地提高肌肉力量和耐力、增长肌肉有效生理截面积，以及增加肌纤维收缩蛋白合成的锻炼法。

【手法操作】

内功推拿流派以作用面积大和温通疏导经络作用较强的“擦法”为主要代表手法，这一手法的特点在于能取得温热深透的效果。擦法操作时一般均加用冬青油膏或其他递质，其一有利于手法的操作；二能防止皮肤破裂；三可提高手法的效应。同时结合其他一些手法，在中医整体观念理论的指导下，形成一套常规操作方法：擦法、拿法（五指抓、捏拿）、揉点法（包括肘压法）、分法、合法、扫散法、理法、劈法、抖法、搓法、运法、牵伸法、击法（掌击、拳击、小鱼际击法，以及棒击法）等。

内功推拿手法全身常规操作步骤如下。

1. 头面部

（1）拿五经　患者正坐，两眼平视。医师立其左侧，左手扶其前额，右手五指分别置于头部五经（中指置于督脉，示指、无名指置于膀胱经，拇指、小指置于胆经），行拿五经手法3～5遍。

（2）拿颈部　用三指拿法分别轻快地捏拿斜方肌的上部和左右胸锁乳突肌，3～5遍。

（3）推桥弓　拇指与其余四指分开成八字形，四指置于颈部后侧起稳定作用，拇指由翳风穴向下沿胸锁乳突肌后缘做单方向轻推至缺盆穴，成一直线。左右交替进行，各3～5遍。

（4）扫散法　一手扶其头侧部，另一手拇指与其余四指分开成八字形，并自然屈曲成90°，用拇指偏锋置于率谷穴处，四指置于后脑的脑空与风池穴处，然后于耳郭上方由前向后下单方向直线推动。左右交替各30～60次。

（5）分法　两侧拇指与其余四指分开，四指置于头部两侧以保持头部稳定，两拇指由正中线向两侧分别抹前额、眉弓、上眼眶、眼球、下眼眶、迎香、人中、承浆穴。约3分钟。

（6）合法　用两掌根由前向后抹于后脑两侧，然后内旋前臂，依次用小鱼际→掌根→大鱼际紧贴后脑向下转动，抹至两侧颈部。反复6遍。

2. 躯干部

（1）擦前胸　医师站于患者侧方，用掌擦法于胸前由上而下擦至腹部（男女有别）。

（2）擦背部　用侧擦法于背部，由上而下擦至腰部，重点是大椎、命门、腰阳关及八髎穴。

（3）擦两肺尖　医师站于患者后方，用四指擦两侧肺尖，同时点揉膻中、中府、云门等穴位，以酸胀为度。

（4）擦胃脘部　医师取坐位，手指并拢微屈，用掌根部横擦胃脘部。

（5）擦胁肋部　医师站其后侧，用双手掌擦两侧胁肋部。

以上擦法皆以透热为度。

3. 上肢部

（1）拿上肢　于患者三角肌、上臂肱二头肌、肱三头肌、前臂施以三指拿法。反复6遍。

（2）点揉极泉、小海、曲池、手三里、郄门、内关、合谷等。

（3）以掌擦法擦手三阴、手三阳经，以透热为度。

（4）理手背，勒手指，劈指缝，振拳面，捻手指，运肩关节。

（5）搓抖肩与上肢，左右上肢交替进行。

（6）重复头面部操作。

（7）振头顶（囟门穴）、大椎、命门、腰阳关、八髎穴等。

（8）拿肩井，搓背部。

4. 下肢部

（1）拿下肢　将患者一侧下肢伸直置于医师大腿上。医师提拿大腿内收肌、股四头肌、半腱肌、半膜肌、股二头肌，以及小腿三头肌。

（2）点揉髀关、梁丘、风市、血海、足三里、阴陵泉、阳陵泉、委中、承山、三阴交穴。

（3）掌擦大腿前、内、外侧，以及小腿外、内侧。

（4）摇髋、膝关节。

（5）由上往下叩击双下肢，以酸胀为度。

（6）搓、抖两下肢。

以上擦法皆以透热为度。

【临床经验】

内功推拿临床治疗强调整体观念，扶正祛邪，并要求患者以自我锻炼少林内功为主，手法治疗为辅，并有一套从头面到腰骶，涉及十二经和奇经八脉的全身推拿常规操作方法，具有疏通经络、调和气血、调整脏腑之功效。临床应用时根据不同疾病适当改变，治疗范围不仅包括骨伤科疾病，还广泛应用于内科的虚劳杂病，以及妇科经、带诸症。手法轻重，因人而异。体弱者，手法宜轻柔，体壮者，手法可略重。具有平肝健脾、和胃安神、温补胃阳的作用，以达到扶正祛邪、解除疾痛的目的，适用于劳倦内伤、胸胁屏伤、头痛失眠、高血压、神经衰弱，以及部分呼吸道、消化道的疾病。

【传人著作】

内功推拿的传人主要有马万龙、邓德峰、李锡九、俞大方、肖文贵等。其代表性著作主要有全国高等医药院校教材《推拿学》《中医推拿学》等。

第四节　正骨推拿流派

正骨推拿流派因其主要通过手法矫正骨关节错位，以达到治疗疾病的目的而得名。

正骨推拿又称正骨按摩、伤科按摩，是以矫正骨缝开错、筋结筋歪等一类骨伤疾病为诊治对象的一种推拿方法。近代中医正骨推拿名家有杜自明、黄乐山、陆文。《医宗金鉴·正骨心法要旨》指出“手法”为“正骨之首务”。常用的正骨手法有摸、接、端、提、按、摩、推、拿和分筋、理筋、弹筋、拨络，以及镇定诸法。其中，按法、摩法、推法、拿法主要作用于软组织。后

世对正骨推拿流派又有了较大的发展，在临床应用中，由于每个人的实践经验不同，对手法的运用也不尽相同，从而形成了各自不同的特色。

一、北京刘氏正骨流派

【流派简介】

刘寿山（1901—1980），名泉，字寿山，北京市人。自幼随舅父学习针灸，19岁拜文佩亭先生为师。刘氏继承了文氏的宝贵经验，并发扬光大。后于北京东城区、朝阳区一带开业行医。1959年，受聘于北京中医学院，任东直门医院骨科主任。一生以发扬传统医学、培养骨伤科人才为己任，毫无保留地将自己毕生的临床经验传授后人。《简明中医伤科学》《刘寿山正骨经验》是其临证经验精华的总结。

【学术思想】

刘寿山注重中医整体观念，运用四诊、八纲、三焦、六经、脏腑、经络、筋骨、气血的理论进行辨证施治。他认为闪腰、岔气、冻结肩等疾病，固然外力和时疫气候属外因范畴，但体质与七情伤气是不可忽视的内因。故治外伤当明内损，治疗筋骨当虑气血。“七分手法三分药”是刘寿山治疗骨折脱位伤筋的主导思想。刘寿山以手法取效而闻名遐迩。他认为急性伤筋多需正骨续筋，使离位之筋复原。骨折脱位必有伤筋，在手法整复后，舒筋手法又成为主要治疗手段，所以他一贯重于手法，且长于手法。

治筋喜柔不喜刚，刘寿山认为“筋以柔韧为常”，在施治中必须顺其生理，以柔治刚，切不可盲目粗暴，强拉硬扳。必须遵循“准备、治疗、结束”三阶段进行。“拔不开则接不上，欲合先离，离而复合”，这是刘寿山治疗骨折的原则。他强调治疗骨折要遵循受伤机制与伤后的生理病理变化，先行巧力拔伸，使断端全离，同时巧用接骨八法（推、拿、续、整、接、掐、把、托），方能复位。动能复位，摘为关键，欲复先摘。刘寿山强调脱位后由于筋挛使关节固定于关节臼以外的异常位置，应运用“上骱八法”（提、端、捺、正、屈、挺、叩、捏），且必须善用摘法，解除关节臼和骨端关节的重叠交锁，方能顺利复位。

【手法操作】

刘氏手法有别于其他流派手法的一个特点是套路手法，而且从颈、腰到四肢各个部位都有。刘寿山在继承前人经验的基础上，把骨伤科治疗手法归纳为“推、拿、续、整、接、掐、把、托”接骨八法，“提、端、捺、正、屈、挺、叩、捏”的上骱八法，“戳、拔、捻、搏、归、合、顺、散”的治筋八法，以及“提拿、点、推、揉、打、劈、叩、抖”的舒筋八法。这里只介绍上骱八法和治筋八法。

1. 上骱八法

（1）*提端* 提法与端法是整复关节脱位的一种连续性的手法动作。提、端法是一种欲合先离、因势利导的手法。关节脱位后，脱出的骨端，往往被痉挛的关节囊、筋肉固定在异常位置上，不可能直接推入骨窠，就像被“锁住”一样，复位时，先顺畸形方向牵引，克服痉挛，即“解锁”，使骨端从痉挛的关节囊、筋肉中解脱出来，才能顺利地复入骨窠。

（2）*捺正* 关节脱位后，骨头或脱向上、下方，或脱向前、后方，整复时要根据不同损伤部位及骨头移位的方向，运用各种手法，从异常的位置，捺至正常的位置上来，称为捺正。

（3）*屈挺* 屈法与挺法是使已经脱出的关节进行被动地屈伸活动，来达到整复脱位的目的。

（4）*扣捏* 扣法与捏法是在整复关节脱位时，助手或医师固定伤肢或擒拿伤肢的方法，运用于四肢关节的脱位。扣法有两种：一种是双扣法，用双手拿住伤骱的上端，以虎口部位用力向内

围拢，固定伤肢勿使摇动；另一种是单扣法，助手用一手拿住伤骼上端固定不动，或医师用一手拿住伤骼，以虎口部位用力向内围拢。捏法是用拇指与其他四指（不是用指尖），在伤骼内外侧或上下相对用力归挤，使之因脱位而分离的骨头合拢。

2. 治筋手法

（1）拔戳　拔法是使肢体或关节做被动伸展的相对牵引动作。戳法即戳按的意思，用手指或手掌在所伤处用力按压。戳法与拔法连续运用称为拔法戳按。戳法与屈法连续运用称为戳法屈转。此外，又可依据医师施用戳法的部位，分为掌戳法、指戳法等数种。

（2）捻散　捻即揉捻，医师用指腹或整个手掌，或用大小鱼际、掌根等部位，在患者身体各个部位上做均匀、和缓的揉捻动作，揉捻时的力量由轻至重，使感觉由皮肤而渐达深部筋肉层。散法实际上是做快速的揉捻动作，其所用的力及作用范围比捻法要大些。

（3）捋顺　由肢体的近端捋向远端称为捋。多用于肢体的外侧；由肢体的远端推向肢体的近端称为顺，多用于肢体的内侧。捋顺两种手法经常连续运用。

（4）归合　归是用两手掌（或两手指）相对归挤，而合则是在归挤的同时，两手掌（或两手指）稍向上提，并沿肢体表面滑动做逐渐合拢动作。

【临床经验】

刘寿山在临床辨证过程中，特别注重脏腑与其所主筋骨、气血的相互关系。因“肝主筋，藏血；肾主骨，藏精；脾主肌肉，统血”，所以外伤筋骨肌肉，内可影响肝肾脾胃，导致伤气、伤血，以伤有形之血为多。伤血则不外血瘀停积形成瘀血或失血过多形成亡血。血有形为守，气无形为使，气为血帅，血随气行，两者相互依存，伤血必伤气，伤气亦伤血，从而造成血瘀气滞或气滞血瘀，影响气血循行而出现全身或局部的病理反应。这样，在辨证、辨病相结合的施治过程中，他根据骨折伤筋后的病程发展规律，将治疗分为三期，即初期以活血化瘀为主，中期以接骨续筋、舒筋通络为主，后期以补肝肾、强筋骨、通经络为主，临床疗效令人满意。

【传人著作】

刘寿山以发扬传统医学、培养骨伤科人才为己任，毫无保留地将自己毕生临床经验传授于后人。其门人有武春发、孙树椿、奚达、臧福科、孙呈祥。刘氏弟子尚有刘佑华、方建国、刘世森、王育学、郭学勤、李逸民等。

二、刘氏正骨流派

【流派简介】

刘柏龄（1927—　），男，汉族，吉林扶余人，出身于中医世家。专事骨外科，兼理内、妇、儿科。曾师从任应秋、秦伯未、董建华、宋向元、刘寿山等。曾荣获二十世纪中国接骨学最高成就奖，以及“跨世纪骨伤医学杰出人才”“世纪骨伤优秀杰出人才”“国医楷模”“全国首届中医骨伤名师”等荣誉称号。并于 2014 年 10 月被国家人力资源和社会保障部、卫生计生委和中医药管理局评为第二届国医大师。刘柏龄教授主编《中国骨伤科学》等 18 部著作。发表学术论文 40 余篇。

【学术思想】

刘柏龄长期深入探寻深奥的中医学理论，在骨伤科临床形成了自己独特的“治肾亦即治骨”的学术思想。他认为肾藏先天之精，禀赋于父母，受助于后天之水谷，肾精充足则身强体壮，筋骨刚韧；肾精不足，幼则成长、发育迟缓，筋骨软脆，年长则体不强健、筋骨松软，甚或别生歧异，故在治疗时，若因先天肾精不足引起筋骨发育迟缓、骨生偻疾等诸候者，当以调养脾胃为

先，以后天水谷之精充补先天之不足，以强健筋骨而疗诸病候。年长因肾精不足而引起的诸骨疾病，常伴有腰膝酸软，或不能久坐，或不能健步，或头项不能转摇，或手摄失职不能抓取等，除调补脾胃，扶助正气外，且以补肾益精的方法为治。若系劳倦失护或外伤诱发骨赘者（骨质增生），则以补肾养肝的专门方药施治。

【手法操作】

1. 三扳一牵引治疗腰椎小关节紊乱症

（1）坐位脊柱旋转法　略。

（2）斜扳法　患者侧卧位，患侧在上，髋膝关节稍屈曲，健侧髋膝关节伸直，医师面对患者站立，一肘放于其臀部，另一肘放于其肩前，两上肢反向用力推扳，使上身旋后，骨盆旋前。同时令患者尽量放松，旋转至最大限度时，医师两肘突然稳妥用力推扳，此时可听见清晰的弹响声。注意：在最后用力推扳时，两肘用力应带有向上、下相反方向的牵拉力，以使小关节间隙加大，嵌顿的滑膜得以解脱，并可防止损伤小关节面。

（3）背抖法　患者站立位，医师背对其背，并以两肘勾住患者两肘，弯腰用臀部抵于患处，将患者背起，离地后令患者全身放松，医师左右晃动臀部（幅度要小，逐渐加大）。医师屈髋屈膝，然后突然用力伸直膝关节，多能听见弹响声，示复位成功。因本病后伸受限，应用本法时多可加重疼痛，故施术前可先行局部封闭。

（4）牵抖法　患者仰卧位，髋膝自然屈曲。助手双手拉住患者两腋部，医师两手分别握住患者双踝，并顺势将膝关节伸直，双下肢与床面的角度以不加重原有疼痛为度。先顺势对抗牵引，以扩大关节间隙，解脱嵌顿之滑膜。然后用力将患者上下抖动数次。最后放平双下肢，令患者改为卧位法，在患处行推、揉、滚、叩击等手法。

2.“点刺”合“揉、滚、推、扳法”治疗急性腰肌扭伤

（1）一针法　先用三棱针将上唇系带之粟粒大小的硬结刺破。然后将上唇捏起，用毫针刺人中穴（针尖斜向上 45°）。重刺激，留针 30 分钟，每 10 分钟捻转 1 次。针刺后嘱患者深呼吸，活动腰部。往往针后立见功效。

（2）一牵法　患者仰卧位，医师立于患者足侧，以双手握住患者双踝上，把双腿提起，使腰部后伸，缓缓用力牵伸（与助手行对抗牵伸），重复 3 次。

（3）三扳法

一扳：①扳肩压腰法：医师一手以掌根按压患者第 4 ～ 5 腰椎，一手将肩扳起，与压腰的手交错用力。对侧再做一次。②扳腿压腰法：医师一手以掌根按压患者第 3 ～ 4 腰椎，一手将一侧大腿外展抬起，与压腰的手上下交错用力，对侧再做一次。③双髋引伸压腰法：医师一手以掌根按压患者第 3 ～ 4 腰椎，一手与前臂同时将双腿抬高，前后左右摇摆数圈，然后上抬双腿，下压腰部，双手交错用力。

二扳：①侧卧位腰部推扳法：患肢在上屈曲，健肢在下伸直，医师立其背后，双手扶持患者臀部，助手在前，双手扶持其胸背部，二人协同向相反方向推和扳，使患者腰部获得充分的旋转活动。此法重复 3 次。②单髋引伸压腰法：医师一手用力按压患者腰部，一手握持患者大腿下端，并外展 40°向后方位，使腰髋过伸 30°左右，然后再做屈膝、屈髋动作。如此交替进行，重复 3 次。

三扳：患者取仰卧位，屈髋屈膝，医师双手握其双膝，过屈贴近胸前，先做左右旋转活动，然后推动双膝，使腰及髋、膝过度屈曲，反复数次。术后让患者卧床休息 30 分钟再活动。

【临床经验】

刘柏龄深明经旨，对《黄帝内经》提出的按摩、导引的治疗作用领悟颇深，他荟萃隋、唐以来的骨伤科手法精华，并取后世骨伤科名家手法之长，融会贯通，加以分门别类，制定出各法的实施要领、适应证、禁忌证和注意事项，使之既便于临床应用，又适于启迪后学。他认为骨伤科手法治疗可分为两大类，一为治骨手法，一为治筋手法。治骨手法，他特别强调接法、端法、提法。治筋手法又细分为按法、摩法、推法、拿法。刘柏龄在古法的基础上，通过临床实践，把治骨手法归纳为拔伸、屈伸、旋转、端挤、提按、分骨、折顶、牵抖八法；把治筋手法分为推、摩、揉、按、分、理、弹、拨八法。他还自创了治疗“急性腰肌扭伤”的“点刺‘暴伤点’”疗法、治疗腰椎小关节紊乱症的“一牵三扳法”、治疗腰椎间盘突出症的“二步十法”推拿及治疗肩关节周围炎的“按摩理筋法”和“旋转牵拉松解法”，安全且疗效好。刘柏龄创新的治疗手法独具一格，疗效卓著，在我国北方独称一派，在全国亦得到了公认和应用。

【传人著作】

刘柏龄培养国内研究生 13 名，国外研究生 10 名。主编、参编医学著作主要有《中国医学史讲义》《中医骨伤科各家学说》《中医骨伤科学》《中医骨伤治疗彩色图谱》《刘柏龄治疗脊柱病经验撷要》《图解中医骨伤名家手法精华》及《刘柏龄治疗腰病手法》的 DVD 光盘等。

三、北京双桥罗氏正骨流派

【流派简介】

罗氏正骨起源于清朝中期，至今已有 200 余年的历史，传至 20 世纪上半叶，已到第五代，代表人物是罗有明。罗有明（1904—2008），女，清光绪三十年生。罗有明从小跟在三世单传的祖母罗门陈氏身边长大，并成为罗氏正骨第五代传人。她习医重于中医正骨（创伤科）和罗氏中医药。祖母卒后就继随堂伯父罗心柱习针灸方药，以期能以医术济世。新中国成立后，罗有明随解放军某部二分院进驻北京东郊双桥迟家窑，从此在双桥行医。因疗效明显，20 世纪 50 年代就名扬京都，被患者誉为“双桥老太太”“双桥老太太骨科”“双桥老太太骨科圣手”等。“罗氏正骨法”以手法轻、诊断准、见效快而远近闻名，治愈数以万计的骨伤患者，遐迩闻名。

【学术思想】

罗氏正骨法尊崇四部经典与神农本草，阐发精研于伤科；求实际不骛高远；将祖国传统医学与现代科学技术相结合。其正骨法诊疗要诀讲究“天人相应”“阴阳相合”。其正骨手法核心是“五言三十七字令”及 22 个触诊手法。其正骨手法特点是稳、准、轻、快，讲究三兼治，一法多用和多法共用。

罗氏正骨法有继承、有发展，重点在发展。罗氏认为在特色伤科（正骨法）临床运用中，要融会娴熟的基本诊断手法、治疗手法要领及功用，同时配合稳、准、轻、快和两轻一重、三定点的技能，只有掌握手法中的要领，才能达到治疗的目的。手法诊断时，要通过拇指检查，根据指力的敏感度，判断出患病部位的增生、钝厚、变硬、挛缩、弹性变差、条索样物、异响声、温觉、凸凹、生理曲线畸形等。在治疗手法上，视其损失的部位和程度，选用不同的治疗手法，基本手法除传统的正骨八法外，还有拉、顶、蹬、扳、拔、捏、点压、捧拢、复贴、旋转等，而复贴手法可始终贯穿整个治疗手法之中，这是罗氏诊疗手法的总特点。

【手法操作】

罗氏要求手法整复时要掌握“稳、准、轻、快”“两轻一重”或“一轻一重”“三定点”的治疗原则。手法诊断时，应用八字触诊推拿按摩手法，即触、摸、顶、捏、推、拨、横、扒、揉、

压十法。治疗基本手法有 37 种，广泛用于骨折、脱位、软组织损伤等，具体手法包括接法、端法、提法、捏法、按法、推法、拉法、扳法、复贴法、扳拨法、分离法、挂法、推转法、摇摆法、回旋法、分筋手法、理筋手法、解痉法、点穴法、揉法、按压法、拍击法、脊柱旋转复位法、摇晃伸屈法、牵引法、分骨法、反折法、拿法、旋转屈伸法、拔伸牵引法、捻法、运法、搓法、掐法、侧掌手法、按摩法和表面抚摩法。

【临床经验】

罗氏正骨流派强调要遵循整体观念和天人相应的法则，认为气血不和是导致疾病发生的主要因素，正骨前必须要详细地询问患者的病史，认为骨折的同时必伴有伤筋。对于关节错缝，也要遵循“骨当正，筋当顺”的原则，疏通气血，消肿止痛，使肌筋平复归位，这样才能收到满意的疗效。同时还需要从先后天两方面来维持骨骼健康。

【传人著作】

罗氏正骨流派代表人物有罗有明、罗有明之子罗金殿、罗有明之侄罗金官等。

四、新医正骨推拿流派

【流派简介】

冯天有（1941—2020），男，天津人，主任医师，教授，正骨专家。冯天有教授从事中西医结合临床（骨伤科）工作近 40 年。在中西医结合治疗退变性脊柱疾病、四肢关节和腰臀部软组织损伤等疾病方面造诣颇深，是我国软组织损伤临床研究的创始者之一。对退变性脊柱疾病的临床研究建立了一套崭新的学术思想体系，开创了中西医结合临床诊治软组织损伤的新领域。冯天有专门向罗有明虚心学习祖传的正骨技术，并运用椎体间力平衡的原理，在传统医学的正骨经验的基础上，创造了“新医正骨疗法”。该法对软组织损伤、骨折、脱位都有较好的疗效。

【学术思想】

冯天有教授首次提出脊柱内外平衡失调是损伤退变性疾病的理论基础，单（多）个椎体位移是发病的主要病理改变；创立了以“棘突四条线”触诊法为主的脊柱物理诊断系统，治疗上开创了“脊柱（定点）旋转复位法”。1969 年开始，冯天有教授运用西医学理论和方法研究中国传统的正骨疗法，提出了脊柱内外平衡失调的论点，阐述了脊柱和软组织损伤性疾病的发生机制及诊治原则，改进了传统的正骨手法，疗效显著。

【手法操作】

冯氏检查手法有双拇指触诊法、“八”字触诊法、单拇指触诊法，以及脊柱的触诊检查法等。冯氏治疗手法有分筋手法、理筋手法、镇定手法、脊柱旋转复位法等。

冯氏脊柱旋转复位法的操作：用一手拇指顶住偏歪的棘突向健侧推，另一手使脊柱向棘突偏歪侧顺时针或逆时针旋转，两手协同动作将偏歪的棘突拨正，使相邻椎体恢复正常（或原）解剖位置，恢复脊柱的内外平衡。该手法要领如下。

1. 两个杠杆、一个支点。前屈侧弯旋转脊柱，拇指顶贴复位患椎棘突时，所用角度恰好。

2. 复位拇指放置位置可根据脊柱前屈、侧弯、旋转角度而确定，可放置于棘突上、棘突旁、关节突关节上。

3. 复位拇指拨正方向为外方或外上方。

4. 复位时患者主动前屈、侧弯，医师扶持颈部之上为向内后方旋转时的主动力量。

5. 脊柱旋转复位姿势准备好后，复位拇指瞬间用力，余时间均为扶持（不用力）。要求复位手法稳准轻巧，复位时两手协同施力。

6. 脊柱旋转复位向一侧旋转角度过大时，停止手法转向另侧可以推顶同一棘突的上角或下角；两个椎体变位可以试顶上（或下）位椎体，但不用力，让变位椎体自行归位。

7. 当患椎后仰旋转时，屈曲旋转拨正，使偏歪棘突复位；腰（颈）曲反张时，伸直旋转拨正，使偏歪棘突复位。

【临床经验】

冯天有教授治疗腰椎间盘突出症的临床经验如下。

1. 坐姿复位法 患者端坐方凳上（无靠背），两脚分开与肩等宽。以左旋型棘突向右偏歪为例。医师正坐患者之后，首先用双拇指触诊法查清偏歪的棘突，右手自患者右腋下向前，掌部压于颈后，拇指向下，余四指扶持左颈部（患者稍低头）同时嘱患者双脚踏地，臀部正坐不准移动。（助手面对患者站立两腿夹住患者左大腿，双手压住左大腿根部，维持患者正坐姿势）医师左手拇指扣住偏向右侧之棘突，然后医师右手拉患者颈部使身体前屈60°～70°（或略小），继续向右侧弯（尽量大于45°）在最大侧弯位医师右上肢使患者躯干向后内侧旋转，同时左手拇指顺向向左上顶推棘突（根据棘突间隙不同，拇指可稍向上或向下）立即可觉察指下椎体轻微错动，往往伴随“喀啪”一声，之后，双手拇指从上至下将棘上韧带理顺，同时松动腰肌。最后，一手拇指从上至下顺次压一下棘突，检查偏歪棘突是否已拨正，上下棘间隙是否已等宽。

右旋型棘突向左偏歪者，医师持患者肢体和牵引方向与左旋型棘突向右偏歪相反，其他相同。

2. 俯卧位复位法 急性较大的髓核突出常使患者不能卧床，站立不安，疼痛严重，可取俯卧位或趁患者暂时安静之机及时复位。

患者取俯卧位，两腿稍分开。以左旋型棘突向右偏歪者为例。医师双拇指触诊腰部，摸清偏歪的棘突。站在患者的右侧，面对侧方，左臂从右（或左）大腿下面伸进，将右（或左）腿抱起过伸膝、髋，以患椎为支点旋转大腿。右手拇指借大腿摇转牵引之力，将向右侧的棘突拨正。棘突向左偏歪，则方向相反。其他方法同端坐复位法。

【传人著作】

冯天有教授的传人主要有冯伟、冯宇、柳小林等，著有《中西医结合治疗软组织损伤》《中西医结合治疗软组织损伤的临床研究》等书籍。

五、黄乐山正骨推拿流派

【流派简介】

黄乐山（1916—1983），北京市人。师承王雅儒、佟绍武。1938年，考取行医资格。1958年，到积水潭医院工作，与当时名医夏锡五等共同创立北京积水潭医院中医正骨科，专攻正骨，创立正骨流派。擅治陈旧性关节脱位、四肢骨折及软组织损伤、腰椎间盘脱出症、颈椎病等。

【学术思想】

黄乐山在继承前人经验的基础上，在治疗骨伤科疾病方面形成了自己的特色，即局部与整体相结合，以局部为主；手法与药物相结合，以手法为主；中医与西医相结合，以中医为主。其正骨手法刚柔相济，重点突出，简捷有效，别具一格。黄乐山治病，多采用中医辨证论治，尤其擅用手法治疗各种骨科疾病，再配中药内服外用，疗效满意。其对X线检查等现代诊疗技术并不排斥，而且能很好地应用于临床。

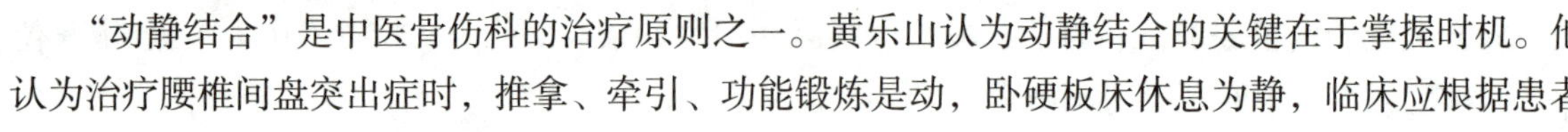

“动静结合”是中医骨伤科的治疗原则之一。黄乐山认为动静结合的关键在于掌握时机。他认为治疗腰椎间盘突出症时，推拿、牵引、功能锻炼是动，卧硬板床休息为静，临床应根据患者病情采取动静结合，当动则动，当静则静，把握好了时机就会取得满意的疗效。黄乐山强调“不治已病治未病”，对于筋伤要以预防为主，平时注意避风寒，匀用力，未病先防。一旦患病，药物、手法、手术治疗固然重要，但后期恢复的关键还在于功能锻炼。对于冻结肩的治疗，他的经验是“早期防在先，后期治宜缓，恢复功在练，手法摇与弹”。强调了早期预防与后期功能锻炼的重要性。

【手法操作】

黄乐山结合自己的临床经验，将正骨八法诠释为“手摸心会，离拽分骨，旋转捺正，交错捏合，推拉提按，屈伸折顶，抖颤扣挤，理肢顺筋”。对推拿手法更有独到的见解，他认为推拿手法是一套完整连续的动作，不能分割断裂，其弟子将其手法归纳为捏、弹、按、压、揉、点、推、疏、摇、牵、搬、盘十二法。

黄乐山流派的传人对黄氏手法进行研究和探讨，针对颈椎病提出治颈五法，同时提出因型用法、辨证施治的具体观点。

1. 治颈五法

（1）松　即运用捏、揉、按、弹等手法松解颈、背部较大肌肉的紧张或痉挛，以缓解或解除其对颈部神经血管的直接或间接的不良刺激，促进局部血液循环，有利于局部炎性反应物的吸收。

（2）点　即运用点压、点颤、点揉的手法对头、颈部及上肢某些穴位适度刺激。用点叩手法，对头部按经络分布均匀适度叩击，用点弹手法对头部及颈部深层的小肌肉、韧带适度弹拨，可调节神经肌肉紧张度，改善颈、头部和病灶局部的血运。

（3）牵　即根据病情的需要，可在前屈、后伸或旋转等角度，向上牵引头部，并做轻度颤抖，用以缓解和解除由于椎间盘退变、椎间隙变窄、小关节紊乱及肌肉紧张等因素对神经血管的压迫和刺激。

（4）扳　即根据病情需要，参考X线平片或CT检查，在牵引的基础上，做前屈位或后伸位旋转扳及侧扳，以恢复颈椎关节的正常位置，解除骨关节致病的直接作用。

（5）疏　指运用揉、捏、推、抖等轻手法，从颈部向背部、四肢，疏通有关经脉，使全身经脉气血通畅调和。

2. 因型用法

（1）颈型以松、牵为主，点、扳辅之。

（2）神经根型以牵、点为主，松、扳、疏辅之。

（3）椎动脉型以点、牵、扳为主，松、疏辅之。

（4）交感神经型以松、点为主，牵、扳、疏辅之。

（5）脊髓型以点、松为主，牵、疏辅之。

【临床经验】

黄乐山对于正骨手法的施用强调三个注意：一要注意手法的精炼性，不要把动作搞得过于复杂，华而不实，使人眼花缭乱，无从学起。二要注意手法的适用性，认为手法能治百病的观点是不正确的。手法既然是一种医疗方法，就和其他医疗方法一样，有其一定的适应性和局限性。如果施之对症，用之得法，则手到病除，否则无效，或生其害。三是运用手法贵在辨证和灵活，讲求实效。

黄乐山不仅擅长治疗陈旧性骨折、关节脱位等骨科疾病，而且擅长治疗腰椎间盘突出症。他总结腰椎间盘突出症的临床表现主要有三组症状：①青壮年患腰腿痛，沿坐骨神经干呈放射样疼

痛或发生突然性、渐进性的并有间断性或时轻时重的持续性疼痛；②腰椎畸形，下腰局限性压痛并伴有下肢放射痛；③明显的坐骨神经根的压迫症状和局限的下肢感觉，肌力和腱反射的改变。

他将腰椎间盘突出症的腰部表现分为侧弯型、前屈型、后伸型、平腰侧弯型、中间型、灵活可变型和正常型等七个类型。根据具体情况，采用按、压、揉、推、摇、牵、搬、盘等手法配合局部敷药、热敷、牵引等，最终能使病症痊愈或得到极大的缓解。

【传人著作】

黄乐山正骨推拿流派的代表人物是吕泽，毕业于北京中医药大学，在北京积水潭医院工作至今。1991 年被北京市中医药管理局选定为名老中医黄乐山流派、张世坦主任医师临床经验和学术思想继承人。黄乐山著有《黄乐山骨科经验集》《黄乐山骨科临床经验选》等。

第五节　脏腑推拿流派

脏腑推拿流派因其强调循脏腑经络的推按手法操作而得名，故又称“脏腑推按流派”。

【流派简介】

清同治年间，河北雄县王文（1840—1930），中年患咯血之症，多方医治罔效。幸遇一游方道人，以手法为其治愈顽疾，并以《推按精义》一书相授。王氏遂因病成医，以手法为人治病，名闻河北、塘沽一带。1910 年后收王雅儒为单传弟子。王雅儒从师十余年，深研《推按精义》一书精髓，并积累了几十年丰富的临床经验，后据王文所授的经验，口述《脏腑图点穴法》一书。

【学术思想】

脏腑推拿流派以推按、点穴为主要手法，以腹部操作为主，重视脾胃，注重调理阑门穴，贯通上下气机。

脏腑推拿流派推拿特点以腹部推拿为主，认为腹居人体中部，是连接上下的枢纽，为全身经脉汇聚之所，内含重要脏腑，其中脾胃为后天之本，营卫气血之源，因此，推拿腹部可调理脾胃功能，从而使机体保持阴阳气血相对平衡的状态。此外，脐位居腹之中央，内为五脏六腑，外为风寒之门户，因此按摩脐腹，不仅对五脏六腑之功能起促进和调整作用，而且可以提高机体抗病能力，防止六淫外邪的侵袭。

本流派以腹部经络、穴位推拿为主，认为十二经脉中，分布于足部的经脉与腹部有直接联系，脾经、胃经、肾经、肝经行于腹前；胆经经过腹侧；膀胱经行于背部，通过背俞穴与腹部各脏器相联系。分布于手部的经脉则通过与足部经脉的络属关系同腹部发生关系。因此按摩腹部，可以调整十二经脉的功能。此外，奇经八脉中，任、督、冲三脉，因起于腹部胞中，乃三歧一源，为经脉脏腑之海，是人体气血循环、阴阳升降的通道，故调理通顺任、冲、督三脉，则百脉皆通。因此，腹部推拿能直接调整冲、任、督三脉，并起到治疗全身疾病、益寿延年之功能。

【手法操作】

脏腑推拿流派的具体操作程序是先腹部任脉，后腰背部督脉，多同时点按两三个穴位，发挥多穴位的协同作用。首先开通腹部中焦的阑门穴，其在腹部任脉的操作顺序依次是中焦 - 下焦 - 上焦，但总体来看，是从下往上施治。腰背部督脉的枢纽穴位是百劳（即大椎穴），先开通此穴，再按由上向下的顺序开通督脉和膀胱经的腧穴。本法在任督两脉的施治基础上按照阴升阳降的次序，与《黄帝内经》中营气在任督两脉的循环基本一致，与道家功法中真气在任督两脉的循行相反。

在腹部任脉操作中，主要依次选取阑门、巨阙、建里（或点水分穴）、气海、双侧带脉、左章门、左梁门、右石关，或天突、华盖、璇玑，或上、中脘。在其12式操作中，巨阙使用了8次，阑门3次；在腰背部督脉的操作中，依次为百劳、两肩井、风门、膏肓及相应的背俞穴；在其17式操作中百劳使用4次，肩井5次。可见，本法在操作上述诸穴时，并非依次单穴点取，而是在点按本步主穴的基础上，再选取与之相关的穴位同时操作，如取阑门时，同时按巨阙；左手取右石关、左梁门时，右手按气海；百劳与肾俞同取；带脉与三阴交、彧中与阴陵泉齐取等。多穴同时点按可加速“指下气通”，防止气机逆乱，整体调理气血运行，从而更好地发挥多穴位的协同作用。这也为现代推拿临床操作开拓了思路。

1. 脏腑推拿基本手法

脏腑推拿基本手法有9种，即补、泻、调、压、推、拨、分、扣、按。

（1）补法　以示指或中指按住腹部某一穴位，顺时针旋转；或用拇指、中指并按两穴；或以示指、中指、无名指并按三穴，顺时针旋转。

（2）泻法　以示指或中指按住腹部某一穴位，逆时针旋转，或以拇指、中指并按两穴，逆时针旋转。

（3）调法　以示指或中指按住腹部的某一穴位，往返旋转，或用拇指、中指并按两穴；或以示指、中指、无名指并按三穴，往返旋转。

（4）压法　即肘压法。

以上四法均用右手操作。补、泻、调适用于经脉和腹部的穴位，压法适用于任脉。

（5）推法　分为指推法和掌推法。按照推的方向又可分为斜推法、直推法、分推法三种。

（6）扣法　用拇指、示指或拇指、中指呈半月形，扣住两穴位或两部位运行之。适用于胸背部及四肢部。

（7）其他　拨法、分法、按法操作与一般手法相同。

2. 脏腑经络推拿

脏腑经络推拿也有一般的常规操作，具体方法如下。

（1）胸腹部操作　按两侧气户穴，按天突、巨阙，推按肋骨缘至章门，推按肋弓下缘，推按幽门穴，推腹直肌外缘，推挤建里、天枢，推肋间隙至肾俞穴，按摩阑门、建里、气海、带脉、章门、梁门、天枢等穴位，抓捏任脉。

（2）腰背部操作　依次按摩肩井、哑门、风府、大椎、风门、肺俞、膏肓、脾俞、肾俞、八髎等穴位，分推大椎至肾俞穴，推按大椎至肩井穴、天柱至肩井穴、肩井至肾俞穴，滚推大椎至尾骨穴，滚推肩井至肾俞穴，推按长强穴至肾俞穴。

3. 脏腑经络推拿操作注意事项

（1）施用脏腑经络推拿，必须首先按摩腹部，待气机开通之后，再根据具体证候，配合使用其他方法。

（2）施治时，必须首选阑门穴进行旋转推按，因为阑门穴是疏通上下气机之要穴。

（3）施用脏腑经络法治病，一般应遵循正常的操作程序。

【临床经验】

脏腑推拿流派主要适用于内脏疾病的治疗，如胃肠病、高血压、心脏病、哮喘、胸部痞满、大便秘结等病症；对背部发冷、麻木、疼痛、项强等病症，也有一定治疗作用。

【传人著作】

王雅儒先生继承其先师王文老先生的脏腑推按疗法，其传人有王振国等。1962年由王雅儒名医口述，其子王振国笔录，濮卿和先生系统整理，正式出版了推按疗法专著《脏腑图点穴法》一书，并成为该流派的奠基之作，该书于1962年由河北人民出版社出版，分为上下两篇，上篇包括总论、手法种类、胸腹腰背等分部程序操作等；下篇是治疗各论。

第六节 小儿推拿流派

小儿推拿流派因其主要通过手法治疗小儿疾病，以达到治疗小儿疾病为目的而得名。

马王堆出土的医学帛书《五十二病方》中就有按摩治疗儿科病的记载，发展至明代，随着《小儿按摩经》的问世，小儿推拿才形成完整的理论体系。之后陆续出现《小儿推拿方脉活婴秘旨全书》《小儿推拿秘诀》《小儿推拿广义》《幼科推拿秘书》《厘正按摩要术》《幼科铁镜》等许多小儿推拿专著。由于历代医家的理解和传承不同，对小儿推拿的穴位、手法、操作方法逐渐产生了不同的认识和理解，于是就形成了现代的不同流派。目前发展较为完善、影响范围较广的主要有山东地区的三大流派，包括李德修三字经推拿流派、孙重三儿科推拿流派、张汉臣推拿流派，上海地区金义成的海派儿科推拿流派，湖南地区的刘开运儿科推拿流派，北京地区冯泉福的小儿捏脊流派。

一、三字经推拿流派

【流派简介】

三字经推拿流派创建于1877年，以徐谦光的《推拿三字经》的成书为标志，虽未出版发行，但在民间广为流传。三字经推拿流派以李德修为代表，是徐谦光的第四代传人，他继承了三字经推拿学派的精华并有所发展。青岛市卫生局及青岛市中医院多次组织人员，先后整理其临床经验，出版了《小儿推拿讲义》《青岛市中医院小儿推拿简介》《李德修推拿技法》等书。

【学术思想】

三字经推拿流派取穴少而精，善用独穴，每次取穴3～5个，有时采用独穴治病；手法操作简单；推拿时间长，手法频率高；偏重望诊及五脏辨证；以清法见长。

【手法操作】

李德修的手法简单易学，常用的归纳起来只有推、拿、揉、捣、分合、运6种手法。

【临床经验】

临床取穴少而精，还强调取“独穴”，如治疗急性腹痛患儿，独取外劳宫穴，推1小时左右，即可见效。治疗重视小儿为纯阳之体，生机旺盛，主张祛邪为先，取穴少而多用清法，所以论治小儿，实证用清，虚中带实亦用清，因小儿患病临床多表现为实证或虚中夹实之证，纯虚者较为少见。配穴根据五行生克原理，取穴常常首选平肝穴，用平肝配清肺、清天河水、运八卦、一窝风等主治呼吸道疾病，用平肝配清胃、清天河水、清大肠、运八卦、清板门等主治消化道疾病。

【传人著作】

代表人物李德修著有《小儿推拿讲义》《青岛市中医院小儿推拿简介》《李德修小儿推拿技法》及简易本《小儿推拿讲义》等书。传人赵鉴秋著有《幼科推拿三字经派求真》，后再版为《三字经派小儿推拿宝典》，葛湄菲著有《汉英对照三字经派小儿推拿》，李先晓著有《李德修小儿推拿秘笈》。

二、孙重三儿科推拿流派

【流派简介】

孙重三推拿流派以孙重三为代表，他20岁拜林椒圃为师，1959年调入山东中医学院（现山东中医药大学）儿科教研室及其附院任推拿科主任，开展小儿推拿疗法。以林氏的手法为基础，又精研了《小儿推拿广意》《幼科推拿秘书》《厘正按摩要术》等专著，还结合个人的临床实践，创立了孙重三推拿流派。1974年医院组织力量，拍摄了他的“小儿推拿”教学片，沿用至今。

【学术思想】

孙重三治病首重“天人合一”的整体观念。在运用四诊时，强调闻诊与望诊在儿科的重要性。在施术过程中，以按、摩、掐、揉、推、运之法最常用，搓、摇多做辅法。孙重三强调不能用一法或者一方治疗小儿科疾病，其常用穴位有七十多个，根据病情，辨证选穴，巧妙施术，以求达到补、泻、升、降之目的。辨证宗“寒者热之，热者寒之，虚者补之，实者泻之”之旨，取穴灵活，随症加减，多用手穴配伍体穴、“五经穴”配伍指穴、特定穴配伍经穴等，相辅相成，以增强疗效。

【手法操作】

临床操作手法轻巧、柔和、深透，以按、摩、掐、揉、推、运最为常用，搓、摇为辅助。并继承发扬了“十三大手法”——摇㪷肘、打马过天河、黄蜂入洞、水底捞明月、飞经走气、按弦搓摩、二龙戏珠、苍龙摆尾、猿猴摘果、揉脐及龟尾并擦七节骨、赤凤点头、凤凰展翅、按肩井。

【临床经验】

临床取穴上多手穴配体穴，随症加减，取穴灵活。还用“四大手法”，治头面诸疾和外感症，推天柱骨治呕吐，摩脐及龟尾治胃肠病，推胸八道治呼吸系统疾病，推箕门以利小便，侧推大肠、推脾经、推上七节骨加减治疗腹泻。

【传人著作】

孙重三于1959年编著《儿科推拿疗法简编》，并作为山东中医学院本科教材。1960年，他又编著《通俗推拿手册》，进一步系统地总结自己多年的临床经验。其传人张素芳著《中国小儿推拿学》。

三、张汉臣推拿流派

【流派简介】

张汉臣推拿流派的创始人是张汉臣，山东蓬莱市人。少年即随师学习中医内科，熟读《黄帝内经》《伤寒论》《金匮要略》等古典著作及中医儿科和小儿推拿名著。17岁拜本市推拿名医艾老太为师，自此致力于小儿推拿事业。1930年独立行医，1957年应聘到青岛医学院附属医院，组建小儿推拿室开展小儿推拿疗法。

【学术思想】

重视望诊，其内容多而翔实，尤以望面色和望鼻最有特色。另外，在治则上是以治本为主，严守“补虚扶弱”或“补泻兼治”的法则。把小儿推拿概括为一掌四要：一掌即掌握小儿无七情六欲之感，只有风、寒、暑、湿、燥、火、伤食之证的生理特点。四要包括一要辨证细致，主次分明；二要根据病情，因人制宜；三要取穴精简，治理分明；四要手法熟练，刚柔相济。

【手法操作】

张汉臣常用基本手法有推法、拿法、揉法、运法、掐法、按法、点法、分法、合法。手法总的要求是持久有力，均匀柔和。但每个不同的手法要求又不一样，如“拿法”，要刚中有柔，柔中有刚，刚柔相济，轻重适宜；“推法”要行如直线，不得歪曲，轻而不浮，快而着实。

【临床经验】

该流派临床取穴配伍较多，而且首选补肾水，因其具有补肾扶正的功效，如补肾水配清板门，具有滋阴清热的作用，可用于主治小儿感冒发热、手足心热等症。另外，张汉臣还运用现代科学研究手段开展了推补脾土穴和逆运内八卦穴对正常人体胃液分泌、胃运动、蛋白质和淀粉酶消化能力影响的初步观察。结果证明推补脾土穴可以使胃酸度、胃运动、胃蛋白酶三者增加，从而能够起到增进饮食的作用；逆运内八卦穴对胃运动功能有双向调节作用，在胃运动兴奋时，推逆运内八卦穴多有趋向抑制的现象，相反，在胃进入抑制或平稳状态时，推此穴可以使其转入兴奋。

【传人著作】

张汉臣的著述有《小儿推拿学概要》和《实用小儿推拿》，还有 3 部尚未发表的著作：《儿科推拿配穴学》《农村儿科推拿手册》《张汉臣儿科推拿经验录》，手稿均由张汉臣之子保存。

四、海派儿科推拿流派

【流派简介】

海派儿科推拿流派是从“海派中医”发展而来的，其有海纳百川、融汇百家之意。金义成为海派儿科推拿流派的代表人物，汲取了一指禅推拿、内功推拿和㨰法推拿三大传统流派的临床经验，集众家之所长，克服了一家一式的局限性而创立了海派儿科推拿。

【学术思想】

该流派的学术思想特点在于兼收并蓄，着重创新。手法应用方面，强调固本归元，认为到推拿科就诊的急性病患者较少，慢性病患者较多，因而须将中医理论“缓则图其本”放在首位。治疗法则强调“通”字，认为人与自然是一个整体，人体本身也是一个整体，而生命存在的形式是运动，生命运动就是流通不息、动态不居和循环往复，在人体的反应是“通则不痛”。此外，海派儿科推拿流派还突破固有的“穴位”概念，提出“穴部”概念，符合以“通”字为主要内涵的推拿理论创新。

【手法操作】

该流派在传统小儿推拿按、摩、掐、揉、推、搓、摇等手法的基础上，融入了上海儿大流派的㨰、擦、拿、扳、抹、捻、捏、刮、抖等手法，合称“小儿推拿十六法”。

针对小儿肌肤柔嫩、腠理疏松、神气怯弱的特点，在推拿时特别强调轻快柔和、平稳着实；在具体运用时，还强调手法的补泻。如旋推为补、直推为泻等。

【临床经验】

在治疗上强调“通”字，“通”字是在中医八法之外对于推拿手法具有通经、疏通、通利、宣通、通顺、活血通瘀等多层意义的高度概括。“不通则痛”，“通”就是使不通变通，使疼痛、阻塞和疾病解除。该流派还提出“穴部”概念，认为医师推拿治疗时，医师的手部或其他部位触及患者的肌肤，即便是某一局部，也不可能只是像针刺穴位那样的一个点，而是穴位（或疼痛部位）及其周边区域的那一片，小至指尖、指腹，大至手掌、指掌关节、肘部、脚掌、膝部，甚至更大的范围，它应该是一个局部，因此“穴部”概念的提法更加切合实际，同时也符合以“通”

字为主要内涵的创新理论。

【传人著作】

代表人物金义成著有《小儿推拿》《小儿推拿图解》《海派儿科推拿图谱》。

五、刘开运儿科推拿流派

【流派简介】

刘开运儿科推拿流派以刘开运为代表，又称“湘西派”。刘开运出身中医世家，苗汉后裔，御医后代，祖传中医、苗医、推拿三套绝技，尤擅长儿科推拿。

【学术思想】

五经推拿（简称推五经）是该流派的核心部分，主要用于治疗小儿五脏病症（包括相应腑病）。五经推拿是以五行相生、相克理论和藏象学说的理论为依据。五经应五脏，五脏应五行，彼此存在着相生、相克的关系。推拿五经时，十分重视五行生克的关系和小儿五脏的生理特性、病理特点和五脏病候的虚实。

【手法操作】

该流派手法上以推、揉为主，拿、按为次，兼以摩、运、搓、摇、掐、捏，称为“刘氏小儿推拿十法”。

五经推拿手法有：①旋推：为补法。医师以大拇指螺纹面在患儿手指螺纹面做顺时针方向推动，推动 1 圈为推 1 次，须连续而快速地推动。②直推：为泻法（或清法）。医师以大拇指螺纹面从患儿手指螺纹面向指根方向做直线推动，亦须连续而快速地推动，从指根退回螺纹面时不用力。推动频率为 200 次 / 分钟左右，推动的节律要均匀，力度适中，以顺利推动并保持规定的频率为宜。

另外，刘开运在临床治疗小儿疾病时，应用技法顺序为：①开窍手法：开天门，推坎宫，推太阳，掐总筋，分阴阳。②推五经。③主要穴位及手法。④关窍手法：按肩井。

【临床经验】

该流派临床重视五行生克的关系和小儿五脏的生理特性、病理特点和五脏病候的虚实，提出脾经宜用补法，不宜用清法（即泻法），若用清法，清后要加补法；肝经、心经宜用清法，不宜用补法，若用补法，补后要加清法；肺经既可用清法，亦可用补法；肾经宜用补法，不宜用清法。从而确立了补母泻子，或以补为主，或以泻为主，或补泻兼施的具体治法，确定适度的手法次数与疗程，对五脏进行系统调控，使疾病痊愈，是刘开运五经推拿的特色所在。

【传人著作】

代表作有刘开运主编的《中华医学百科全书·小儿推拿学》。

六、小儿捏脊流派

【流派简介】

北京的小儿捏脊流派的创始人是冯泉福，北京人。其父冯沛成及祖父皆业医，精通小儿捏脊术。冯泉福是冯氏捏脊术的第四代传人，其医德医术闻名遐迩，他的名字被“捏脊冯”取而代之。冯泉福幼时即受家父医学思想的熏陶，20 岁时随父亲开始学习捏脊术，1928 年独立行医，1959 年调入北京中医医院儿科工作，并始终负责儿科的捏脊工作 。

【学术思想】

小儿捏脊流派最显著的特点就是运用捏脊疗法治疗积证，将积证分为四型：乳积、食积、痞积、疳积。捏脊疗法旨在通过捏拿患者督脉，达到经络的良性感传，加之刺激督脉旁开 1.5 寸的膀胱经上有关的腧穴，使受纳之食物得以运行消化。

【手法操作】

该流派手法有八种，称为“捏脊八法”，即捏、拿、推、捻、提、放、按、揉八个基本手法。

【临床经验】

捏脊手法还分补泻，从长强穴开始至大椎穴结束为补法，反之则为泻法；若捏一遍补法接着再捏一遍泻法，补泻法交叉进行则为平补平泻法。补泻还通过捏拿皮肤的厚薄、指力的轻重，以及推捻速度的快慢等体现，提放的次数少、捏拿皮肤薄、指力轻、推捻速度慢、遍数由少而多就是补法；反之为泻法，可以用“轻补重泻”概括。一般只用捏脊手法配合脊柱两旁的肺俞、心俞、肝俞、脾俞、胃俞、肾俞、大肠俞等穴位。

【传人著作】

代表人物冯泉福著有《冯氏捏积疗法》，其弟子李志明根据其学术思想编著《小儿捏脊》。

【思考题】

1. 推拿流派形成的原因有哪些？
2. 一指禅推拿流派的学术思想有哪些？
3. 㨰推拿流派的学术思想有哪些？
4. 内功推拿流派的学术思想有哪些？
5. 脏腑推拿流派的手法特色有哪些？
6. 正骨推拿流派主要有哪些？
7. 小儿推拿流派有哪些？各有何特色？

第十章

古代推拿著作简介及小儿推拿歌赋选

扫一扫，查阅本章数字资源，含PPT、音视频、图片等

第一节　古代推拿著作简介

推拿疗法是传统中医学的重要组成部分，具有悠久的历史，但是历代推拿文献繁杂，尤其是明清以前，推拿名称不统一，并且缺少临床专著，关于推拿疗法的记载多以理论、手法、膏摩、证治等形式散见于历代类书、方书之中。本章界定的古代文献是指1911年（含）之前的著作。

1.《黄帝岐伯按摩十卷》 佚名撰，已佚。此书约成书于秦汉时期（前220年），书名见于《汉书·艺文志·方技略神仙类》，是我国第一部推拿按摩专著，标志着秦汉时期推拿按摩体系已经形成。

2.《按摩经导引经》十卷 已佚。此书成书于汉以前，书名见于《抱朴子·遐览》。被认为是研究导引、按摩之术的学术专著。

3.《按摩要法》 佚名撰，已佚。此书约成书于宋元时代。书名见于《崇文总目·卷四·神仙类》。

4.《按摩经》 明·四明陈氏著。该书内容辑录于《针灸大成》卷十中，又名《保婴神术》《保婴神术按摩经》《小儿按摩经》。是我国现存最早的小儿推拿专著，为小儿推拿独特理论体系形成的奠基之作，推崇小儿推拿，独创小儿穴位系统，擅用复式手法，注重临床望诊和手法补泻等。

5.《小儿推拿秘旨》 明·龚廷贤著，姚国祯补辑，又名《小儿推拿方脉活婴秘旨全书》《活婴秘旨推拿方脉》《小儿推拿活婴全书》《小儿推拿方脉全书》。该书分三卷，卷一为总论、诊断、手法等；卷二为疾病歌诀；卷三为奏效方。全书以歌赋形式为主，侧重于对小儿推拿12种复式操作法的论述。

6.《小儿推拿秘诀》 明·周于蕃编著，本书由《按摩经》发展而来，抄订时易名为《推拿仙术》。该书系统总结了明以前的小儿推拿手法和经验，确定了手臂等推拿部位与脏腑的联系，首次提出推拿渐进适应原则，确立了先后次序，以及手法的分类及适应证，书中除诊法、推拿手法、穴位等内容之外，还有推拿汗吐下说、节饮食说、字解法等，对小儿推拿术的发展起到了十分重要的作用。

7.《急救小儿推拿法》二卷 明·姚国桢述辑。此书已佚。

8.《按摩导引诀》 明·高濂著。此书见于《居家必备·奉养》。

9.《慈幼秘传》 成书于明代，原书已佚。此书内容同《小儿推拿秘诀》《幼科百效全书》，详

见《中国医籍考·方论五十三》。

10.《幼科百效全书》 明·龚居中编著。此书详见于《中国医籍考·方论五十三》。

11.《幼科急救推拿奇法》二卷 明·龚居中编著。此书见于《中国医籍考·方论五十三》。现存本为闻国清据建邑书林刘大易刊本的抄录本。

12.《小儿推拿广意》三卷 清·熊应雄辑，陈紫山重订。此书又名《推拿广意》，分上、中、下卷。上卷为总论，说明诊断、穴位、手法，并附二十多幅推拿操作图；中卷为治疗篇；下卷选取 180 多首内服和外治方剂。

13.《幼科推拿秘书》五卷 清·骆潜庵编著，骆明清抄订。此书卷一为诊断；卷二为穴位，并附图说明；卷三为推拿手法；卷四为治疗；卷五为药方及祝由法。

14.《幼科铁镜》六卷 清·夏鼎撰。刊于 1695 年。此书系统地介绍了小儿常见疾病的证治方药，并着重介绍了儿科推拿疗法的临床应用及个人经验。对指纹望诊和惊病的名目等有不同的学术见解。

15.《推拿直录》 清·钱怀顿编辑。此书又名《小儿推拿直录》，对小儿推拿的主要手法、分部主治以及急惊等 16 种病症的治疗有较详细的记载。文字简练，绘图精湛。

16.《动功按摩秘诀》二卷 清·汪启贤、汪启圣编辑。原书亡佚。收录于《济世全书》，仅在清代殷氏梓行本中存有此书。

17.《延年九转法》 清·方开述、颜伟整理。此书原载于方开手辑的《颐身集》中，又名《九转延年法》《仙人揉腹》。延年九转法是以自我按摩为主的组合动功，以摩腹为主，配合摇转，形动而心静，对机体有着良好的保健作用。其法共有九个动作，这些动作大都有转摩腹脘的特点。在保健作用方面，对老年人常见的失眠、便秘、积食、痰饮等病症有较好的防治作用，于延年益寿自会大有裨益。

18.《秘传推拿秘诀》 清·钱汝明参订。蓝本为明代万历年间《小儿推拿秘诀》，并补遗一卷，现存于清抄本。

19.《推拿辑要》 清·周松龄编著，刊于 1844 年（清道光甲辰年）。此书系作者根据《福婴指掌》《推拿授秘》《推拿真诀》等书编撰，内容大多与《幼科推拿秘书》类同。

20.《一指阳春》 成书于清代，内有展指十篇等推拿内容。现存 1849 年（清道光二十九年）抄本。

21.《推拿摘要》 清·王兆鳌编辑。该书辑录了《小儿推拿广意》和《幼科铁镜》的部分内容。

22.《推拿三字经》 清·徐宗礼编著，字谦光。原书为抄本。

23.《幼科推拿》 成书于清代，原书为抄本。

24.《厘正按摩要术》四卷 清·张振鋆编著。该书以《小儿推拿秘诀》为蓝本，经张振鋆厘正增补更名《厘正按摩要术》，内容更为详尽，引用资料均载明出处，是集明清小儿推拿经验之最。此书卷一除叙述常用诊法外，还增有胸腹按诊法，尤能补先集之缺漏，充医家之识见；卷二搜集了外治良方；卷三图解经络穴位；卷四列论二十四种病症。

25.《一指定禅》 成书于清代，原书为 1894 年抄本。

26.《推拿小儿简诀》 清·王祖源编辑。该书附于 1895 年（清光绪二十一年）贵池刘信天堂重刻本《引种牛痘法》之后，内容简短，除“开天门”一法外，所载方法与其他小儿推拿专著不同，主要着重于推掐小儿中指、无名指及示指。

27.《推拿指南》七卷　清·唐元瑞编撰，成书于1905年。前六卷辑之各家，增补的第七卷独具特色，其中有61种眼疾的推拿法是至今少见的眼科推拿专著。

28.《幼科推拿全诀》　成书于清代，为旧抄本。

29.《古法推拿图》　成书于清代，为旧抄本，由戴文莲手抄。

30.《秘本小儿推拿》　成书于清代，为旧抄本。

31.《小儿廿四惊推拿手法诸症绘画》　成书于清代，为旧抄本。

32.《小儿推拿补正》　清·钱祖荫编撰。该书因纠正推拿所引错的穴位，并参以己见，故曰补正。在"推拿十三字释义"中，对推、拿、掐、运、揉、掂、搓、摩、按、摇、摄、分、合等13种手法进行阐述和辨疑。书前有1877年自序。以三字经形式介绍了小儿推拿的经验，以取穴少、每穴操作时间长为特点，并以取左肘以下的穴位见长。

33.《龙树推拿法》　成书于清代，书名见于《推拿三字经》，原书未见。其"推拿说"一节被收入《推拿三字经》。

34.《推拿秘钞》　成书于清代，书名见于《推拿三字经》，原书未见。《推拿三字经·推拿总诀》系根据《龙树推拿法》《推拿辑要》《推拿秘钞》参订。

35.《推拿总诀仿歌》　清·佚名著。其书为1877年（清光绪三年）抄本，现藏于中国中医科学院。该书首述推拿小儿总诀歌、总论五经等，介绍脏腑病症推拿手法。次录看眼定症诀、问食究病原诀、入门审候歌，言小儿四诊。又载阳掌、阴掌、一身上下诸穴部位及主治功用，并分述幼科常见病伤寒、咳嗽、大便闭、小便病、呕吐、泄泻、肚疼、饱胀等病症与推拿治法。

36.《保赤推拿法》　清·夏云集著，又名《推拿精要保赤必备》，后有许敬舆等增释本，称《增图考释推拿法》。

第二节　小儿推拿歌赋选

小儿推拿作为推拿学的一部分，在长期的临床医疗实践中，也产生了大量的著作。为便于临床应用及记忆，多以歌赋形式表述，且内容朴实，便于记诵。兹辑录如下，供临床学习参考。

小儿无患歌

孩童常体貌，情态自殊然，鼻内干无涕，喉中绝没涎。
头如青黛染，唇似点朱鲜，脸方花映竹，颊绽水浮莲。
喜引方才笑，非时手不掀，纵哭无多哭，虽眠未久眠。
意同波浪静，性若镜中天，此候俱安吉，何愁疾病缠。

摘录于《小儿推拿方脉活婴秘旨全书》

论色歌

眼内赤者心实热，淡红色者虚之说，青者肝热浅淡虚，
黄者脾热无他说，白面混者肝热侵，目无精光肾虚决。
儿子人中青，多因果子生，色若人中紫，果食积为痞。
人中现黄色，宿乳蓄胃成，龙角青筋起，皆因四足惊。
若然虎角黑，水扑是其形，赤色印堂上，其惊必是人。

眉间赤黑紫，急救莫沉吟，红赤眉毛下，分明死不生。

摘录于《按摩经》

面部五位歌

面上之症额为心，鼻为脾土是其真，左腮为肝右为肺，承浆属肾居下唇。

摘录于《按摩经》

面色图歌

额、印堂、山根

额红大热燥，青色有肝风，印堂青色见，人惊火则红。

山根青隐隐，惊遭是两重，若还斯处赤，泻燥定相攻。

年寿

年上微黄为正色，若平更陷夭难禁，急因痢疾黑危候，霍乱吐泻黄色深。

鼻准、人中

鼻准微黄赤白平，深黄燥黑死难生，人中短缩吐因痢，唇反黑候蛔必倾。

正口

正口常红号为平，燥于脾热积黄生，白主失血黑绕口，青黑惊风尽死形。

承浆、两眉

承浆青色食时惊，黄多吐逆痢红形，烦躁夜啼青色吉，久病眉红死症真。

两眼

白睛赤色有肝风，若是黄时有积攻，或见黑睛黄色现，伤寒病症此其踪。

风池、气池、两颐

风气二池黄吐逆，躁烦啼叫色鲜红，更有两颐胚样赤，肺家客热此非空。

两脸

两脸黄为痰实咽，青色客忤红风热，伤寒赤色红主淋，二色请详分两频。

两颐、金匮、风门

吐虫青色滞颐黄，一色颐间两自详，风门黑疝青惊水，纹青金匮主惊狂。

辨小儿五色受病症

面黄青者，痛也。色红者，热也。色黄者，脾气弱也。色白者，寒也。色黑者，肾气败也。

哭者，病在肝也。汗者主心，笑者主脾而多痰，啼者主肺有风，睡者主肾有亏。

摘录于《按摩经》

认虚实二证歌

实证

两腮红赤便坚秘，小便黄色赤不止，上气喘急脉息多，当行冷药方可治。

虚证

面光白色粪多青，腹虚胀大呕吐频，眼珠青色微沉细，此为冷痰热堪行。

摘录于《按摩经》

分补泄左右细详秘旨歌

补泄分明寒与热，左转补兮右转泄，男女不同上下推，子前午后要分别。
寒者温之热者凉，虚者补之实者泻，手足温和顺可言，冷厥四肢凶莫测。
十二经中看病源，穴真去病汤浇雪。

摘录于《幼科推拿秘书》

保婴赋

人禀天地，全而最灵，原无夭札，善养则存。
始生为幼，三四为小，七龆八龀，九童十稚。
惊痫疳癖，伤食中寒，汤剂为难，推拿较易。
以其手足，联络脏腑，内应外通，察识详备。
男左女右，为主看之，先辨形色，次观虚实。
认定标本，手法祛之，寒热温凉，取效指掌。
四十余穴，有阴有阳，十三手法，至微至妙。
审症欲明，认穴欲确，百治百灵，万不失一。

摘录于《幼科推拿秘书》

手法同异多寡宜忌辨明秘旨歌

小儿周身穴道，推拿左右相同，三关六腑要通融，上下男女变通。
脾土男左为补，女补右转为功，阴阳各别见天工，除此俱该同用。
急惊推拿宜泻，痰火一时相攻，自内而外莫从容，攻去痰火有用。
慢惊推拿须补，自外而内相从，一切补泻法皆同，男女关腑异弄。
法虽一定不易，变通总在人心，本缓标急重与轻，虚实参乎病症。
初生轻指点穴，二三用力方凭，五七十岁推渐深，医家次第神明。
一岁定须三百，二周六百何疑，月家赤子轻为之，寒火多寡再议。
年逾二八长大，推拿费力支持，七日十日病方离，虚诳医家难治。
禁用三关手法，足热二便难通，渴甚腮赤眼珠红，脉数气喘舌弄。
忌用六腑手法，泻青面皖白容，脉微吐呕腹膨空，足冷眼青休用。
小儿可下病症，实热面赤眼红，腹膨胁满积难通，浮肿痄腮疼痛。
小便赤黄壮热，气喘食积宜攻。不可下有数症，囟陷肢冷无神，
不时自汗泄频频，气虚干呕难忍。
面白食不消化，虚疾潮热肠鸣，毛焦神困脉微沉，烦躁鼻塞咳甚。

摘录于《幼科推拿秘书》

用汤时宜秘旨歌

春夏汤宜薄荷，秋冬又用木香，咳嗽痰吼加葱姜，麝尤通窍为良；
加油少许皮润，四六分做留余，试病加减不难知，如此见功尤易。
四季俱用葱姜煎汤，加以油麝少许推之。

摘录于《幼科推拿秘书》

推拿代药赋

前人忽略推拿，卓溪今来一赋。寒热温平，药之四性；推拿揉掐，性与药同。用推即是用药，不明何可乱推。推上三关，代却麻黄肉桂；退下六腑，替来滑石羚羊。水底捞月，便是黄连犀角；天河引水，还同芩柏连翘。大指脾面旋推，味似人参白术，泻之则为灶土石膏；大肠侧推虎口，何殊诃子炮姜，反之则为大黄枳实。涌泉右转不揉，朴硝何异；一推一揉右转，参术无差。食指泻肝，功并桑皮桔梗；旋推止嗽，效争五味冬花。精威拿紧，岂羡牛黄贝母；肺俞重揉，漫夸半夏南星。黄蜂入洞，超出防风羌活；捧耳摇头，远过生地木香。五指节上轮揉，乃袪风之苍术；足拿大敦鞋带，实定掣之钩藤。后溪推上，不减猪苓泽泻。小指补肾，焉差杜仲地黄。涌泉左揉，类夫砂仁藿叶。重揉手背，同乎白芍川芎。脐风灯火十三，恩符再造。定惊元宵十五，不啻仙丹。病知表里虚实，推合重症能生，不谙推拿揉掐，乱用便添一死。代药五十八言，自古无人道及，虽无格致之功，却亦透宗之赋。

摘录于《幼科铁镜》

面部推拿次第歌

第一先推是坎宫，次推攒竹法相同。
太阳穴与耳背骨，三四全凭运动工。
还有非推非运法，掐来以爪代针锋。
承浆为五颊车六，听会太阳七八逢。
九至眉心均一掐，循循第十到人中。
再将两耳提三下，此是推拿不易功。

摘录于《推拿捷径》

推拿三字经

小婴儿，看印堂，五色纹，细心祥。
色红者，心肺恙，俱热证，清则良，
清何处，心肺当，退六腑，即去恙。
色青者，肝风张，清则补，自无恙，
平肝木，补肾脏。色黑者，风肾寒，
揉二马，清补良，列缺穴，亦相当。
色白者，肺有痰，揉二马，合阴阳，
天河水，立愈恙。色黄者，脾胃伤，
若泻肚，推大肠，一穴愈，来往忙。
言五色，兼脾良，曲大指，补脾方，
内推补，外泻详。大便闭，外泻良，
泻大肠，立去恙，兼补肾，愈无恙。
流清涕，风感伤，峰入洞，鼻孔强。
若洗皂，鼻两旁，向下推，和五脏，
女不用，八卦良。若泻痢，推大肠，
食指侧，上节上，来回推，数万良。
牙疼者，骨髓伤，揉二马，补肾水，

推二穴，数万良。治伤寒，拿列缺，
出大汗，立无恙。受惊吓，拿此良，
不醒事，亦此方。或感冒，急慢恙，
非此穴，不能良。凡出汗，忌风扬，
霍乱病，暑秋伤。若上吐，清胃良，
大指根，震艮连，黄白皮，真穴详。
凡吐者，俱此方，向外推，立愈恙。
倘泻肚，仍大肠。吐并泻，板门良，
揉数万，立愈恙，进饮食，亦称良。
瘟疫者，肿脖项，上午重，六腑当，
下午重，二马良，兼六腑，立消亡。
分男女，左右手，男六腑，女三关，
此二穴，俱属凉，男女逆，左右详。
脱肛者，肺虚恙，补脾土，二马良，
补肾水，推大肠，来回推，久去恙。
或疸疹，肿脖项，仍照上，午别恙。
诸疮肿，照此详，虚喘嗽，二马良，
兼清肺，兼脾良。小便闭，清膀胱。
补肾水，清小肠，食指侧，推大肠，
尤来回，轻重当。倘生疮，辨阴阳，
阴者补，阳清当。紫陷阴，红高阳，
虚歉者，先补强，诸疮症，兼清良。
疮初起，揉患上，左右旋，立消亡。
胸膈闷，八卦详，男女逆，左右手，
运八卦，离宫轻。痰壅喘，横纹上，
左右揉，久去恙。治歉症，并痨伤，
歉弱者，气血伤。辨此症，在衣裳，
人着袷，伊着棉，亦咳嗽，名七伤，
补要多，清少良。人穿袷，他穿单，
名五痨，肾水伤，分何脏，清补良，
在学者，细心详。眼翻者，上下僵，
揉二马，捣天心，翻上者，捣下良，
翻下者，捣上强，左捣右，右捣左。
阳池穴，头痛良，风头痛，峰入洞，
左右旋，立无恙。天河水，口生疮，
遍身热，多推良。中气风，男女逆，
右六腑，男用良，左三关，女用强。
独穴疗，数三万，多穴推，约三万，
尊此法，无不良。遍身潮，分阴阳，
拿列缺，汗出良。五经穴，肚胀良。

水入土，不化谷。土入水，肝木旺。
小腹寒，外劳宫，左右旋，久揉良。
嘴唇裂，脾火伤，眼泡肿，脾胃恙，
清补脾，俱去恙，向内补，向外清，
来回推，清补双。天门口，顺气血，
五指节，惊吓伤，不计次，揉必良。
腹痞积，时摄良，一百日，即无恙。
上有火，下有寒，外劳宫，下寒良。
六腑穴，去火良，左三关，去寒恙，
右六腑，亦去恙。虚补母，实泻子，
曰五行，生克当。生我母，我生子，
穴不误，治无恙。古推书，身首足，
执治婴，无老方，皆气血，何两样，
数多寡，轻重当。吾载穴，不相商，
少老女，无不当。遵古推，男女分，
俱左手，男女同，余尝试，并去恙。
凡学者，意会方，加减推，身歉壮，
病新久，细思详，推应症，无苦恙。

《推拿三字经》

第十一章
推拿现代研究概况

第一节　推拿文献研究

推拿文献研究主要指搜集、鉴别、整理文献，并通过对文献的研究形成对推拿的科学认识的一种方法。推拿文献研究有五个基本环节，首先是提出课题或假设，然后依次是研究设计、搜集文献、整理文献和进行文献综述。具体如下：①推拿文献研究所提出的课题或假设是指依据现有的理论、事实和需要，对有关文献进行分析整理或重新归类研究的构思。②研究设计首先要建立研究目标，指使用可操作的定义方式，将课题或假设的内容设计成具体的、可以操作的、可以重复的文献研究活动，它能解决专门的问题并具有一定的意义。③搜集研究文献的渠道多种多样，文献的类别不同，其所需的搜集渠道也不尽相同。搜集推拿研究文献的主要渠道有图书馆，档案馆，博物馆，社会、科学及教育事业单位或机构，学术会议，个人交往和计算机互联网（Internet）等。搜集研究文献的方式主要有两种，即检索工具查找方式和参考文献查找方式。检索工具查找方式是指利用现成（或已有）的检索工具查找文献资料。现成的工具可以分为手工检索工具和计算机检索工具两种。手工检索工具主要有目录卡片、目录索引和文摘。参考文献查找方式又称追溯查找方式，即根据作者文章和书后所列的参考文献目录去追踪查找有关文献。④整理文献，首先要注意搜集的文献应当客观、全面。其次是材料与评论的要求要协调、一致。然后是针对性强，提纲挈领，突出重点，适当使用统计图表来归纳总结。最后是不能混淆文献中的观点和作者个人的思想。⑤文献综述时应当根据其内容来决定文献的形式和结构。由于课题、材料的占有和资料结构等方面的情况多种多样，很难完全统一或限定各类文献综述的形式和结构。但总体上，文献综述的形式和结构一般可粗略分为绪言、历史发展、现状分析、趋向预测和建议、参考文献目录等五个部分。

目前推拿文献的研究方向主要有对推拿溯源的古代文献研究、对推拿技术形成及技术特点的古今文献研究、对推拿诊治相关疾病的古今文献研究、对推拿运用的注意事项及不良事件的古今文献研究等。①对推拿溯源的古代文献研究：通过对中医发展史上的相关古代文献进行梳理，以朝代更替为时间轴，将散落的、繁杂的古代文献，如历代类书、方书和专著中等记载推拿按摩的相关论述整理与总结，溯源推拿的发展历程。如有研究认为原始社会中巫觋沟通神鬼仪式中的思想和肢体动作，可能是推拿按摩术的起源。②对推拿技术形成及技术特点的古今文献研究：推拿技术的形成标志着推拿发展的成熟，针对推拿技术形成及技术特点的文献挖掘是奠定其理论渊源的奠基石。如甲骨文中记载了推拿手法中“摩”的应用，并出现了推拿工具砭石的记载。③对推拿诊治相关疾病的古今文献研究：治愈疾病，使人健康长寿是推拿出现的最初目的，溯源推拿对

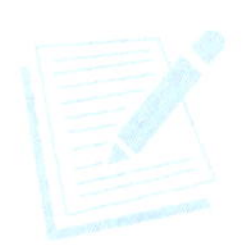

疾病的应用及总结推拿应用的疾病谱，是现代推拿发展的立足之本。如《黄帝内经》中记载了按摩的治疗范围有痹证、痿证、口眼㖞斜和胃痛等。④对推拿运用的注意事项及不良事件的古今文献研究：任何一项技术的创新发展均要在安全的前提下进行。由古至今，推拿经历了几千年的发展，推拿技术不断创新更迭，其安全性始终是其不断传承与进步的保障，对推拿安全性的溯源与总结是推拿标准化和国际化的重要保障。

第二节 推拿临床研究

推拿是一门古老而又年轻的学科，以其简、易、廉、效的特点受到人们的青睐。无数先辈们在几千年的医疗实践中积累了大量的临床经验，特别是近十余年，推拿学科在与各基础学科的相互交叉、相互渗透中，在临床治疗各种疾病方面取得了许多可喜的成就。

一、骨关节痛症

对以脊柱相关疾病为代表的骨关节痛症，推拿手法在调整骨关节空间序列，恢复脊柱、膝关节、肩关节等骨关节的力学平衡，减轻对神经根的压迫，改善局部血液循环，解除肌肉痉挛等方面有着积极的作用，能有效缓解疼痛。基于地域、流派的不同，结合现代推拿研究，在基础手法之上，形成短杠杆微调手法、杠杆定位手法、脊柱正骨疗法、枢经推拿、壮医经筋推拿等独具特色的推拿技术，并广泛应用于治疗脊柱病相关性疼痛。研究证明，合理的手法可以加宽椎间隙，扩大椎间孔，减少对脊神经根的刺激和压迫，使神经根长期受压所致的充血、水肿和炎症逐渐改善，从而达到缓解疼痛、改善症状的效果。吕强等研究了腰椎侧卧位扳法的运动学和动力学特征，提出振荡调整技术，以简谐激励与传统“寸劲”的脉冲激励进行比较，发现椎体在同样位移的条件下，简谐激励所需加载的力更小，安全性更高。现代人群中患病率最高的颈腰痛等脊柱劳损病，其主要病因病机是慢性劳损导致脊柱骨关节力学失衡，造成锥体关节错缝，导致脊柱整体曲度出现病理性改变而发病。脊柱类推拿手法主要是在生物力学平衡的整体观指导下，通过纠正错位的脊柱锥体，恢复其正常的椎曲，使脊柱关节对位、对线、对轴，改善脊柱力学平衡以防治脊柱及其相关疾病，如各型颈椎病、腰椎间盘突出症、腰椎滑脱、胸椎后关节紊乱、骶髂关节错缝、颈腰背肌劳损、腰背肌筋膜炎、膝骨性关节炎、肩关节周围炎等。在中医理论的基础上，结合解剖学、生物力学等现代研究成果，运用推拿干预，总有效率均提升至 90% 以上，临床上有效治愈患者疼痛等症状和体征，明显改善疾病造成的运动功能障碍。

二、内科及妇科疾病

随着社会工作环境的改变，人口老龄化等问题的出现，内妇科疾病逐年增加的发病率和高复发率，与疾病带来的诸多不适，给国民的健康带来严重威胁。推拿工作者为适应社会与疾病的变化，针对内妇科疾病开展了许多研究，形成多个新的临床诊疗方案。

近年来，2 型糖尿病的发病率不断升高，在临床实践中，推拿疗法在降低血糖和改善糖尿病患者的临床症状方面取得了较好的疗效，对餐前、餐后血糖及糖化血红蛋白进行分析，总有效率 85.7%，治疗后患者乏力、多汗、口渴、食欲不振等自觉症状明显改善。偏头痛是一种以反复发作性头痛为特征的疾病，常伴有恶心、呕吐、畏声、畏光等症状，是常见的血管性和神经系统疾病之一，推拿疗法治疗该病具有确切的疗效，推拿的机械力直接作用于头部，可使头、颈部血管扩张，进而增加脑部血流，使脑的血液循环得到改善，改善头痛程度，减少了发作次数及伴随症

状，并有效地降低了偏头痛给患者生活带来的影响。脑卒中是老年人群的常见疾病，具有致残率和病死率高的特点。目前，推拿广泛应用于脑卒中的康复治疗中，能有效提高患侧大脑中动脉平均血流速度和降低脉冲指数，可使患者的肢体运动功能得以改善，日常生活能力得到提高，促进患者缺损的神经功能恢复。痛经是女性常见病，在月经前后或行经期间出现腹痛、腰酸、下腹坠痛等不适，可伴有恶心、呕吐、腹泻、头晕和乏力等症状，推拿治疗痛经的疗效得到了临床的验证，通过推拿手法刺激经络、穴位，起到活血化瘀、通经活络的功效，能调节子宫平滑肌的自律性和收缩性，改善盆腔的血流和血供，缓解痉挛，从而改善子宫平滑肌缺血缺氧的状态，达到止痛的目的。除以上疾病外，推拿还广泛应用于其他的内科疾病，如消化系统疾病的慢性胃炎、胆汁反流性胃炎、消化性溃疡、便秘等，神经系统疾病的面瘫、三叉神经痛等。尤其在亚健康领域，推拿形成具有中医特色的养生保健技术行业规范体系，产生了较大的社会效益和经济效益，为区域大众提供养生保健服务，解决了民众的养生保健需求。

三、儿科疾病

小儿推拿疗法以其安全、绿色、有效的优势，在近年来也受到社会的关注和认可，整体发展较迅速，在临床中广泛应用于小儿呼吸系统疾病，如咳嗽、感冒、发热等；消化系统疾病，如厌食、疳证、便秘、腹泻、夜啼等；在小儿斜颈、小儿脑瘫的康复中发挥了重要作用，整体取得较好的成效。尤其在小儿呼吸系统疾病中，对外感咳嗽的疗效尤为显著。中医学认为，咳嗽的病因一是外感六淫之邪，二是脏腑之病气，均可引起肺气不清，失于宣肃，迫气上逆而作咳，临床采用三字经派小儿推拿手法治疗小儿外感咳嗽，手法采用运内八卦、清肝经、清肺经、清天河水、揉二马，痰多者加揉掌小横纹，有效率高达100%。

但推拿治疗小儿疾病的临床报道较多，多为经验总结，且辨证、诊疗标准和评价标准不统一，缺乏大样本、随机对照的前瞻性研究，尚不能客观评价各种推拿方法的确切疗效。因此，有必要遵循循证医学的研究方法，进一步深入探讨各种中医外治方法对小儿疾病的临床安全性及有效性。

第三节　推拿生物力学研究

生物力学是一门研究生命体运动和变形的学科，通过生物学与力学原理方法的有机结合，认识生命过程中的规律，解决生命与健康领域的科学问题。近年来，生物力学与中医学结合紧密，在中医临床学科中的应用愈发频繁和广阔，特别是推拿学与生物力学的结合在临床上被用于治疗各种疾病，取得了相当好的疗效。

一、生物力学在推拿中的应用

推拿手法在本质上属于以力为特征的物理治疗手段，故可以运用现代物理学中力学的研究手段、思路和方法来全面研究和分析推拿手法。20世纪70年代末期，推拿界就开始与现代生物力学相结合研究推拿手法，把传统中医推拿手法的研究课题，赋予生物学与力学的观点和方法，将生物学、力学与推拿手法学相结合，相互渗透，使古老的手法经验与复杂的手法动作技术建立在生物学与力学的规律之上，并以数学、力学、生物学及手法技术原理的形式加以定量描述。特别是推拿手法测定仪的研制，应用计算机技术测量、记录并分析推拿手法作用力的数字与模拟信号，是手法定量实验研究在学术与技术上的一大进步。手法运动学特征的必要数据将为传统推拿学中对手法动作的经典性经验描述（如持久、有力、均匀、柔和、深透等理论）找到客观指标。手法操作时有效动作肌群发力后，产生了特定结构形式的手法运动，而手法的各项动力学数据反映了手法的操作特征，并可阐明手法对人体作用的刺激量大小与动作形态特征有关联。

利用 FZ-Ⅰ型中医推拿手法测力分析仪，选择上肢肩、肘、腕关节的适当运动参考点，贴上反光标志，用摄像机从不同角度拍摄手法的操作过程，记录参与动作的诸关节的运动，然后输入计算机进行分析。结果显示，手法操作时上肢各关节的运动学特征与㨰法合力轨迹的变化存在密切关系，若操作者第五掌指关节及小鱼际吸附于治疗部位，通过前臂主动摆动带动手背来回滚动时，产生“心形”合力轨迹；若操作者腕关节摆动的幅度过大，则产生“葫芦形”的合力轨迹；当小鱼际完全吸附于治疗部位或来回摆动力量不足时，则会出现“8 字形”合力轨迹；以掌指关节着力操作时，则出现“棒槌形”合力轨迹。

二、推拿对软组织损伤的生物力学效应

推拿手法可修复软组织损伤及镇痛，其可能通过提高血液中阿片类物质水平及降低疼痛递质水平来实现镇痛，通过调节氧自由基代谢水平改善关节间隙，并综合改善病灶周边的血流情况，降低局部炎症水平，加速软组织损伤恢复。分别以手法治疗对腰椎间盘突出症患者腰背伸肌的生物力学特性和颈椎病患者颈部肌群力学性能的影响为研究内容，推拿手法可以改善肌群的收缩力量、做功效率及协调能力，从而有利于恢复肌群的生物力学性能，并且在改善腰部肌群力学性能方面，临床效果优于牵引。

三、脊柱推拿的生物力学研究

一般认为，颈椎的力学平衡主要由内源性稳定和外源性稳定两部分组成，内源性稳定（即静力平衡）包括椎体、椎间盘和韧带，外源性稳定（即动力平衡）主要为颈项部肌肉群。这两种稳定的一项或两项失稳均会导致颈椎病。研究证实，颈椎病的发病是以动力失衡为主，以静力失衡为先，该理论的提出为手法生物力学研究提供了科学的理论依据。研究发现，200N 的牵引力向上做垂直牵引后，再旋转 30°，颈椎髓核内压力下降的幅度最大，在此状态下行颈椎旋转手法最安全。

在尸体上模拟腰椎旋转复位手法，动态测量了手法过程中髓核内压的变化，发现单纯旋转复位手法，会使髓核内压增高，而且在手法成功时髓核内压最高，因此，从理论上看，不能使突出的髓核回纳。模拟脊柱屈伸手法并观察腰部骨性结构的运动学变化，发现在施行俯卧位后伸手法时，可以造成关节突重叠，前后上下方向上神经根管的容积均有所减小。认为反复轻度后伸动作能松动小关节突之间的粘连，改善局部微循环，至于屈曲后伸运动的安全极限，通过研究发现，如果手法正确，即使超出正常运动范围 2°左右也非常安全，而且不致引起局部组织结构损伤。对腰椎斜扳法进行生物力学有限元分析发现，腰椎斜扳时椎间盘的应力远小于后部结构，从椎间盘中心到侧方有一个向后的扭转矢量，使椎间盘产生变形。因而证明腰椎斜扳手法对椎间盘是安全的，并且在椎间盘突出的对侧进行手法操作更为合理。腰椎椎管狭窄的患者不宜使用腰椎斜扳手法。

四、推拿手法的动力学研究

推拿手法动力学研究可从生物电子技术和力学工程技术两个不同的角度进行。即使是一个最简单的手法动作，从动力学角度看，它也是医师肢体的多组不同屈伸肌群带动多个关节完成的多

个杠杆组效应的综合结果。各种推拿手法都具有一定的作用力，具体体现在手法作用的形式、用力的大小、用力的方向、用力的持续时间和操作频率等几个方面。手法操作的用力，不外乎直接用力、间接用力和混合用力。对于具体的每一块肌肉或关节做动力学分析，目前仍有很大的困难。限于现有的观测方法和手段，我们只能把医师的肢体近似地看作一个刚体，把多个不同大小、方向和作用点的分力作用，近似为一个总的合力作用，用定性的，最多是半定量的实验分析结果来对手法“力”作用的动态状况予以描述。

肌肉是人体运动的动力系统，而关节则提供了肢体运动的轨道，因而通过观测肌电的时间－空间变化序列，可基本估计手法的运动学规律。使用皮肤表面电极测试了一指禅推法操作时上肢肌肉运动的时间－空间序列，发现肱二头肌、肱三头肌在一指禅推法操作中起着主要的动力作用，由于肱二头肌、肱三头肌交替的兴奋收缩，带动着前臂、腕部和拇指在动作起始位的两侧进行往复的内外摆动，周而复始。在㨰法操作中，前臂的旋后肌群和旋前肌群也作为主要动力肌群参与了肢体运动，首先由肱三头肌发力，使肘略伸展，随后前臂旋后肌群和肱三头肌协同收缩，使前臂旋后至约 45°，腕关节向前折屈，完成前滚运动，接着肱三头肌、肱二头肌和旋后肌群同时放松，旋前肌群收缩，使前臂旋前内摆，完成回滚动作。在振法操作中，前臂的腕伸肌和腕屈肌则发生快速的交替收缩和放松，使伸屈肌群在每一短促的振动终了时，迅速地发生逆转，于是就产生了持续的震颤。通过生物电子技术，使得对推拿手法操作方式的描述从经验和观察方式向客观检测方式转化，修正了传统描述方式的不足之处，提高了对手法运动规律的认识。

目前对推拿手法的生物力学研究还局限于少数手法，如一指禅推法、㨰法、按法、扳法等，有必要进一步深入研究。随着生物力学等现代学科和科学思维方法的发展及新型电子传感材料、仪器设备、测试手段的不断更新，尤其是新兴的运动分析手段如三维运动解析系统的问世，提供了精确的定量化研究方法，实现了运动学分析与动力学分析的统一。若将其应用于中医传统推拿手法的研究，与推拿手法测定仪及高清晰高速摄影相结合，分析中医传统推拿手法的运动学、形态学、动力学相关特征，促进其量化，可为推拿手法标准化提供依据。

第四节　推拿神经生物学研究

近年来，随着神经生物学等交叉学科的发展和介入，有关推拿手法的神经生物学效应研究取得了重要进展。研究发现，推拿治疗神经系统疾病大多都是通过“穴位－神经－肌肉相关区域”来达到治疗疾病的目的。临床使用点按、弹拨殷门、承山、阳陵泉治疗坐骨神经损伤，其原理在于三穴位于坐骨神经及其分支上，其中殷门位于坐骨神经干上，承山位于坐骨神经的分支胫神经上，阳陵泉位于坐骨神经的分支腓总神经上。而从神经支配肌肉角度分析，三穴分别是坐骨神经、胫神经、腓总神经所支配的肌肉区——股二头肌、腓肠肌及腓骨长、短肌，证明推拿作用是通过穴位－神经－肌肉相关区域协同作用于坐骨神经损伤，明确了推拿对坐骨神经损伤功能及感觉恢复的影响。实验表明，推拿治疗可以通过提高机体神经生长因子表达，降低神经生长因子的低亲和力受体 p75NTR 的释放，从而抑制细胞凋亡机制，最终改善坐骨神经损伤大鼠的运动及感觉功能。

脊柱推拿治疗中枢神经系统疾病早已得到临床的验证，推拿手法作用于脊柱时，脊柱的感觉传入神经得到的持续性刺激使脊髓感觉通路的兴奋性升高，并且不同脊柱节段对椎旁组织所施加的外部压力诱发的竖脊肌反射活动存在差异，产生这种差异的原因与节段相关的椎旁结构感觉信号刺激的能力有关。为进一步证实脊柱推拿的中枢神经系统作用，在观察脊柱推拿对运动神经元

兴奋性的影响时，发现接受脊柱推拿的患者，其运动诱发电位的振幅在 20 ～ 60 秒时神经元对传入信号应答显著增强，提示脊柱推拿后出现了一个短暂但显著的神经元对传入信号应答的增强。观察 72 例健康人在椎旁肌肉放松状态下用经颅磁刺激诱导的运动诱发电位，同时对这些健康人进行了脊柱推拿干预，结果发现脊柱推拿后脊柱旁肌肉的运动诱发电位出现了升高，提示脊柱推拿后脊柱旁肌肉的运动神经元突触对传入信号应答增强。

第五节　推拿分子生物学研究

推拿手法以“力”为本质特征，通过力学作用干预人体组织结构，并将这种力学效应在体内转化为生物学效应，从而达到改善临床症状的作用。细胞是组成人体结构和功能最基本的单位，也是手法作用力的最终靶点，体内细胞如何识别其所受手法作用力的改变，并将手法特有的力学信号转变为电生理及化学信号，进而引起一系列生物学效应，是阐述推拿作用机制的关键。

目前认为，腰椎间盘突出症从神经损伤到疼痛产生，在神经系统发生了一系列复杂的电学和化学的变化，外周敏化和中枢敏化是疼痛发生和维持的主要机制。背根神经节（DRG 神经元）是脊神经的初级感觉神经元，现阶段，抑制初级感觉神经元的外周敏化能够减轻腰椎间盘突出症疼痛已经得到证实。背根神经节中 P2X3 受体参与神经病理痛模型的发生、维持和调节，背根神经节 P2X3 受体高度表达于能与凝集素 B4 结合的小直径感觉神经元，神经元的中央突起定位于脊髓背角Ⅱ层内侧部，P2X3 受体基本上定位在与感觉传入神经纤维末端有着同样超微结构，提示 ATP 能够释放作用到该纤维末端，调节着感觉的输入。推拿手法干预能够降低 DRG 压迫所引发的机械痛觉及热痛觉过敏，对腰椎间盘突出症模型大鼠有较好的镇痛作用，其作用机制可能是推拿手法激活皮肤或深层组织中感受器，通过神经纤维将信号传递到 DRG 神经元，抑制 DRG 神经元 P2X3 受体的活性，Na^+、K^+、Ca^{2+} 通道开放性下降，从而降低 DRG 神经元的兴奋性，抑制了中枢敏感化，起到镇痛效果。NR2B 亚基与疼痛密切相关，认为疼痛刺激经外周感觉纤维传入 DRG，调控 DRG 合成 NR2B 蛋白，再分布于脊髓背角，使脊髓背角 NMDA 受体激活，引起中枢敏化，推拿手法对 DRG 中 NR2B 蛋白表达没有影响，但可抑制脊髓 NR2B 蛋白表达，由此推测推拿手法通过抑制脊髓 NR2B 蛋白表达，抑制脊髓背角中枢敏化，从而起到镇痛的效应。

炎症因子在周围神经系统损伤引起的神经病理性疼痛中具有重要作用，IL-1β 是促炎性细胞中的代表性因子，5-HT_{2A} 受体是伤害性信息向中枢传递的重要神经递质，二者与疼痛关系密切，可影响慢性疼痛的发生与发展过程。在神经病理性疼痛 CCI 模型大鼠上，经过拨法治疗，可明显减轻 CCI 模型大鼠的痛敏状态，修复受损的轴突；下调血清中促炎性细胞因子 IL-1β 的表达，达到“消炎镇痛”的作用；上调脊髓中 5-HT_{2A} 受体的表达，对中枢镇痛起到一定的作用。细胞内应激反应可激活 p38 丝裂原活化蛋白激酶（p38MAPK）通路及促炎性细胞因子 IL-1β，其与神经病理性疼痛的产生和维持有密切关系。MAPK 能将信号从细胞表面传递到细胞核内部。神经损伤后，伤害性刺激可激活脊髓背角中的 p38MAPK，p38MAPK 通过磷酸化级联反应对细胞核内基因的转录和调控产生影响，如转录调控诱导生成的 IL-1β 能增强兴奋性突触传递，从而促进中枢敏化，引起痛觉过敏。推拿干预可下调脊髓磷酸化 p38MAPK 表达水平，降低促炎细胞因子 IL-1β 的表达，模型大鼠痛阈耐受值增高，且其痛阈耐受值随着推拿次数的增加而增高，这可能是推拿抑炎镇痛的起效机制之一。TLRs 是一类Ⅰ型跨膜蛋白受体。TLR4 的激活可诱导很强的免疫反应，在天然免疫和炎症反应中发挥主要作用，TLR4 可以通过其下游的 MyD88 依赖性信号转导通路来激活各种炎症因子，MyD88 是 TLR4 信号通路中的关键分子之一，主要

作用是传递上游信息。TRAF6 属于 TRAFs 家族，当激活 TLR4–MD2–CD14 复合体之后，TLR4 与 MyD88Toll 结构相结合，产生一连串级联反应，再通过结合 TRAF6 来激活 IκB 激酶复合体，在炎症反应、骨代谢、细胞凋亡及应激反应等方面具有重要意义。推拿治疗通过下调 TLR4、MyD88、TRAF–6、NF–κB2p65 mRNA 和蛋白的表达，从而阻滞 TLR4/MyD88 信号转导通路的信号传导，起到消炎止痛的作用。

围绕推拿的起效机制已经开展了一系列的相关研究，但是既往研究多集中在推拿手法对生物力学方面的影响，近年来越发重视推拿的神经生物学方面和分子生物学影响的相关研究。然而基于生理学基础知识，我们知道推拿可以直接作用于人体产生生物力学效应，但这种生物力学效应本身并不能缓解由于疾病造成的疼痛等临床症状，其效应产生的过程必须将手法特有的力学信号转变为电生理及化学信号，进而引起一系列的生物学效应。因此，推拿手法与神经生物学、分子生物学的联系还有待我们去挖掘。

【思考题】

1. 如何进行推拿文献研究?
2. 生物力学在推拿临床中的应用情况如何?
3. 如何开展手法动力学研究?

第十二章
世界主要徒手疗法简介

扫一扫，查阅本章数字资源，含PPT、音视频、图片等

第一节　整骨疗法

整骨疗法（Osteopathy），又称“整骨医学”“整骨术”，是一项不用任何器械，徒手对全身的软组织和骨关节进行快速调整的治疗方法。在西方，手法相关治疗体系包括“整脊疗法（Chiropractic）”“整骨疗法（Osteopathy）”“手法物理治疗（Manipulative Physiotherapy）”。整骨疗法在西方手法治疗中占有重要地位。

整骨疗法理论特色、技术特点的形成离不开历代医者对治疗人体脊柱疾病方法的不断探索研究。希波克拉底（Hippocrates）等人所积累和创立的脊柱推拿理论和手法治疗经验，是整骨疗法诞生的坚实基础。随着文艺复兴运动的到来和社会的变革，西方中世纪手法界的黑暗愚昧时期迎来了春天，科学进步重新受到关注，特别是生物科学。到19世纪，西方脊柱推拿学逐渐进入蓬勃发展时期，正骨师们争相撰写论文，或提出关于脊柱疾病的学说观点。

矫形（Orthopaedics）一词由正骨师Nicolas Andre提出，意思是拉直并改变儿童的发育性体形异常。根据这种理论，他提出了脊柱变形是由于儿童时期脊柱损伤所致的假说。1867年，Sir James Paget及英国著名的矫形外科医师Wharton Hood在杂志上发表文章，呼吁医学界应当重视正骨疗法，但很遗憾未得到响应。在19世纪后期，当时的医学会和团体都反对推拿疗法，但有两位比较有名望的民间正骨推拿师根据各种推拿理论及其治疗机制，继续研究并发展自己的推拿疗法。一位是Andrew Taylor，在1880年创立了现在的整骨术。一位是Daniel David Palmer，在1895年首次创立了一整套脊柱整骨术，成为后来整脊疗法的基础。整骨医学的创始人Andrew Taylor认为，人的身体犹如一部机器，只要机器的各部件功能正常，机器就会保持正常运转。在此学说的基础上，他进一步提出了以推拿的手段来治疗疾病的观点。他的整骨术主要是以疏通血脉和神经系统为基础。在整骨术的创立过程中，Andrew Taylor不断摸索实践，治疗疾病时，他由开始阶段的药物与推拿术结合，到后来的摒弃药物独取推拿术，他渐渐地发现在治疗某些功能性疾病时，推拿术远胜于药物疗法。于是，他总结整骨术的理论，并创造了整骨医学。

整骨医学的基本理论：第一，强调整体观念。它认为人的身体是一个有机的整体，某一部分出现病态，应该从整体上去看待查因。第二，机体的结构和功能是相互联系和相互影响的。以整骨术作用于病变结构上，可以影响和帮助相应结构功能的健全和康复。第三，人的身体具有自我调节、自我恢复的功能。由此可见，整骨疗法的核心理念是通过手法使人体移位变形的结构恢复正常的自然状态，从而使人体的功能恢复正常。整骨疗法强调了预防疾病的重要性。

整骨疗法主要是对脊柱关节紊乱所导致的各种不同症状的调整和治疗。施术前要求正骨师明

确掌握伤病部位的解剖结构，正骨师要充分利用自身身体的力量进行治疗，并注意动作的安全性。其手法治疗特点遵循两个基本原则：一是软组织松解；二是关节调整，包括关节极限内运动和关节极限后调整。骨科、神经科检查是其必需的检查，除此之外，整骨疗法更注重发现受累脊柱节段。整骨疗法认为结构障碍与功能障碍相互联系、相互影响，故以发现功能受限的脊柱节段作为检查的重点。例如节段性主动运动检查和被动运动检查，运动极限后加强试验检查，“放松”试验等。整骨疗法的操作原则一般是先松解软组织，在局部皮肤涂以按摩乳做按、揉、点、压等多种手法，以达到促进局部血循、增加组织弹性的效应。再最大幅度地活动开受累关节，使各个关节节段最大限度地张开，以利于下一步手法的实施，然后再冲破关节受限，恢复原有的结构和（或）运动功能。

整骨疗法适用于包括全身各部位的软组织慢性损伤和骨关节移位，以及由此造成的人体功能的异常。对肩背腰腿疼痛、颈椎病、退行性骨关节炎、特发性脊柱侧弯、关节移位引起的O形腿、X形腿等，其疗效确切。然而，因其本着“整体观念，调整平衡，纠正结构，恢复功能”的基本思想，主要以初级保健为主要发展方向。在美国专科医师的收入高于初级保健医师，这无疑造成学生不愿从事初级保健职业，使整骨疗法的传承及发展受到一定限制。整骨疗法推崇的“整体观念”与中医学提倡的“整体观念”一致，强调了人的自我调节能力，值得推崇与发扬。

第二节　整脊疗法

整脊疗法（Chiropractic），又称“美式整脊”“脊骨神经医学”，是现代西方手法治疗学中的特色代表之一。整脊疗法是一种结合脊椎解剖学、生物力学、X线影像学基础，运用规范矫正手法作用于脊柱关节，使脊柱椎体关节功能得以整复矫正，从而保证脊椎和神经系统的正常功能，以治疗、预防脊柱及脊柱相关性疾病的有效的非药物性疗法。

在西方，早在2000多年前，奥力根人（Aurignacian）在洞穴岩画上描绘的原始人以手按压别人背部的画面，可认为是人类有关脊柱手法治疗的最早文献资料。关于脊柱手法治疗最早的文字记载在公元前400年左右。整脊疗法的发展历史悠久，其核心理论及技术特点的形成过程不乏波折，是历代医师对治疗人体脊柱疾病方法不断探索和完善的思想结晶。其中，西医学之父希波克拉底为以后整脊疗法基本原则的形成和发展做出了极大贡献。他认为，“掌握脊柱的有关知识，这与许多疾病有关系”。他在《手法对健康的重要性》和《以杠杆力整复关节》两书中，描述了大量当时所用的脊柱手法和脊柱牵引设备，书中所述的疗法及理论对19世纪的脊柱推拿发展产生了重大影响。然而，随着盖伦的逝世及古罗马的消亡，当时进入了一个对科学研究的禁止的黑暗愚昧时期，脊柱推拿的发展几乎停滞。此后，医学被占卜、迷信、魔药、巫术所取代。19世纪后期，脊柱推拿被赶出医学圣堂，但并未完全消亡，在民间还有一定的市场，少数推拿师为了保存这种疗法，进行了大量艰苦的积极工作，脊柱推拿得以传承。1895年，美国人Daniel David Palmer用旋推法使一个扪之疼痛的棘突得以复位，使一位患耳聋多年的患者听力恢复正常。Palmer认为脊柱是人类这个机器运动的控制器，几乎所有疾病都与脊柱有一定关系，并首次创立了一整套脊柱整骨术，成为后来美式整脊疗法的基础，整脊疗法由此而来。

整脊疗法的创始人Palmer认为脊柱病变的核心病理概念是“subluxation（半脱位）”，即构成脊椎关节的骨性结构相对解剖位置发生了微细的位移改变而挤压神经。他强调通过手法“复位”以改变脊柱的这种病理状态而达到治疗疾病的效果。美式整脊疗法对“半脱位”概念的阐释，与我国脊柱推拿的“椎骨错缝”理论有异曲同工之妙。然而，随着医学影像学的发展，根据临床

医师的长期观察发现，常常有患者临床症状表现与影像学表现不相符的情况，即部分患者存在“半脱位”的相关症状，但是其影像学证据不足，而且这些患者用脊柱调整手法后取得了明显的临床效果。这说明 Palmer 的理论观点不能够完全解释现实中遇到的问题，这种将“半脱位”概念停留在解剖学层面上的解释存在缺陷。因此，“半脱位”概念的内涵一度成为学术界的争论焦点。随着整脊疗法的发展，“半脱位”的定义被不断地修正和补充。有研究表明，90% 的背痛是由于关节和肌肉组织之间的力学关系失衡所致，即功能异常改变比结构异常改变所致的腰背痛更常见。这提示我们，功能异常的病理变化在研究“半脱位”时不可忽视。2005 年世界卫生组织（WHO）在其发布的《世界卫生组织关于整脊的基础培训及安全性指南》中，对脊柱“半脱位”的概念进行了重新解释，对“半脱位”的认识上升到脊柱关节结构异常与功能异常相统一的高度，即一种结构完整的脊柱关节或运动节段在序列、运动完整性和（或）生理功能上的损伤或功能障碍，这种损伤或功能障碍可能影响生物力学和神经的完整性。整脊疗法创新地提出了“兄弟椎理论”，该理论是由彼得·李顿（Peter Leighton D.C）所创。他认为脊椎两端存在互动的关系，提倡若治疗第一颈椎时，应同时对第五椎腰椎进行矫正复位，临床效果更好。矫正时同侧兄弟椎同方向矫正，而对侧兄弟椎反方向矫正，称为“勒维提兄弟系统”。因临床疗效显著，这种理论手法广为整脊医师所采用。随着医学对脊源性疾病进一步的深化研究，整脊疗法的的作用不断地被赋予新的内容，适应证不断地扩宽。近年来，学者们认为，整脊疗法不仅矫正脊椎关节错位紊乱，还可以修复相应脊柱节段的神经功能，即脊柱相关性疾病学说。脊柱相关性疾病学说认为许多疾病直接或间接地与脊神经受到压迫有关，而大脑中枢的作用必须通过脊神经发挥正常的功能而完成。当脊椎压迫相应节段的脊神经时，大脑无法有效发挥正常的功能，相应地造成功能性紊乱，从而影响了人体的健康。如头痛、头晕、偏头痛、胸闷、血压病、手脚麻木、腰腿痛、消化道疾病、妇科疾病等都可通过整脊疗法对相应脊柱节段进行矫正，以达到治疗效果。

美式整脊疗法分为多个流派，即以 D.Palmer 之子 Bartlett Joshua. Palmer 为代表的“正统”学派和其他“杂派”。“正统”学派坚持“半脱位”学说，治疗采用矫正脊椎关节半脱位的手法；“杂派”并不认同“半脱位”学说，提出应将整脊成为“家庭医师”的治疗手段之一，而且提倡使用除药物和手术疗法之外的所有疗法治疗疾病。美国的 17 所整脊学院均有自己的特色，代表着一些主要的流派。例如，Logan Chiropractic University 注重对骶骨的矫正，代表技术为 Logan Basic。Sherman College of Straight Chiropractic 注重对寰枢椎的矫正，代表技术为 Knee Chest Adjusting Technique。但是，所有流派都认为寰枢椎是脊椎骨盆系统中最重要的部分。

在西医学的发展道路上，整脊疗法已有 100 多年的历史，规范化、标准化是其治疗的精华所在。现代整脊疗法的核心内涵包括了丰富的解剖学、神经学、生理学、生物力学等知识，特别注重生物力学的研究与应用。整脊医师十分重视临床的诊断检查。诊治过程包括详细的病史询问、仔细的检查与记录、常规触诊、骨科检查、神经科检查、脊椎形态功能测试等。由于整脊疗法与 X 线诊断的发展几乎同时进行，X 线成了整脊疗法的重要诊断工具之一。X 线影像学诊断的应用为脊柱的手法矫正奠定了坚实的基础，使之有效而且安全。现代整脊疗法的技术手法主要分为三大类：①直接矫正类，认为把脊柱矫正复位就是治病；②多样化技术类，采用许多直接、简单和有效的矫正技术以避免身体受损和维持正常的神经功能；③混合类，结合其他有效的治疗方法以求达至最佳临床疗效，例如物理治疗、针灸、营养学、体操训练等。

现代整脊疗法虽然技术手法类别繁多，但注重对生物力学的科学应用是其共同特征，其技术操作特点可概括为特选定位、短轴、高速、轻力度和直接复位，与我国脊柱推拿疗法技术特点的“稳”“准”“轻”“巧”相一致。在临床治疗中，整脊医师非常注意患者体位的摆放，有相应的体位

要求，以追求力的最佳使用，包括最安全、最舒适，以最小的力达到要求。对整脊医师的姿势、力点、用力大小、方向，以及动作要求、如何取得患者的配合、专用矫正辅助器械的使用等都有严格规定。这一切都是为了保证力学的最佳，避免盲目乱发力，以求安全和减轻整脊医师的劳动强度。其技术特点还非常重视骨盆的力学改变，甚至把它作为一种常规检查手段和方法，以及判断的依据。它强调了骨盆在手法整复过程中的重要地位，特别指出脊柱不只是颈椎、胸椎、腰椎，还必须包括骨盆，在进行脊柱矫正时必须注意骨盆的矫正。例如，通过检查双下肢的长度判断骨盆的力学情况和脊柱矫正的顺序和方向。另外，整脊疗法注重脊椎与神经之间的相互联系，利用生物力学的原理，通过矫正骨骼肌肉系统，恢复正常的生理神经功能，达到治病目的。

由于整脊疗法具有针对性强、技术成熟、疗效显著、安全系数高等优势，已成为当前人们崇尚的绿色疗法，在国际上享有很高的信誉度，并已由北美扩展到了世界各地，尤其是加拿大、德国、英国等一些发达国家。整脊疗法在21世纪初传入我国，与我国传统的脊柱推拿学交相辉映，两者各有所长。作为世界手法治疗的重要代表之一，整脊疗法其独特的理念和治疗方法、治疗效果值得我们借鉴学习，我们有选择地吸收，辨证地采纳，使我们的中医学更加丰富和完善，向世界展现中医脊柱推拿更辉煌的一面，更好地为人类健康做贡献。

第三节　瑞典式按摩

瑞典式按摩是在体操学、解剖学和生理学知识的基础上，利用精油介质进行按摩，并配合物理锻炼的保健手法。瑞典式按摩起源于19世纪，当时瑞典国王为了振作人民精神，抚平因战争带来的创伤，从而研发出以提高人民的身体功能为目的的护理保健方法。瑞典式按摩的创始人是Per Henrik Ling（1776—1839），被誉为瑞典的体操之父，最早创立将按摩和各种物理锻炼方法相结合的医学疗法。瑞典式按摩是精油按摩和芳香疗法等所有精油按摩的起点，它符合民众生活的健康方式需求，同时支撑瑞典整个民族的健康，是传统的欧洲按摩技术的继承和发展，也是目前最容易接受的一种按摩方式。

瑞典式按摩不仅受传统的欧式按摩（希腊按摩和法式按摩）的影响，还与西方自然科学的发展息息相关。荷兰的Dr.Mezger和他两个学生（瑞典外科医师Berghman和Helleday）第一次科学地运用按摩方法治疗疾病并阐释其作用机制。Dr.Mezger还将按摩治疗分为四个基本的操作方法。

1. 轻抚法　轻抚法是向身体和心脏中心按抚的方法，根据操作部位不同可分为单掌按抚法、双掌按抚法、拇指按抚法、指尖按抚法。

2. 摩擦法　摩擦法是指在一定时间内沿着肌肉方向在某部位做固定的、环形的摩擦动作。根据操作部位不同可分为拇指摩擦法、指尖摩擦法、手掌摩擦法。

3. 揉捏法　揉捏法是指将肌肉组织对称性挤压并提起揉捏肌肤。根据操作部位不同可分双拇指揉捏法、手指揉捏法、双手揉捏法。

4. 叩抚法　叩抚法是指医师利用腕部通过双手迅速敲击的方法。根据操作不同可分为拍打法、劈扣法、点扣法、敲击法。他们将按摩分为开端式按摩、整体按摩、局部按摩。根据解剖学知识将身体分为若干部分进行局部按摩，并选择合适的具体手法。他们的方法逐渐被整个欧洲接受和使用，为瑞典式按摩的形成提供基础。

瑞典的Per Henrik Ling将轻抚法、摩擦法、揉捏法、颤动法及叩抚法等手法运用在按摩技术的同时，配合体操进行功能锻炼，形成了一套将体操学、解剖学和生理学知识广泛应用在医疗方

面的按摩手法，这套方法系统完整，操作简单实用，称瑞典式按摩。

Ling 确立了瑞典式按摩操作的五个基本姿势标准。

1. 站立姿势　腿、躯干和头直立，脚跟靠紧，双臂放于两边。

2. 坐立姿势　臀部和大腿靠垫的部分放在沙发或座椅上，小腿靠紧与大腿形成直角，躯干和头部直立。

3. 跪立姿势　身体靠膝盖支撑，上身直立，小腿放于支撑物上，双足需置于外面。

4. 横卧姿势　用头、背或足部让患者的身体与沙发或床相抵抗产生作用力。

5. 悬立姿势　患者双手伸直抓握住悬挂在头部上端的平行杆，让双足稍稍离地。瑞典式按摩主要的动作方式有旋转、屈伸、分离和关闭、弯曲、上提、拉伸、翻转、降低和抬高。各种姿势通过动作变换形成功能锻炼方法，用来改善关节活动功能和松解肌肉。例如，用于下肢的站立姿势就有弯曲站立法、屈膝站立法、走动站立法、侧面站立法、一侧弯曲站立法、平衡站立法、大跨步站立法，用于上肢的站立姿势有前臂后弯站立法、前臂侧弯站立法、双臂平展式站立法、交谈式站立法、手臂上举式站立法、叉腰式站立法、思考式站立法、后抱头式站立法、前推式站立法，用于躯干的站立姿势有弧形转动站立法、上下翻转站立法、弯腰旋转站立法等。这些姿势结合基本变换动作方式就可以形成系统的锻炼方法。

瑞典式按摩作为保健方法，可以单独使用，也可以和其他保健手法结合使用，通过手法对肌肉骨骼和结缔组织产生治疗作用，引导机体产生放松的反应，恢复运动系统的运动与生理功能。瑞典式按摩作为治疗技术，不是自己能获取的，需要专业的技术指导和实践。医师应该具有健康的身体和一定的肌肉力量，熟悉掌握解剖学和生理学知识，并且要在自己身上实践和体会按摩的压力及技巧。使用瑞典式按摩前，需望、问、体格检查，以及排除禁忌证，再进行诊断。治疗室的温度应该保持在 70 至 75 华氏度，门窗都要关好，将患者按摩部位盖好后再操作。医师选择好合适位置操作，保持呼吸正常，其手法的过程主要分 3 个步骤：瑞典式按摩和软组织；痛点和激发点手法；伸展、牵引和活动。最后医师根据患者的具体情况制定物理锻炼方法，而瑞典式按摩不同于其他疗法的主要特点是体操锻炼占很大比重，而且有一套完整而系统的针对骨骼肌系统的体操。关于治疗时间没有定论，第一次治疗一般持续 15 ～ 25 分钟，一个星期结束后可逐渐增至 1 小时左右，且日常的治疗是很有必要的。每次治疗结束后观察患者是否有不适感，让患者在舒适的位置休息至少半小时后才能离开。

瑞典式按摩通常从脚心或手心开始，沿着血液流向心脏的方向推动，主要有抚推、轻扫、拍捶几组动作，适当地施压和按抚，其主要特点：

1. 大量运用体操学、解剖学和生理学知识指导按摩操作。
2. 使用精油进行按摩，可以减少擦伤和通过芳香刺激身体，产生欢愉感达到放松目的。
3. 手法操作简单易学但实用，标准明确统一。
4. 按摩手法配合整套功能锻炼方法，体操锻炼占很大比重是瑞典式按摩最具特色的地方。
5. 按摩比较注重面部和眼部的按摩，面部按摩多以向上及向外为主，手法缓慢而稳定。

瑞典式按摩利用精油按摩，刺激交感神经产生平衡作用，增强血液循环，促进体内的新陈代谢，其主要作用：宁神醒脑，缓解疲倦，排毒消肿，美容；缓解肌肉紧张及疼痛，有助于舒缓紧张和内在的绷紧状态造成的神经衰弱，排除焦虑；通过体操锻炼可以改善关节活动度，增强关节柔韧度，增强肌肉力量，防治关节变形、肌肉萎缩和骨质疏松症状；可以修复组织损伤，调节脏腑功能，预防慢性疾病。

瑞典式按摩兴起于欧洲，却风靡全球，成为一种新兴的医疗保健手段，被不同国家和地区采

纳并接受。它符合现代人对健康的渴望和要求，所以一直备受追捧。这些年来，瑞典式按摩在西方国家的医疗体系中发挥着越来越重要的地位，为改善人们的健康而服务。

第四节 日式指压

日式指压是医师以拇指或其他手指按压在穴位和身体局部达到治疗疾病和保健目的的疗法，是点穴手法的具体运用。隋唐时期，中日交流频繁，中医文化传入日本，日本汉医界的主要治疗手段以汉方和针灸推拿治病等两大部分为主，日式按摩深受中医按摩的影响，日本指压疗法是与中医学相结合的整体疗法，以中医的经络循行路线为导向，强调从整体上对脏腑功能进行调节。日本明治维新后，日式指压手法同时吸收西洋保健手法，逐渐形成具有日本特色的指压疗法。日式指压疗法流派很多，浪越德治郎是正宗日式指压的始祖，在 1940 年正式在日本创立一间“指压专门学校”培训指压师。由于指压手法在日本民间广泛流行，1945 年，日本有关政府部门规定：“要获得指压师的资格必须经卫生部门指定的机构考试合格后方可行医。”

日本指压疗法手法比较简单，多以按压的单一手法为主，通常以拇指交叠或其他手指按压，只有在腹部才采用手掌按压，同时也采用被动活动方法治疗关节和运动器官的疾病。日式指压疗法一般采用跪式服务，这与日本人喜欢跪式坐姿有关。日式指压疗法前，在日式房间内准备一张床垫，在最具有日本特色的榻榻米上进行按摩，当然也可直接在地板上进行，同时需要一条毯子或棉被和一条毛巾或一个小枕头，按摩前为防止损伤皮肤可涂少许按摩油。按摩师也需修剪指甲，清洁双手，保证卫生，同时注意姿势摆放，按压时用手指的指腹着力，持续按压 3 ～ 10 秒。施力时不宜用腕力，而是以肢体或手指作为支撑，利用身体的重量，垂直向按压的中心部位施力，用力须由轻而重，结束时由重而轻。指压的部位是身体某个较大的部位，而不是特定的点，与中医某个经穴可能重合，但不称穴位，而称指压点。按摩背部时，按摩师会跪在背上用膝盖进行按摩。按摩以指压为主，但同时结合搓、捏和拍打等按摩手法，按摩过程中要均匀缓慢用力，不能激烈快速地加力，操作时间一般 1 小时左右，如需具体治疗某些具体疾病则需要更长时间，按压力量应介于使人感觉到舒适感和微痛之间。

日式按摩主要作用点是人体的动脉血管，通过人体动脉血管的三玄性空间运动规律，对人体进行有效的调节。日式指压按摩一般采用俯卧位和仰卧位操作。俯卧位操作：主要对背部进行操作，从头到足沿着膀胱经的循行路线，从头颈部、下肢部再到足部的顺序。仰卧位操作：主要对胸腹部和头面部进行操作，从足到头沿着肝、脾、肾足三阴经的循行路线，按照下肢部、胸腹部、上肢部和头面部的顺序进行。日式指压疗法主要用来防治老年病和慢性病，同时影响“整脊疗法”的发展。

日式指压手法具有自己的特点，具体如下。

1. 手法要求有一定的力道，手法细腻，节奏感强，不注重摆动类的手法，而是注重按压类和摩擦类手法的应用，特别是按压类手法，手法一定要有力量，才能促进静脉循环及筋肉强健，消除疲劳，增加肌肉弹性。

2. 按压时，指腹着力，以手指和肢体为支撑，要求垂直用力，持续用力。

3. 日式指压的指压点是身体局部，而不是特定的点，与中医某个经穴可能重合，但不称穴位。

4. 指压时均匀缓慢地增加力度，以患者感觉适宜为度。

日式指压手法是全球流行的保健按摩之一。日式指压疗法主要采用按压疏通的方式缓解疲劳

和压力。它的显著作用主要表现在扩张毛细血管，改善微循环，增加皮肤弹性，清除皮肤色素沉着，减少皱纹，具有美容保颜作用；促进肌肉收缩和伸展，消除肌肉疲劳，镇静止痛，缓解疼痛症状；改善人体功能，加速血液循环，恢复血管弹性，防止血管老化硬化；加速淋巴液流动，提高人体免疫力等。

日式指压手法在保健手法中别具特色，在日本受到普遍欢迎。但日式指压在日本不属于医疗体系内的治疗手段，并不受日本官方所重视，由于其操作简单，手法细腻，易学实用，在日本民间广泛流传，所以一直被按摩服务业所采纳和使用，成为一种时尚的保健方法。

第五节　泰式按摩

泰式按摩是泰国医学的四大疗法之一，它是融合印度阿育吠陀、中医理论及瑜伽理论并建立在穴位按摩基础上的一种古老的治疗和保健方法。泰式按摩发源于古印度的西部，创始人为印度王的御医吉瓦·科库玛，泰国人尊其为“泰国人民医学之父”。瓦特波卧佛寺的游廊壁上至今铭刻着泰式按摩的完整技法，因此被称为“泰式按摩基地”。泰式按摩的出现受其滥觞地古印度医学文化的影响，通过古代传教僧人将传统医药及按摩知识技法带到泰国促进其形成发展，同时由于中泰相邻，文化交流频繁，中医药文化传入泰国也影响泰式按摩的发展。

泰式按摩作为泰国古代医学文化之一，拥有几千年的历史，源远流长。早在阿育王朝（1350 ～ 1767 年）已经设立专门的按摩机构，拉玛三世（1824 ～ 1851 年）时期将泰式按摩系统化并编纂成书籍刊印保留。泰式按摩不断流传，逐渐分为皇家传统按摩和乡村传统按摩，其中皇家传统按摩占主导地位，按摩师接受正规系统教学和实践，泰式按摩越来越备受皇族青睐，古代泰国皇族利用它作为强身健体和治疗身体劳损的方法之一。正因如此，它成为古代泰王招待皇族贵宾的最高礼节。乡村传统按摩是通过师傅的口授或秘密手稿传承的，并且由于地域和村落差异很大。泰式按摩逐渐形成两种形式或派系。

1. 以治疗为目的的手法，称为 Nuad Rajasamnak，以曼谷为中心，运用手、拇指和指尖部位通过压法治疗，按摩的顺序是从脐部开始向四周扩展，时间为半个小时左右。

2. 以放松和保健为目的的手法，称为 Nuad Chaloeisak，以清迈为中心，运用手、肘、膝、足、足跟等部位通过压、扳、牵拉和伸展等手法达到松解肌肉和缓解疲劳的目的。按摩顺序总是从足部开始，结束于头部，按摩时间不低于一个半小时。泰式按摩在 2001 年正式立法为泰国传统医学的一个分支。近些年在泰国政府的监管发展和积极推广下，泰式按摩成为备受推崇的天然疗法之一。泰式按摩推动泰国的医疗产业发展，按摩师的培训也分级别和层次，以治疗为目的的按摩师培训时间更长，且需要在诊所实习很长时间之后才有行医资格。

泰式按摩是各种按摩中最为激烈的手法之一。泰式按摩是跪式服务，左右手交替动作，无须使用按摩油，用力柔和、均匀，速度适中，有序进行，无穴位之说。按摩前按摩师要向泰医之父祈祷，把仁爱之心灌注到操作中，把注意力集中在患者身上，排除一切干扰，提高手法疗效。按摩师利用手指、手臂、肘部、膝部、足部及全身重量按压、滚揉、伸展、牵拉患者的身体或病变部位以达到保健和治疗的目的。按摩师一般从足部开始向上按摩至头颈结束，其中背部、腰部和活动关节是按摩的重点，且必须按照顺序进行，先按摩经脉，然后是关节，最后是瑜伽伸展。泰式按摩主要有 10 条基本经脉，与中医经络名称相似，但与身体的器官不存在联系，所有经脉都是始于脐部而止于身体的末端。一次传统泰式按摩时间不得低于一个半小时，需完成从脚到头的整套手法。

泰式按摩基本手法主要有6种：①点（压）法：用指端、指间关节或掌面着力于施术部位，持续点压几秒。②揉（拿）法：用手掌或手指在患者体表做轻柔和缓的四周环旋动作或用手指捏揉肌肤。③推法：用手指或手掌在患者体表做单方向推动。④劈叩法：医师以小鱼际在患者背腰部或肥厚肌群垂直叩击，似劈砍样。⑤踩（跪）法：医师用足部或双膝盖点按在患者背腰部和肥厚肌群部。⑥运动关节法：通过颈部、腰部、四肢部旋转、牵拉、伸展改善关节活动度。泰式按摩手法虽简单，主要使用拇指按压、手掌按压、手指按压、揉法、肘部按压、膝部按压、脚跟踩压、泰式劈砍等配合关节的牵拉和伸展，但涵盖了按、摸、拉、揉、推、搓、拿捏、叩击等基本手法动作。

全套手法按部位分为：①仰卧位按摩：先按摩足部，再按摩下肢，最后按摩上肢。②侧卧位按摩。③俯卧位按摩。④头部按摩。⑤其他部位按摩。

泰式按摩具有以下特点：①向心性。泰式按摩一般从足部开始，结束于头部。经脉一般也从脐部开始至四肢末端，因此腹部和背腰部多点按、推踩等重手法结合。②细腻性。泰式按摩手法操作虽简单，但用力柔和、均匀，速度适中，多用细腻的指压手法，操作部位多为肥厚的肌肉群，整套手法操作流畅，刚柔相济，手法功力能够渗透到组织深部。③以活动关节为重点。泰式按摩通过头颈部、腰部、四肢部的旋转改善关节活动度，通过扳法、牵拉、伸展改善关节粘连，恢复正常功能。④治疗和保健相结合。泰式按摩改善关节韧带的柔韧性，增强关节韧带的弹性和活力，增强肌肉的力量，促进血液循环、呼吸系统、神经系统、消化系统正常运转从而达到治疗作用，同时可以缓解身心疲惫，加速脂肪燃烧，调节胃肠等脏器功能，增强免疫力，保健防病，健体美容。

泰式按摩通过手法的物理刺激和力学的原理，作用于人体体表的特定部位，经皮肤渗透到肌肉、肌腱、神经、血管、淋巴等组织，通过人体的神经和体液调节，以及软组织和骨关节的调整，产生一系列生理和病理变化，恢复机体的正常功能。泰式按摩的功效主要表现在以下几个方面：①放松肌肉，消除疲劳，缓解紧张情绪，增强免疫力，保健防病，健体美容。②疏通经络，行气活血，祛瘀止痛，促进血液循环，排除毒素。③改善关节的柔韧性，舒利关节，松解粘连，促进恢复关节正常活动度。④健脾和胃，调节脏腑功能，促进新陈代谢和损伤组织修复，以及炎症水肿的吸收。

泰式按摩作为天然疗法不仅在泰国倍受欢迎，也享誉中外。作为世界推拿流派的分支，其发展前景广阔。在泰国，泰式按摩不仅是一种生活保健方式，更是一种时尚。

【思考题】

1. 整骨与整脊疗法有何区别？
2. 瑞典式按摩的操作特点是什么？
3. 日式指压的特点是什么？

主要参考书目

1. 周桂桐 . 针灸学技能实训 . 北京：中国中医药出版社，2010.
2. 孙广仁 . 中医基础理论 . 北京：中国中医药出版社，2002.
3. 严振国 . 正常人体解剖学 . 2 版 . 北京：中国中医药出版社，2007.
4. 柏树令，应大君 . 系统解剖学 . 8 版 . 北京：人民卫生出版社，2013.
5. 刘克敏，敖丽娟 . 运动学 . 2 版 . 北京：华夏出版社，2014.
6. 王松 . 运动解剖学 . 武汉：华中科技大学出版社，2014.
7.（法）布朗蒂娜・卡莱 – 热尔曼 . 运动解剖书 . 张芳译 . 北京：北京科学技术出版社，2015.
8. 刘正华 . 经络穴位诊法 . 北京：中医古籍出版社，1997.
9. 王之虹，于天源 . 推拿学 . 北京：中国中医药出版社，2012.
10. 罗才贵 . 推拿学 . 上海：上海科学技术出版社，2008.
11. 李义凯，翟伟 . 推拿学 . 北京：科学出版社，2012.
12. 俞大方 . 推拿学 . 上海：上海科学技术出版社，1985.
13. 樊粤光 . 中医骨伤科学 . 北京：高等教育出版社，2008.
14. 丑钢，李曙波 . 膝骨关节炎康复指南 . 武汉：湖北科学技术出版社，2012.
15. 何天佐 . 何氏骨科学 . 北京：人民卫生出版社，2009.
16. 骆竞洪，骆仲遥，李鸿江 . 中华推拿医学志——手法源流 . 重庆：科学技术文献出版社重庆分社，1987.
17. 曹仁发，钱霖，周信文，等 . 推拿功法与治病 . 上海：上海科学技术文献出版社，1992.
18. 李先晓，李德修 . 小儿推拿秘笈 . 北京：人民卫生出版社，2010.
19. 罗有明，罗金殿 . 双桥正骨老太罗有明 . 北京：人民卫生出版社，2008.
20. 严隽陶 . 推拿学 . 2 版 . 北京：中国中医药出版社 . 2009.
21. 王雅儒 . 脏腑图点穴法 . 石家庄：河北人民出版社 . 1962.
22. 张世坦 . 黄乐山骨科临床经验选 . 北京：北京出版社，1983.
23. 冯天有 . 中西医结合治疗软组织损伤 . 北京：人民卫生出版社，1977.
24. 张汉臣 . 小儿推拿学概要 . 北京：人民卫生出版社，1962.
25. 北京中医学院附属医院 . 刘寿山正骨经验 . 北京：人民卫生出版社，1966.
26. 房敏，宋柏林 . 推拿学 . 北京：中国中医药出版社，2017.

全国中医药行业高等教育“十四五”规划教材
全国高等中医药院校规划教材（第十一版）

教材目录（第一批）

注：凡标☆号者为“核心示范教材”。

（一）中医学类专业

序号	书名	主编		主编所在单位	
1	中国医学史	郭宏伟	徐江雁	黑龙江中医药大学	河南中医药大学
2	医古文	王育林	李亚军	北京中医药大学	陕西中医药大学
3	大学语文	黄作阵		北京中医药大学	
4	中医基础理论☆	郑洪新		辽宁中医药大学	
5	中医诊断学☆	李灿东	方朝义	福建中医药大学	河北中医学院
6	中药学☆	钟赣生	杨柏灿	北京中医药大学	上海中医药大学
7	方剂学☆	李　冀	左铮云	黑龙江中医药大学	江西中医药大学
8	内经选读☆	翟双庆	黎敬波	北京中医药大学	广州中医药大学
9	伤寒论选读☆	王庆国	周春祥	北京中医药大学	南京中医药大学
10	金匮要略☆	范永升	姜德友	浙江中医药大学	黑龙江中医药大学
11	温病学☆	谷晓红	马　健	北京中医药大学	南京中医药大学
12	中医内科学☆	吴勉华	石　岩	南京中医药大学	辽宁中医药大学
13	中医外科学☆	陈红风		上海中医药大学	
14	中医妇科学☆	冯晓玲	张婷婷	黑龙江中医药大学	上海中医药大学
15	中医儿科学☆	赵　霞	李新民	南京中医药大学	天津中医药大学
16	中医骨伤科学☆	黄桂成	王拥军	南京中医药大学	上海中医药大学
17	中医眼科学	彭清华		湖南中医药大学	
18	中医耳鼻咽喉科学	刘　蓬		广州中医药大学	
19	中医急诊学☆	刘清泉	方邦江	首都医科大学	上海中医药大学
20	中医各家学说☆	尚　力	戴　铭	上海中医药大学	广西中医药大学
21	针灸学☆	梁繁荣	王　华	成都中医药大学	湖北中医药大学
22	推拿学☆	房　敏	王金贵	上海中医药大学	天津中医药大学
23	中医养生学	马烈光	章德林	成都中医药大学	江西中医药大学
24	中医药膳学	谢梦洲	朱天民	湖南中医药大学	成都中医药大学
25	中医食疗学	施洪飞	方　泓	南京中医药大学	上海中医药大学
26	中医气功学	章文春	魏玉龙	江西中医药大学	北京中医药大学
27	细胞生物学	赵宗江	高碧珍	北京中医药大学	福建中医药大学

序号	书　名	主　编		主编所在单位	
28	人体解剖学	邵水金		上海中医药大学	
29	组织学与胚胎学	周忠光	汪　涛	黑龙江中医药大学	天津中医药大学
30	生物化学	唐炳华		北京中医药大学	
31	生理学	赵铁建	朱大诚	广西中医药大学	江西中医药大学
32	病理学	刘春英	高维娟	辽宁中医药大学	河北中医学院
33	免疫学基础与病原生物学	袁嘉丽	刘永琦	云南中医药大学	甘肃中医药大学
34	预防医学	史周华		山东中医药大学	
35	药理学	张硕峰	方晓艳	北京中医药大学	河南中医药大学
36	诊断学	詹华奎		成都中医药大学	
37	医学影像学	侯　键	许茂盛	成都中医药大学	浙江中医药大学
38	内科学	潘　涛	戴爱国	南京中医药大学	湖南中医药大学
39	外科学	谢建兴		广州中医药大学	
40	中西医文献检索	林丹红	孙　玲	福建中医药大学	湖北中医药大学
41	中医疫病学	张伯礼	吕文亮	天津中医药大学	湖北中医药大学
42	中医文化学	张其成	臧守虎	北京中医药大学	山东中医药大学

（二）针灸推拿学专业

序号	书　名	主　编		主编所在单位	
43	局部解剖学	姜国华	李义凯	黑龙江中医药大学	南方医科大学
44	经络腧穴学☆	沈雪勇	刘存志	上海中医药大学	北京中医药大学
45	刺法灸法学☆	王富春	岳增辉	长春中医药大学	湖南中医药大学
46	针灸治疗学☆	高树中	冀来喜	山东中医药大学	山西中医药大学
47	各家针灸学说	高希言	王　威	河南中医药大学	辽宁中医药大学
48	针灸医籍选读	常小荣	张建斌	湖南中医药大学	南京中医药大学
49	实验针灸学	郭　义		天津中医药大学	
50	推拿手法学☆	周运峰		河南中医药大学	
51	推拿功法学☆	吕立江		浙江中医药大学	
52	推拿治疗学☆	井夫杰	杨永刚	山东中医药大学	长春中医药大学
53	小儿推拿学	刘明军	邰先桃	长春中医药大学	云南中医药大学

（三）中西医临床医学专业

序号	书　名	主　编		主编所在单位	
54	中外医学史	王振国	徐建云	山东中医药大学	南京中医药大学
55	中西医结合内科学	陈志强	杨文明	河北中医学院	安徽中医药大学
56	中西医结合外科学	何清湖		湖南中医药大学	
57	中西医结合妇产科学	杜惠兰		河北中医学院	
58	中西医结合儿科学	王雪峰	郑　健	辽宁中医药大学	福建中医药大学
59	中西医结合骨伤科学	詹红生	刘　军	上海中医药大学	广州中医药大学
60	中西医结合眼科学	段俊国	毕宏生	成都中医药大学	山东中医药大学
61	中西医结合耳鼻咽喉科学	张勤修	陈文勇	成都中医药大学	广州中医药大学
62	中西医结合口腔科学	谭　劲		湖南中医药大学	

（四）中药学类专业

序号	书　名	主　编		主编所在单位	
63	中医学基础	陈　晶	程海波	黑龙江中医药大学	南京中医药大学
64	高等数学	李秀昌	邵建华	长春中医药大学	上海中医药大学
65	中医药统计学	何　雁		江西中医药大学	
66	物理学	章新友	侯俊玲	江西中医药大学	北京中医药大学
67	无机化学	杨怀霞	吴培云	河南中医药大学	安徽中医药大学
68	有机化学	林　辉		广州中医药大学	
69	分析化学（上）（化学分析）	张　凌		江西中医药大学	
70	分析化学（下）（仪器分析）	王淑美		广东药科大学	
71	物理化学	刘　雄	王颖莉	甘肃中医药大学	山西中医药大学
72	临床中药学☆	周祯祥	唐德才	湖北中医药大学	南京中医药大学
73	方剂学	贾　波	许二平	成都中医药大学	河南中医药大学
74	中药药剂学☆	杨　明		江西中医药大学	
75	中药鉴定学☆	康廷国	闫永红	辽宁中医药大学	北京中医药大学
76	中药药理学☆	彭　成		成都中医药大学	
77	中药拉丁语	李　峰	马　琳	山东中医药大学	天津中医药大学
78	药用植物学☆	刘春生	谷　巍	北京中医药大学	南京中医药大学
79	中药炮制学☆	钟凌云		江西中医药大学	
80	中药分析学☆	梁生旺	张　彤	广东药科大学	上海中医药大学
81	中药化学☆	匡海学	冯卫生	黑龙江中医药大学	河南中医药大学
82	中药制药工程原理与设备	周长征		山东中医药大学	
83	药事管理学☆	刘红宁		江西中医药大学	
84	本草典籍选读	彭代银	陈仁寿	安徽中医药大学	南京中医药大学
85	中药制药分离工程	朱卫丰		江西中医药大学	
86	中药制药设备与车间设计	李　正		天津中医药大学	
87	药用植物栽培学	张永清		山东中医药大学	
88	中药资源学	马云桐		成都中医药大学	
89	中药产品与开发	孟宪生		辽宁中医药大学	
90	中药加工与炮制学	王秋红		广东药科大学	
91	人体形态学	武煜明	游言文	云南中医药大学	河南中医药大学
92	生理学基础	于远望		陕西中医药大学	
93	病理学基础	王　谦		北京中医药大学	

（五）护理学专业

序号	书　名	主　编		主编所在单位	
94	中医护理学基础	徐桂华	胡　慧	南京中医药大学	湖北中医药大学
95	护理学导论	穆　欣	马小琴	黑龙江中医药大学	浙江中医药大学
96	护理学基础	杨巧菊		河南中医药大学	
97	护理专业英语	刘红霞	刘　娅	北京中医药大学	湖北中医药大学
98	护理美学	余雨枫		成都中医药大学	
99	健康评估	阚丽君	张玉芳	黑龙江中医药大学	山东中医药大学

序号	书 名	主 编		主编所在单位	
100	护理心理学	郝玉芳		北京中医药大学	
101	护理伦理学	崔瑞兰		山东中医药大学	
102	内科护理学	陈 燕	孙志岭	湖南中医药大学	南京中医药大学
103	外科护理学	陆静波	蔡恩丽	上海中医药大学	云南中医药大学
104	妇产科护理学	冯 进	王丽芹	湖南中医药大学	黑龙江中医药大学
105	儿科护理学	肖洪玲	陈偶英	安徽中医药大学	湖南中医药大学
106	五官科护理学	喻京生		湖南中医药大学	
107	老年护理学	王 燕	高 静	天津中医药大学	成都中医药大学
108	急救护理学	吕 静	卢根娣	长春中医药大学	上海中医药大学
109	康复护理学	陈锦秀	汤继芹	福建中医药大学	山东中医药大学
110	社区护理学	沈翠珍	王诗源	浙江中医药大学	山东中医药大学
111	中医临床护理学	裘秀月	刘建军	浙江中医药大学	江西中医药大学
112	护理管理学	全小明	柏亚妹	广州中医药大学	南京中医药大学
113	医学营养学	聂 宏	李艳玲	黑龙江中医药大学	天津中医药大学

（六）公共课

序号	书 名	主 编		主编所在单位	
114	中医学概论	储全根	胡志希	安徽中医药大学	湖南中医药大学
115	传统体育	吴志坤	邵玉萍	上海中医药大学	湖北中医药大学
116	科研思路与方法	刘 涛	商洪才	南京中医药大学	北京中医药大学

（七）中医骨伤科学专业

序号	书 名	主 编		主编所在单位	
117	中医骨伤科学基础	李 楠	李 刚	福建中医药大学	山东中医药大学
118	骨伤解剖学	侯德才	姜国华	辽宁中医药大学	黑龙江中医药大学
119	骨伤影像学	栾金红	郭会利	黑龙江中医药大学	河南中医药大学洛阳平乐正骨学院
120	中医正骨学	冷向阳	马 勇	长春中医药大学	南京中医药大学
121	中医筋伤学	周红海	于 栋	广西中医药大学	北京中医药大学
122	中医骨病学	徐展望	郑福增	山东中医药大学	河南中医药大学
123	创伤急救学	毕荣修	李无阴	山东中医药大学	河南中医药大学洛阳平乐正骨学院
124	骨伤手术学	童培建	曾意荣	浙江中医药大学	广州中医药大学

（八）中医养生学专业

序号	书 名	主 编		主编所在单位	
125	中医养生文献学	蒋力生	王 平	江西中医药大学	湖北中医药大学
126	中医治未病学概论	陈涤平		南京中医药大学	